千金方

择要白话图典

杨勇◎主编

金盾出版社
JINDUN PUBLISHING HOUSE

图书在版编目（CIP）数据

《千金方》择要白话图典 / 杨勇主编 . -- 北京：
金盾出版社，2025. 7. -- ISBN 978-7-5186-1883-5
Ⅰ . R289.342-49
中国国家版本馆 CIP 数据核字第 2025LS9419 号

《千金方》择要白话图典
QIANJINFANG ZEYAO BAIHUA TUDIAN
杨　勇　主编

出版发行： 金盾出版社	**开　　本：** 787mm × 1092mm　1/16
地　　址： 北京市丰台区晓月中路 29 号	**印　　张：** 16
邮政编码： 100165	**字　　数：** 420 千字
电　　话：（010）68276683	**版　　次：** 2025 年 7 月第 1 次印刷
（010）68214039	**印　　次：** 2025 年 7 月第 1 次印刷
印刷装订： 河北文盛印刷有限公司	**印　　数：** 1 ~ 5 000 册
经　　销： 新华书店	**定　　价：** 88.00 元

序言

《千金要方》全称《备急千金要方》，也称《千金方》，系唐代医学家孙思邈所著的一本医学巨作。本书为综合性临床医学著作，集唐代及以前的诊治经验之大成，对后世医家影响极大。先抛开作者孙思邈高明的医术不谈，其在重视医德及自身修养的方面，就可供后人细细品鉴、认真学习。

正如孙思邈在自序中所讲，一些世俗末流的小人之辈，常行诡诈，总是打着行医的旗号蒙骗欺哄患者，最终无论是朝廷官员还是平民百姓，都对医生这一职业感到耻辱，转而教诲子弟多学习一些应试的文章，以便走仕途，最终让医术荒废。而他于幼时常得风寒，所以经常要去看医生，最后吃药的花费耗尽了家里的所有财产。因此从少年时期起，他就很喜欢读医典，直到头发斑白也没有丢开过医书。至于那些诊疗及采药的方法，只要他听说有哪个人比他高明，无论这人远在哪里，他都要过去虚心请教，采撷众家之所长，以获更多的进步。这样到了二十岁左右，他对医术有了一些心得，开始为亲戚邻居们治疗疾病，使很多人都得到了救治。由此可见，那些基础的药物学和方剂学，是不能不学习的。

在之后学习与治病的过程中，孙思邈发现，以前的各种医学典籍，都写得过于浩博，患者在突然生病的时候很难一下翻到对应自己病症的治疗方法。他甚至认为，找到正确处方时，患者都可能已经丧命了，因此而枉死的人，实在可惜。于是孙思邈根据自己的行医经验，并且添加了其他医典的典型方剂，删繁就简，既保存了完整的典籍资料，又添加了一些常见的民间验方，最终编成了这部《千金要方》。其名字的由来，是因为他认为，人的生命是最重要的，比上千两的黄金还要贵重，如果人们通过这部书而得到救治，他的恩德要超过赠人千两黄金，故取其意为书名。

而在千年之后，我们又将这部医学巨作重新呈现给读者，其目的就是让那些在巨大压力下生活的人们，对疾病的预防、日常的养生，以及患病后的诊疗都有充分的认识。在为大家尽可能奉献原著原貌的同时，我们与时俱进，结合了一些创新，采用图解的表现形式。同时，由于其内容体系过于宏大，编者本着实用、易懂的原则，对原著进行了大幅度的整合，删去了众多冗长的方子，只留下了简单易行的方剂。另外，我们尽可能展示了市面上常见的中药成品图，使读者能更加直观地识别中药，方便其选择适合自己的药物。本书用崭新的面貌，以实用为要义，力求使古籍《千金要方》成为现代实用版的医学著作。

本书中所提到的药、方，仅供读者学习参考，若有身体不适，请及时就医，以免耽误病情。书中存在古今药名不同之处，为表尊重，均以原文为准。另外，值得注意的是，对于书中所提到的一些有毒药物，如硫黄、乌头等，读者朋友请在医生的指导下服用，以免引起身体不适。

杨　勇

药用植物图鉴

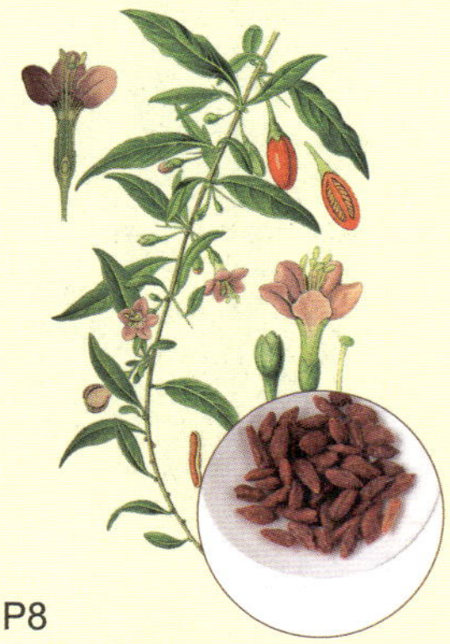

枸杞 P8

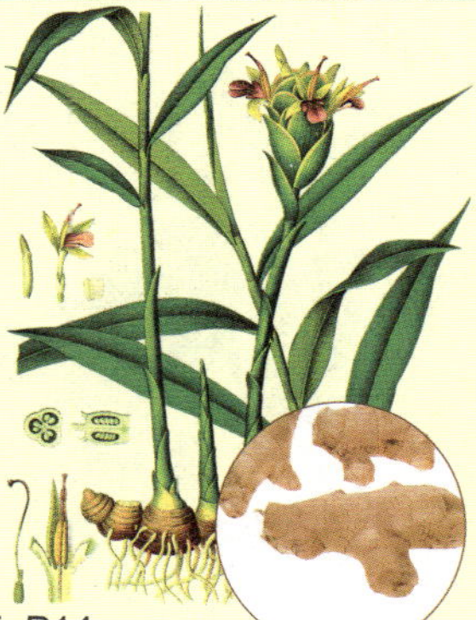

生姜 P14

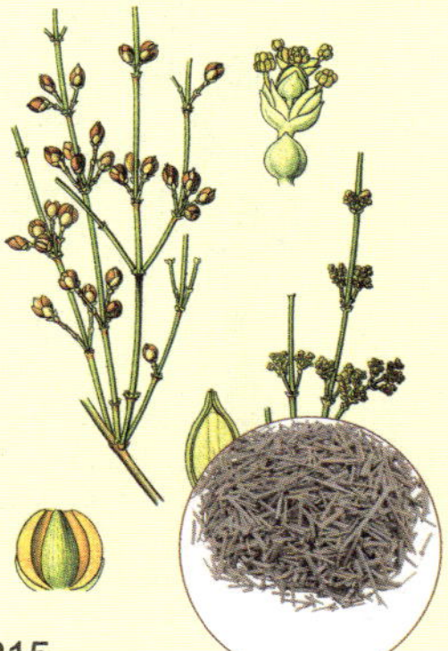

麻黄 P15

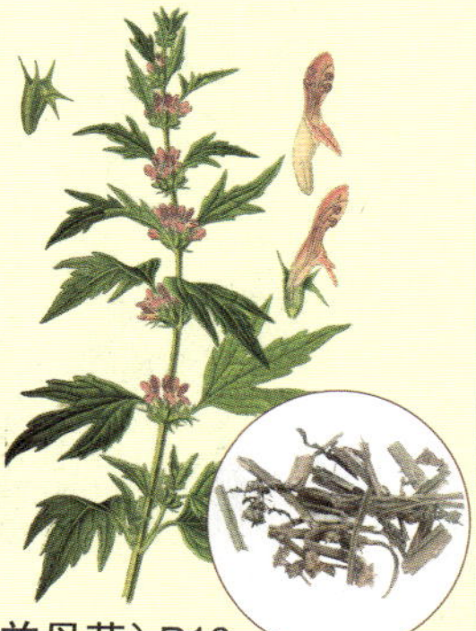

茺蔚（益母草）P16

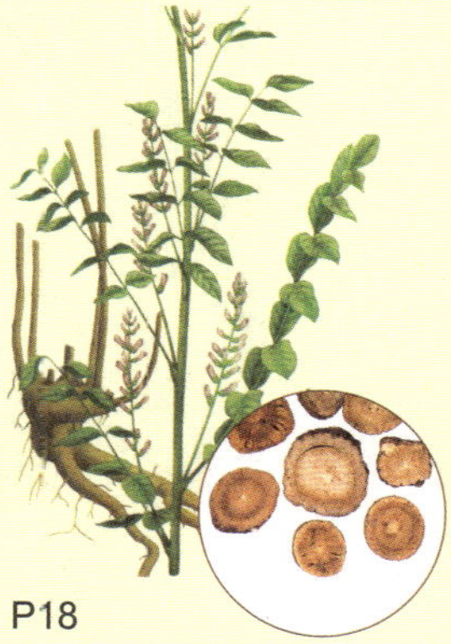

甘草 P18

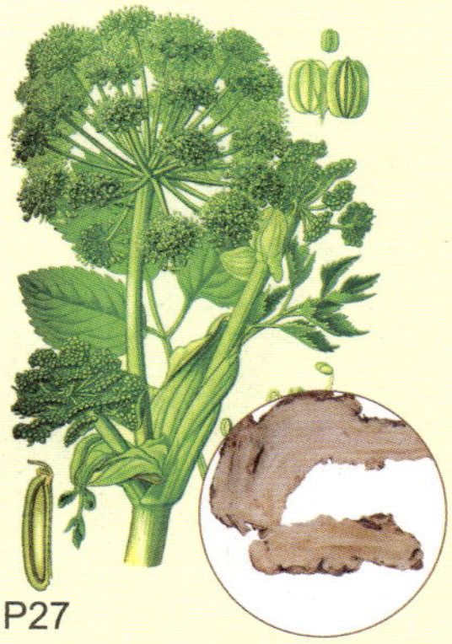

当归 P27

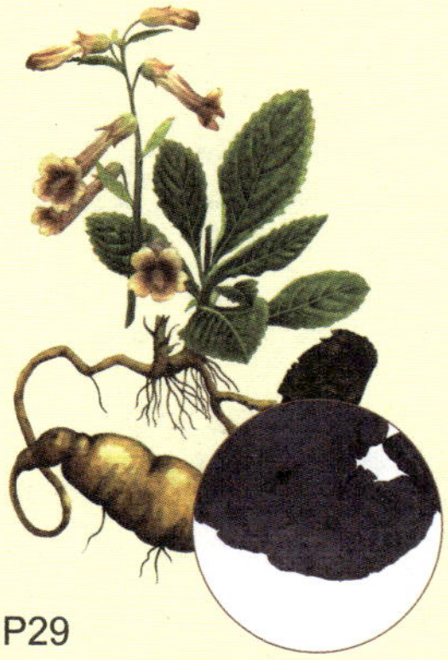

地黄 P29

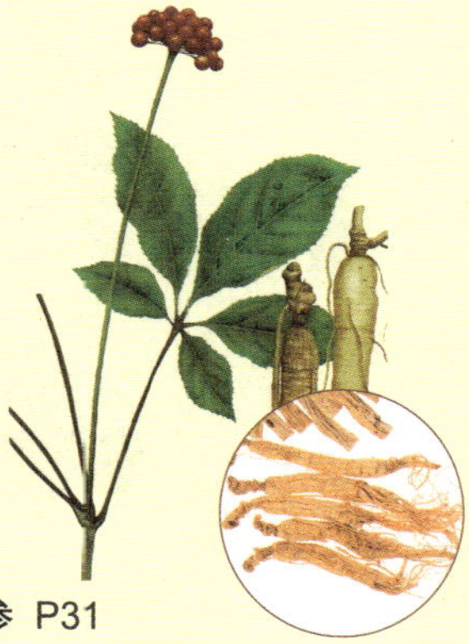

人参 P31

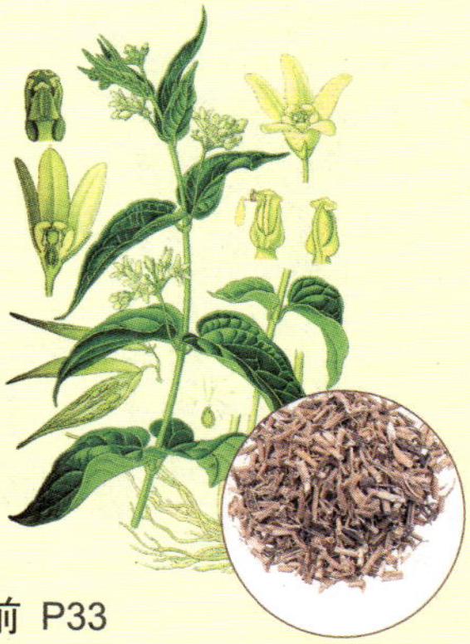

白前 P33

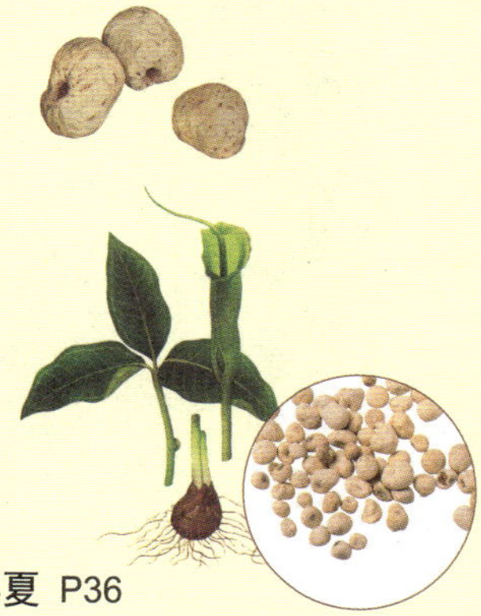

半夏 P36

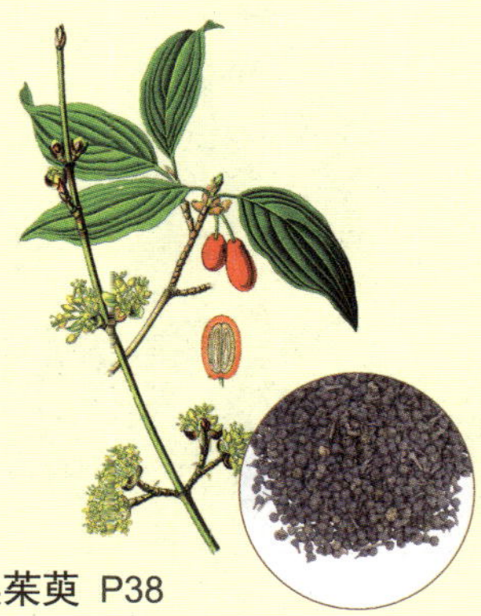

吴茱萸 P38

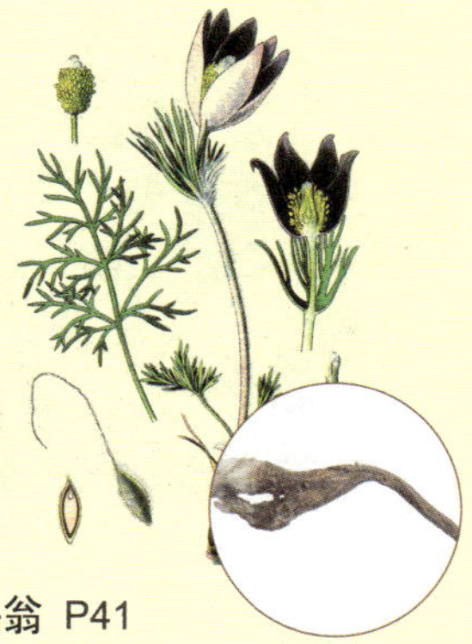

白头翁 P41

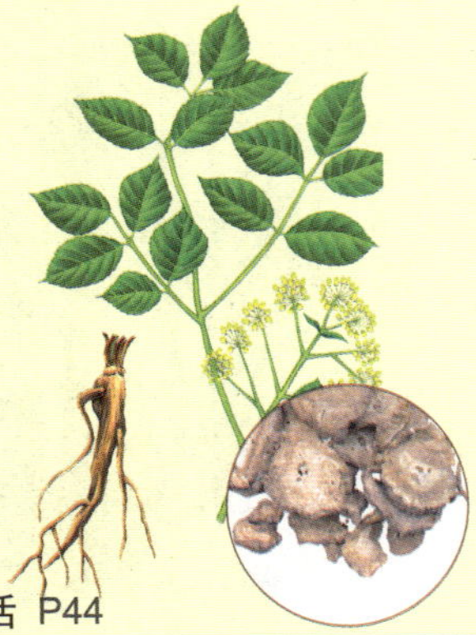

独活 P44

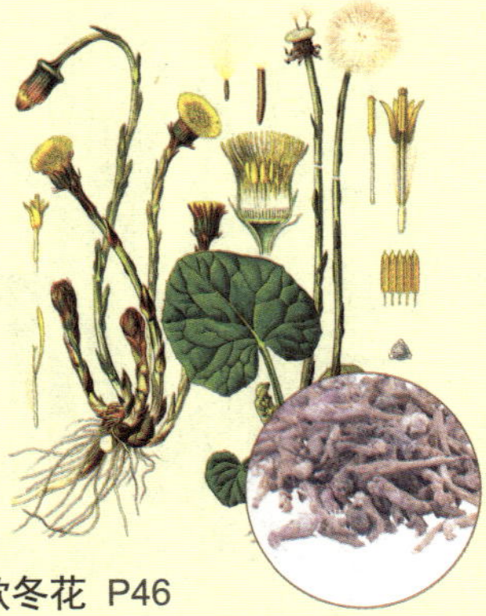

款冬花 P46

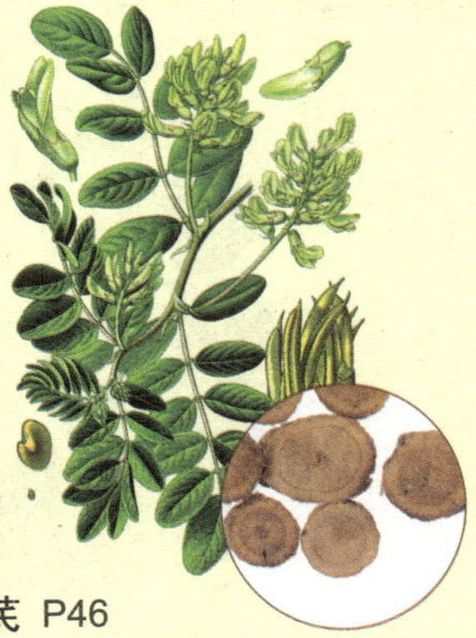

黄芪 P46

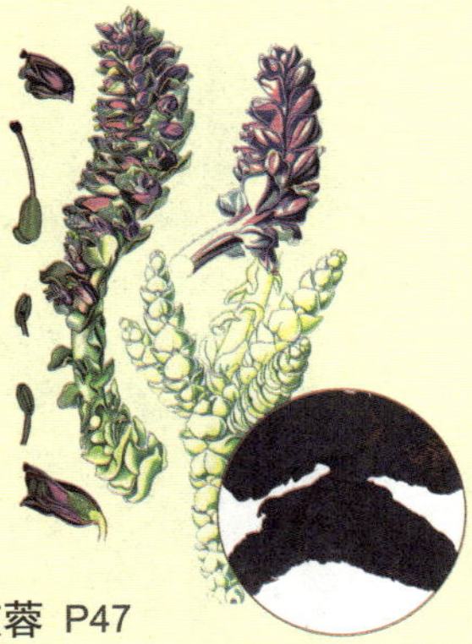

肉苁蓉 P47

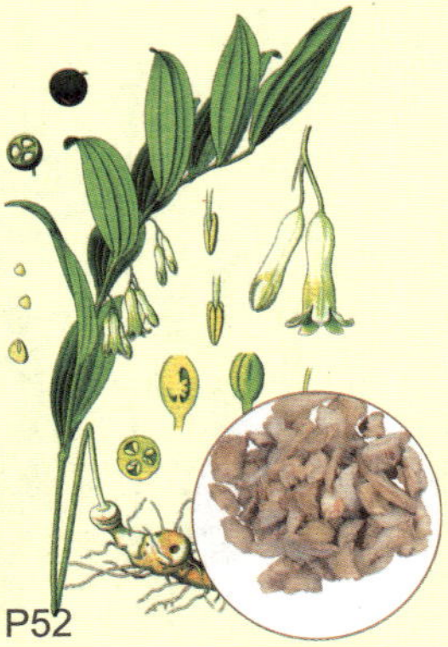

葳蕤 P52

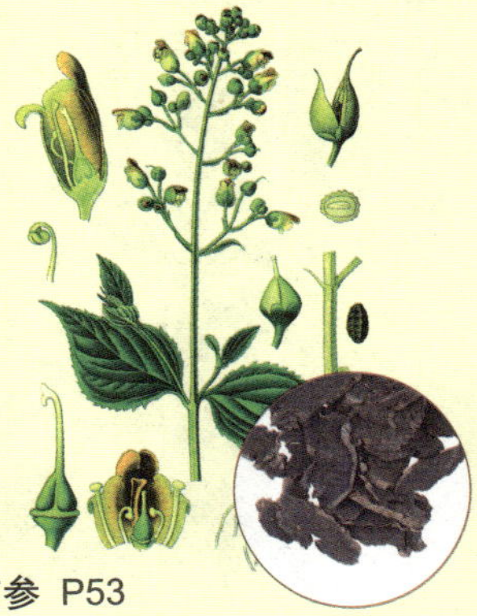

玄参 P53

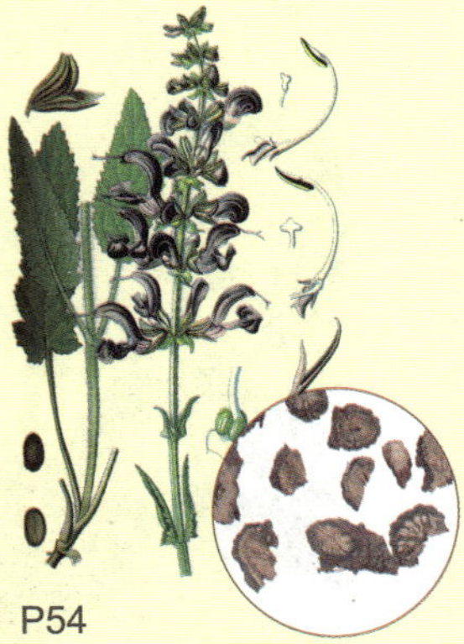

丹参 P54

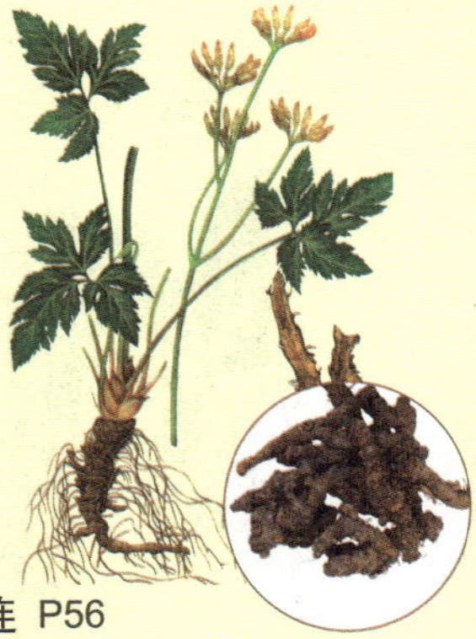

黄连 P56

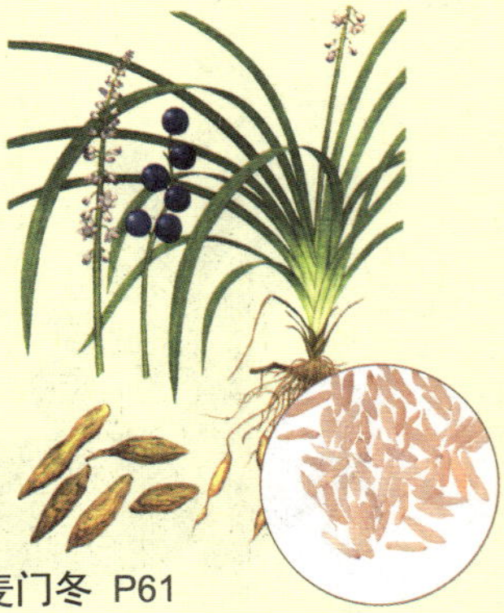

麦门冬 P61

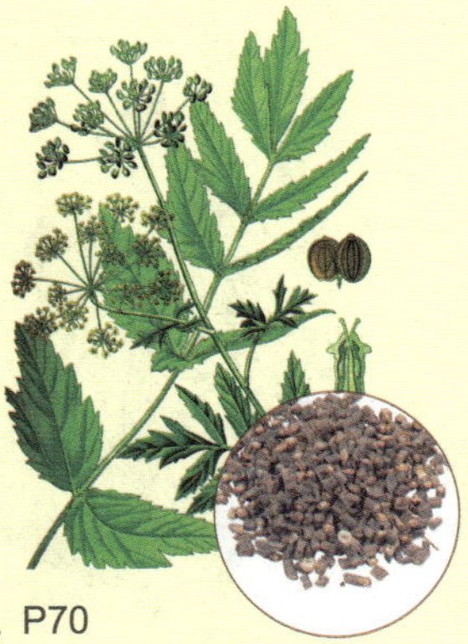

防风 P70

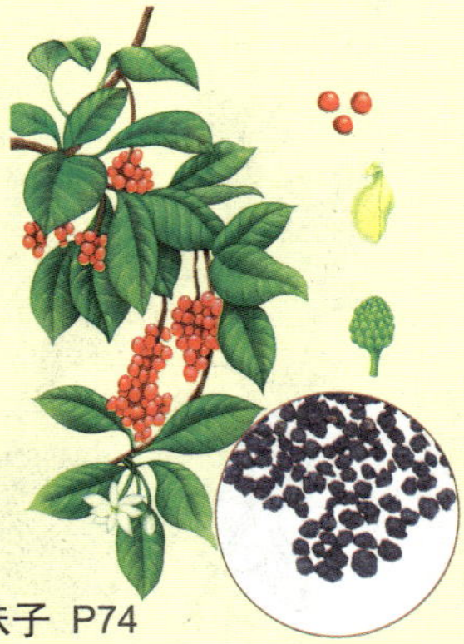

五味子 P74

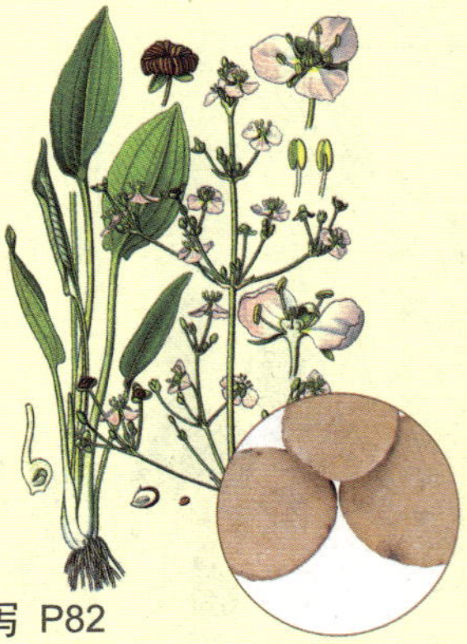

泽泻 P82

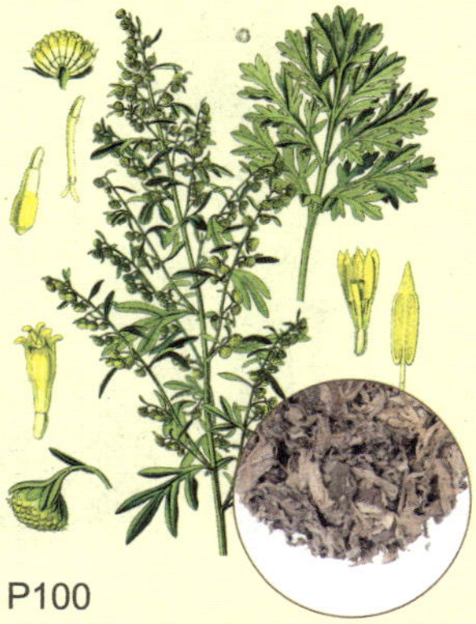

艾 P100

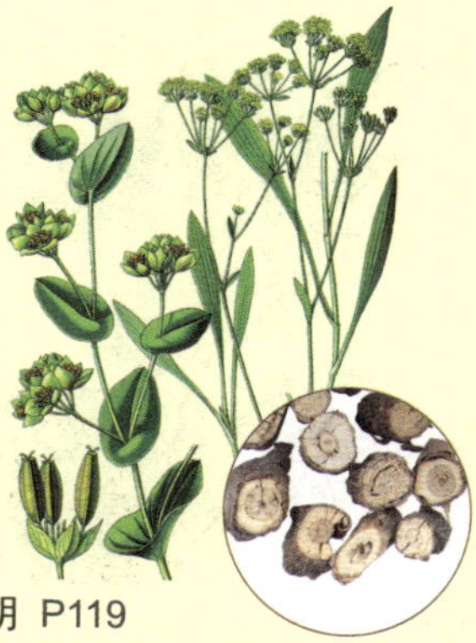

柴胡 P119

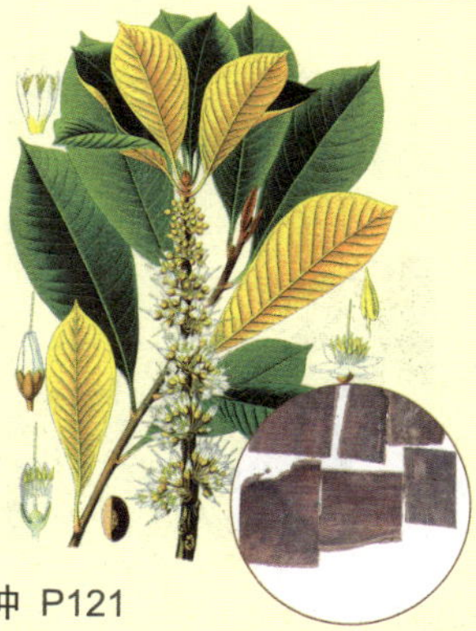

杜仲 P121

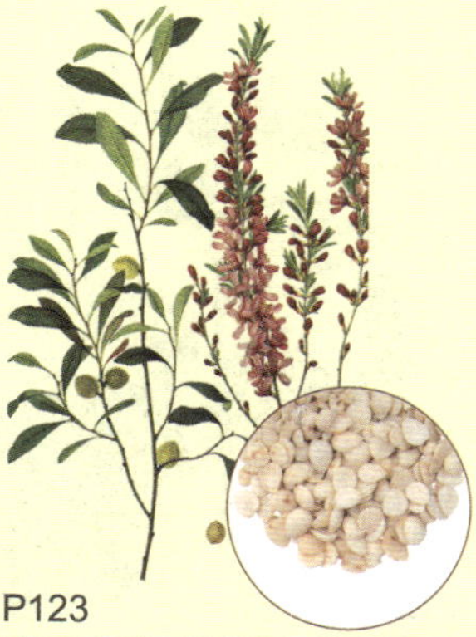

杏 P123

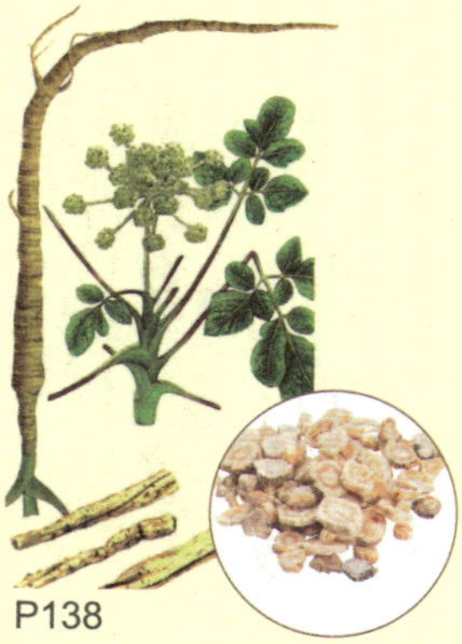

沙参 P138

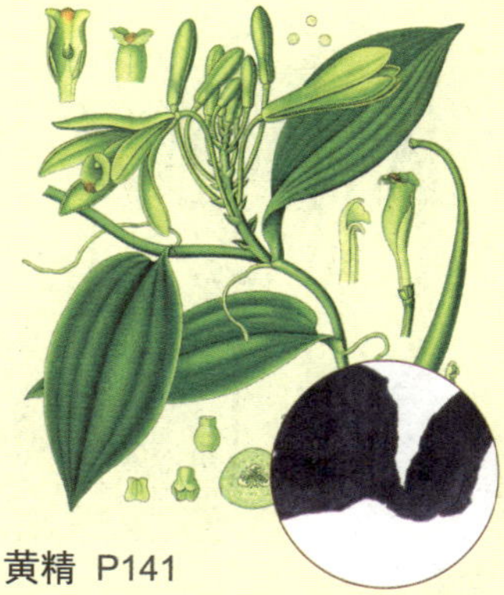

黄精 P141

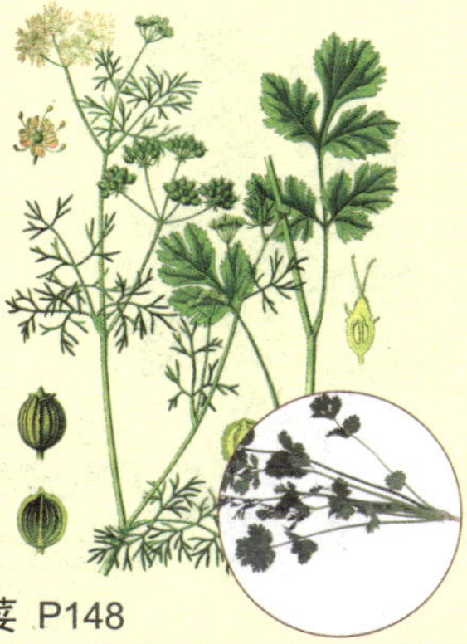

胡荽 P148

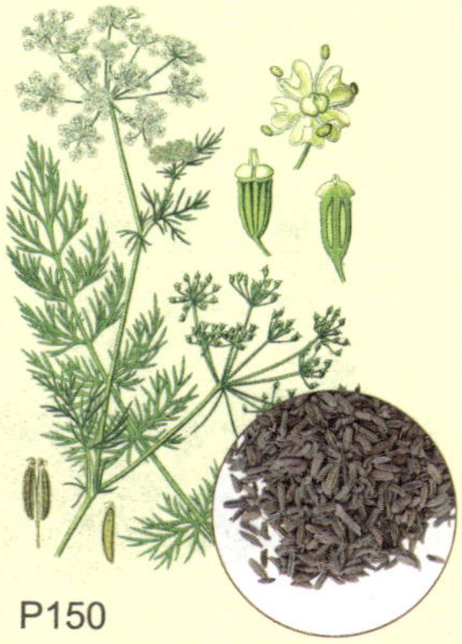

茴香 P150

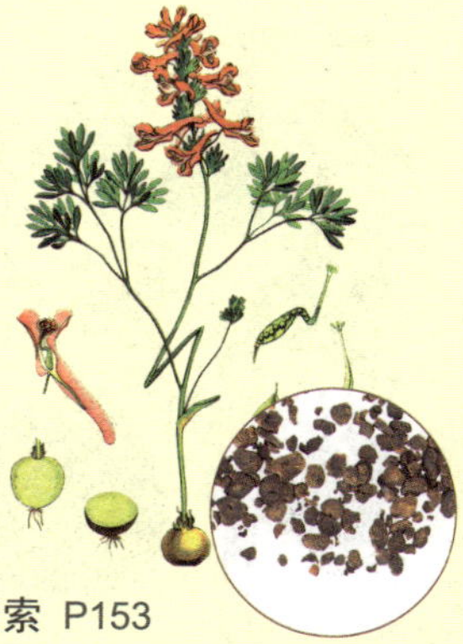

延胡索 P153

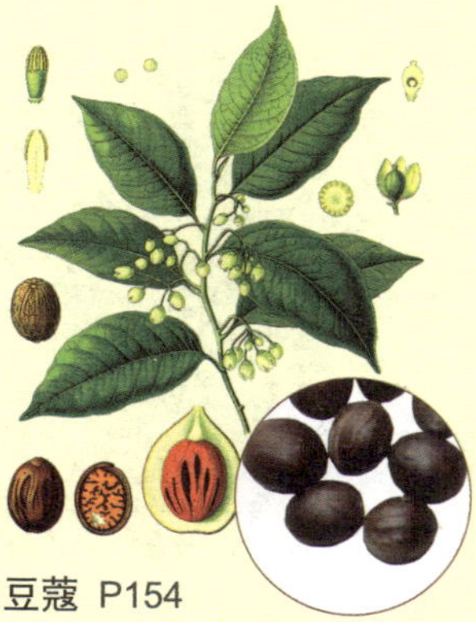

肉豆蔻 P154

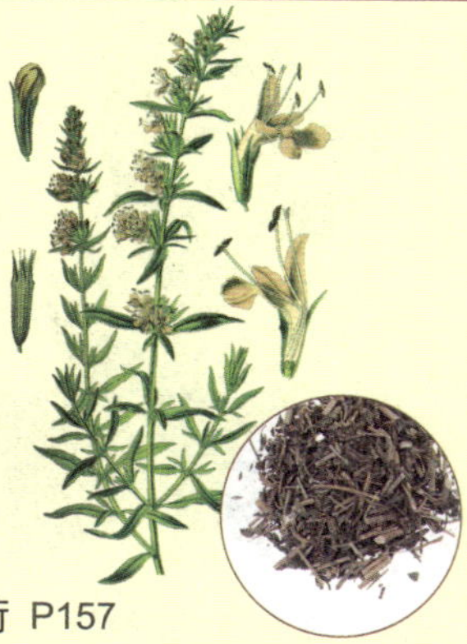

薄荷 P157

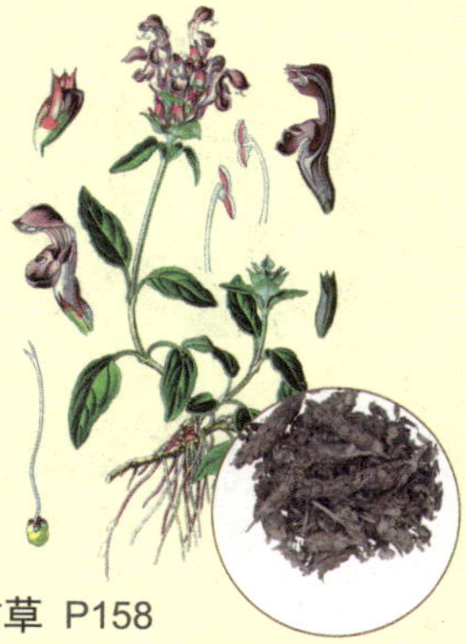

夏枯草 P158

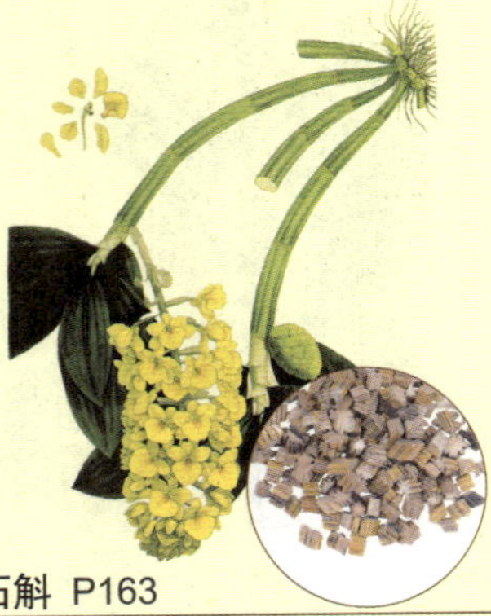

石斛 P163

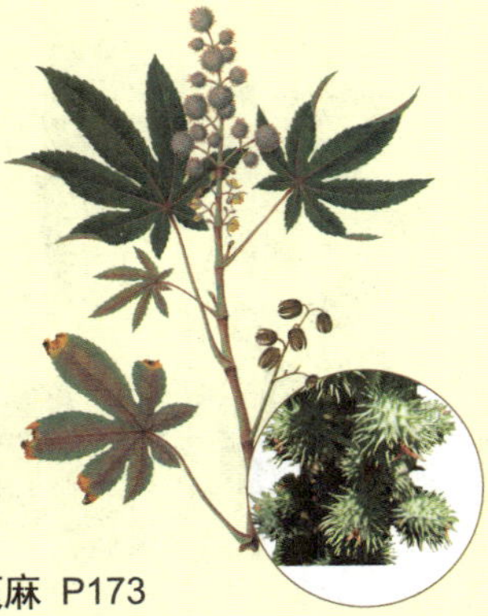

蓖麻 P173

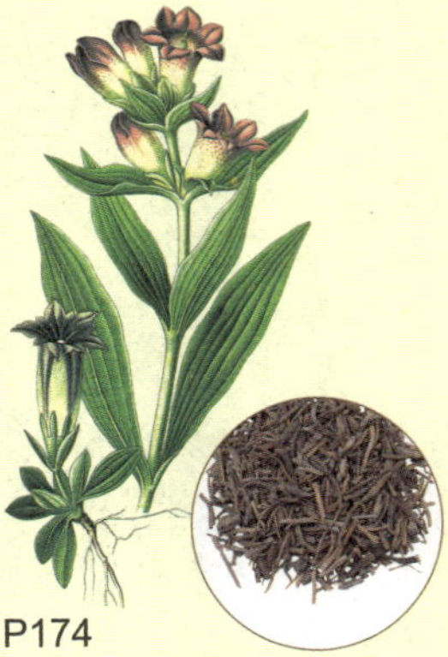

龙胆 P174

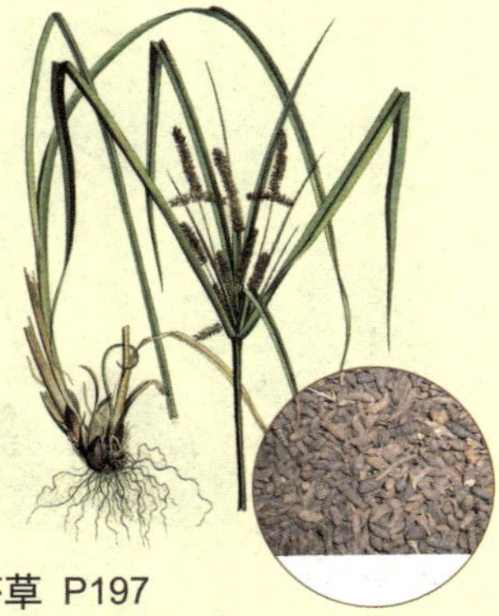

莎草 P197

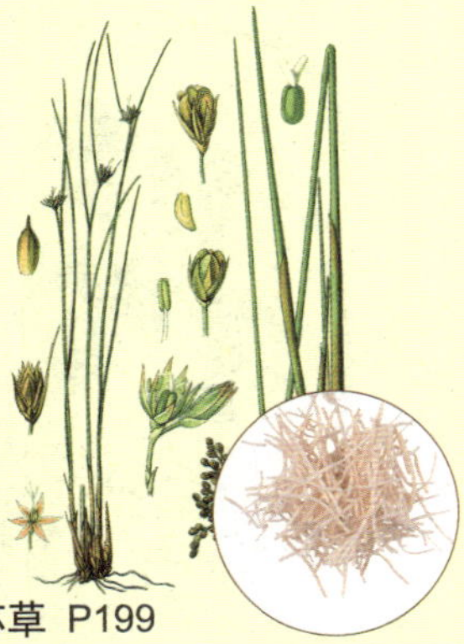

灯芯草 P199

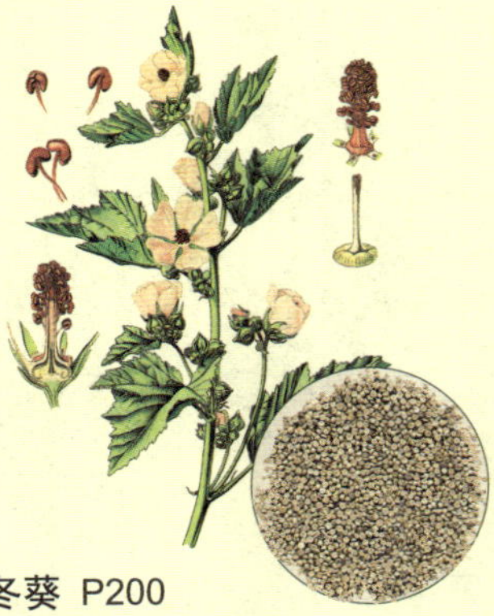

冬葵 P200

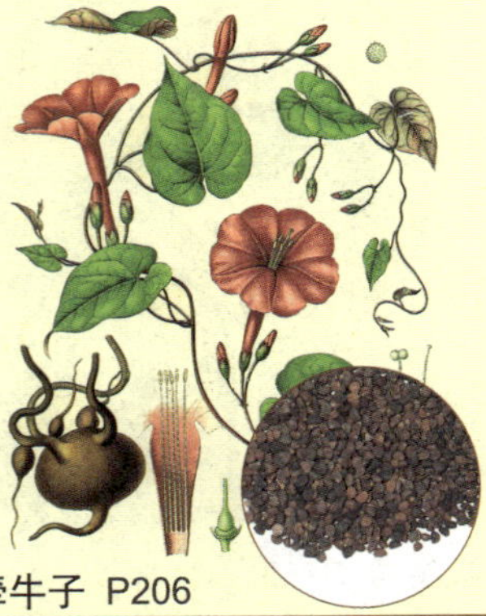

牵牛子 P206

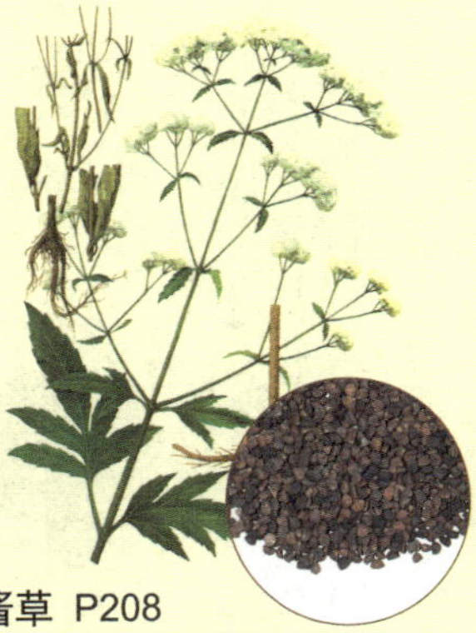

败酱草 P208

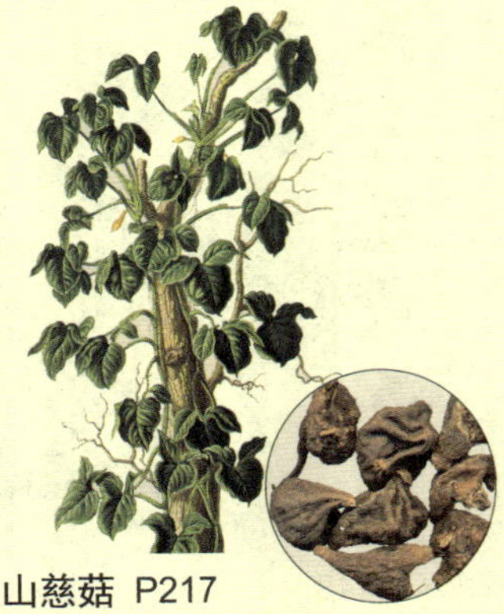

山慈菇 P217

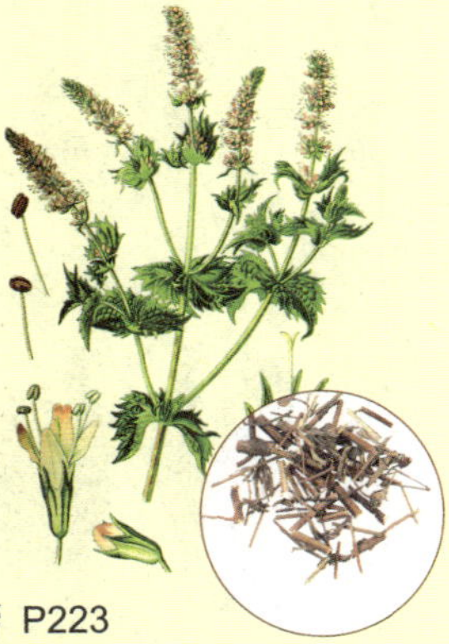

香薷 P223

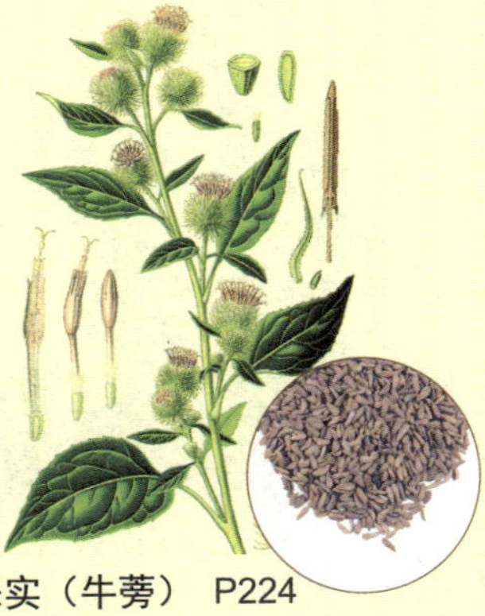

恶实（牛蒡） P224

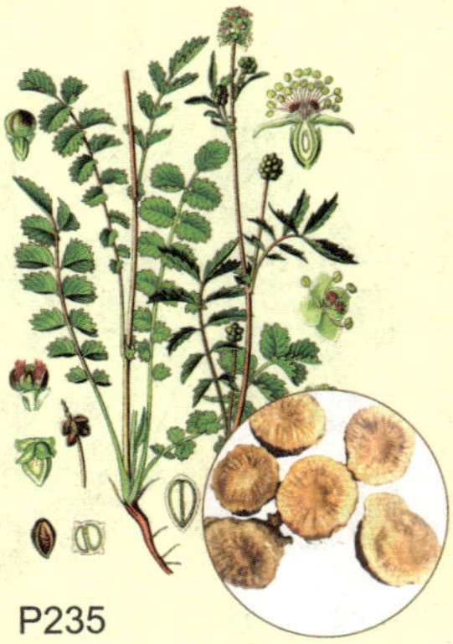

地榆 P235

目录

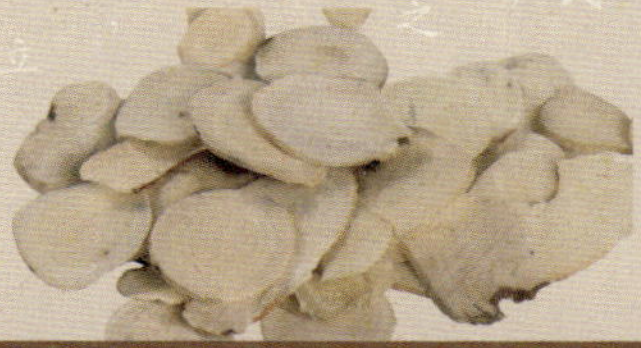

序例

妇人方

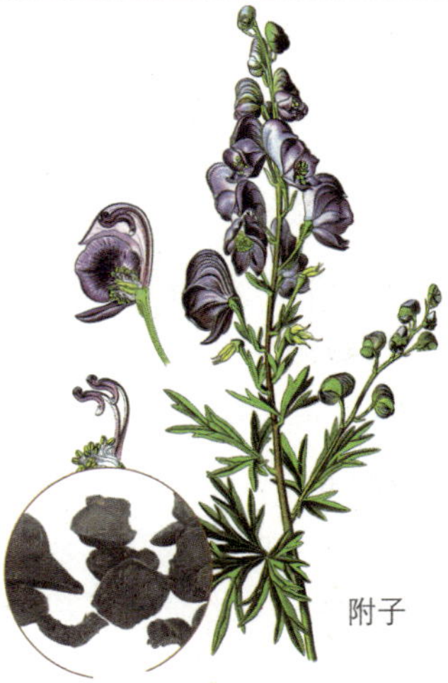
附子

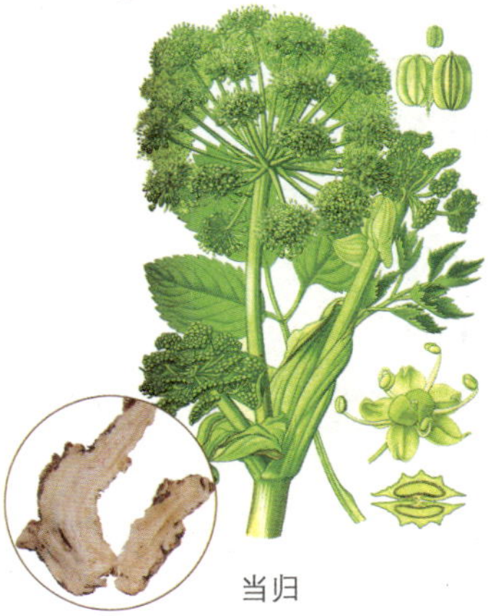
当归

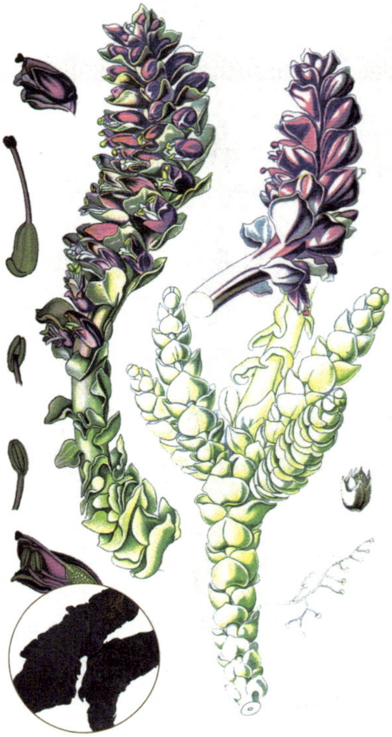

肉苁蓉

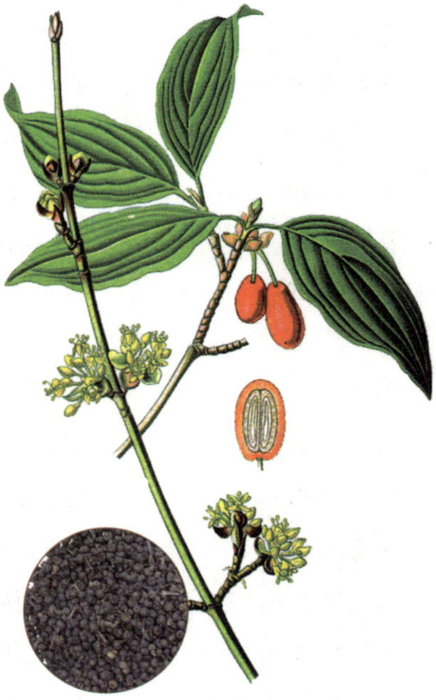

吴茱萸

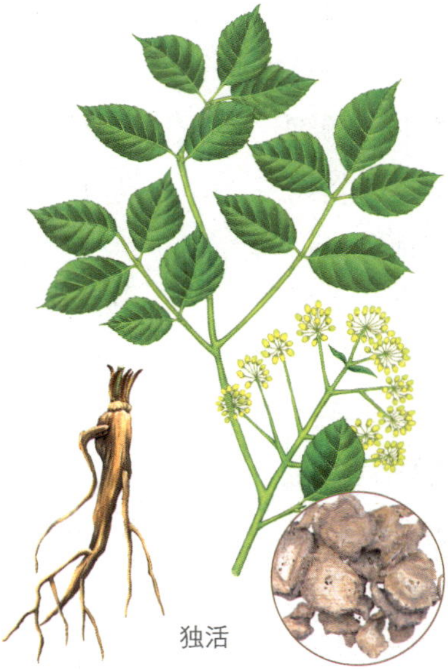
独活

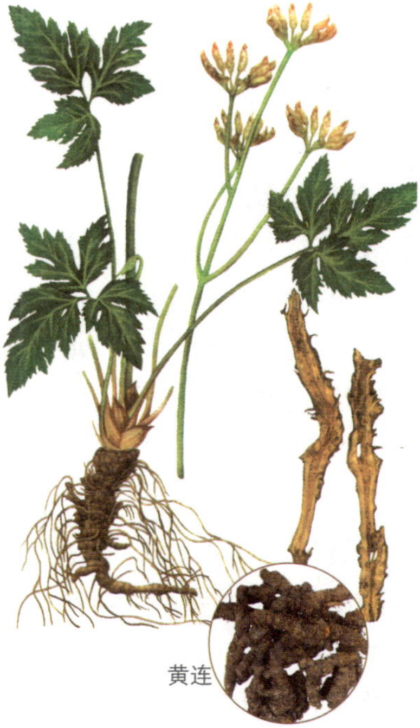
黄连

少小婴孺方

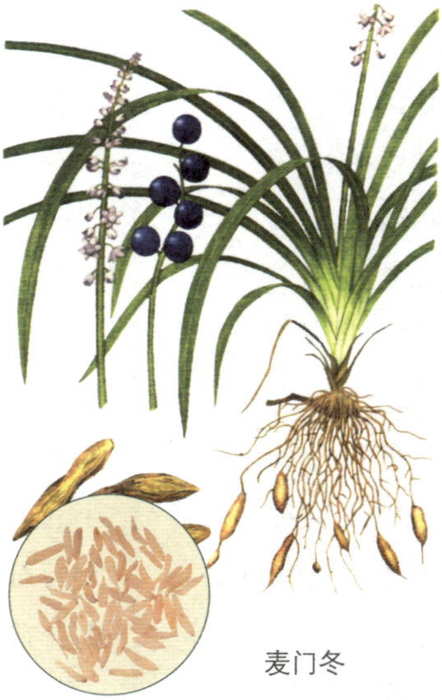

麦门冬

诸　风

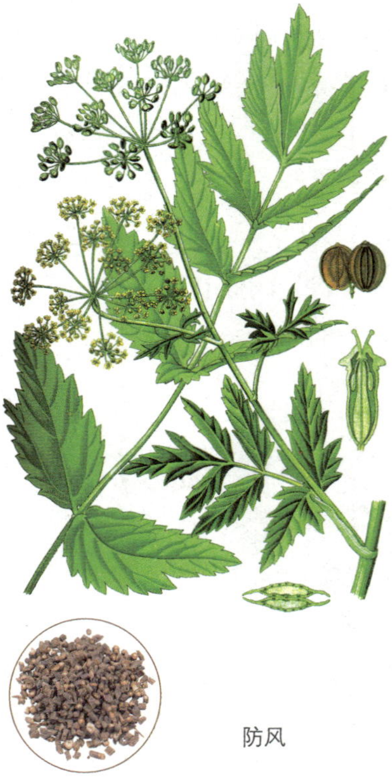

防风

伤　寒

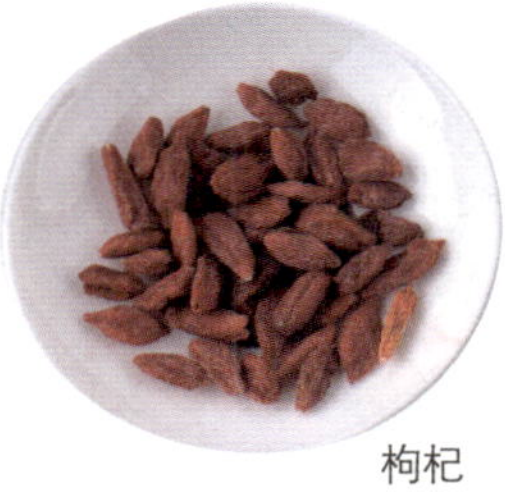
枸杞

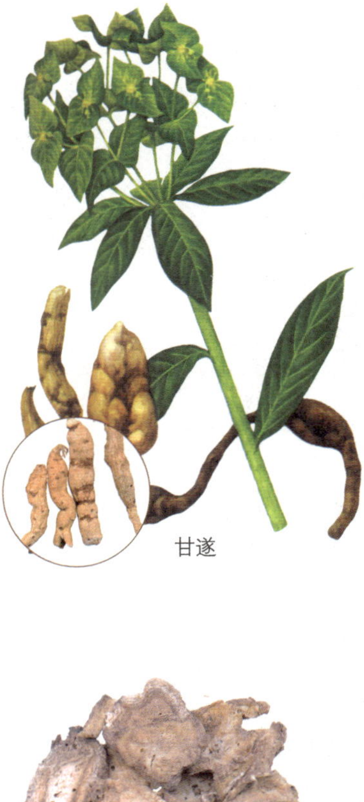
甘遂

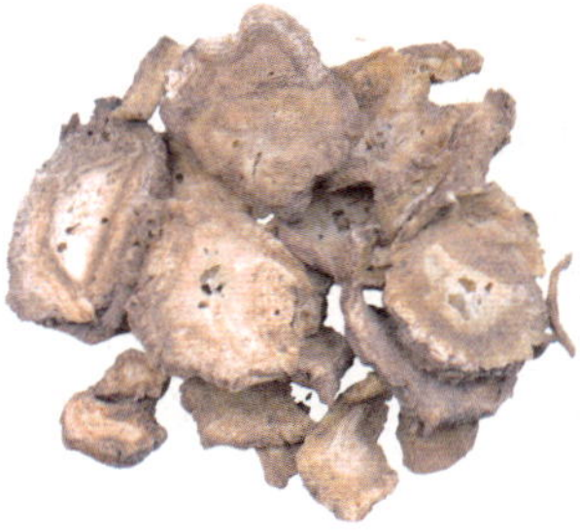
独活

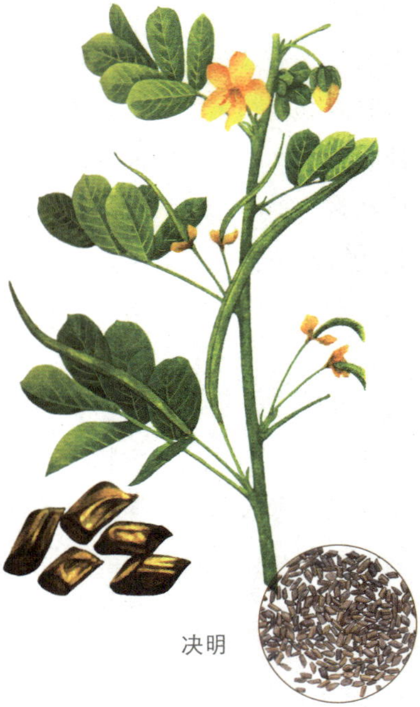
决明

肝 脏

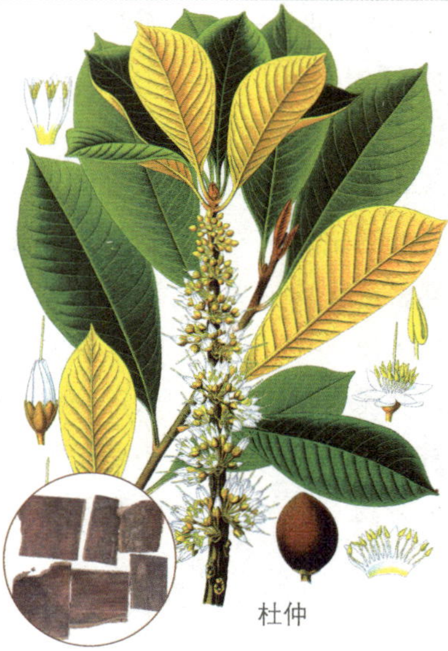
杜仲

胆　腑

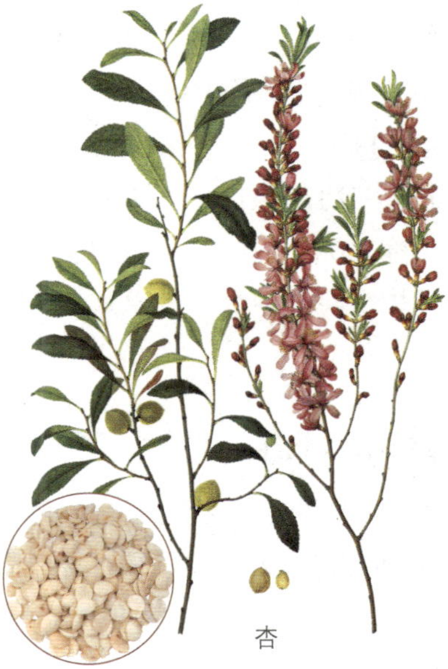
杏

心　脏

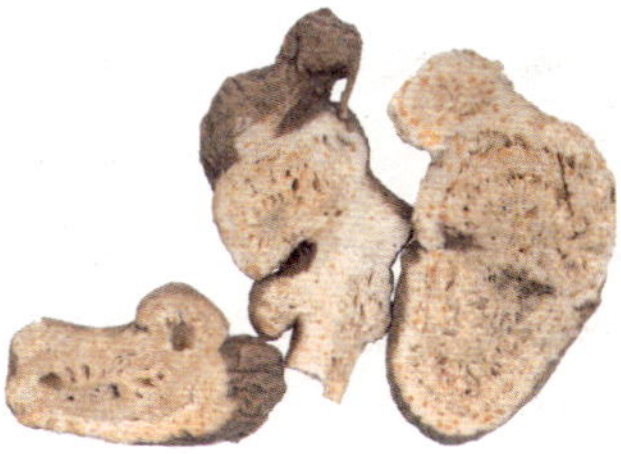
白术

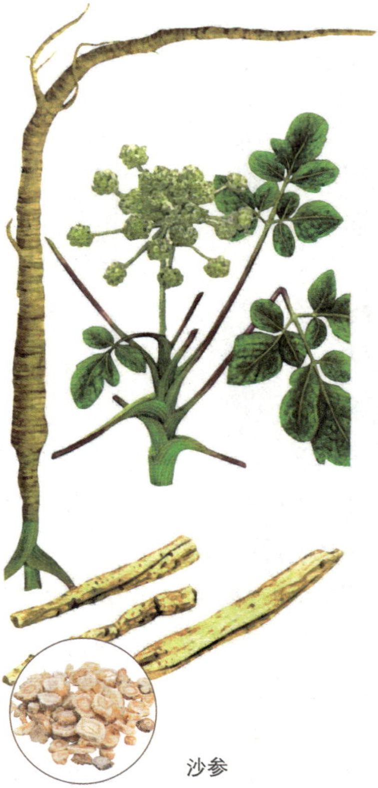
沙参

小肠腑

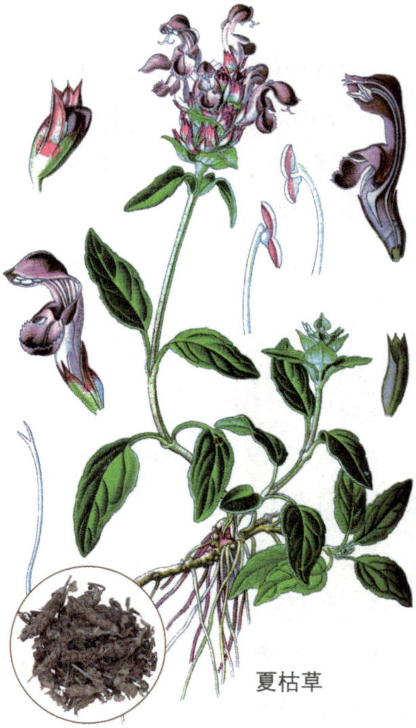
夏枯草

脾　脏

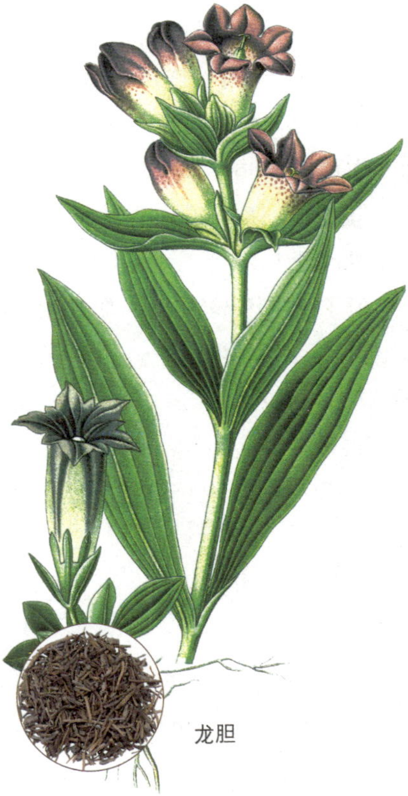

龙胆

胃　腑

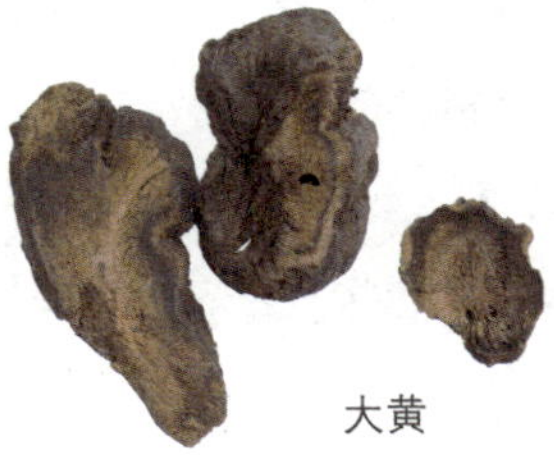

大黄

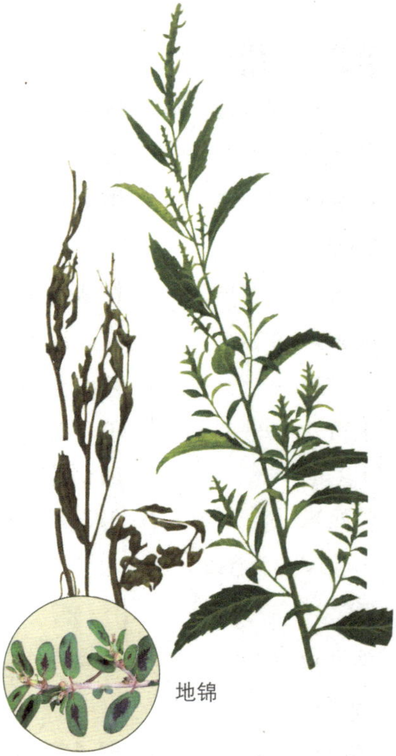
地锦

肺　脏

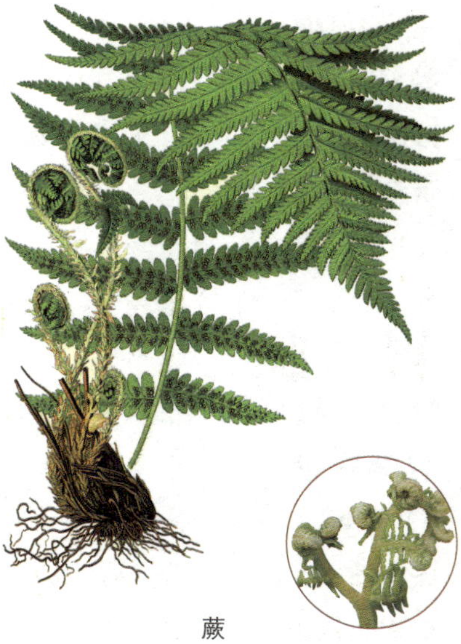
蕨

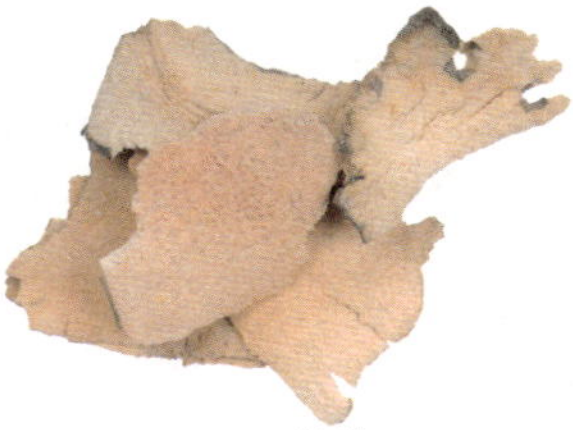
茯苓

大肠腑

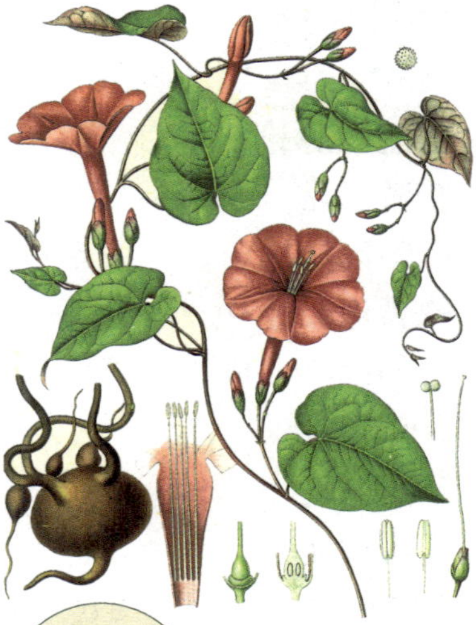

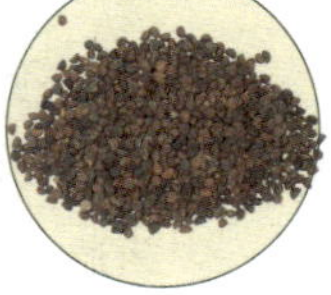
牵牛子

肾 脏

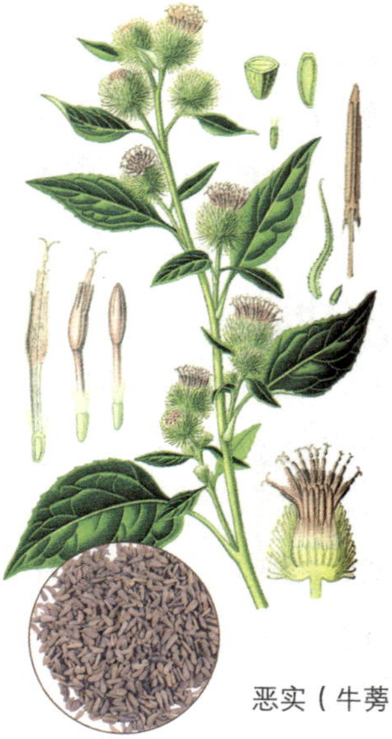

恶实（牛蒡）

膀胱腑

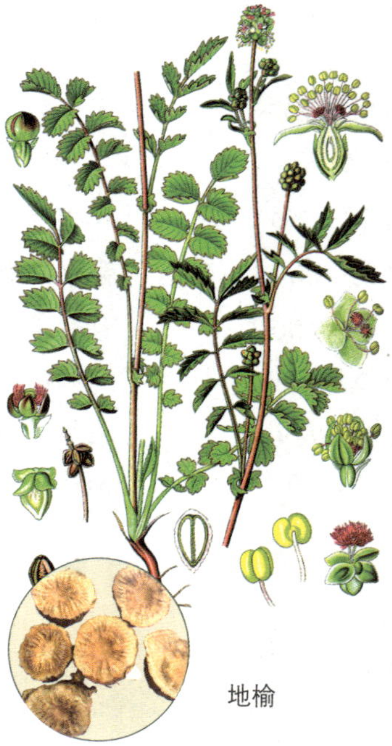

地榆

序例

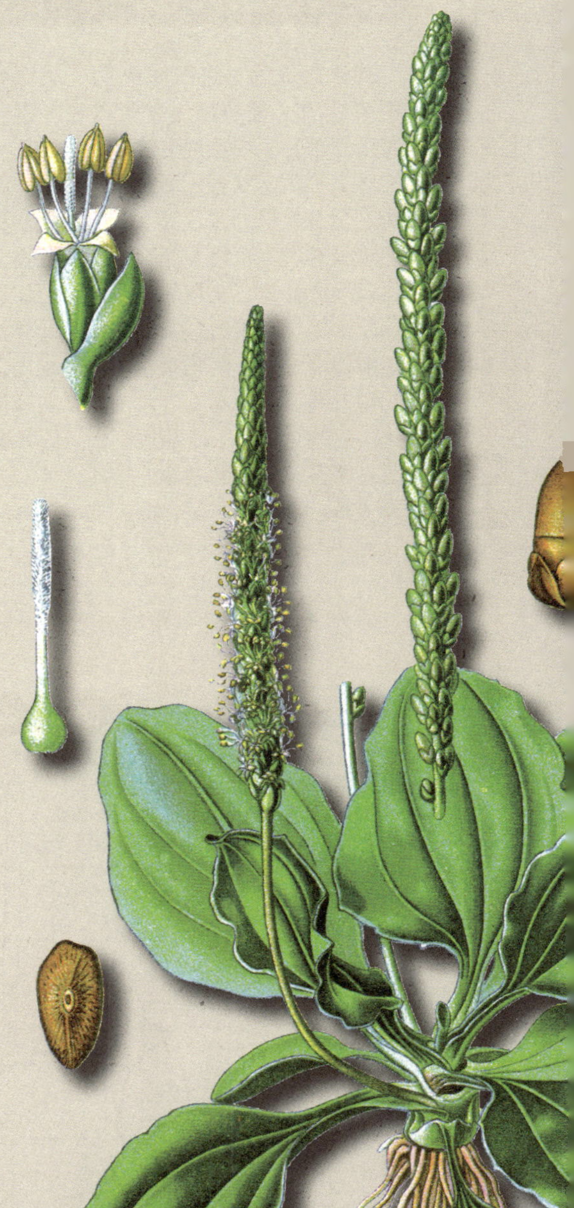

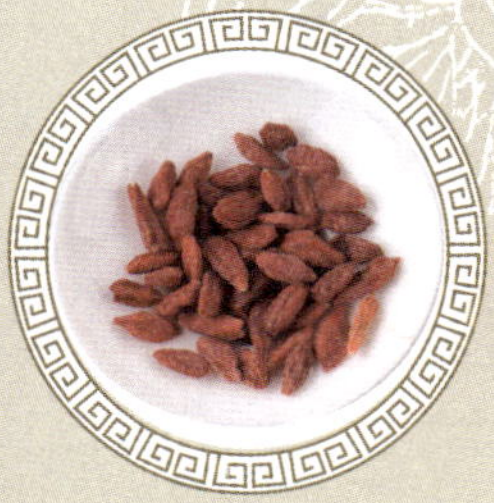

枸杞

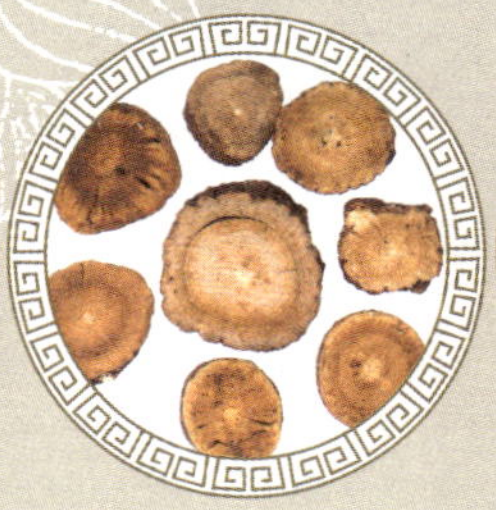

甘草

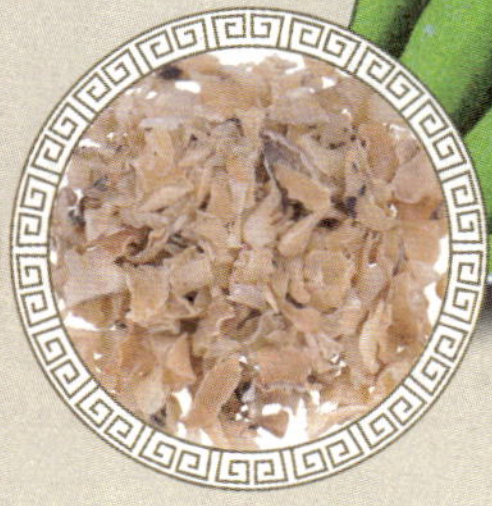

百合

大医习业

如果想成为一名医术高明、品德高尚的医者，就必须熟读《黄帝内经·素问》《黄帝三部针灸甲乙经》《黄帝针经》《明堂流注》等医学巨著，了解十二经脉、五脏六腑、全身表里的穴位等人体生理特征；还要熟读《神农本草经》《药对》等药物学专著，以及张仲景、王叔和、阮炳、范汪、张苗、靳邵等历代著名医家的著作。此外，还应了解禄命学说、阴阳学说、诸家相法，以及灼龟五兆、《周易》、六壬占卜法等传统文化。这些是成为一个品德高尚、医术精湛的医者所必须具备的条件。除此之外，还须精读《备急千金要方》，探究其中深奥的医理，精诚钻研，才有资格与他人谈论医学之道。

另外，作为一个合格的医者还须博览群书。因为只有阅读《诗经》《尚书》《礼记》《周易》《春秋》这五部儒家经典，才能通晓仁义之道；通读秦汉时期诸子百家的学说，遇事时才能在心中默察辨识；翻阅《史记》《汉书》《后汉书》这三部历史著作，才知道古今的史事；读过《心经》，才知道有慈悲喜舍之德行；读过《庄子》《道德经》，才能体会到天地自然运动变化的规律与真理，在遇到事情时就能辨别吉凶，做出正确的选择。还有金、木、水、火、土五行相生相克的规律，以及太阳、月亮与金星、木星、水星、火星、土星的天体运行规律，都需要医者潜心钻研。只有全面学习这些知识，医者才能在医学之道上越走越远。

从医必须有严谨的态度

遇到一个好老师是一个人走向成功的助推器。从事医学必须态度严谨，认真将老师所教的知识学扎实，学精通。如果态度不严谨，还没将老师所教学精，就自以为掌握了医理的全部精髓，而去学习旁门杂术，将错误当作真理，将一说成二，胡乱治疗，就很容易出错。

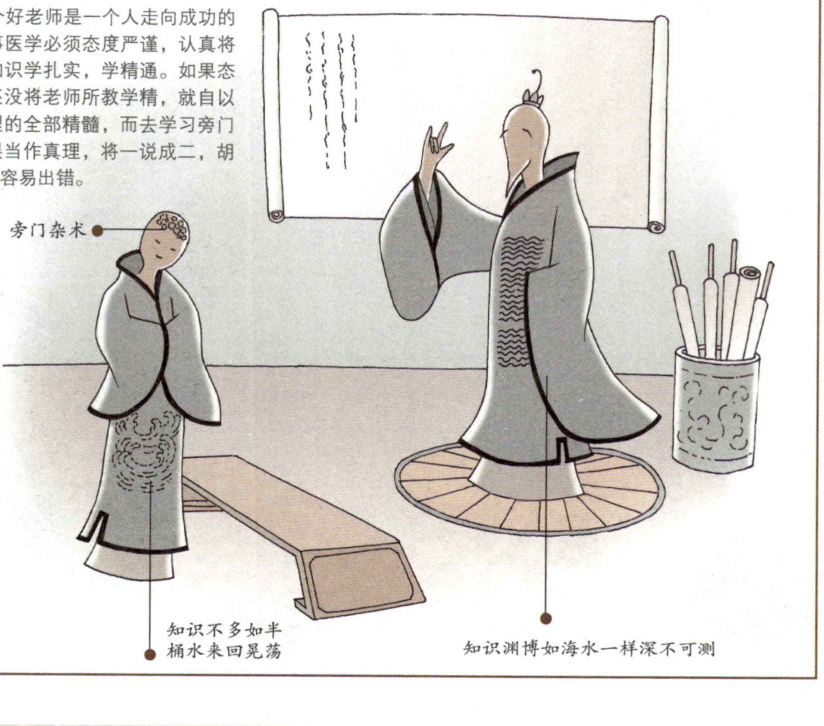

大医精诚

东晋学者张湛说：医学与药物学，向来都很难精通。五脏六腑的实证与虚证，血脉营卫的畅通与阻塞，只凭耳朵、眼睛的审察是无法判断的，必须先通过诊脉来确定，因为疾病有的症状各异但内因相同，有的症状相同而内因各异；而且寸口、关、尺各部的脉象都不同，分为浮、沉、弦、紧等，腧穴流注也有高、下、浅、深的差别，肌肤筋骨更有厚、薄、刚、柔的差异。但所有这些只能和用心精细的人说，因为如果理解不了，则容易坏事。试想如果五脏六腑是实证却补益它，是虚证而去削损它；本来营卫血脉是通畅的却去疏通它，是壅滞的却去阻塞它……都只会加重患者的病情，甚至导致患者死亡。愚蠢的人，读了三年的医书，就敢说自己能治天下所有的病；治了三年病之后，却发现天下原来并没有现成的处方。所以学医的人不能只凭道听途说，就说已穷尽医家道理而贻误自己，必须广博极致地研究医学的道理，精细勤谨而不倦怠。

德艺双馨的医生淡泊名利，常怀恻隐之心，立誓解除所有患者的痛苦。有患者来求救，不管富贵贫贱、老幼美丑，或与自己有无恩怨，或聪明与否，都不会思前想后，考虑吉凶祸福，而会像对自己亲人一样对待他们，而且把患者的痛苦烦恼，看作是自己的，全心全意地去救治他们。只有做到这样才可称为救命之医，反之则是害人之贼。为了自己的生存而忽视别人的生命，离生命的真理则差得更远了。这本《千金要方》，不用有生命的动物作为药物的原因也在于此。蛇虫、水蛭等，拿来用作药物只因在之前就已经死了，所以不包括在这一范围之内。对于鸡蛋，由于鸡雏尚未成形而处于混沌未分的状态，所以也在一些特殊的情况下，不得已而用

五实与五虚

五实，指的是五脏邪气实。五虚，指的是五脏正气虚。这两种情况日久不治均可致人死亡，但积极治疗仍可治愈。详见下图：

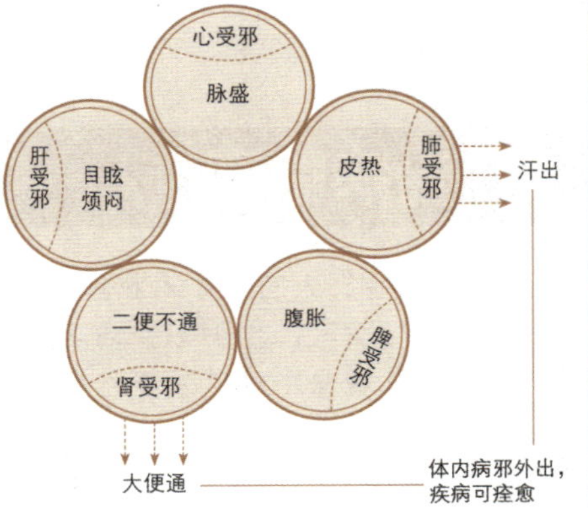

五实
五脏同时感受了邪气，可致人死亡。但是，如果出现了虚箭头所示的现象，疾病就会好转。

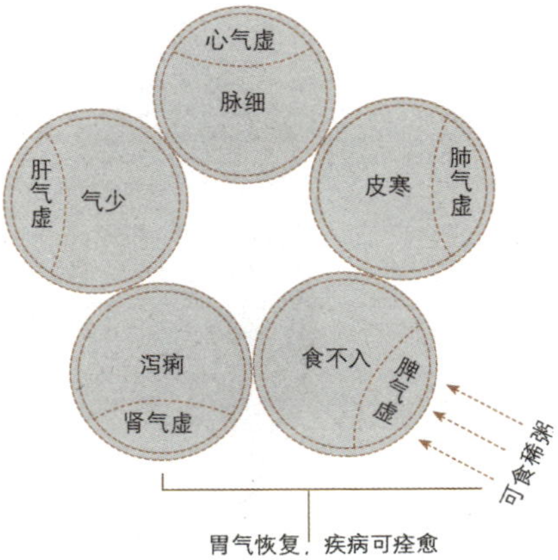

五虚
五脏同时气虚，可致人死亡。但是，如果出现了虚箭头所示的现象，疾病就会好转。

之。作为医者应当对患疮痍、下痢、污臭秽恶得不可入目的患者，不起一丝芥蒂之意，生出怜悯抚恤之心。

德艺双馨的医生，要澄净心神、心胸宽广，如大海一样容纳万物。诊病时，须专注、详细地审察患者的形体状况，进而判定下处方还是用针灸，一点儿差错也不能出。速效治病虽好，也须就事而论，须周密审察和深入思考，不能在患者的性命上掉以轻心，更不能以此博取名誉！另外，到了患者家里，要做到不左顾右盼满目的绮罗；不痴迷所喜好的音乐；不一味只顾吃美食；不只盯着陈列的美酒。医生治病时，不能调笑，不能戏谑喧哗。因为患者时时刻刻在遭受痛苦，满屋子的人都可能因此而快乐不起来。若医生安然享乐、悠然自得，偶然治愈了一个患者，就摆出一副自以为是的样子，自我吹嘘，这是非常耻辱的事，品德高尚的医者决不能这样做。

治病略例

五行生万物，人的五脏又秉承五行的特性。经络与腧穴，是阴阳会通之处，阴阳二气的玄妙变化难以穷尽。现在的医生，却各自承袭家传技艺，因循守旧，想只凭一点儿浅陋的知识来判别患者的生死。察病问疾时，只注重自己口才的灵

五行配象图

古人用五行来解释宇宙间的一切问题，用五脏与五行、五色、五味、五音等对应，来解释疾病产生的原因，判断在外界因素的影响下五脏六腑所出现的变化。

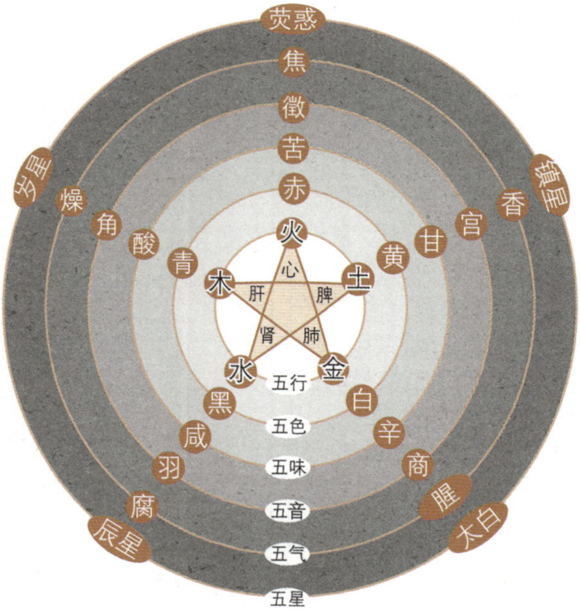

活，与患者面对面一会儿，就开处方下药；摸脉经常不全，浅尝辄止而又不详加探究，以致既不能判定出潜伏的病症，也不能判断出患者离死期的长短；对于明堂、阙庭也如管中窥豹，略知一二，这都是医家的大忌。自古以来，同业的医生们都互相嫉妒甚至加害，扁鹊被秦国的太医令李醯所害就是实例。这样的例子不胜枚举，所以有时患者宁愿顺应自然的发展，也不愿让愚医因互相嫉妒而害人性命。

各种疾病的病根，有中风伤寒、寒热温疟、中恶霍乱、大腹水肿、肠澼下痢、大小便不通、奔豚上气、咳逆呕吐、黄疸消渴、积食不化、惊邪癫痫、恶性流行性传染病、喉痹齿痛、耳聋目盲、金疮踒折、痈肿恶疮、痔瘘瘤瘿，男子五劳七伤、虚乏羸瘦，女子带下崩中、血闭阴蚀，以及虫蛇蛊毒所伤。除了这些大略的宗兆，还要关注其间的细微变动。还有冷热劳损、伤饱房劳、惊悸恐惧、忧患怵惕，产乳堕胎、堕下瘀血，以及贪服五石药物以求房事快乐的。这些都是疾病的根源，可以生发出各种枝叶性的症状，因此要知道疾病的本与末。男人由各种阳气汇聚而成，如果强力施行交泄，就会出现劳损类的疾病，而且名目很多，但与女人比起来，则容易治疗。多数女人十四岁以后就有月经，月经来时，如果遇到风、冷、湿、热四季之病相交缠，医生都应问清楚，以防使用与治疗相违的药物而增加困扰。用药也要与其生长环境相适宜，对江南岭外的人用药宜轻宜少，因其暑热多湿，人的肌肤脆薄，腠理开疏；而对关中河北的人用药宜重宜多，因其土地刚硬干燥，人的皮肤坚硬，腠理闭塞。现在有些年少体壮的人，不避风湿禁忌，暴竭精液，即使患小病，也不能轻易使用猛药下泻，一旦过度致其精液枯竭，就会导致气血壅滞而卧床不起，须经年累月才能痊愈。凡是年龄较大又有宿疾的，需要服有通利作用的汤药时，无须服完整剂药，通利的作用达到就可停止，病源等以后再与其他疾病一起治疗，稍有气力能服完整剂时可区别对待。对于病源须服通利的汤药才能去除的，服汤药之后，适合经常用丸散药来辅助治疗。

凡是服用通利的汤药而治愈的疾病，以后就不宜服进补的汤药，容易导致病情复发。反复泻下，会伤害患者。疾病刚痊愈气力还未恢复的，只要削减病的滋长即可。需要服药的，应当用性味平和的药物来冲和。长期患病但能行走、气力不衰的人，想要用丸散药来滋补身体的，可先服通利的汤药，泻除胸腹中壅积的痰实。那些极度虚劳而应服进补汤药的，最多不超过三剂。所以说，若是虚证，用补益；若是实证，则泻下。

人是天地之内、阴阳之中最为高贵的。

人的肢体与自然界的对应

古人将人体与自然界对应，体现了“天人合一”的思想，并用其指导生活中的医学实践。

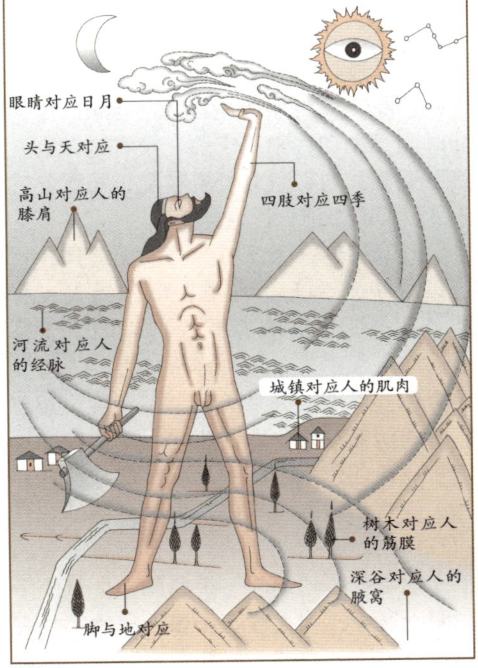

人刚刚出生时，真精最早生成，继而脑髓生成。人的头是圆的，效法于天；足是方的，效法于地；双眼与日月对应；五脏与五星相应；六腑与六律相应，而以心为中极。大肠长一丈二尺，与十二时辰相应；小肠长二丈四尺，与二十四节气相应；全身有三百六十五条经络，与一年相应；人有九窍，与九州相应。自然规律有寒暑季节，人有虚证实证；自然规律有刑罚与奖励，人有爱与憎；自然界有阴阳，人有男女；月份有大小，人有高矮。所以如果食用五谷不能适宜，冷热咸苦更相触犯，就会久而成疾。张仲景说："如果想要运用汤药与针灸的治法，十二经脉、三百六十孔穴、营卫之气的运行规律、病位的所在、适宜的治病方法等，都必须精通。"

在古代，最高明的医生，通过观察患者的面色来诊病，色脉与形体须调和，如果是黑侵凌赤色则患者会死亡，赤色侵凌青色则患者能够回生。中等的医生，通过听患者的声音来诊病，声音与宫、商、角、徵、羽五音相合。如果从心脏听到水声，则是惊悸烦闷的病；从肝脏听到金声，恐怕金会来克木。脾属土，全身四肢所需的食物养分都靠脾摄取，但是只有人死时土音才归于脾，健康的人没有。五音太过，则四肢不举；五音不及，则九窍不通。下等的医生，通过诊察患者的脉象知道疾病的缘由与转移变化，掌握疾病与四季气候的顺与逆，及其相生相克的关系，由此来审知脏腑的精微。

诊候

治病第一要是找病根，诊察疾病的关键和原理。如果五脏六腑没有衰竭，血脉精神没有散乱，服药后必定能活；如果疾病已生成，服药后可治愈一半；如果病势已危，服药也难以保全性命。

诊病最好在天刚亮时，精细地审察患者的脉象，就可知道病状的逆与顺。因为此时阴气未动，阳气未散，没有进饮食，络脉调和均匀，气血没有错乱，可深察三部九候而明白地告诉患者。

所谓三部，指寸口的寸、关、尺，也可以说上部为天，指肺；中部为人，指脾；下部为地，指肾。而九候则是人体上、中、下三部，每一部天、地、人三候的合称。上部中，"天候"指主管头角部位气的两额动脉，即太阳穴；"地候"指主管口齿部位气的两颊动脉，即地仓穴；"人候"指主管耳目部位气的耳前动脉，即耳门穴。在中部，"天候"指属肺气的手太阴肺经；"地候"指属胸中之气的手阳明大肠经；"人候"指属心气的手少阴心经。于下部，"天候"指属肝气的足厥阴肝经；"地候"指属肾气的足少阴肾经；"人候"指属脾气的足太阴脾经。

那些形体亢盛而脉象细微，吸入的气稀少而供应不足的患者，会死亡；形体瘦弱而脉象大、胸中多气的也会死亡，形体与气息相合的患者能够存活；错杂无绪不协调的会生病；三部九候脉象都错乱的会死亡。

那些庸医不能通晓三部九候及四季的规律，有的用错了汤药，针灸不合乎法度，只依照古方治病，反而增加了其他的疾病，以致患者死亡。想起这些，真是悲哀啊！他们一半是冤枉死的，因为世上没有良医为他们解除痛苦。

经书上说："地、水、火、风，和合而成人。"人的火气不调，则全身蒸热；风气不调，则全身僵直，所有的毛孔都闭塞；水气不调，则身体水肿，气满喘粗；土气不调，则四肢萎软，说话时发不出声音。没有火气，身体就发冷；风气停止，人的呼吸就会断绝；水气枯竭，就没有血；土气散失，则身体干裂。但是庸医不

三部九候诊脉法

三部九候是中国古代最早的一种全身遍诊法，它把人体分为上、中、下三部，每部又各分为天、地、人三候，合为九候，并以此来诊察全身疾病。

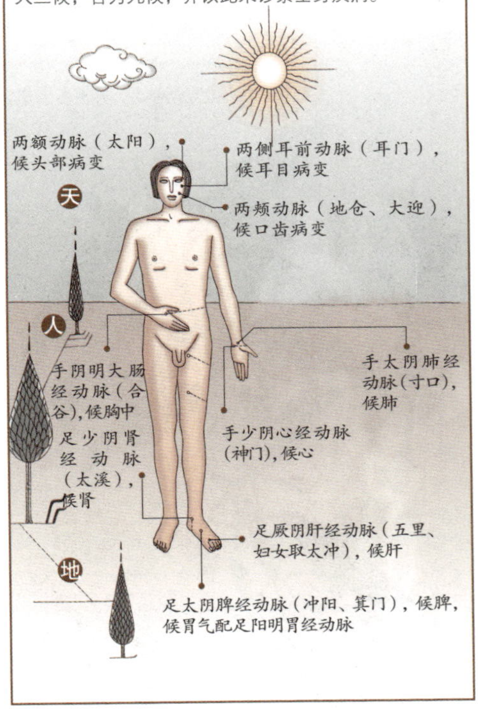

深思脉理，违反脉理来治病，使五脏中的五行互相克制削弱，简直就像往炽燃的火焰上重重地加油，这不能不谨慎。

凡是地、水、火、风四气合德，则四神安详平和；其中一气不调，则会生病；四神一起妄动，则会百病齐生。只有一神妄动引起的病萌发时，可不治自愈；两神妄动引起的病同时发作时，须经过治疗而后痊愈；三神妄动引起的病，即使治疗也难以痊愈；四神妄动引起的病，就难以救治了。

张仲景说，在治疗各种疾病之前，应当先用汤药荡涤五脏六腑，使百脉疏通，阴阳有序，枯焦的部位得到润泽，皮肤悦泽，气血增益。因为水能净化万物，所以用汤药。如果四肢已经得病很久，再次因风冷而发作，则应当用散药，散药能驱逐邪气。对于风气湿痹在表里移走，居无定处者，也应当用散药来平定。其次应当用丸药，因为丸药能驱逐风冷，破除积聚，消释各种坚癖，增进饮食，调和营卫。如果能综合汤、丸、散而用，可以称得上是高明的医生。所以说，行医就在于用心。无须出汗而强迫患者发汗的，患者丧失了津液，就会因津液枯竭而死；需要发汗而不让患者出汗的，导致周身毛孔闭塞，会使患者闷绝而死。无须下泻而强迫患者下泻的，会使患者开肠洞泄，无法止住而死；需要下泻而不让患者下泻的，会使患者胀满烦乱，水肿而死。

处方

在治疗时，寒证用热药，热证用寒药，不消化用泻下的药，蛊毒之类传染病用蛊毒药，痈肿疮瘤用疮瘤药，风湿用风湿药，风、劳、气、冷等证，都应对证用药。雷公说，药有三个等级，在质地与性味上有甘、苦、轻、重的区别；病分三个阶段，证候有新、久、寒、温的差异。风证的治法在于重、热、腻、滑、咸、酸、石药、饮食等；热证的治法在于轻、冷、粗、涩、甘、苦、草药、饮食等；而寒证的治在于轻、热、辛、苦、淡、木药、饮食等。这个大纲只简略地显现出其源流，其余的还要针对具体病情，通过观察症状，灵活运用，这也是用药的概要。

《药对》中说，许多疾病的积聚，都是因虚亏而起，身体虚亏则百病丛生。积，指五脏病理产物蓄积；聚，指六腑病理产物聚集。对于虚亏的患者，医生不应遵从旧方，而应该视病情在旧方基础上灵活增减。古代的良医自己采药，仔细审察药物的药性及其功效，按照时节早晚取用，如果采早了则药势尚未生成，采晚了则其盛势已经衰竭。而现在的医生不亲自采药，即使采药也不顺应节气，不顾药性的差别和分量的多少，徒有治病之心却达不到治愈的效果。

根据药物的寒热属性，再来说一下旧方增损所针对的疾病。对患者而言，虚劳头痛发热的，加葳蕤、枸杞；虚而想吐或不安的，加人参；虚而多梦的，加龙骨；虚而多热的，加地黄、牡蛎、地肤子、甘草；虚而发冷的，加当归 、芎䓖、干姜；虚而劳损的，加钟乳、棘刺、肉苁蓉、巴戟天；虚而大热的，加黄芩、天门冬；虚而健忘的，加茯苓、远志；虚而惊悸不安的，加龙齿、紫石英、沙参、小草，发冷就用紫石英与小草，有热邪侵入就用沙参与龙齿，不冷不热则不用；虚而口干的，加麦门冬、知母；虚而气息缓弱的，加胡麻、覆盆子、柏子仁；虚而多气兼微咳的，加五味子、大枣；虚而身体僵直、腰中部不灵活的，加磁石、杜仲；虚而多冷的，加桂心、吴茱萸、附子、乌头；虚而小便呈赤色的，加黄芩；虚而有热邪侵入的，加地骨皮、白术、黄芪；虚而发冷的，用陇西黄芪；虚而生痰、复有气的，加生姜、半夏、枳实；虚而小肠泻痢的，加桑螵蛸、龙骨、鸡肶胵；虚而小肠不泻痢的，加茯苓、泽泻；虚而下痢呈白色的，加厚朴。以上药物只是对应病情再根据药物的分类与冷热属性，暂时添加在这里，医生应当依此用药入处方。

枸杞（根皮为地骨皮）

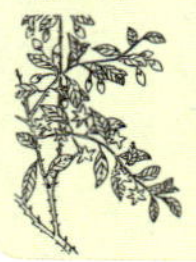

枸杞

补血安神、生津止渴、养肝明目。

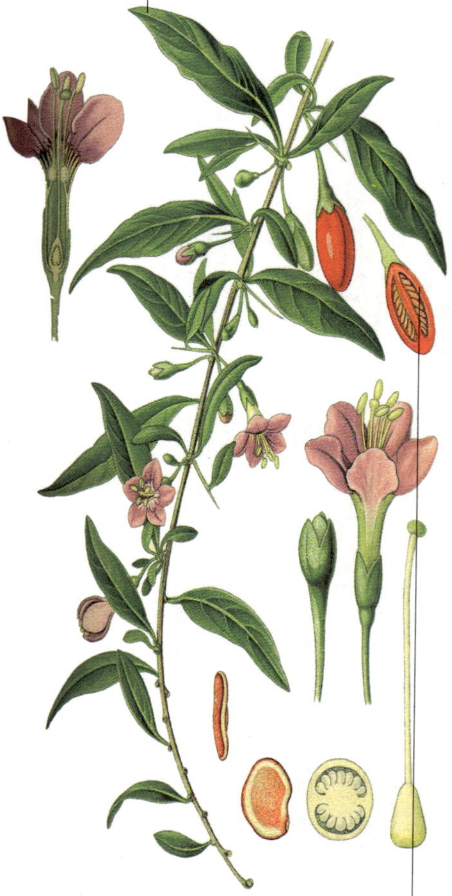

叶

［性味］味甘，性凉。

［主治］主除烦益志，补五劳七伤。

子

［性味］味甘，性平。

［主治］壮筋骨，耐老，除风，去虚劳，补精气。

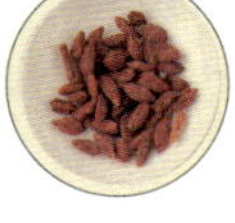

枸杞

主治肝肾阴亏、腰膝酸软、头晕目眩、目昏多泪，以及虚损所致的咳嗽。

用药

上等药物有一百二十种，为君药，主要功用是养命，以顺应天德，无毒，多服或久服不伤人，能让身体轻快，增益和气，延长寿命；中等药物有一百二十种，为臣药，主要功用是养性，以顺应人德，分有毒与无毒，须斟酌使用，能够抑制住病势的发展及补虚羸；下等药物有一百二十五种，为佐、使药，主要功能是治病，以顺应地德，多有毒，不可长期服，能够祛除寒热邪气、破除积聚而治愈疾病。三等药物共有三百六十五种，效法三百六十五度，每一度与一天对应，而成为一年，其倍数为七百三十。

药物的君臣佐使

君、臣、佐、使是《黄帝内经》提出的中医药处方原则，是对处方用药规律的高度概括，是从众多方剂的用药方法、主次配伍关系等因素中总结出来的带有普遍意义的处方指南。

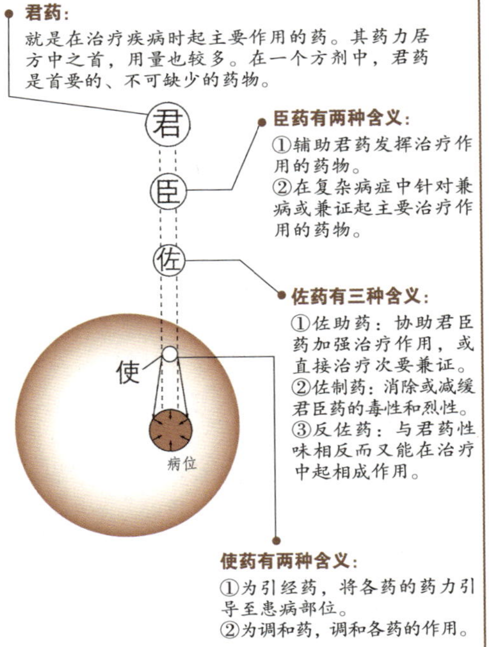

药物之间有君、臣、佐、使的关系，以相互宣散与收摄，合用时宜用一君二臣三佐五使、一君三臣九佐使等。用药又需阴、阳配合，子、母、兄、弟，根、茎、花、实，草、石、骨、肉互相配合。药物有单行的，有相畏的，有相恶的，有相须的，有相使的，有相反的，有相杀的，这七种关系，在合用药物时须审视慎用。需要相须、相使就不能用相恶、相反的药物。如果有毒需要制约，可用相畏相杀的药物。药物有酸、咸、甘、苦、辛五味，又有寒、热、温、凉四气以及有毒与无毒，阴干与曝干，采造时月，生、熟土地所出，真与伪、陈与新的区别，都应按照一定的方法使用。现将药物的相畏相使等七种情况排列如下，开处方时应加以审辨。

玉石上部

玉泉 畏款冬花

玉屑 恶鹿角

丹砂 恶磁石，畏咸水

曾青 畏菟丝子

石胆 以水英为使药，畏牡桂、芫花、菌桂、白薇、辛夷

云母 以泽泻为使药，畏鮀鱼及流水，恶徐长卿

钟乳 以菟丝子、蛇床子为使药，恶牡丹、牡蒙、玄石，畏紫石英、蘘草

朴硝 畏麦句姜

硝石 以火为使药，恶苦参、苦菜，畏女菀

芒硝 以石韦为使药，恶麦句姜

矾石 以甘草为使药，恶牡蛎

滑石 以石韦为使药，恶曾青

白石英 恶马目毒公

紫石英 以长石为使药，畏扁青、附子，不欲恶鮀甲、麦句姜、黄连

赤石脂 恶大黄，畏芫花

黄石脂 以曾青为使药，恶细辛，畏蜚蠊、扁青、附子
白石脂 以燕粪为使药，恶松脂，畏黄芩
太一余粮 以杜仲为使药，畏铁落、贝母、菖蒲

玉石中部

水银 畏磁石
殷孽 恶防己，畏术
孔公孽 以木兰为使药，恶细辛
凝水石 畏地榆，解巴豆毒
阳起石 以桑螵蛸为使药，恶泽泻、雷丸、菌桂、蛇蜕皮，畏菟丝子
石膏 以鸡蛋为使药，恶莽草毒公
磁石 以柴胡为使药，畏黄石脂，恶牡丹、莽草
玄石 恶松脂、柏子仁、菌桂
理石 以滑石为使药，畏麻黄

玉石下部

青琅玕 得水银效果更好，畏鸡骨，杀锡毒
礜石 得火效果更好，以棘针为使药，恶虎掌、鹜屎、毒公、细辛，畏水
方解石 恶巴豆
代赭 畏天雄
大盐 以漏芦为使药

草药上部

六芝 以薯蓣为使药，得头发效果更好，恶恒山，畏扁青、茵陈
天门冬 以垣衣、地黄为使药，畏曾青
麦门冬 以地黄、车前为使药，恶款冬、苦瓠，畏青蘘、苦参
白术 以防风、地榆为使药
女萎、葳蕤 畏卤咸
干地黄 得麦门冬、清酒效果更好，恶贝母，畏芜荑
菖蒲 以秦艽、秦皮为使药，恶地胆、麻黄
泽泻 畏海蛤、文蛤
薯蓣 以紫芝为使药，恶甘遂
远志 得茯苓、龙骨、冬葵子效果更好，杀天雄、附子毒，畏珍珠、藜芦、蜚蠊、齐蛤
菊花 以白术、桑根白皮、枸杞根为使药
人参 以茯苓为使药，恶溲疏，反藜芦
甘草 以白术、干漆、苦参为使药，恶远志，反甘遂、芫花、大戟、海藻
石斛 以陆英为使药，恶凝水石、巴豆，畏白僵蚕、雷丸
牛膝 恶萤火、龟甲、陆英，畏车前
独活 以蠡实为使药
柴胡 以半夏为使药，恶皂荚，畏女菀、藜芦
细辛 以曾青、枣根为使药，恶狼毒、黄芪、山茱萸，畏滑石、硝石，反藜芦
菴蔺子 以荆子、薏苡仁为使药，恶干姜、细辛
菥蓂子 得荆子、细辛效果更好，恶苦参、干姜
龙胆 以贯众为使药，恶防葵、地黄
菟丝子 得酒效果更好，以薯蓣、松脂为使药，恶雚菌
巴戟天 以覆盆子为使药，恶雷丸、朝生、丹参
蒺藜子 以乌头为使药
防风 恶干姜、白蔹、藜芦、芫花，杀附子毒
沙参 恶防己，反藜芦
络石 以牡丹、杜仲为使药，恶铁落，畏菖蒲、贝母
丹参 畏咸水，反藜芦
天名精 以垣衣为使药
决明子 以蓍实为使药，恶大麻子
黄连 以黄芩、龙骨、理石为使药，恶菊花、芫花、玄参、白鲜皮，畏款冬，胜乌头，解巴豆毒
芎䓖 以白芷为使药
续断 以地黄为使药，恶雷丸
黄芪 恶龟甲
杜若 得辛夷、细辛效果更好，恶柴胡、前胡
蛇床子 恶巴豆、牡丹、贝母
茜根 畏鼠姑
飞廉 得乌头效果更好，畏麻黄
薇衔 得秦皮效果更好
五味子 以苁蓉为使药，恶葳蕤，胜乌头

草药中部

当归 恶䕡茹，畏海藻、菖蒲、牡蒙
秦艽 以菖蒲为使药
黄芩 以山茱萸、龙骨为使药，恶葱实，畏牡丹、丹砂、藜芦
藁本 恶䕡茹
麻黄 以厚朴为使药，恶辛夷、石韦
干姜 以秦椒为使药，恶黄芩、黄连、天鼠粪，杀半夏、莨菪毒
葛根 杀野葛、巴豆、百药毒
前胡 以半夏为使药，恶皂角，畏藜芦
芍药 以雷丸为使药，恶石斛、芒硝，畏鳖甲、硝石、小蓟，反藜芦
贝母 以厚朴、白薇为使药，恶干姜，畏干漆、牛膝，反乌头
玄参 恶黄芪、大枣、干姜、山茱萸，反藜芦
石韦 以滑石、杏仁为使药，得菖蒲效果更好
瓜蒌 以枸杞为使药，恶干姜，畏干漆、牛膝，反乌头
狗脊 以萆薢为使药，恶败酱
苦参 以玄参为使药，恶漏芦、贝母、菟丝子，反藜芦
瞿麦 以蘘草、牡丹为使药，恶桑螵蛸
白芷 以当归为使药，恶旋覆花
石龙芮 以大戟为使药，畏蛇蜕皮、吴茱萸
白鲜皮 恶茯苓、桑螵蛸、桔梗、萆薢
萆薢 以薏苡仁为使药，畏大黄、葵根、牡蛎、柴胡、前胡
紫参 畏辛夷
仙灵脾 以薯蓣为使药
紫菀 以款冬为使药，恶瞿麦、雷丸、天雄、远志，畏茵陈
防己 以殷孽为使药，恶细辛，畏萆薢，杀雄黄毒
牡丹 畏菟丝子
白薇 恶大黄、黄芪、干姜、大戟、大枣、干漆、山茱萸
款冬花 以杏仁为使药，得紫菀效果更好，恶硝石、皂荚、玄参，畏辛夷、贝母、麻黄、黄芪、黄芩、黄连、青葙
女菀 畏卤咸
泽兰 以防己为使药
地榆 得头发效果更好，恶麦门冬
海藻 反甘草

草药下部

大黄 以黄芩为使药
桔梗 以节皮为使药，畏龙胆、白及、龙眼
葶苈 以榆皮为使药，得酒效果更好，恶僵蚕、石龙芮
甘遂 以瓜蒂为使药，恶远志，反甘草
芫花 以决明为使药，反甘草
泽漆 以小豆为使药，恶薯蓣
大戟 反甘草
钩吻 以半夏为使药，恶黄芩
藜芦 以黄连为使药，反芍药、细辛、五参，恶大黄
天雄 以远志为使药，恶腐婢
乌头、乌喙 以莽草为使药，反贝母、瓜蒌、半夏、白蔹、白及，恶藜芦
贯众 以雚菌为使药
虎掌 以蜀漆为使药，畏莽草
附子 以地胆为使药，恶蜈蚣，畏甘草、防风、乌韭、黄芪、人参、大豆
蜀漆 以瓜蒌为使药，恶贯众
恒山 畏玉札
半夏 以射干为使药，恶皂荚，畏秦皮、雄黄、生姜、干姜、龟甲，反乌头
狼牙 以芜荑为使药，恶地榆、秦艽
白蔹 以代赭为使药，反乌头
白及 以紫石英为使，恶李核仁、理石、杏仁
雚菌 得酒效果更好，畏鸡蛋
䕡茹 以甘草为使药，恶麦门冬
荩草 畏鼠妇
夏枯草 以土瓜为使药
狼毒 以大豆为使药，恶麦句姜
鬼臼 畏垣衣

木药上部

茯苓、茯神 以马䕡为使药，恶白蔹、地榆，畏牡蒙、秦艽、雄黄、龟甲

序例

柏子仁 以牡蒙、桂心、瓜子为使药，畏诸石、菊花、羊蹄、面曲
杜仲 恶蛇蜕、玄参
干漆 以半夏为使药，畏鸡蛋
蔓荆子 恶石膏、乌头
牡荆实 以防风为使药，恶石膏
五加皮 以远志为使药，畏玄参、蛇蜕
黄柏 恶干漆
辛夷 以芎䓖为使药，恶五石脂，畏黄连、菖蒲、石膏、蒲黄、黄环
酸枣仁 恶防己
槐子 以景天、天雄为使药

木药中部

厚朴 以干姜为使药，恶寒水石、泽泻、硝石
山茱萸 以蓼实为使药，恶防风、桔梗、防己
吴茱萸 以蓼实为使药，恶硝石、丹参、白垩，畏紫石英
秦皮 以大戟为使药，恶吴茱萸
占斯 解狼毒毒
栀子 解踯躅毒
秦椒 恶栝楼、防葵，畏雌黄
桑根白皮 以桂子、续断、麻子为使药

木药下部

黄环 以鸢尾为使药，恶茯苓、防己
石楠 以五加皮为使药
巴豆 以芫花为使药，恶蘘草，畏黄连、大黄、藜芦，杀斑蝥毒
蜀椒 以杏仁为使药，畏款冬
溲疏 以漏芦为使药
栾华 以决明为使药
雷丸 以厚朴、荔实为使药，恶葛根
皂荚 以柏子为使药，恶麦门冬，畏人参、空青、苦参

兽上部

龙骨 得牛黄、人参效果更好，畏石膏
龙角 畏蜀椒、干漆、理石
牛黄 以人参为使药，恶地黄、龙骨、蜚蠊、龙胆，畏牛膝

白胶 得火效果更好，畏大黄
阿胶 得火效果更好，畏大黄

兽中部

犀角 以松脂为使药，恶雷丸、藿菌
羖羊角 以菟丝子为使药
鹿茸 以麻勃为使药
鹿角 以杜仲为使药

兽下部

麋脂 畏大黄，恶甘草

虫鱼上部

蜜蜡 恶齐蛤、芫花
蜂子 畏芍药、黄芩、牡蛎
牡蛎 以贝母为使药，得牛膝、甘草、远志、蛇床效果更好，恶吴茱萸、麻黄、辛夷
桑螵蛸 畏旋覆花
海蛤 以蜀漆为使药，畏甘遂、狗胆、芫花
龟甲 恶蜚蠊、沙参

虫鱼中部

伏翼 以云实、苋实为使药
猬皮 得酒效果更好，畏麦门冬、桔梗
蜥蜴 恶斑蝥、硫黄、芜荑
露蜂房 恶黄芩、干姜、丹参、芍药、牡蛎
䗪虫 畏菖蒲、皂荚
蛴螬 以蜚虫为使药，恶附子
鮀鱼甲 以蜀漆为使药，畏狗胆、甘遂、芫花
鳖甲 恶石矾
乌贼鱼骨 恶白及、白蔹
蟹 杀莨菪毒、漆毒
天鼠粪 恶白薇、白蔹

虫鱼下部

蛇蜕 畏磁石、酒
蜣螂 畏石膏、羊角
斑蝥 以马刀为使药，畏丹参、巴豆、空青，恶肤青
地胆 恶甘草
马刀 得水效果更好

果上部

大枣 杀乌头毒

果下部

杏仁 得火效果更好，恶黄芩、黄芪、葛根，解锡、胡粉毒，畏荠草

菜上部

冬葵子 以黄芩为使药

菜中部

葱实 解藜芦毒

米上部

麻黄、麻子 畏白薇、牡蛎，恶茯苓

米中部

大豆、黄卷 恶龙胆、五参，得杏仁、前胡、乌喙、牡蛎效果更好，杀乌头毒

大麦 以食蜜为使药

酱 杀药毒、火毒

以上是有相制、相使关系的一百九十七种药物，其余不再赘述。

有人问：古人用药少且分量也轻，治愈的病却极多。而现在的处方，药多、分量重，但治病效果却不及古人，原因是什么呢？回答说：古时的药物在自然环境里生长，充分接受日光照耀，且生长期长，自然气味真实，而且百姓禀气中和又欲望少，感染的疾病也就轻微，所以容易治愈；现在的药物生长时间短，受日光照耀少，药力自然轻虚，如今的人又都变得十分巧诈，感染的疾病厚重，因此难以治愈。病轻则用药少，病重则用药多，这是用药的基本原则，又有什么可奇怪的呢？古代医生自己采药，遵从法度来操作其阴干与曝干，因人、因地制宜而用药，所以十有八九能治愈；现在的医生只知诊脉开处方，采药不知时节，用药不知出处、新陈、虚实等，所以十之五六不能治愈。开处方的人不能一味效法古人已有的处方，在取用药材时，一定要反复斟酌多用心，才能发挥药效，希望后来人熟知这个道理。凡是白石英、紫石英、雄黄、朱砂、硫黄等，都以光明映澈，颜色纹理洁净鲜明的为好，如果不是，则会使人身体干燥，发热口干而死。凡是石药、草药，都须生长在坚实的土地中，且气味浓烈，如果不是，用来治病也难见效。凡是橘皮、狼毒、枳实、麻黄、半夏、吴茱萸，最好是陈的，其余的药物则最好是新鲜的。

合和

有人问：合和汤药时，制各种虫、草、石、兽药时，用水的升数及其消杀法则是怎么样的呢？回答说：有根、茎、枝、叶、骨、皮、花、果实的草药，有毛、翅、甲、皮、头、足、尾、骨的虫药，须烧炼炮制，掌握生熟限度，依照以下方法趋利避害。有的去肉要皮，有的要肉去皮，有的要根茎，有的要花与果实，不得有半点儿差错，都要依照处方炼制，使它清洁干净，最后升合称两。药物之间的药力有强有弱，也有相生、相杀的关系，须使其君、臣、佐、使相互扶助。须精通各种医家经典著作，才能知晓药物之间的好恶关系。而有的医生不遵从处方上的分量，任意加减，使各种草石药物强弱相欺，患者服药后不但不能治病，反而加重病情，如果草石药性相反，甚至会使人迷乱。如果调和得当，即使没有达到治病的目的，也能使五脏安和通利，不会加剧病情。比如说，各种经书上的处方用药，在熬炼节度上都加有注脚。现在的处方则没有，所以在这一篇详细地列出它们。

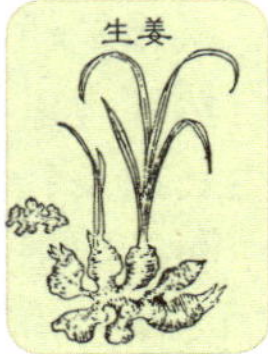

生姜

发汗解表，温中止呕，温肺止咳。

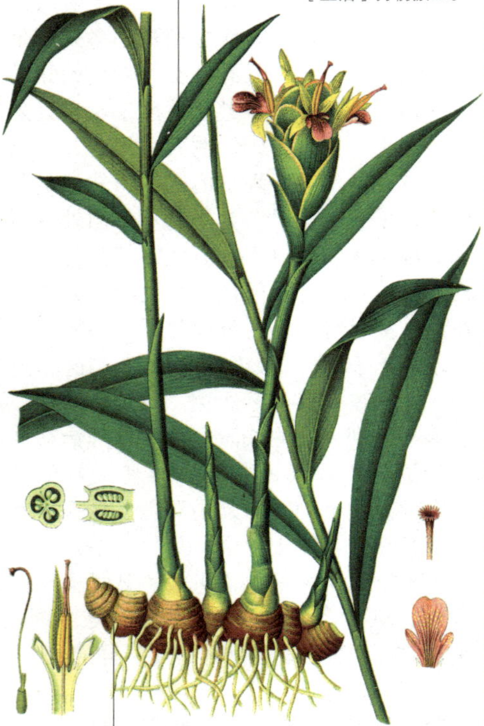

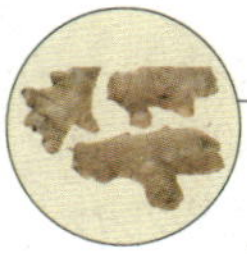

生姜

适用于外感风寒所致的感冒、痰饮、咳嗽、胃寒呕吐等。

凡是药物，须先经过选择、煎炒、炮制完毕，然后才能用来作为药物称其重量，不能生称。

凡是用石药及玉，都须使其碎如米粒，然后用棉布裹住纳入酒药或汤药中。

凡是钟乳等各种石药，用玉槌加水研细，水飞三日三夜，务必使其极细。

凡是银屑，用水银调和成泥状。

凡是礜石，先用赤泥裹住，放入火中半日，熟后方可使用，但不可过度。如果生用入药，会使患者心肝涣散。

凡是朴硝、矾石，都要烧之使其汁尽，才能加入丸散药中。朴硝、芒硝都要绞汁后，放入汤中，再放到火上煎两三沸，烊化尽后才能服用。

凡是汤药中用雄黄、丹砂的，其熟末须如粉，临服用时纳入汤药中，搅拌使其调和后服用。

凡是汤药中用整个的药物，都须剖开，如栀子、干枣之类。用细核物，也须打碎，如五味子、山茱萸、决明子、蕤核之类。用细花子物，整个地用，如菊花、地肤子、旋覆花、葵子之类。麦、米、豆类，也可整个地用。

凡是吴茱萸、橘皮、椒等，加入汤药中时不用碎成小块。

凡是各种果仁、果实都须去掉尖，以及双仁，用热水浸泡使其柔软，拍打去皮，然后切开。用栀子时去皮，用蒲黄须待汤药已成后再加入。

凡是生姜、麦门冬加入汤药时都须切开，反复地捣绞多次取汁，在汤药已成、去渣后才加入，煮五六沸，而取得处方上要求的汤药升数，不可与药一起煮。另一种方法是切成薄片使用。

用麦门冬时须微微润湿后抽去心。

凡是石斛、牛膝等加入汤药或酒中时，须拍碎使用；石斛加入丸药、散药中时，先用石槌极力槌打使之破碎，然后入臼，不然就捣不熟。加入酒中时也应这样做。

凡是厚朴、桂、秦皮、杜仲、木兰之类，都须削去虚软、粗糙的表皮，取里面有味的来称。对葱白、薤白，除尽其青色部分。对茵芋、莽草、石楠、泽兰，剔取叶及嫩茎，除去大枝。茯苓、猪苓，须削除黑皮。远志、牡丹、巴戟天、野葛等，都须槌破去心。对紫菀先洗去泥土，曝干后再称。对鬼臼、黄连，都除去根毛。石韦、辛夷，擦拭掉其毛，辛夷另外去心。对蜀椒，除去闭口者及目。用大枣、乌梅，都除去核。用鬼箭，削去羽皮。

凡是麻黄，须去节，先单独熬两三沸，掠去泡沫，然后加水恢复到原来的升数，再加入其他药。不经过这样制作而入药的，会使人烦濊。麻黄斩成每段一寸，瞿麦、小草斩成每段五分，白前、细辛斩成每段三分，用于膏药中时要细锉。

凡是茯苓、芍药，如果用作补药，需用白色的；用作泻药，则只用红色的。

凡是菟丝子，用热水淘去泥沙，漉干，再用温酒浸泡一晚，漉出，曝晒干使其微白，捣碎。如捣不尽，就再用酒浸泡三五天，取出晒得微干，就非常容易捣碎了。

凡是用枳实、甘草、厚朴、藜芦、石楠、茵芋、皂荚之类，都须炙烤。枳实须除去瓤，藜芦须除去头，皂荚须除去皮与子实。

凡是半夏，用热水洗去表皮上的滑腻，一种说法是洗十次，破作四片，再称，用来加入汤药中。如果是加入丸、膏、酒、散中，则都用煻灰炮制。

凡是巴豆，须除去皮、心、膜，炒成紫色。葶苈、桃仁、杏仁、胡麻等各种有脂膏的药，都炒成黄黑色。单独捣成膏状，用指头击之，击到看上去模样紊乱后，才将以前制好的散药稍稍加入臼中，一起研捣使其消散，再全都用轻绢筛尽，又纳入臼中，依法捣几百杵。汤药、膏药中即使有生用的，也要一起捣破。

凡是用椒实，须微炒，使其出汗，则有药势药力。

凡是丸、汤、散药中用乌头、天雄、乌喙、附子、侧子，都须经过煻灰炮制，使其微微裂开，削去黑皮，然后再称。只有在姜附汤及膏酒中才生用，也削去皮再称，沿着直条纹理，破成七八片。

凡是用斑蝥等各种虫，都除去足、翅，微炒。用桑螵蛸，从中剖开，炙。

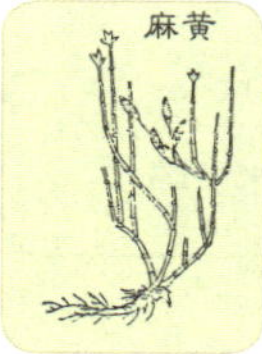

麻黄

发汗散寒、宣肺平喘、行水消肿。

茎

［性味］味辛、微苦，性温，无毒。
［主治］治伤寒，头痛，咳嗽气喘，风水水肿，风寒痹证等。

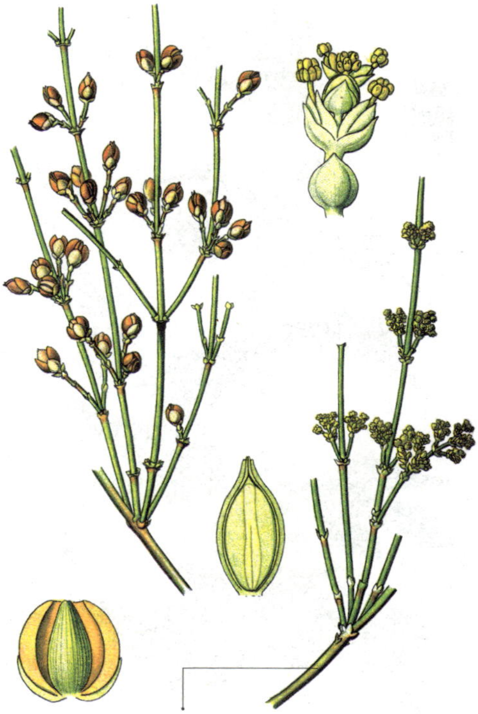

根、节

［性味］味甘，性平，无毒。
［主治］能止汗，夏季用杂粉扑上。

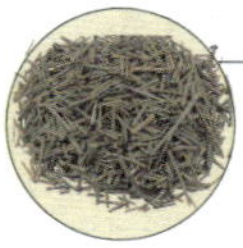

麻黄

主要用于治疗外感风寒引起的头痛、鼻塞及全身酸痛等症状。

用牡蛎，炒成黄色。用僵蚕、蜂房，都微炒。

凡是汤药中用麝香、羚羊角、犀角、鹿角、牛黄，须研成粉末，临服用时再加入汤药中搅拌，使其调和，然后服用。

凡是大豆、麦芽、曲末、泽兰、黄卷、芜荑，都微炒。干漆须炒到无烟的程度。用乌梅加入丸药、散药的须煎，用熟

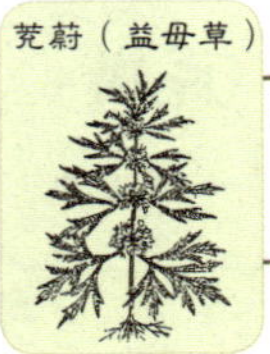

茺蔚（益母草）

活血调经、利水消肿。

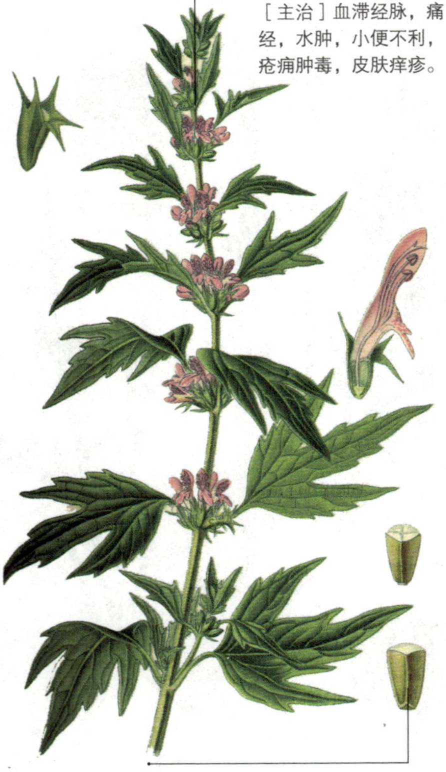

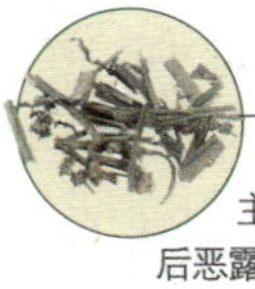

茺蔚

主要用于治疗女性月经不调、胎漏难产、产后恶露不尽、瘀血腹痛、崩中漏下、尿血等症。

艾时先炒再擘细，与各种药一起捣细成散，不可筛的，纳入散药中和匀。

凡是用各种毛、羽、齿、牙、蹄、甲，以及鲮鱼、鲤鱼、龟、鳖等的甲、皮、肉、骨、筋、角，以及鹿茸等，都须炙。蛇蜕皮微炙。

凡是丸、散药剂中用胶，先炙，使其通体沸起，干燥后，才能捣。有不沸起的部位，再炙烤。在断下汤中直接用，不炙。各种汤药中用阿胶，都是待汤药成后，加入汁中，再放到火上经两三沸，使其烊化。

凡是丸药中用蜡，熔化后投入少许蜜，搅拌调匀用来和药。

凡是用蜜，先用火熬，掠去泡沫，使其颜色微黄，这样丸药就能经久不坏。至于掠去泡沫的多少，应随蜜的精细程度而定，直到很浓稠时，制成的丸药才更好。

凡是汤药中用饴糖，都在汤药已成后再加入。各种汤药中用酒的，都宜在临熟时加入。

各种药物有宜于制成汤药的，宜于制成丸药的，宜于用酒浸泡的，宜于制成散药的，宜于熬成膏状的，也有同一种药物适宜制成以上多种形态的，也有不能加入汤药与酒中的，都各随其药性，不能违背。现将不宜加入汤药或酒中的药物列出如下。

以下石类一十七种。

朱砂（熟入酒）、雌黄、云母、阳起石（入酒）、钟乳（入酒）、矾石（入酒）、硫黄（入酒）、银屑、白垩、铜镜鼻、胡粉、铅丹、卤咸（入酒）、孔公孽（入酒）、石灰（入酒）、藜灰、礜石(入酒）。

以下草木之类四十八种。

野葛、鬼臼、莽草、狼毒、毒公、蒴藋（入酒）、雚菌、藜芦、蔄茹、贯众（入酒）、巴豆、踯躅（入酒）、皂荚（入酒）、雷丸、狼牙、芜荑、鸢尾、蒺藜（入酒）、薇衔（入酒）、白及、牡蒙、飞廉、蛇衔、占斯、辛夷、石楠（入酒）、女菀、葈耳、紫葳（入酒）、楝实、虎杖（单独入酒浸渍）、虎掌、蓄根、羊桃（入酒）、麻勃、瓜蒂、陟厘、苦瓠、狼跋子（入酒）、地肤子、蛇床子（入酒）、云实、槐子（入酒）、青葙子、王不留行、菥蓂子、茺蔚子、菟丝子

（入酒）。

以下虫兽之类二十九种。

蜂子、狗阴、蜜蜡、雀卵、鸡蛋、白马茎、雄鹊、伏翼、鼠妇、樗鸡、萤火、蠮螉、僵蚕、蜈蚣、蜥蜴、斑蝥、虻虫、蜚蠊、蝼蛄、芫菁、亭长、蛇胆、蠐魁、蛤蟆、马刀、猬皮、生鼠、生龟（入酒）、蜗牛，各种鸟兽入酒，各种虫鱼的油脂、骨、髓、胆、血、屎、溺入酒。

古代的秤只有铢和两，而没有分之名，神农氏时的称法则以十黍为一铢，以六铢为一分，以四分为一两，以十六两为一斤。吴时的人以二两为一两，隋时的人以三两为一两，现在则约定按照四分为一两。处方家凡是说等份的，都是指丸、散药，按照病情的轻重所需，并不限定其铢两的多少，在以上三种和五种铢两制的情况下都是指分两相等。

凡是丸、散药方说若干分两的，不一定就限定只是这若干分两，而是指这一处方里的各种药的宜多宜少的分两比例。假如说处方上规定一天服三方寸匕，直到病愈为止，这是指三五两药。所谓“方寸匕”，是指做一个大小为一寸见方的匕来抄取散药，以散药不往下落为准则。凡是散药处方上有说刀圭的，是指十分方寸匕之一，其标准是如梧桐子大。所谓“钱匕”，就是用一个大钱抄满散药。如果说半钱匕，则是用一个大钱的一半来抄取散药，这里说的钱都是用五铢钱。“钱五匕”，指以五铢钱边的五字位置来抄取散药，也以散药不往下落为准则。说“一撮”，指四刀圭。十撮为一勺，两勺为一合。药有虚实之别，其用量的轻重不能以斤两来衡量，就用“升”来做准则分药。药升作为度量衡其规格是方形的，下径六分、上径一寸，深八分，装散药不要按压，放置端正，微微摆动，调平即可，如今已不再使用。

凡是丸药有说如麻子的，即指现在的大麻子，其标准是三个细麻子一般大。说如细麻大的，即指胡麻，不必将丸药制成扁扁的形状，只要使它与胡麻的大小略微相等就是了。说如黍粟的，同这个道理一样。以十六黍为一大豆。说如胡豆的，即指现在的青斑豆，其标准是两个大麻子般大。说如大豆的，其标准是两个赤小豆般大。说如梧桐子的，其标准是两个大豆般

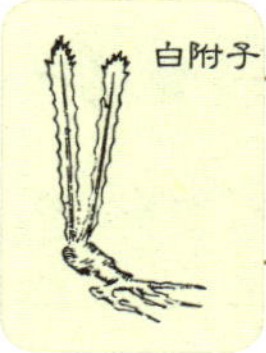

附子

回阳救逆，助阳补火，散寒止痛。

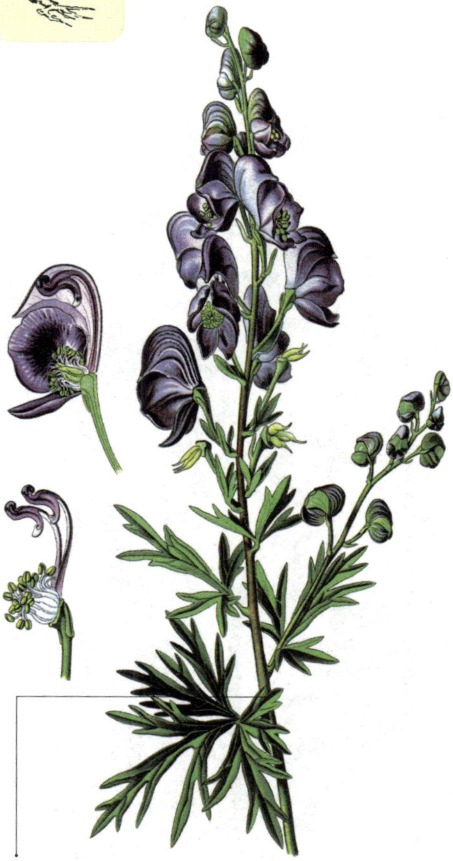

子根

［性味］味辛、甘，性热，有毒。

［主治］亡阳证，阳痿宫冷，寒痹证。

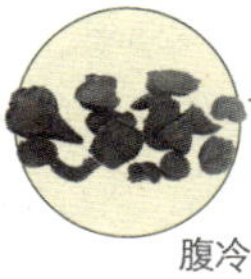

附子

主治亡阳虚脱、肢冷脉微、阳痿、宫冷、心腹冷痛、虚寒吐泻等症。

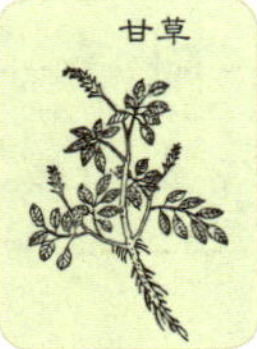

甘草

益气补中、清热解毒、祛痰止咳。

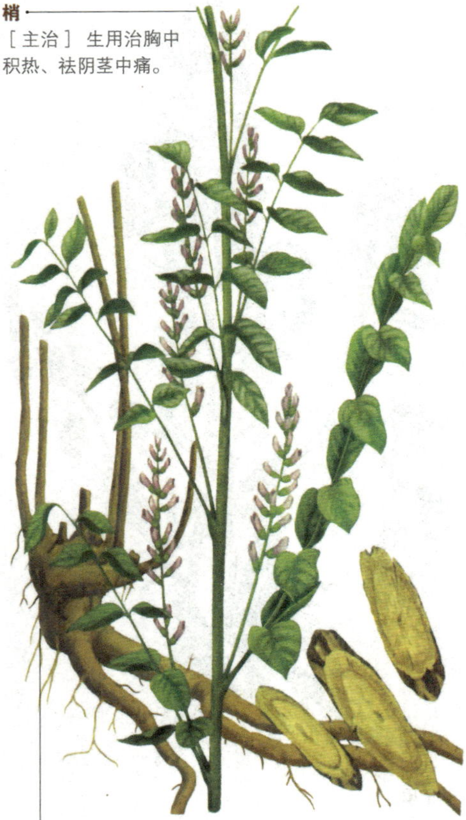

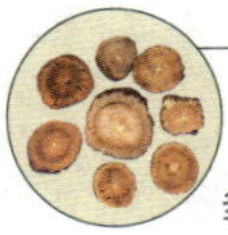

甘草
用于治疗脾胃虚弱、倦怠乏力、咳嗽痰多等症，还能缓解药物毒性、烈性。

大。说如小豆的，即指现在的赤小豆，赤小豆粒有大有小，这里的标准是三个大麻子一般大。规则是一方寸匕散药，加上蜜调和，应得十丸如梧桐子大的药丸。十个梧桐子般大就是说如弹丸及如鸡蛋黄大。

凡是药方上说附子、乌头若干枚的，去除皮之后，以一枚重半两为标准。说巴豆若干枚的，不论颗粒大小，应当先除去皮和心，再称，以十六枚重一分为标准。说枳实若干枚的，去瓤后，以两枚重一分为标准。枣有大有小，以三枚重一两为标准。橘皮以三枚重一分为标准。说“干姜一累”的，以半两为标准，《本草纲目》说：以一两为标准。凡是药方上说半夏一升的，洗后，以称其重量得五两为标准。说吴茱萸一升的，以五两为标准。说椒一升的，以三两为标准。说菟丝子一升的，以九两为标准。说蛇床子一升的，以三两半为标准。说地肤子一升的，以四两为标准。说菴蔄子一升的，以四两为标准。说某某子一升的，因其有虚实的差别，所以用量的轻重都以平升为标准，不能全都以秤来衡量。

凡是药方上说甘草一尺的，以重二两为标准。说某某草一束的，以重三两为标准。说桂一尺的，削去皮之后，以称其重量得半两为标准。说一把的，以重二两为标准。

凡是药方上说猪油一斤的，以一升二合为标准。说蜜一斤的，以七合为标准。

凡是酒、汤、膏药，旧方是称完后捣成如大豆一般，又吹去细末，事实上是不恰当的。有的药物难碎，有的药物易碎，有的细末少，有的细末多，称两就不再平均。现在全都研细，这样就可以没有细末而以粒或片来调和。凡是药方上说研成细末的，就按照这样的方法处理。

凡是丸药、散药，先将药材研细，曝晒使其干燥，然后捣。有合捣的，有分别捣的，均应按照处方炮制。那些润湿的药如干地黄、天门冬之类，都先研细曝晒干，单独捣得特别碎，再取出细细地剖分，再曝晒干。如果遇到阴雨天，可用微火烘烤，烤到干燥后，稍停，冷却后再捣。凡是湿药，干燥后消耗很大，都应当事先增加分量，须以得到细屑后再称为标准。汤药与酒则无须如此。

凡是筛丸药，用双层致密的绢来筛，使其极细，这样，蜜丸就容易熟。如果筛散药、草药，用细绢筛，置入酒中服用时就不泥。筛石药也用细绢筛，使其像药丸一样。

凡是筛丸、散药完毕后，都再合于臼中，用杵捣几百遍，看它的纹理与颜色已混合一体才为好。

凡是熬汤药都用微火，使其稍稍沸腾，水的多少依照处方上的规定。标准是大约二十两药用一斗水来熬取四升。都绞去渣滓，然后斟酌用量。通利的汤药需要生用，应少加水而多取汁，因为其病症需要很快地通利；进补的汤药需要熟用，应多加水而少取汁，因为其病症需要补益。须仔细地视察，水不宜过多或过少。汤药熟后，两个人用新布和尺木来绞，澄去渣滓。如果分为二服、三服的，第二、第三服用纸覆盖严密，不要让它漏气。要服用时，用铜器在热水中温热它，避免铜器中有水汽。

凡是浸泡药酒，药物都须研细，用生绢袋盛装，再加入酒中密封，随寒暑季节来确定浸泡的天数，看到它浓烈时就可漉出，不必等到酒尽。药渣可以曝晒使其干燥后微捣，再浸泡来饮用，也可制成散药来服用。

凡是建中、肾沥等各种滋补的汤药的药渣，先曝晒使其干燥，然后将两剂药渣一起加水煮至干，饮用后也能抵一剂新药，贫穷人家应当依照这个方法取用。

凡是制膏剂，先用苦酒（即醋），全部淹住浸泡，用不着太多的汁，严密覆盖，不要使其漏气。说“晬时”即二十四小时之意，从今天早上至明天早上，也有只需浸泡一个晚上的。熬膏时应当掌握火候使其沸腾三次，以泄散其热势，使药味得以出来，沸腾而上时使其周遭都沸腾，然后降下来，在沸腾后要静止一段时间才好，宁愿让它稍微有点儿生。其中有薤白的，以两头微焦黄为准；有附子、白芷的，也使其稍有黄色为准则。猪脂都不要使其沾水，腊月的更好。绞膏时也用新布来绞。如果是可以服用的膏，也可用酒熬其渣来饮用；若是外用的膏，其渣则宜用来敷在病位上，以完全地用尽其药力。

凡是膏中有朱砂、雄黄之类，都先单独研细，研细如面粉一样，等绞膏完毕后再投入其中，为避免它沉聚在下面不得调匀，需用一个物件急速搅动，直到凝固僵硬。有水银或胡粉的，在凝膏中研磨，使它消散。

凡是捣药的方法，先烧香、洒扫，让器具与屋子洁净；捣药时不能杂语喧呼，应当让童子来捣，务必使药细熟。杵数可捣至千万杵，越多越好。

凡是合制肾气、薯蓣及各种大补、五石、金牙散、大酒煎膏、大麝香丸等，合药与熬制时都须谨慎，不要让女性、产妇、小孩、丧孝期的人或有旧病的、六根“眼耳鼻舌身意”不全的人，以及犬、鸡、六畜等接近或看见。至于麻黄、续命汤等各种小汤药，不在禁忌之列。以前那些农家或街坊人家，从市场上买药回来后，随便从市场上雇佣一个人来捣合，不仅没有遵照各种法例，而且石斛、菟丝子等捣时很费工夫气力的药，被雇来捣药的人全部偷偷地抛弃了。甚至捣药时尘埃秽气进入药中，筛药时用粗布马虎了事，药末随风飘扬，或众鼻来嗅，众口来尝，则药的一切精气都消尽了，与朽坏的木头毫无区别。再加上服药时不能全按照方法，药物服尽之后，反而更加虚损，于是就诽谤医生的处方没有效果。所以说，有些难以治愈的病都因患者自己用心太差，而不是医生的过失，应该深刻地反思。

服饵

如果用有毒的药物治病，开始只能用黍粟那么大的一点儿，病一除去就停止用药；如果没有除去病邪，就加倍用药；仍然没有除去的就十倍用药，以除去病邪为限。病在胸膈以上部位的，先吃饭而后服药；病在心腹以下的，先服药而后吃饭；病在四肢血脉的，宜在早晨空腹服药；病在骨髓的，宜在夜间饱食后服药。

凡是服丸药、散药，没有说用酒或水吞服的，本来处方就是这样，可以通用。

凡是服通利的汤药，在凌晨为好。凡是服汤药，稍热后再服，容易消下不吐。如果太热，就会破入咽喉；如果冰冷，就会吐呕不下，务必要用心留意。汤药必须澄清，如果浑浊，服后会使患者心闷不解。服药时，间隔如步行十里路那么长的时间，也即是等到患者腹中的药已经消散后再服。如果在太短的时间内服多次药，前面的汤药还没有消化，后面的汤药又来冲击，就必定会发生呃逆。

凡是服汤药，大约都分为三服，取三升，然后在患者饮食之气充盛后再服药。第一服最多，第二服渐少，最末一服最少，因为患者在后来气力渐渐衰微，所以汤药要逐渐减少，像这样服法就很安稳。

凡是服进补的汤药，可服三升半，白天三次夜间一次，中间隔以饮食，那么汤药之气就能灌溉百脉，而易得药力。

凡是服汤药，不能太慢也不能太急。又须左右仰覆而卧各一顿饭的时间，汤药的药势就行遍腹中。也可在屋中行走，走一百步左右，整天不外出最好。

凡是服汤药，因为汤药忌酒的缘故，要保持三天之内不饮酒。凡是服治疗风证的汤药，第一服之后要盖上厚厚的被子来发汗。出汗后，就须减薄被子，避免过度出汗。服药中间也须以饮食来间隔，不然会使人变得更加虚弱。

凡是丸药，都像梧桐子一般大，滋补的丸药第一服从十丸起，渐渐增加，不超过四十丸，太多对人有损。说一天服三次，是想让药力贯透整天，药气渐渐浸渍，熏蒸五脏，中间不断缺，积久为好。不必为早点儿服完而快猛地服，这样只会白白地浪费药材，而没有好处。

凡是四十岁以下的人，有病不需要服补药，可服泻药，当然确实受损的不在此限。四十岁以上则须服补药而不可服泻药。五十岁以上，则一年四季都不要缺补药，这样才可以延年益寿。补药的处方全在第二十七卷中。《素问》说：若是虚证就用补法，若是实证就用泻法，既不是虚证也不是实证就通过经脉来调治，这是大概的治法。凡是有虚损，不管年幼年长，须补就补；凡是脏腑有积聚的，不论年少或年长，须泻就泻，需要用心衡量后采用不同的治法。

凡是服治痔漏、疳䘌等药的期间，都要注意忌食鱼肉、猪肉、鸡肉、油等，直至病愈。

凡是服泻药，以不超过通利效果为限度，千万不要服得过多，如果过多，会特别损害人体，使人没有节制地下痢。

凡是各种恶疮，为防复发，病愈后都要谨慎地忌口一百天。

凡是服药酒，要使酒气相连不断，如果酒气间断就得不到药力了。药酒的多或少都以有感觉为限度，不要喝到醉与吐，否则会对人体有严重损伤。

凡是服药期间，都要断绝生冷食物、滑酸食物、狗肉、猪肉、鱼肉、鸡肉、面、油、蒜及果实等。大补的丸散，切忌陈臭宿滞的食物。天门冬忌鲤鱼；空青忌食生血食物；白术忌桃、李及大蒜、雀肉、胡荽、青鱼鲊等食物；甘草忌菘菜、海藻；牛膝忌牛肉；地黄忌芜荑；细辛忌生菜；菟丝子忌兔肉；牡丹忌胡荽；黄连、桔梗忌猪肉；藜芦

服药方法有讲究

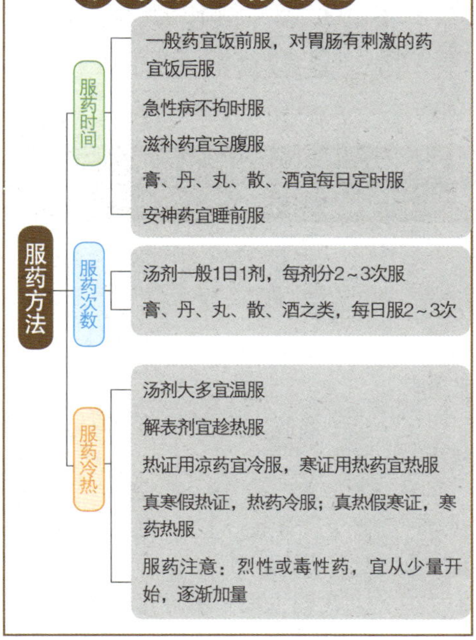

忌狸肉；半夏、菖蒲忌饴糖及羊肉；巴豆忌芦笋羹及猪肉；商陆忌狗肉；茯苓忌酸的食物；恒山、桂心忌生葱、生菜；柏子仁忌湿面；鳖甲忌苋菜。凡是服药期间，忌愤怒忧劳。

凡是服汤药期间，其粥食、菜、肉都必须完全煮熟。熟食容易消化， 与药相宜，如果生食就难以消化，更会损减药力。还须少吃菜及硬的食物，有利于药生效。也要少吃盐、醋才好，并且不能苦心用力、行房事，以及过喜过怒。所以治病用药时，只有在饮食管理上做好调养，才能最大的发挥药力。患者务必要好好调养，将节制与慎重做到最佳程度，就可以延年益寿。

凡是服泻下的汤药及各种散、丸、酒药等，到了吃饭的时间想要吃饭的，都可先给患者一口冷醋饭，隔一会儿后再进食才好。

凡是有人忽然遇到风病发作，不能说话，或身心顿恶的，应当服大、小续命汤及排风、越婢、西州续命等汤药，在无风的密室之中安居，一天一夜服四五次药，不计剂数的多少，也不怕其虚弱，常使患者头、脸、手、足、腹、背汗出不绝才好。服汤药的时间，汤药消化后就食粥，粥消化后就服汤药，也可稍微给一些羊肉做成的肉羹来进补。如果患者的风证比较严重，须连续五天五夜不断地服汤药，接着停汤药两天，用羊肉羹来进补，将息四肢。如果稍有好转，就应该停药，慢慢调养；如果仍不见好转，应当再服汤药来祛邪，以病愈为准则。

凡是患风证后服汤药的，必得大汗，否则其风证不会消除，所以各种治疗风证的处方中，都有麻黄。以至于像越婢汤中用六两；西州续命汤中用八两；大、小续命汤中有的用一两，有的用三两，有的用四两，由此可知不得大汗就不能痊愈。所以治风证，

服用药物时应遵循的规则

药可以用来治病，但要适可而止，对于不同毒性的药物，要在适当的时候及时停药，否则，就会对人体造成伤害。

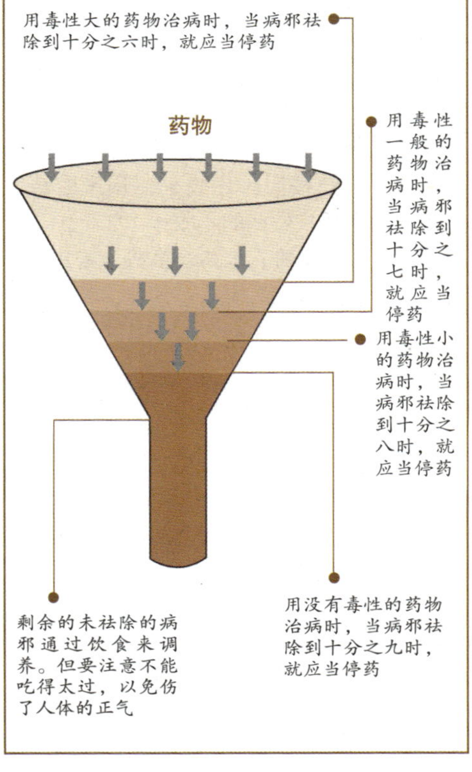

若不是在密室中，就不能服汤药，否则只会使病情变得更加严重。

凡是人在五十岁以上身体特别虚弱的，可服三石、更生，千万不要用五石。四季中常在凌晨服一二升，暖饮，终身不断，并在服药时不吃油、蒜、鱼肉、猪肉、鸡肉、鹅肉、鸭肉、马肉、牛肉等，就没病了。

药藏

大圣贤的最高教导：安居乐业时不要忘记了流离失所时，有所积存时不要忘记了一无所有时； 仁慈贤人的用心：体恤民众的情感， 解救民众的疾苦。预备的方法很多：比如神农氏汇集百药，黄帝编纂著作《黄帝针经》等。疾病不会事先和你约定，当它突然而至时，我们该如何应对呢？所以需要贮藏一些药物，以备不时之需，即所谓起心很微，而所救很广。那些善于养马的富贵人家里，往往贮存几十斤马药，却没准备一锱铢人药，以畜为贵而以人为贱，真是非常不应该啊。有的人因公私任务而远行边疆，那种不毛之地，不出产药物，如果平常没有做好贮备，忽然遇到瘴疠，就只有拱手待毙，以至于死亡，这也是咎由自取。为防患于未然，所以编一章药藏法，用来防备患疾。

以下各药按照时序收采，用来贮藏，虫类小动物用来做药的不收采。

石药、灰土药、水药、根药、茎药、叶药、花药、皮药、果实药、五谷、五果、五菜，各种兽的齿牙、骨、角、蹄、甲、皮、毛、尿、屎等药，酥、髓、乳、酪、醍醐、石蜜、砂糖、饴糖、酒、醋、胶、曲、糵、豉等药。

以下这些药物合制时所需的器具，应当极力预备蓄积。

秤、斗、升、合，铁臼、木臼，绢罗、纱罗、马尾罗，刀砧、玉槌、瓷钵、大小铜铫、铛、釜、铜铁匙等。

但凡是药物，都不要太多地曝晒，多见了风与阳光，药气药力就容易损耗。各种药物不是立刻要使用的，在晴好的天气里曝晒，使其特别干燥，用新瓦器贮藏，外用泥密封，用时开取，用后立即封上，不要让风湿之气沾染它，即使存放了若干年，也会像新的一样。要保持丸、散药三十年不变质，就需用瓷器贮藏，用密蜡来封住防止泄气。各种杏仁及种仁等药，用瓦器来贮存，防止老鼠侵害。凡是贮药的方法，药物都须离地三四尺，以避免土湿之气的侵害。

妇人方

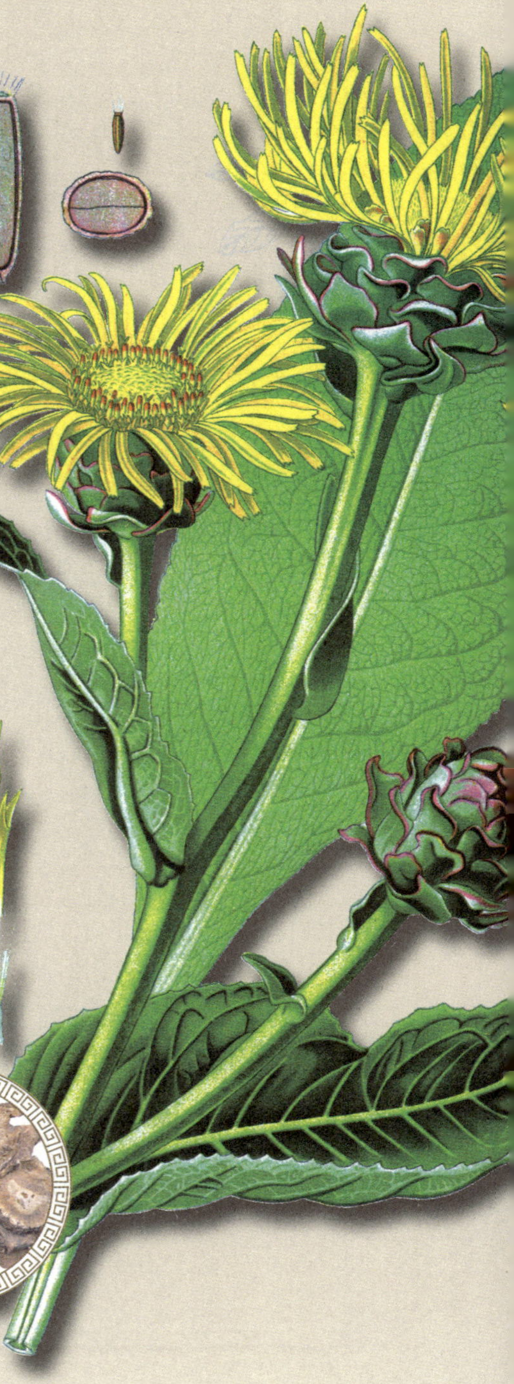

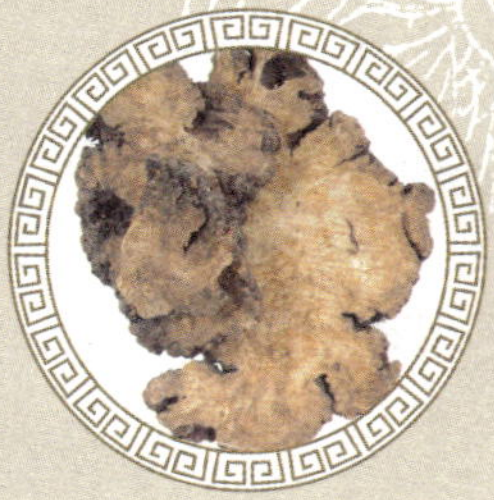

川芎

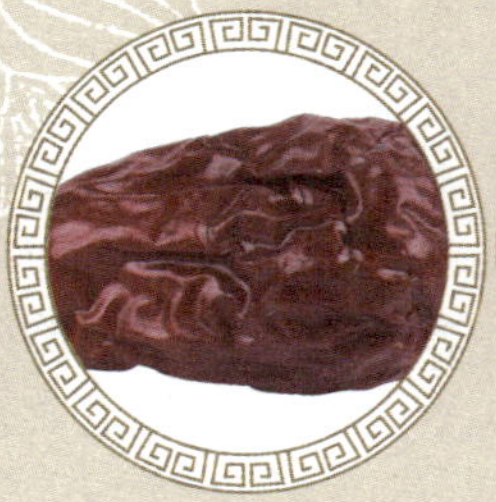

大枣

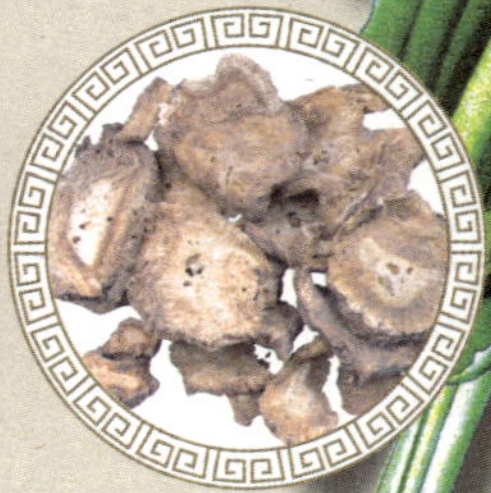

独活

求子

因为女性有胎妊、生产和经带这些与男性不同的特殊情况，所以女性与男性用药也不同，而且女性的疾病比男性的疾病难治十倍。经中说：众阴汇聚于一身的女性，常常与湿相联系。十四岁以后，阴气就浮溢于外，加上百般烦心，则外损容颜，内伤五脏，而且月经开始去留，若前后时间交错，还会出现瘀血凝结、停顿，使中道断绝，其中受到伤害而堕下的情况，不能一一列举。然而，五脏虚实交错，恶血内漏，气脉因损伤而枯竭，加上有时饮食没有节制，受到多种损伤；有时在悬厕上大小便，风从阴部吹入；有时疮痍未痊愈而又行房事，于是就形成了十二种痼疾，所以女性应有另外的处方。

如果是怀孕时患病，就应该避免使用有损胎气的药。如果是由于虚实冷热、四时节气而形成的杂病，则与男性相同，这些病散见于各卷之中。然而，女性的嗜欲比男性多，感染疾病的机会也就多，加上根深蒂固的慈恋、嫉妒、爱憎、忧愤这些情绪，形成疾病的病根深，所以较难治愈。因此善于养生的人，需让子女精通明白这三卷《妇人方》，这样即使是在危急的时刻，也不必忧虑害怕。四德，是女子立身的根本。生育，是女性生命中的首要任务。只有通晓这些道理，才能够免除夭亡。像古代那些保育、辅导富贵人家子女的老妇老翁，大多也学习这些道理。抄写一本，随身携带，以备不测。

人们都希望自己贤能且没有疾病，但对于学问往往随性逐物，虚度光阴，不肯专心一致地探求至理，在事业上容易堕落。圣人的教义讲解得很完备，结婚生子，本是人伦的根本，国家教化的基础。但如今那些希望自己贤能且疾病不沾身的人都不明白，事情来临的时候，都昏昏然如同愚人，只是徒有虚名而已。下面所叙述的生子的方法，后人要谨记，尤其是有上述情况的人，以备不时之需。

◎ 白薇丸

和冲助孕方

以下三十二味药研为末，用蜜调和成梧桐子大小的丸，每天两次，每次用酒送服十五丸，渐渐加到三十丸，至泻下恶物，稍微感到有异样即停服。

白薇、防风、人参、细辛、秦椒、白蔹、牛膝、秦艽、桂心、沙参、芍药、芜荑、五味子、白僵蚕、牡丹、蛴螬各一两，柏子仁、干姜、干漆、卷柏、附子、芎䓖各二十铢，紫石英、桃仁各一两半，干地黄、钟乳、白石英各二两，鼠妇半两，水蛭、虻虫各十五枚，吴茱萸十八铢，麻布叩复头一尺（烧）。

◎ 吉祥丸

主治女性多年不孕

以下十四味药研为末，用蜜调和成豆大的丸，每次空腹用酒送服五丸，中午和晚上各一服。

天麻一两，覆盆子一升，五味子二两，桃花二两，白术二两，柳絮一两，芎䓖二两，牡丹一两，菟丝子一升，楮实子一升，桃仁一百枚，茯苓一两，干地黄一两，桂心一两。

妇人绝子灸法：

灸然谷穴五十壮，此穴在足内侧缘，足舟骨粗隆下方，赤白肉际处。

妇人绝嗣后不能生育灸法：

灸气门穴，此穴在关元穴旁三寸处，灸一百壮。

妇人子宫闭塞，不能受精，疼痛灸法：

灸胞门穴五十壮。

妇人绝后不生育，胞门闭塞灸法：

灸关元穴三十壮，重复灸。

养胎

旧时说大凡怀孕三个月，因为胎儿禀质尚未确定，所以会随事物变化，应当去观看犀牛、大象、猛兽、珠玉、宝物，去拜会盛德大师、贤人君子，去观看钟鼓、礼乐、俎豆，以及古代朝聘、宴客、祭祀用的礼器、军旅等陈设，口中朗诵古今箴言以及诗书，焚烧名香，居处在安静、简朴的地方，不吃割得不正的肉，不坐摆得不正的席，弹琴瑟，调节心神，平和性情；节制嗜欲，凡事清净，这样就会生下很好的孩子，能够长寿、忠诚孝顺，仁义聪慧、没有疾病，这大概就是文王的胎教法吧。

从刚刚怀孕到即将生产，饮食起居都应有所禁忌，因为孩子在胎儿期间，阴阳还未具备，日月尚未满，骨节及五脏六腑都未形成。在妊娠期间，吃骡肉，会造成孕妇难产；吃兔肉、狗肉，会使孩子无声音、耳聋并成缺嘴；吃羊肝会使孩子多厄运；吃山羊肉，会使孩子多病；吃驴、马肉，孩子会延长月份娩出；吃雀肉和豆酱，会使孩子满脸多斑点、黑子；吃雀肉、饮酒，会使孩子心性淫乱，不顾羞耻；吃鸡蛋及干鲤鱼，会使孩子多疮；吃鸡肉、糯米，会使孩子长寸白虫；吃桑葚及鸭子，会使孩子倒出、心寒；吃鳖，使孩子颈项短；吃冰浆，会造成绝胎。

◎ 徐之才逐月养胎方

始胚指妊娠一个月，要饮食正，也就是这时孕妇的饮食应当精熟，控制酸味的美食，不要吃腥味、辛辣的东西，适宜吃大麦。妊娠一个月时，由足厥阴脉滋养，足厥阴经内属于肝，肝主筋及血，不能够针灸这条经脉。而且此时血液流行不顺畅，不能从事用力较重的事，不能让她感到恐惧害怕，睡觉之处必须安静。妊娠第一个月，阴阳刚刚结合而形成胎，寒多会引起疼痛，热多会忽然惊悸，拿举重物易使孕妇腰痛腹胀，会忽然有下坠感，应当预防而安胎，宜服用乌雌鸡汤方。

◎ 乌雌鸡汤

乌雌鸡一只，方法如平时吃法，吴茱萸一升，茯苓二两，芍药、白术各三两，阿胶二两，甘草一两，麦门冬五合，人参三两，生姜一两。

以上十味药分别切碎，用一斗二升水煮鸡，取汁六升，去除鸡后下药煎取三升，

孕妇行为对胎儿的影响

孕妇的行为会影响胎儿出生后的状况，这是有的人患有先天性疾病的主要原因。下图所示为孕妇在孕期的不同行为可能会导致的不同结果。

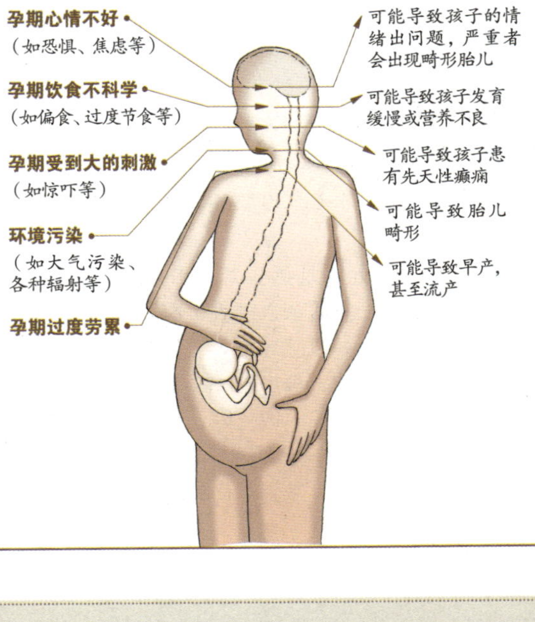

加入三升酒，并将阿胶烊化尽，取三升，放温，每天三次，每次服一升。

如果妊娠一个月时受到了伤害，应当预服补胎汤。

◎ 补胎汤

干地黄、白术各三两，细辛一两，生姜四两，乌梅一升，大麦、吴茱萸各五合，防风二两。

以上八味药分别切碎，用七升水，煮取两升半，分成三次饭前服。热多口渴的人，去除细辛、吴茱萸，加天花粉二两；体内寒多的人，细辛、茱萸加倍用；患者心绪不宁，去除大麦，加入柏子仁三合。一方有人参一两。

妊娠两个月时称作始膏，因为胎儿刚刚结成，此时忌食臊味、辛辣，不宜与丈夫同房，要居住在安静的地方，否则会使全身关节疼痛。妊娠两个月，由足少阳脉滋养，足少阳经内属于胆，主精，不能针灸这条经脉。此时孩子的精在胞里形成，应当谨慎养护，不要让他受到惊吓。

妊娠第二个月，阴阳开始形成经脉，热多会使胎儿枯萎、憔悴，寒多会使胎儿发育不良，甚至不成形，受了风寒后会使胎动不安，心胀满，腰背强痛，脐下悬急，时寒时热，好像突然有下坠感，艾叶汤主治这种情况。

◎ 艾叶汤

艾叶、麻黄、丹参、当归各二两，甘草一两，生姜六两，人参、阿胶各三两，大枣十二枚。

以上九味药分别切碎，加三升酒、一斗水煮到一半，去渣后加入阿胶，煎取三升分三次服。一方用一只肥乌雌鸡，先割头取血，加入三升酒和匀，再加水一斗二升煮鸡取汁，去除鸡后加入药煎取三升，加入血酒和阿胶煎取三升，分三次温服。

如果怀孕两个月时受到了伤害的，应当预服黄连汤方。

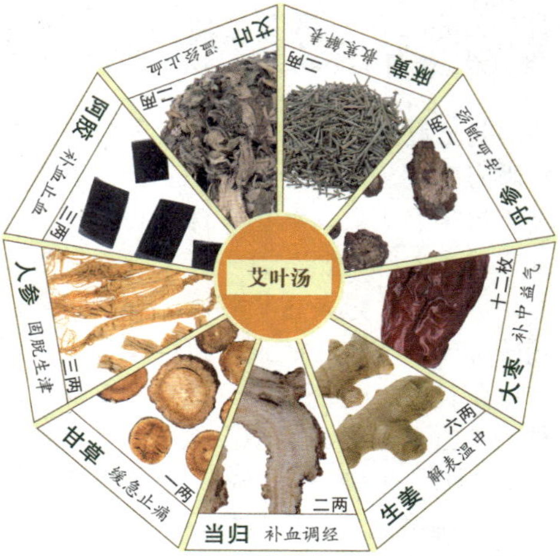

煎药方法		
上药研细加三升酒、一斗水，阿胶后下，煎至三升		
服药时间	服药次数	服药温度
饭后	一日三次	温
主要功效		
具有安胎养胎之功效，尤其适宜受风寒后服用		

◎ 黄连汤

黄连、人参各一两，生姜三两，吴茱萸五合，生地黄五两。一方用阿胶。

以上五味药分别切碎，加七升酢浆煮取三升，分四次服，白天三次夜间一次，十天一次。如果感到内心很不安，加乌梅一升。加乌梅的药，就直接用水不用浆。一方可用当归半两。

妊娠三个月，由手少阴脉滋养，不可以针灸这个经脉。此时不要多思虑，因为手少阴脉内属于心，以免惊动胎儿。

妊娠第三个月为胎儿定形之时，有寒的人大便是青色的，有热的人小便艰难，不是黄就是赤，会忽然忧愁、惊恐、发怒，容易困顿跌倒，惊动经脉，脐周疼痛，或腰背疼，腹胀满，忽有下坠感，应当服用雄鸡汤方。

◎ 雄鸡汤

雄鸡一只，处理方法如平常吃法，黄芩、白术各一两，人参、茯苓、甘草、阿胶各二两，大枣十二枚，麦门冬五合，芍药四两，生姜一两。

以上十一味药分别切碎，用一斗五升水煮鸡，煮到水减半，取出鸡加入药再煮取一半，加入清酒三升和阿胶，煎到三升，一日分三次服完，睡在温暖之处。一方不用黄芩、生姜，改用当归、芎䓖各二两。

如果在妊娠三个月时受到了伤害，应当预服茯神汤方。

◎ 茯神汤

茯神、龙骨、丹参各一两，当归、甘草、阿胶、人参各二两，大枣二十一枚，赤小豆二十一颗。

以上九味药分别切碎，加一斗酢浆煮取三升，在饭前分成四次服，七天后再服一剂。腰疼痛的，加桑寄生二两。《深师方》有麻子一升，薤白二两。

胎儿在妊娠四个月时开始接受水精而形成血脉。适宜饮用鱼雁汤，吃粳稻，从而强盛血气以顺行经络、通灵耳目。妊娠四个月时，由手少阳脉滋养，手少阳脉内与三焦相连，不可以针灸这条经脉。此时孩子的六腑逐渐形成，应当静养形体，节制饮食，平和心志。

妊娠四个月，如果有热，就会小便艰难、频数如淋沥状，脐下苦急；如果体内有寒，就会心中昏闷想呕吐，不思饮食，胸膈胀满；如果忽然感受了风寒，会使颈项强痛，时寒时热；或者受了惊动，身体腰背腹痛，往来有时，胎上迫于胸，心中烦乱不安，忽然有下坠感，可以用菊花汤方。

◎ 菊花汤

菊花（如鸡子大）一枚，麦门冬一升，人参一两半，麻黄、阿胶各三两，甘草、当归各二两，大枣十二枚，半夏四两，生姜四两。

以上十味药分别切碎，加八升水煮到一半，加入三升清酒和阿胶，煎取三升分三次服，睡在温暖处，汗出时用爽身粉擦身，避四五天风寒。一方用乌雌鸡一只煮水煎药。

如果在妊娠四个月时受到了伤害，应当预服调中汤方。

◎ 调中汤

白芍药四两，白术、柴胡各三两，当归一两半，生姜四两，芎䓖、续断、甘草各一两，乌梅一升，枳实、厚朴、生李根白皮各三两。

以上十二味药分别切碎，加一斗水煮取

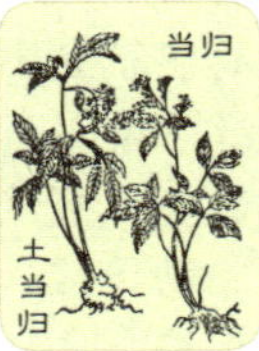

当归

补血活血、调经止痛。

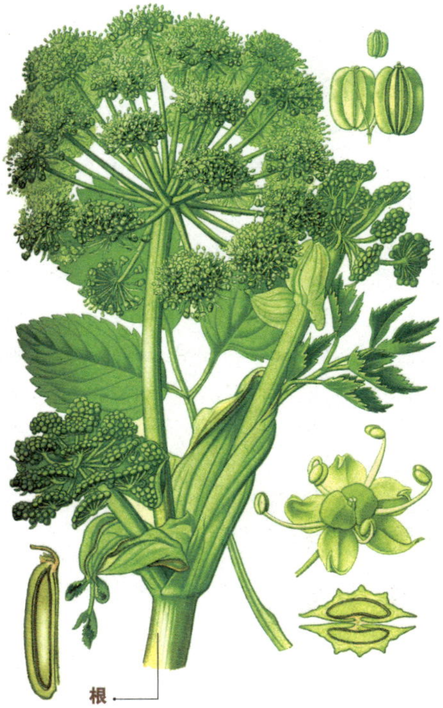

［性味］味甘、辛，性温，无毒。

［主治］心肝血虚，月经不调，久咳气喘，血虚肠燥，便秘等。

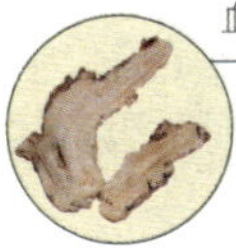

当归

当归善治女性产后恶血上冲，对气血逆乱有显著疗效。

三升，白天三次夜间一次，分成四次服，八天后再服用一剂。

胎儿在妊娠五个月时开始接受火精而形成气，这时孕妇要晚一些起床，沐浴洗衣，穿较厚的衣裳，深居简出，早晨接纳自然的阳光以避免寒气的侵害，饮食适宜吃稻麦，喝加茱萸、用五味调配的牛、羊肉汤，以养气来定五脏。妊娠第五个月时，由足太阴脉滋养，足太阴脉内输于脾，这时不能针灸这条经脉。此时胎儿的四肢都已形成，孕妇不能太劳累，不能太饱食，也不能太饥饿，不能吃干燥的食物，也不要让自己感到太热。

妊娠第五个月，如果体内有热就会出现头眩晕，心烦乱，呕吐；如果体内有寒，就会出现腹胀痛，小便次数多，突然有恐怖感，四肢疼痛，腹痛，胎动异常，时寒时热，忽有下坠感，闷得想倒下，宜用阿胶汤方。

◎ 阿胶汤

阿胶四两，人参一两，旋覆花二合，麦门冬一升，生姜六合，吴茱萸七合，甘草、当归、芍药、黄芩各二两。

以上十味药分别切碎，用九升水煮至减半，加入三升清酒和阿胶，用微火煎取三升半，白天三次夜间一次，分成四次饭前服，如果不愈就再服。一方用乌雌鸡一只，割断咽喉取鸡血倒入酒中，用水煮鸡，用鸡汤煎药到一半，加入血酒和阿胶，煎到三升半，分成四次服。

如在妊娠五个月时受到了伤害的，应当预服安中汤方。

◎ 安中汤

黄芩一两，甘草、芍药各三两，生姜六两，芎䓖、人参、当归、干地黄各二两，麦门冬一升，大枣三十五枚，五味子、大麻仁各五合。

以上十二味药分别切碎，用水七升、清酒五升煮取三升半，白天三服夜间一服，共四服，七天后再服一剂。

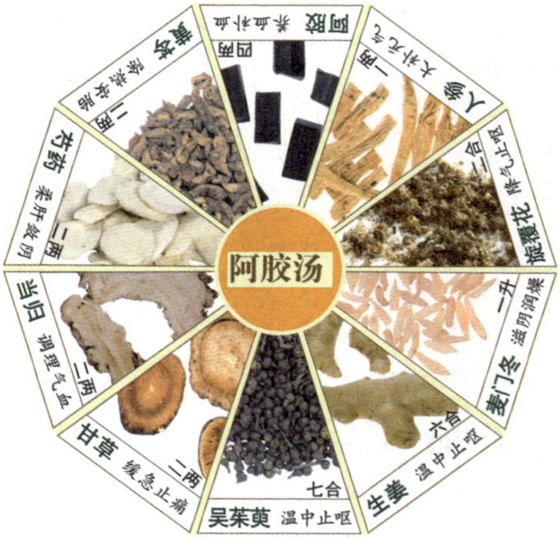

煎药方法		
阿胶后下，先加三升清酒煎其余九药，后放阿胶煎至三升半		
服药时间	服药次数	服药温度
饭前及夜间	一日四次	温
主要功效		
有安胎功效，主治胎动异常及产妇时寒时热		

胎儿在妊娠六个月时开始接受金精以形成筋。孕妇不要一直在安静处，可以轻微运动，如野外漫步，观看跑动的狗、马，饮食适宜吃凶猛的鸟、兽肉，以调养腠理、坚韧筋骨来培养孩子的力量，坚硬孩子的背脊。此时由足阳明脉滋养，足阳明脉内属于胃，主管人的口、目，不可针灸这条经脉。妊娠六个月时，孩子的口目都已形成，孕妇不能吃得太饱，应调节五味，饮食甘美的食物。

妊娠六个月时，忽然胎动不安，腹内胀满，身体沉重，寒热往来，惊悸恐惧，手足烦痛，忽有下坠感，腹痛得像快要生产，适宜服用麦门冬汤方。

◎ 麦门冬汤

麦门冬一升，阿胶四两，生姜六两，甘草、人参、黄芩各二两，干地黄三两，大枣十五枚。

以上八味药分别切碎，加七升水煮取一半，加入清酒二升和阿胶，煎取三升，分三次服，中间进食一些稀粥。一方用乌雌鸡一只煮水，用汁来煎药。

如果曾经在妊娠第六个月时受到伤害，

应当预服柴胡汤方。

◎ 柴胡汤

柴胡四两，白术、芍药（一方作紫葳）、芎䓖、甘草、麦门冬各二两，苁蓉一两，生姜六两，干地黄五两，大枣三十枚。

以上十味药分别切碎，加一斗水煮取三升，白天三次夜间一次，分四次服，中间不要吃生冷及坚硬的食物，进食一些稀粥，七天后再服一剂。

妊娠七个月时，胎儿开始接受木精以形成骨。孕妇不要安坐不动，应当活动四肢，自如地伸屈运动，以运畅血气。居住的地方必须干燥，常吃粳稻，饮食应当避免寒冷，使腠理密实，以滋养骨骼，坚固牙齿。妊娠七个月时，由手太阴脉滋养，手太阴脉内属于肺，主皮毛，不可以针灸这条经脉。妊娠七个月的时候，孩子的皮毛已经形成，不要号哭、大声言论、洗浴、穿薄衣服和饮用寒冷的茶水。

妊娠第七个月，孕妇忽然有下坠感，手足厥冷，脉象如同伤寒之脉（即脉浮紧），就会烦热，气短，腹中胀满，常常出现颈项及腰背强痛，可用葱白汤方。

◎ 葱白汤

葱白（长三四寸）十四茎，生姜八两，半夏一升，麦门冬一升，当归、甘草、黄芪各三两，阿胶四两，黄芩一两，人参一两半，旋覆花一合。

以上十一味药分别切碎，用八升水煮到一半后，加入三升清酒和阿胶，煎到四升，白天三次夜间一次，每次服一升，睡在温暖处，会出汗。如果不出汗，加麻黄二两，如以前的方法煮服，如果是秋天以后，就不要强行发汗。一方用黄雌鸡一只，割断咽喉取鸡血，倒入酒中，用煮鸡的汁煎药。

如果在妊娠七个月时受到伤害的，应当预服杏仁汤方。

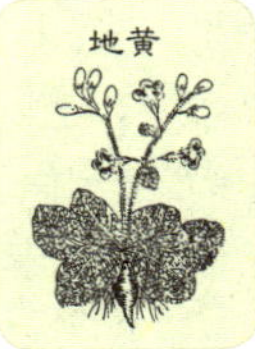

地黄

清热凉血、生津止渴。

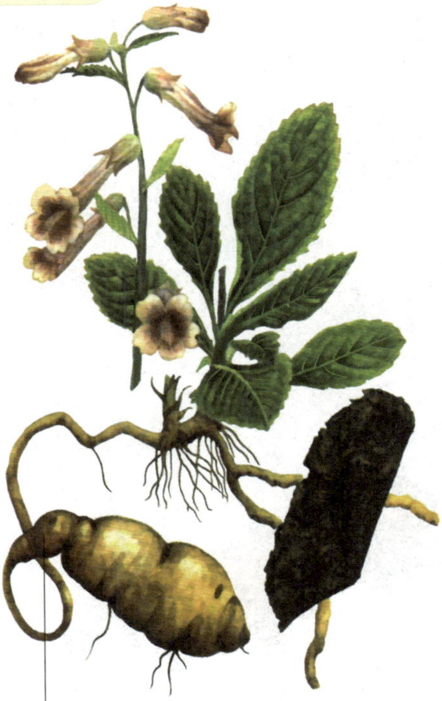

［性味］味甘，性寒，无毒。

［主治］元气受伤，驱逐血痹，填骨髓。

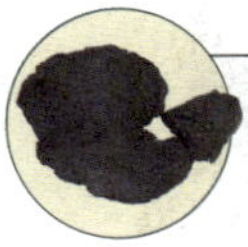

地黄

对温病伤阴、大热烦渴、神昏、衄血、血崩及便秘等症均有疗效。

◎ 杏仁汤

杏仁、甘草各二两，五味子五合，麦门冬、吴茱萸各一升，钟乳、干姜各二两，粳米五合，紫菀一两。

以上九味药分别切碎，用水八升煮取三升半，白天三次夜间一次，分成四次服，中间进食，七天后再服用一剂。一方可用白鸡一只，煮汁煎药。

胎儿在妊娠八个月时开始接受土精以形

成皮肤。此时，孕妇应当安静调息，平和心气，不要使气出尽，以使脸色有光泽，使腠理密实。妊娠八个月时，由手阳明脉滋养，手阳明脉内属于大肠，主九窍，不可针灸这条经脉。妊娠第八个月的时候，孩子的九窍都已经形成，不要吃热性的食物、动辄饮食失节和强忍大便。

妊娠第八个月，受了风寒，有所犯触，就会全身疼痛，胎动不安，时寒时热，常常头眩晕、疼痛，脐周以下寒冷，时时小便白如米汁，或小便青、黄，或者使人打寒战，腰背冷而痛，目不明，用芍药汤方。

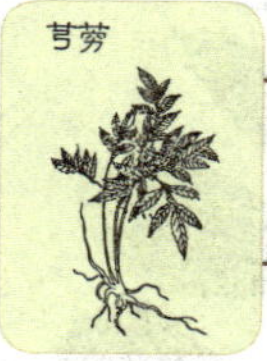

芎䓖

活血行气、祛风止痛。

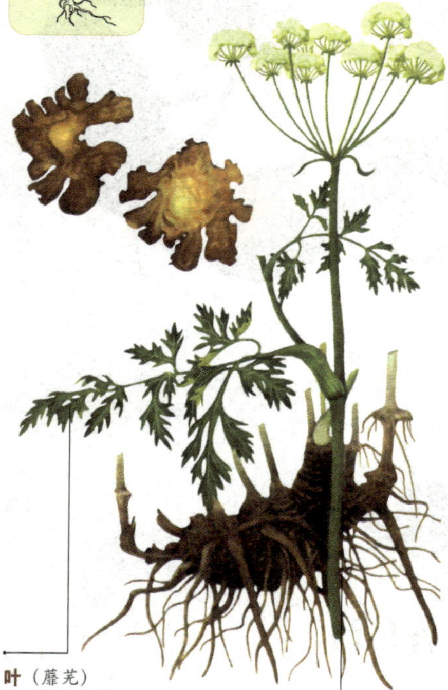

叶（蘼芜）

［性味］味辛，性温，无毒。

［主治］治中风头痛，寒痹筋挛拘挛。

根

［性味］味辛，性温，无毒。

［主治］活血行气，祛风止痛。

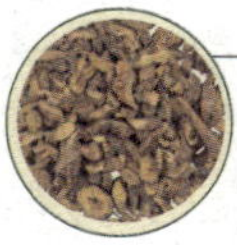

芎䓖

主治痈肿疮毒，以及头痛、风湿痹证、月经不调，产后瘀滞腹痛等。

◎ 芍药汤

芍药、生姜各四两，白术、甘草、当归、人参各三两，厚朴二两，薤白一两。

以上八味药分别切碎，加四升清酒、五升水合煮成三升，白天两次夜间一次，分成三次服。一方用乌雌鸡煮汁来煎药。

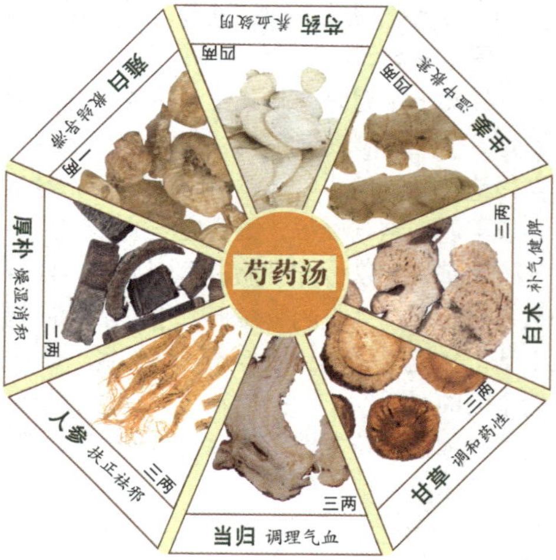

煎药方法		
加四升清酒、五升水煎煮诸药至三升		
服药时间	服药次数	服药温度
饭后	一日三次	温
主要功效		
有散寒、安胎、缓痛之功效，主治孕妇胎动不安、时寒时热		

如果在妊娠八个月时受到了伤害，应当预服葵子汤方。

◎ 葵子汤

葵子二升，甘草二两，芍药四两，生姜六两，大枣二十枚，白术、柴胡各三两，厚朴二两。

以上八味药分别切碎，用水九升煮取三升，分成三次在白天服，十天后再服一剂。一方用乌雌鸡一只，用水煮取汁煎药。

妊娠第九个月，胎儿开始接受石精以形成皮毛，六腑及全身骨节没有不完备的。这时孕妇宜吃甘甜的食物、饮用甜酒，从容自如地等待生产，以滋养毛发，蓄养气力。

虚损

女性，无论是在怀孕的时候，还是到了产后都应当小心谨慎，因为那些危及生命的病症，常在此时侵入人体。特别是产时，就算没有不适，也不能纵心肆意，无所避忌。要知道冲犯的时候虽然微如秋毫，感染的严重程度却比嵩山、泰山还要高。因为产后遗留的病，往往难以根除。女性生产以后，五脏十分虚弱，一定要适度地进补。如果此刻产妇有病，一定不能用药性猛烈的泻药。因为药性猛烈的泻药，会使人虚上加虚，致使五脏更加虚弱，而且可能加重病情。所以女性产后百日，一定要对其关爱有加，避免让其忧郁恐惧，不要立即行房事。如果在此期间有所疏忽，身体必强直，强直就是颈项、肢体挺直活动不便，这就叫作蓐风，也就是冲犯的证候。假若不小心因为轻微小事而有所冲犯，致病，就会给自己带来不必要的痛苦。就算付以重金，遍求良医，这时落下的病也很难根治。学医的人对于产妇的药方，务必精熟地了解，不能像平常的药方一样对待。产妇千万不要上厕所便溺，以在室内盆中便溺为好。产后满了百日，夫妇才能行房事。否则，产妇将会百病滋生，终身虚弱，难以痊愈！如果产后过早行房，必会造成女性脐下虚冷，患风气病。产后七天内，如果恶血未尽，一定不能服汤，只有等到脐下硬块消散后，才能进食羊肉汤。痛得厉害的可以另当别论。产后两三天，可进服泽兰丸，直到满月时才停止，否则，虚损就不能恢复。身体极度消瘦虚弱的产妇，可服用五石泽兰丸。在产褥期间，必须服用泽兰丸来补益，而且须在生产七日以后开始服用。女性在夏季生产，因着凉而患上风冷病，以致腹中积聚，百病缠身，这种情况可用桃仁煎来治疗，出产褥期后就可服用。女性要想身体健康，最好每到秋冬季节，就服上一两剂。

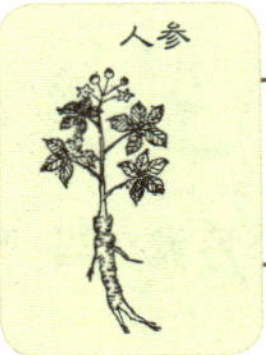

人参

大补元气、补脾益肺、生津安神。

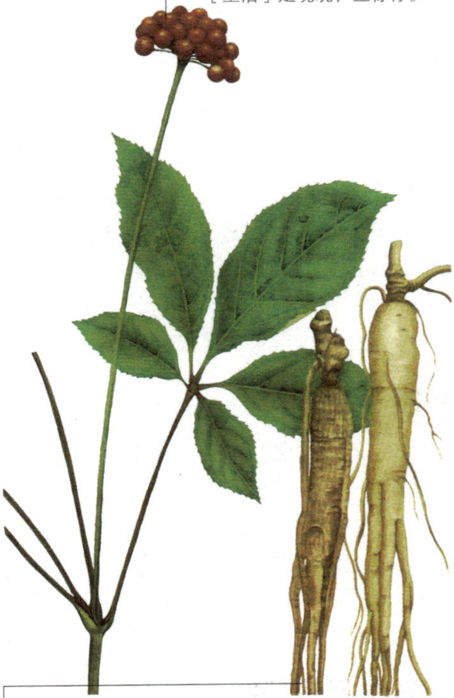

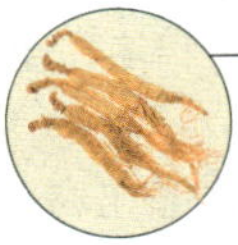

人参

本品能够回阳救逆，是危急时刻的首选药物，另对久病或大病之后的身体恢复有妙效。

◎ 四顺理中丸

人参一两，白术一两，甘草二两，干姜一两。

将以上四味药磨成粉末，加蜜制成像梧桐子一般大小的药丸，每天服食十丸，之后逐步地增加到二十丸。此药丸可以滋养产妇的脏气。

◎ 桃仁煎

治疗女性产后百病，泽悦容颜，补益诸气

将一千二百枚桃仁捣成粉末，用烧酒一斗五升研滤三四遍，装入长颈瓷瓶中，用麦面封实瓶口，隔水慢煮二十四小时。火不能太猛，不要让瓶口淹在水中，要将瓶口一直露在水面上。煮熟后将药取出，用温酒送服一合，一日两次。男性也可服用。

◎ 地黄羊脂煎

调理产妇产后的饮食

羊脂二斤，生姜汁五升，生地黄汁一斗，白蜜五升。

先将生地黄汁煎至五升，接着放入羊脂合煎减去一半，加入姜汁再次煎减一次，与白蜜一道放入铜器中，煎成饴糖状即成。每次取鸡蛋大小一枚，投入热酒中服用，一日三次。

◎ 羊肉汤

治疗产后虚弱、喘乏、腹中绞痛、自汗

肥羊肉三斤（去脂），当归一两，桂心二两，甘草二两，芍药四两，芎䓖三两，干地黄五两，生姜四两。

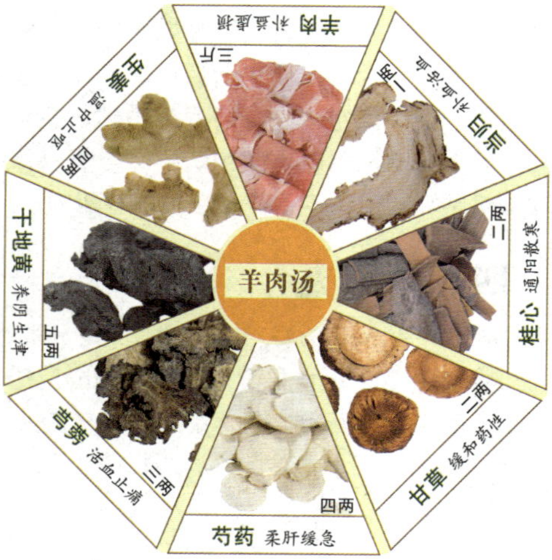

煎药方法		
先加七升水煮羊肉，后用肉汤煎其余药物至三升即可		
服药时间	服药次数	服药温度
饭后	一日三次	温
主要功效		
有温中补虚之功效，对女性产后虚乏有补益作用		

以上八味切碎。加一斗半水煮羊肉，取汤七升，去掉羊肉后，放入其余几味药，煮取药汁三升，去掉药渣，分三次服。病未痊愈就重做再服。

◎ 地黄酒

治疗产后百病，在产前一个月就应当预先酿制，在产后坐蓐期内服用

地黄汁一升，好曲一斗，好米二升。

先用地黄汁浸湿曲子并让它发酵，依照家庭制酒的方法将它酝酿成熟，密封七天，取食清酒。应常保持酒气相接，不让它中途断绝。忌吃蒜及生冷酸滑的食物，还有猪、鸡、鱼肉。所有的女性都须服用。但应注意夏季三个月天气炎热不可交合，春、秋、冬交合并服药可相互促进药性的发挥和吸收。将地黄及药物残渣放入米中一同煮饭食用，一石至十石米都以加一升为标准，先服用羊肉当归汤三剂，再服食效果会更好。

◎ 猪膏煎

治疗产后体虚，寒热，自汗

猪膏一升，清酒五合，生姜汁一升，白蜜一升。

将以上四味煎至调和，沸腾五次后药膏制成。以酒随意送服一方寸匕，服时应放在炭火上熬煎。

◎ 羊肉黄芪汤

治疗产后虚乏，补益身体

羊肉三斤，黄芪三两，大枣三十枚，茯苓、甘草、当归、桂心、芍药、麦门冬、干地黄各一两。

将以上十味药切碎，加二斗水煮羊肉，得汤汁一斗，去掉羊肉，加入其余药物，煎取汁水三升，去渣。分作三次服用，一日三次。

◎ 猪肾汤

治产后虚弱，喘乏，忽寒忽热，类似疟疾的症状，也叫蓐劳方

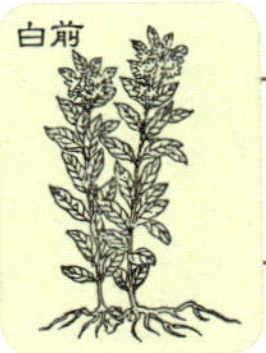

白前

降气化痰、止咳泻肺。

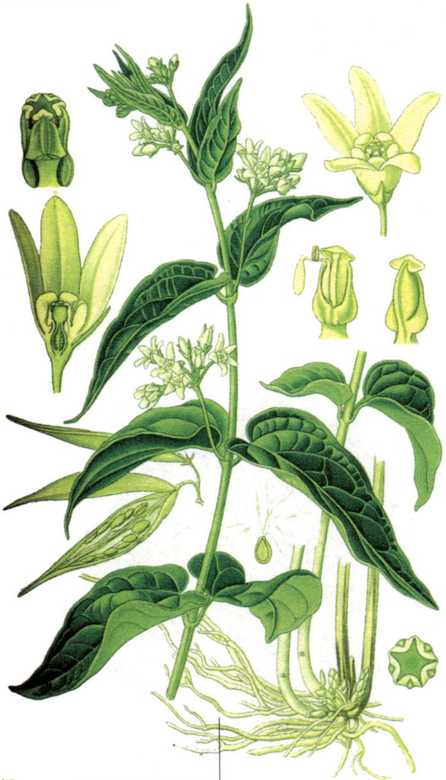

［性味］味辛、苦，性微温，无毒。

［主治］治胸胁满闷、咳嗽上气，咳喘水肿。

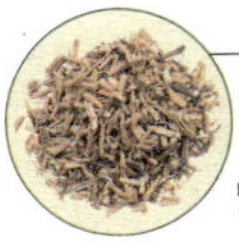

白前

主治肺实喘满所致的咳嗽、多痰，以及胃脘疼痛等病症。

猪肾一个（去脂、破成四块、若无猪肾可用羊肾代替），白粳米一斗，香豉以锦包裹，葱白一斗。

将以上四味放入三斗水中煮取汁水五升，去掉渣，随意服用，不愈重制再服。

◎ 当归芍药汤

治产后虚损，逆害饮食

当归一两半，芍药、人参、桂心、生姜、甘草各一两，大枣二十枚，干地黄一两。

将以上八味药切碎，注入七升水煮至三升，去渣。分三次服，一日三次。

◎ 杏仁汤

治疗产后气虚

杏仁、白前、橘皮、人参各三两，苏叶一升，麦门冬一两，桂心四两，半夏一升，生姜十两。

将以上九味药切碎，加入一斗二升水煮取三升半药汤，去渣，分五次服下。

◎ 桂枝加附子汤

治疗产后风虚，汗出不止，小便困难，四肢微急难以屈伸

大枣十二枚，桂枝、芍药各三两，附子两枚，甘草一两半，生姜三两。

将以上六味药切碎，注入七升水煎取汁水三升，分三次服下。

◎ 鲤鱼汤

主治女性体虚，经常盗汗，或流汗不止

鲤鱼二斤，干姜二两，葱白一升，桂心二两，豆豉一升。

将以上五味的中间三味切碎，以一斗水煮鱼，取六升鱼汁，去鱼，放进药物，用微火煮取药汁二升，去渣，分两次服用。微汗发出，疾病就自然痊愈。

虚烦

◎ 竹根汤

治疗产后虚烦

甘竹根切细，取一斗五升，加入二斗水煮取汁水七升，去渣后放入小麦二升，大枣二十枚，直到煮熟小麦。水滚过三四遍后，再加入麦门冬一升、甘草一两，汤成之后去渣。每次服五合，不愈再服直到病愈。气短也可服用。

◎ 薤白汤

主治产后胸中烦热逆气

薤白、甘草、人参、半夏、知母各二两，植物栝楼的根（天花粉）三两，石膏四两，麦门冬半升。

将以上八味切碎，加入一斗三升水煮取汁水四升后去渣。白天三次晚上两次，分五次服。如果热得厉害，再加石膏、知母各一两。

◎ 蜀漆汤

治疗产后虚热往来，骨节疼痛，心胸烦闷，头痛壮热（发热时热势壮盛，类似疟疾症状，申时尤其厉害）

蜀漆叶一两，甘草、桂心、黄芩各一两，黄芪五两，生地黄一斤，知母、芍药各二两。

以上八味切后加水一斗煮取药汁三升，分三次服，能治寒邪热疾，不伤人。

◎ 知母汤

治疗产后忽冷忽热，通身温壮热（与壮热相似，温温然不是很热），心胸烦闷

知母三两，桂心、甘草各一两，黄芩、芍药各二两。

以上五味切碎，加五升水取汁水二升半，分三次服。另一方中加生地黄，不用桂心。

◎ 赤小豆散

治疗产后烦闷，虚弱内满，不能饮食

将二十一枚赤小豆烧制成末后用冷水调和，顿服。

◎ 蒲黄散

治疗产后烦闷

蒲黄用水调和一方寸匕服用，效果极好。

◎ 芍药汤

治疗产后头痛、虚热

白芍药、牡蛎、干地黄各五两，桂心三两。

将以上四味药切碎后加水一斗煮取汁水二升半，去渣之后一日内分三次服下。此汤药无毒不伤人，还能治疗腹中拘急疼痛。如果通体发热，另加黄芩二两。

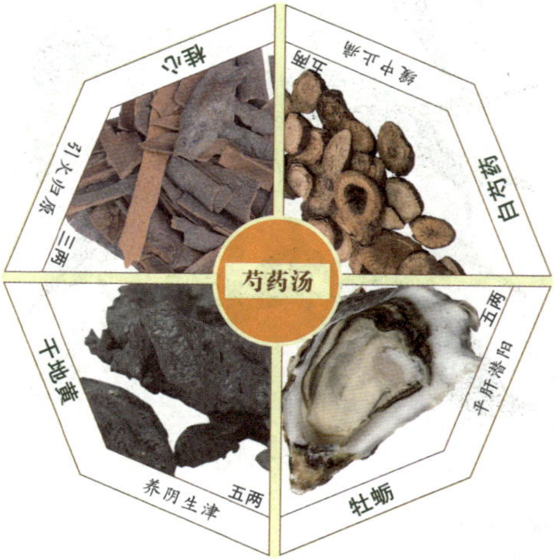

煎药方法		
将上述药放入锅中，加一斗水煮至二升半去渣即可		
服药时间	服药次数	服药温度
饭后	一日三次	温
主要功效		
本方能祛热止痛，主治女性产后头痛及虚热		

中风

凡是产后各种风证，以及身体角弓反张，不能用有毒性的药物，只适宜单用一两味药，不能大发汗，尤其忌转用泻药、下痢药，否则患者必死无疑。

◎ 大豆紫汤

产后服用效果非常好，能治产后百病、外感风邪、背部强直、口不能言、滋生痱痉、烦热苦渴、身体发痒、头身沉重、严重的呕逆直视等。这些都是虚风冷湿侵染身体或者劳伤造成的

大豆五升，清酒一斗。

用铁锅猛火炒熟大豆，待焦烟冒出时用清酒浇豆，去渣取汁。昼夜几次，每次服一升，全部服完。如有其他症状，情况严重的，可配合独活汤消风去血，只需十剂，微汗流出即可痊愈。此药一则可以去风，二则可消除滞血。如果妊娠伤折，胎死腹中三日，服用此酒即可痊愈。

◎ 甘草汤

治疗在蓐中风，背部强硬僵直而不能转动，也叫风痉方

甘草、麦门冬、干地黄、麻黄各二两，杏仁五十枚，黄芩、芎䓖、植物栝楼的根（天花粉）各三两，葛根半斤。

将以上九味药切碎后用一斗五升水、五升酒合煮葛根，煮取汁水八升，去渣，放入其余药物后煮取药汁三升，去渣，分两次服用。一剂不愈，再服一剂更好。

◎ 独活汤

治产后外感风邪，口噤不能言语

独活五两，防风、白术、甘草、秦艽、桂心、当归、附子各二两，生姜五两，葛根三两，防己一两。

将以上十一味药切碎，加水一斗二升煮取药汁三升，去渣后分三次服。

◎ 防风汤

治疗产后外感风邪，背急气短

防风、葛根、独活各五两，人参、甘草、当归、芍药、干姜各二两。

将以上八味药切碎，加水九升后煮取药汁三升，去渣分三次服，一日三次。

◎ 独活酒

治产后外感风邪

独活一斤，秦艽五两，桂心三两。

将以上三味药切碎后加酒一斗半浸泡三天，初服饮用五合，渐渐加至一升，随性服用，不可多喝。

◎ 大豆汤

主治产后突然外感风邪、妊娠挟风，病发时心下闷或不省人事，兼治产后各种疾病

大豆五升（炒至微焦），防己六两，独活、葛根各八两。

将以上四味药研细后加酒一斗二升煮大豆，取八升酒汁，去渣后再放入其余药物，煮取四升药汁，去渣，白天四次晚上两次，分六次服。

◎ 小柴胡汤

治疗妇人在蓐受风，四肢燥热、烦闷不安，头痛

柴胡半斤，生姜二两，大枣十二枚，人参、黄芩、甘草各三两，半夏半升。

将以上七味药切碎，加水一斗二升煮取汁水六升，去渣。一日三次，每次服一升。

◎ 三物黄芩汤

治疗妇人在蓐受风，四肢燥热、烦闷不安，头不痛，只是烦热

黄芩、苦参各二两，干地黄四两。

将以上三味切碎，加入八升水煮取药汁二升后去渣。等温度适宜后进服一升，一日两次，吃后多会下虫或呕吐。

◎ 羊肉汤

治疗产后外感风邪，长期不育，月经不利，乍赤乍白，以及男子虚劳冷盛

羊肉二斤，香豉三升，成择大蒜去皮、切三升。

以上三味，加水一斗三升煮取汁水五升，去渣后放入一升蜜酥，再煮取三升汁水，分三次温服。

◎ 葛根汤

治疗产后中风，麻木不仁，气息迫急，口不能言，痉挛，眩晕困顿，以及产后各种疾病

葛根、生姜各六两，当归三两，独活四两，甘草、茯苓、芎䓖、石膏、桂心、人参、白术、防风各二两。

以上十二味切碎，加水一斗二升煮取三升药汁，去渣后一天分三次服。

◎ 防风酒

治产后中风

防风、独活各一斤，茵芋一两，桂心、女萎各二两，石斛五两。

将以上六味药切碎后用二斗酒浸泡三晚。一日三次，最初喝一合，之后稍加至三四合。

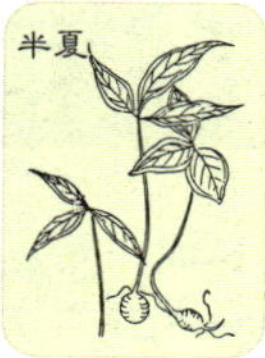

半夏

燥湿化痰、降逆止呕、消痞散结。

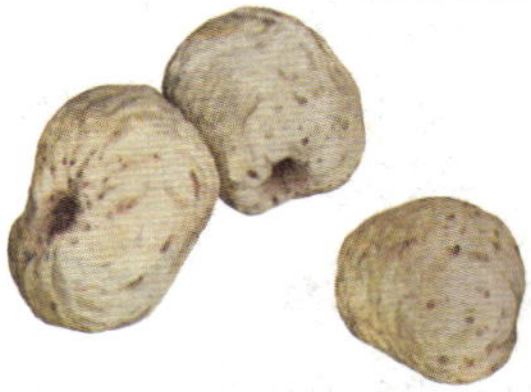

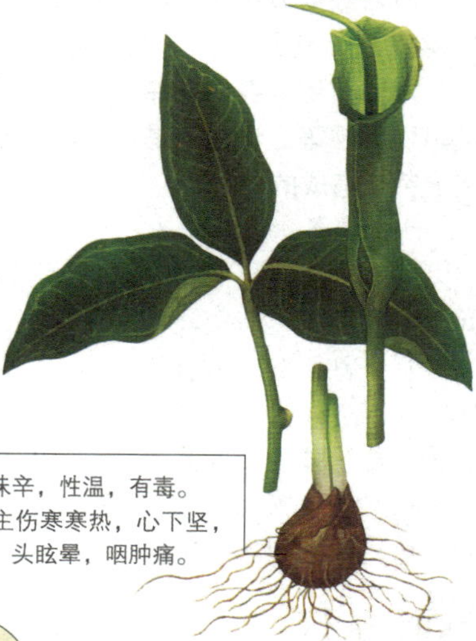

块茎

［性味］味辛，性温，有毒。

［主治］主伤寒寒热，心下坚，胸胀咳逆，头眩晕，咽肿痛。

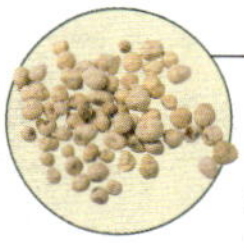

半夏

由于其辛散温通，多用于治疗咳嗽痰多，还常与瓜蒌、薤白配伍，治疗胸脘痞闷所致的胸痹、结胸之证。

心腹痛

◎ 蜀椒汤

治疗由于过度寒冷造成的产后心痛

蜀椒二合，甘草、桂心、当归、半夏、人参、茯苓各二两，蜜一升，芍药一两，生姜汁五合。

以上十味药中的八味切碎，先加九升水煮蜀椒，煮沸后放入除蜜、姜汁外的其余七味药，取药汁二升半去渣，然后倒入姜汁和蜜煎取三升。禁吃冷食，第一次服五合，后渐渐加至六合。

◎ 当归汤

治疗女性寒疝，腹中拘急疼痛，恶寒肢冷，出冷汗，甚至手足麻木、遍体疼痛、虚劳不足，类似产后腹绞痛

当归二两，羊肉一斤，芍药二两，生姜五两。

以上四味切碎，加八升水煮熟羊肉，用汁煎药取药汁二升，温度适宜进服七合，每天三次。

◎ 干地黄汤

治疗产后两胁满痛，也兼治百病

干地黄、芍药各三两，生姜五两，蒲黄、当归各二两，甘草一两，桂心六两，大枣二十枚。

以上八味药切碎，加水一斗煮取二升半药汁，去渣后一日三次分服。

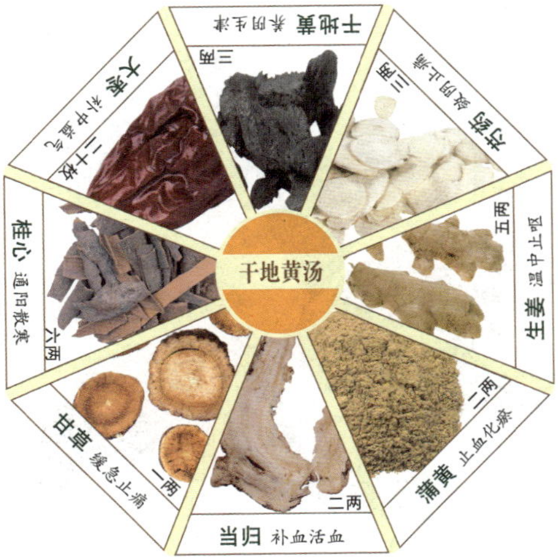

煎药方法		
将诸药放入锅中，加水一斗煮至二升半药汁，滤渣即可		
服药时间	服药次数	服药温度
饭后	一日三次	温
主要功效		
本方具有缓中止痛、祛热滋阴的作用，主治产后胁肋疼痛		

◎ 芍药汤

治疗产后小腹疼痛难忍

芍药六两，甘草二两，胶饴八两，桂心三两，大枣十二枚，生姜三两。

以上六味切碎，加七升水煮取四升汁水，去渣后放进胶饴并让其烊化，一天分三次服。

◎ 大岩蜜汤

治疗产后心痛

干地黄、独活、甘草、细辛、当归、桂心、芍药、小草各二两，干姜三两，吴茱萸一升。

以上十味药切碎，加水九升煮取三升汁水，再放入五合蜂蜜重煮，一日分三次服。

◎ 羊肉汤

治疗产后伤寒，上气，身体大虚，腹痛兼稍感风邪

肥羊肉两斤（也可用獐鹿肉），生地黄五两，黄芪、茯苓、干姜各三两，独活、桂心、甘草、人参各二两，大枣十二枚，麦门冬七合。

以上十一味切碎，加二斗水煮肉取一斗肉汁，去肉后放入余药，煮取三升半药汁，去渣。白天三次晚上一次，分四次服用。

◎ 桃仁芍药汤

治疗产后腹中疾痛

桃仁半斤，芍药、当归、干漆、桂心、芎䓖、甘草各二两。

将以上七味药切碎，加八升水煮取三升药汁，分三次服。

◎ 内补当归建中汤

治疗产后虚弱不足，胸中气少，呼吸不继，腹中绞痛不止，或者苦于小腹拘急，疼痛牵引腰背，不能饮食，产后一个月，每天服四五剂，可使人强壮

当归四两，生姜六两，桂心三两，甘草二两，芍药六两，大枣十枚。

将以上六味切碎，加一斗水煮取三升药汁后去渣，一天分三次服下。如果身体太虚，等药汤煮成后加饴糖六两继续煮，饴糖便可溶解；生姜，也可用干姜三两代替；如患者崩伤内竭，血流不止，失血过多，加阿胶二两、地黄六两（共八种药），药汤制成后去渣，放入阿胶；当归可用芎䓖代替。

◎ 吴茱萸汤

治疗女性先有寒冷，呕吐或饭量小、心腹刺痛、胸中满痛、发肿、发冷或下痢、呼吸软弱欲绝，产后更加严重等

吴茱萸二两，干地黄十八铢，防风、甘草、细辛、干姜、桔梗、当归各十二铢。

将以上八味药切碎，加四升水煮取一升半药汁，去渣后分两次服。

◎ 蒲黄汤

治疗产后杂病：头疼，胸中少气，余血未尽，腹痛及腹中极度胀满

蒲黄五两，芒硝一两，芎䓖、桂心各一两，生姜、生地黄各五两，桃仁二十枚，大枣十五枚。

将以上八味切碎，加九升水煮取二升半汁水，去渣再放入芒硝。一天分三次服用，效果良好。

◎ 桂心酒

治疗产后疼痛，突发心腹疼痛

取三两桂心，用三升酒煮取二升，去渣后一天分三次服。

◎ 生牛膝酒

治疗产后腹中苦痛

取五两生牛膝，加酒五升煮取二升，去渣后分两次服。如果用干牛膝根，用酒浸泡一晚再煮。

◎ 内补芎䓖汤

治疗女性产后虚弱，腹中绞痛，崩伤过多，身体虚竭

芎䓖、干地黄各四两，甘草、干姜各三两，桂心二两，芍药五两，大枣四十枚。

将以上七味药切碎，加一斗二升水煮取三升药汁，去渣后一天分三次服用，不愈可再服一二剂。如果体内有寒，有微泻，再加附子三两。治疗女性虚弱，腹中拘急痛，面目无色，少气伤绝，崩伤虚竭，以及吐血，效果极佳。

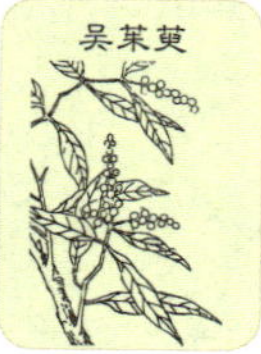

吴茱萸

散寒止痛、温中止呕、助阳止泻。

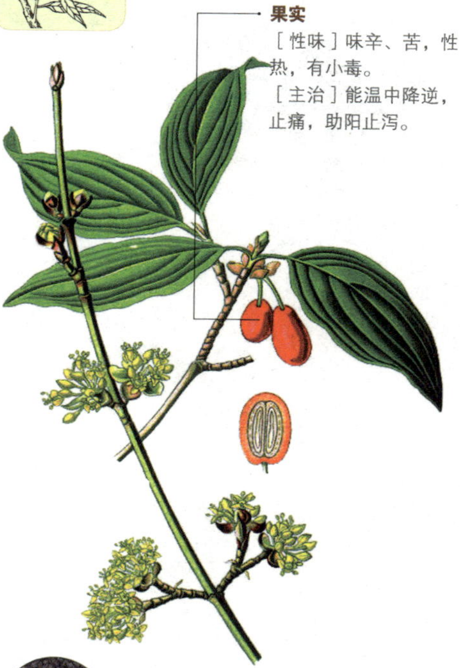

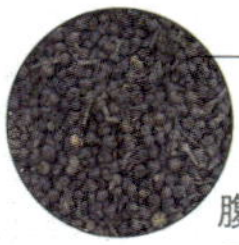

吴茱萸

本品对于厥阴头痛、脘腹胀痛、行经腹痛均有一定治疗作用，现代医学认为，吴茱萸还可有效缓解高血压。

恶露

◎ 甘草汤

治疗产褥期余血不尽，手脚逆冷，逆抢心胸，腹胀，唇干，气短力弱

甘草、桂心、芍药、阿胶各三两，大黄四两。

上述五味切碎，用一斗水煮取三升药汁，去渣后再放入阿胶并烊化，分三次服。首次服下后，脸立即变得红润。一天一夜吃完三升药，即会下一二升恶血，病可痊愈。

妇女应像刚刚生产时那样调养。

◎ 蒲黄汤

治疗产后杂病：积血不尽，气上冲胸胁，腹大气短，饮食不良，时时烦闷，手足骨节疼痛，恍惚，逆满，胃中结热等

蒲黄半两，大枣三十枚，甘草、大黄、芒硝、黄芩各一两。

以上六味切碎，加五升水煮取一升药汁，早晨饮服到中午。如不下积血，喝少量热汤即下；如血还不止，进食半盏冷粥即止；身体虚弱的，须减半服此药。

◎ 泽兰汤

治疗产后恶露不尽，小腹急痛，腹痛不除，少气力，疼痛牵引至腰背

泽兰、生地黄、当归各二两，生姜三两，芍药一两，甘草一两半，大枣十枚。

以上七味切碎，加九升水煮取三升药汁，去渣后一天分三次服。也可治疗下坠不堪。

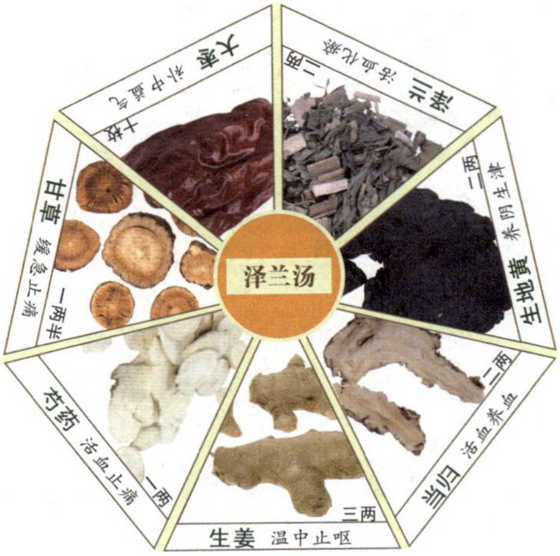

煎药方法		
将七药切碎放入锅中，加九升水煮至三升药汁，滤渣即可		
服药时间	服药次数	服药温度
饭后	一日三次	温
主要功效		
本方有活血止痛的作用，对于产后恶露不尽及腹痛颇具疗效		

◎ 大黄汤

治疗产后恶露不尽

大黄、生姜、甘草、牡丹、当归、芍药各三两，吴茱萸一升。

上述七味切碎，加一斗水熬煮至四升，去渣后一天分四次服尽。加入二两人参，即是人参大黄汤。

◎ 柴胡汤

治疗产后恶露不尽，时冷时热

柴胡八两，黄芪、当归、芍药各三两，桃仁五十枚，生姜八两，吴茱萸二升。

以上七味切碎，加一斗三升水煮取药汁三升，去渣后一天服三次，饭前进服一升。

◎ 干地黄汤

治疗产后恶露不尽，可补益不足，祛除多种疾病

干地黄三两，人参、茯苓、芍药、细辛、防风、甘草各一两，桂心、芎䓖、黄芪、当归各二两。

以上十一味药切碎，加一斗水煮取三升药汁，去渣，白天两次，晚上一次，分三次服，饭前服。

◎ 大黄干漆汤

治疗产后有血，腹中切痛

大黄、干漆、桂心、干地黄、干姜各二两。

以上五味切碎，加五升清酒、三升水煮取三升药汁，去渣后温服一升，血立即下。不愈则第二天早晨再服一升，吃满三服肯定痊愈。

◎ 桃仁汤

治疗产后恶露不尽，时寒时热

桃仁五两，醍醐、百炼酥、生姜、柴胡各八两，吴茱萸二升，当归、黄芪、芍药各三两。

以上九味切碎，加一斗酒、二升水合煮取汁三升，去渣。等冷热适中时，一日分三次饭前服用。

◎ 生地黄汤

治产后三到七天，腹中余血未尽，绞痛强满，气息不通

生地黄五两，当归、甘草、大黄、茯苓、细辛、芍药、桂心、黄芩各一两半，生姜三两，大枣二十枚。

以上十一味切碎，加八升水煮取二升半药汁，去渣后一天分三次服。

◎ 麻子酒

治疗产后恶血不去

取五升麻子捣烂，用酒一斗浸泡一晚，第二天早晨去渣。饭前温服一升，若不愈，晚上再服一升。应像新生产妇一样将息调养，忌房事一个月。

◎ 升麻汤

治产后恶物不尽，历经一个月、半年或一年不止

取三两升麻，加五升清酒煮取二升，去渣后分两次服下，即会有恶物吐下，效果良好。

治产后恶血不尽，腹中绞刺痛不能忍受方：

黄芩、大黄、桃仁各三两，生地黄六两，甘草、桂心、当归各二两，芍药四两。

以上八味切碎，加九升水煮取二升半药汁，去渣后分三次饭前服用。

治产后流血不止方：

取三两干菖蒲，加五升清酒浸泡，煮取三升，分两次服下，血可立止。

治产后恶血不除，四体并恶方：

取二十两接骨木，破如筭子大小，加一升水煮取三升药汁，分三次服，相隔约步行十里的时间，其间须吃适量粥。服后或恶血尽下，或小便数次，即愈。接骨木必须煮三遍。

治疗产后漏血不止方：

露蜂房、败船茹。

以上二味各取等份烧成灰，加乳酪混成浆状，一日三次，每次服一方寸匕。

◎ 栀子汤

治疗产后小腹绞痛，流血不尽

取栀子三十枚，加一斗水煮取六升汁水，放入蜂蜜五合，当归、芍药各二两，生姜五两，羊脂一两，煎取二升药汁，一日分三次服用。

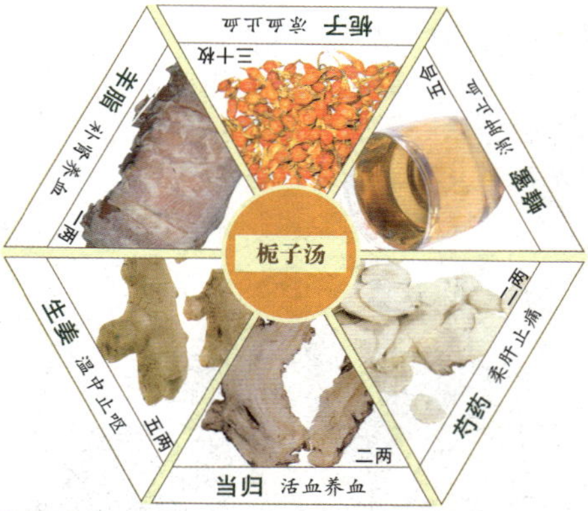

煎药方法

放一斗水先煎栀子，后放入其他药物煮至二升药汁即可		
服药时间	**服药次数**	**服药温度**
饭后	一日三次	温

主要功效

本方能止血止痛，对于女性产后小腹痛、血流不止有妙效

下痢

◎ 生地黄汤

治疗产后忽然感受寒热邪，下痢

生地黄五两，淡竹叶二升（一作竹皮），大枣二十枚，黄连、甘草、桂心各一两，赤石脂二两。

以上七味切碎，加一斗水煮竹叶取七升汁水，去渣并放入余药后煮取二升半，一天分三次服。

治疗产后下赤白痢，心腹刺痛方：

当归二两，酸石榴皮三两，地榆四两，薤白一两，粳米五合。

以上五味中的前四味切碎，加六升水煮取药汁二升半，去渣后分三次服下。

◎ 当归汤

治产后下赤白痢，腹中疼痛

当归三两，熟白艾、甘草、附子各一两，干姜、白术各二两，芎䓖二两半，龙骨三两。

以上八味切碎，加六升水煮取二升药汁，去渣后一天分三次服下。

◎ 桂蜜汤

治产后余寒下痢，一天数十次便赤白脓血，腹中时时疼痛下血

桂心二两，蜜一升，干姜、甘草各二两，附子一两，当归二两，赤石脂十两。

以上七味中的六味切碎，加六升水煮取三升药汁，去渣后再放入蜂蜜煎一两沸。一天分三次服。

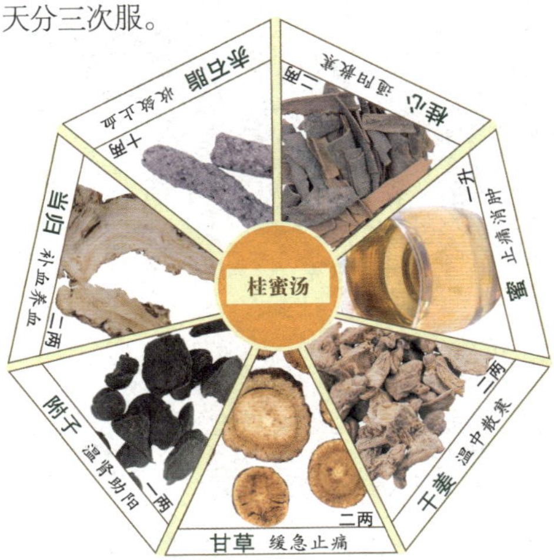

煎药方法		
将上述药物放入锅中，加水煮至三升药汁，调入蜂蜜即可		
服药时间	服药次数	服药温度
饭后	一日三次	温
主要功效		
本方对产后余寒所致的下痢、下血具有收敛止血的作用		

◎ 阿胶丸

治疗产后心腹绞痛泄泻不止，腹中虚冷，上吐下泻

阿胶四两，人参、龙骨、桂心、甘草、黄连、当归、干地黄、白术、附子各二两。

以上十味捣成末，加蜜制成梧桐子大小的丸。一日三次，用温酒送服二十丸。

◎ 白头翁汤

治产后下痢，身体极虚

白头翁二两，黄柏三两，黄连、阿胶、秦皮、甘草各二两。

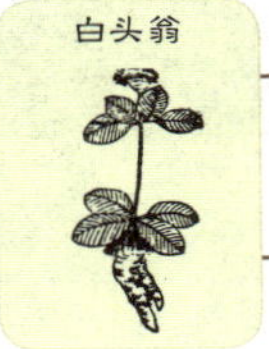

白头翁

清热解毒、凉血止痢、杀虫止痒。

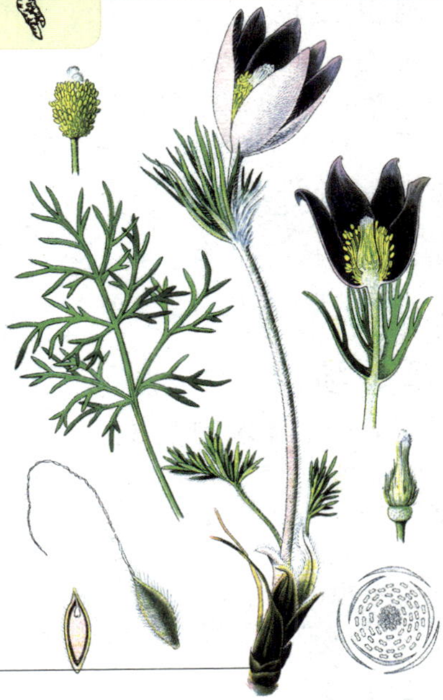

茎和尖根

[性味] 味苦，性寒，无毒。

[主治] 温疟、癫狂寒热，癥瘕、积聚、瘿气。

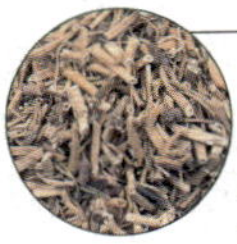

白头翁

中医认为，白头翁有清热解毒、凉血、明目、消赘的功效，对热毒痢疾、鼻衄、血痔、带下、阴痒、痈疮均有很好的治疗作用。

以上六味切碎，加七升水煮取二升半汁水，去渣后放入阿胶烊化，一天分三次服下。

◎ 胶蜡汤

治疗产后三日内，下各种杂色痢

阿胶一两，蜡（如薄棋大小）三枚，黄连二两，黄柏一两，当归一两半，陈廪米一升。

以上五味，先加八升水煮米至冒出蟹眼般水泡，去掉米后再放入药物，煮取二升药汁，去渣后将阿胶和蜡放进并烊化。一天分四次服完。

治疗产后下赤白不断，脸部身体发肿方：

大豆一升（稍炒），蒲黄一升，吴茱萸半升，小麦一升。

以上四味，加九升水煮取三升药汁，去渣后分三次服下，效果极佳。也可用五升水、一斗酒煎取汁水四升，分四次服下。

治疗产后下赤白，腹中绞痛方：

阿胶、艾叶、甘草、当归各八两，干地黄、芍药各四两。

以上六味，加七升水煮取二升半药汁，去渣后放入阿胶使其烊化，分三次服。

淋渴

◎ 鸡肶胵汤

治疗产后小便次数多

鸡肶胵二十只，鸡肠三具（洗净），生姜五两，当归、干地黄、甘草各二两，厚朴、人参各三两，麻黄四两，大枣二十枚。

以上十味切碎，加一斗水煮鸡肶胵、鸡肠和大枣，取七升汁水，去渣后再放入余药，煎取三升半药汁，分三次服。

◎ 瓜蒌汤

治疗产后口渴兼小便次数多

天花粉、黄连、甘草、麦门冬各二两，桑螵蛸二十枚，人参三两，大枣十五枚，生姜三两。

以上八味切碎，加七升水煮取二升半药汁，分三次服下。

◎ 竹叶汤

治疗产后虚渴，少气力

竹叶三升，小麦五合，大枣十四枚，生姜三两，茯苓、甘草、人参各一两，半夏三两，麦门冬五两。

以上九味切碎，先加九升水煮竹叶和小麦，取七升汁水，去渣后再放入余药，煎取二升半药汁，白天三次晚上一次，一次服五合。

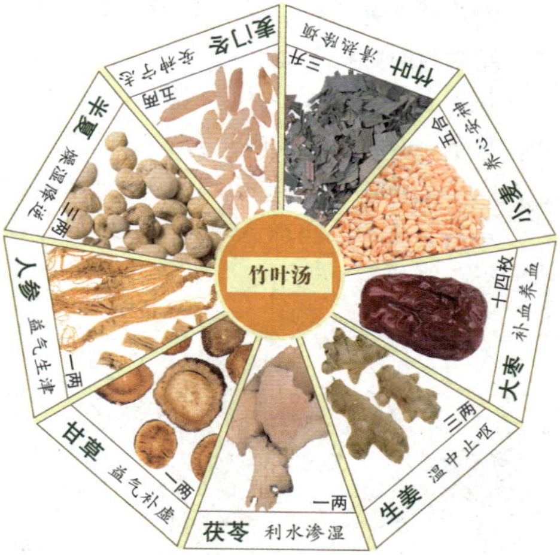

煎药方法		
竹叶和小麦先煎，煎出七升汁水后再放其他药物，煮至二升半		
服药时间	服药次数	服药温度
饭后及晚上	一日四次	温
主要功效		
诸药配合可有安神养心、补益气血之功效，对产后虚弱有疗效		

◎ 石韦汤

治疗产后卒淋、气淋、血淋、石淋

石韦、黄芩各二两，大枣三十枚，榆皮五两，甘草二两，葵子二升，通草二两，白术、生姜各三两。

以上九味切碎，加八升水煮取二升半汁水，分三次服。

◎ 茅根汤

治疗产后淋证

白茅根一斤，地肤子二两，桃胶、甘草各一两，瞿麦四两，茯苓四两，鲤鱼齿一百枚，人参二两，生姜三两。

以上九味切碎，加一斗水煮取二升半药汁，分三次服。

治疗女性结气成淋，小便痛上小腹，或时有溺血，或状如胶饴、色如豆汁，每次发作人几死去，面目萎黄，饮食不长肌肉方：

贝齿四枚（烧成末），滑石二两（研末），葵子一升，石膏五两（碎）。

以上四味，先加水七升煮石膏、葵子，取二升汁水，去渣后再加入余药及一合猪油，煎三沸。一天分三次服下，不愈再服。

◎ 滑石散

治疗产后淋证

滑石五两，车前子、通草、葵子各四两。

以上四味，捣制过筛取末。酢浆水送服一方寸匕，后稍加至二匕。

杂治

◎ 竹茹汤

治女性汗血、尿血、吐血、下血

竹茹二升，芍药、人参、当归、甘草、桔梗、芎䓖、桂心各一两，干地黄四两。

以上九味切碎，加一斗水煮取三升，分三次服。

治疗女性食气、劳气、头重结痛、胃满吐逆、小便赤黄、下大气的处方：

半夏三两，大黄八两，黄芩、乌头、巴豆各半两，桂心、䗪虫、苦参各十八铢，戎盐一两半，人参、硝石各一两。

以上十一味捣成末，用蜂蜜、青牛胆汁拌和，捣三万下后制成梧桐子大小的药丸。晚上空腹用酒送服五丸，安卧片刻即泻下。下黄的，腹中有积聚；青的，疝病；白的，内中风邪；像水的，有留饮；青如粥汁的，膈上中邪气；下血如腐肉的，体内受伤；赤如血的，产乳杂疾；如虫刺的，则有伏虫。泻下后人必生渴，则喝粥，饿了吃酥糜，三天后应吃温热食物、肥浓食品，三十天后康复。又名破积乌头丸，主治心腹积聚气闷胀，内伤瘀血，疝瘕，产乳余疾和各种不足。

治女性服食硫黄丸后，忽然患头痛项冷，冷后又心胸烦热，眉骨眼角痒痛，有时生疮，四体痛痒，喉中干燥方：

大黄二两，土瓜根八两，麦门冬、植物栝楼的根（天花粉）、龙胆各三两，杏仁二升。

以上六味制成药末，加蜜制成药丸。一日三次，每次饮服如梧桐子大小的药丸十丸，逐渐增加数量。

治疗女性从小患有风寒、头眩眼疼的药方处方：

石楠（一用石韦）、天雄、细辛、茵芋各二两，干姜、山茱萸各三两，独活、防风、薯蓣、贯众、蘼芜各四两。

以上十一味研细，用三斗酒浸泡五天。一日三次，最初饮二合，以后可稍增加药量。

治女性患癖病，摸时如有三五个并有水响，心常烦闷，寝食不得的处方：

取三升牵牛子捣制过筛取末。一日一次，饮服一方寸匕。三十服后可服用好硫黄一两。

◎ 厚朴汤

治疗女性下焦劳冷，膀胱肾气损弱，白带与小便一起流出

取厚朴如手掌般大小，长四寸，用五升酒煮至两沸，去渣后取一尺桂枝制成药末，调和入药汁中，头天晚上空腹，第二天清晨顿服。

◎ 温经汤

治疗女性小腹疼痛

薏苡仁半斤，芍药三两，茯苓六两，土瓜根三两。

以上四味研细，用三升酒浸泡一晚，早上加七升水煎取二升药汁，分两次服。

◎ 半夏厚朴汤

治疗女性胸满，心下坚，咽中如有肉块，吐之不出，吞之不下

半夏一升，厚朴三两，生姜五两，茯苓四两，苏叶二两。

以上五味切碎，加七升水煮取四升药汁。白天三次晚上一次，分四次服，不愈可频服用。另一方中没有生姜、苏叶两味。

治疗女性无故忧恚，胸中迫塞，气不得下方：

黄连、芍药、石膏、前胡、滑石、山茱萸各一两六铢，半夏十八铢，桂心半两，生姜一两，细辛、大黄、麦门冬各一两。

以上十二味捣制成末，加蜜和成如梧桐子大小的药丸。一日三次，每次用酒送服二十丸，后加至三十丸。

治劳损产后无子，阴中冷物溢出，子宫关闭，多年不愈，体冷方：

厚朴、半夏、丹参、干姜、紫菀、菖蒲、杜衡各十八铢，桔梗三十铢，防风一两半，人参一两，白蔹、牛膝、秦艽、沙参各半两。

以上十四味制成药末，加白蜜制成如小豆般大小的药丸。一日三次，每次饭后服十五丸。如无感觉，增加至二十丸，怀孕即停药。服药七天后才可行房事。

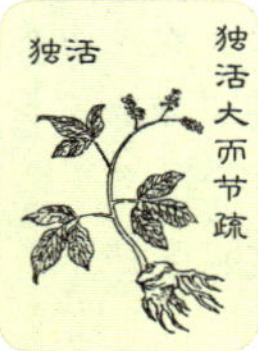

独活

祛风胜湿、散寒止痛。

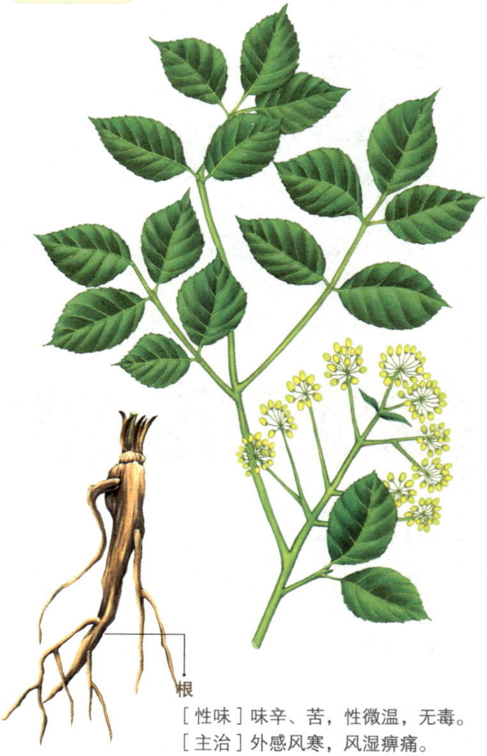

［性味］味辛、苦，性微温，无毒。
［主治］外感风寒，风湿痹痛。

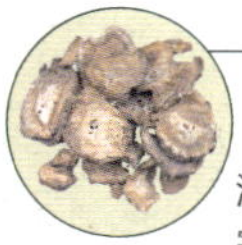

独活

本品辛散苦燥、气香温通，善于祛风湿、止痹痛，是治疗风湿痹痛的主药，对风寒湿邪所致之痹证，有理想的疗效。

◎ 硫黄散

治疗女性阴脱

乌贼鱼骨、硫黄各半两，五味子三铢。

以上三味捣制过筛，一日三次，将药末抹在患处。

治疗产后阴户肿痛方：

捣熟桃仁敷在上面，一日三次，效果很好。

治疗男女阴疮方：

米粉一酒杯，牡蛎、附子、芍药、黄

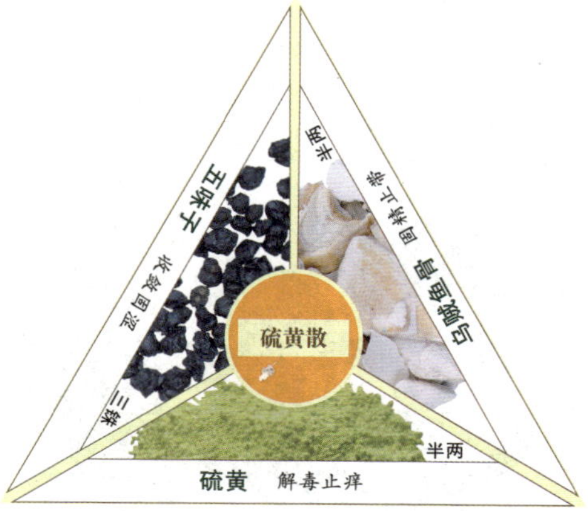

煎药方法		
将上述药物研磨、过滤成细末即可		
服药时间	服药次数	服药温度
自由掌握	一日三次	常温
主要功效		
本方收敛固涩作用卓越，对于女性阴脱具有明显疗效		

芩、白芷各十八铢。

以上六味研细，放入未沾水的一斤猪油中，用微火熬煎，沸过三次后白芷变黄，膏即成，去渣后再放入白米粉，调和均匀敷在疮上。也治口疮。

治阴道疼痛及生疮方：

羊脂一斤，杏仁一升，芎䓖、当归、白芷各一两。

后四味制成末后放入羊脂中调和均匀，装进钵内，然后在甑子中蒸，三升米蒸熟的时间后药即制成。取出大豆大小的药丸，放锦囊内再塞进阴道中，一天更换一次。

治疗女性产后阴下脱方：

皂荚半两，大黄、半夏、细辛各十八铢，蛇床子三十铢。

以上五味捣制过筛，用薄绢袋装上大小如手指的药末后放入阴道中，一天更换两次，即可很快痊愈。

治疗女性阴挺方：

乌头、蜀椒、白及各半两。

以上三味制成药末，在锦囊里装一方寸匕放入阴道中约三寸处，腹中觉热即可更换，每天一次。第二天早上再次放入，七天即可痊愈。

治疗男女阴中生疮、湿痒方：

蛇床子二两，甘草、黄连、栀子、黄柏各一两。

以上五味捣制后过筛，在疮上敷药末，若不湿润，可用猪油调和。一日两次，疮深的可用锦裹药放在疮中。

治疗阴疮方：

芜荑、雄黄、黄芩、甘草、附子、白芷、芎䓖、矾石、黄连各等份。

以上九味各取六铢并研细，放入四两猪油合煎后敷疮。

治疗阴道奇痒方：

玄参、丹参各十八铢，黄芩、大黄、黄芪各一两，芍药半两，吴茱萸三十铢。

以上七味捣制后过筛，一日三次，取末用酒送服一方寸匕。

治疗女性被丈夫所伤，四体沉重，嘘吸头痛方：

香豉一升，芍药五两，葱白一升，生姜四两，生地黄八两，甘草二两。

以上六味切碎，加七升水煮取二升半药汁，分三次服。慎房事。不愈再服。

◎ 当归散

治疗女性阴脱

当归、黄芩各二两，猬皮半两，芍药一两六铢，牡蛎二两半。

以上五味捣制过筛取末。一日三次，用酒送服一方寸匕。忌用重力。

治疗产后阴下脱方：

取一升蛇床子用布裹好，炙熨，也治产后阴道疼痛。

◎ 昆布丸

治疗女性胸中伏气

昆布、白石英、款冬花、桂心、海藻、芍药、人参、桑白皮各二两，紫菀、甘草各一两，干姜一两六铢，茯苓、钟乳石、柏子仁各二两半，五味子、吴茱萸、细辛各一两半，橘皮、苏子各五合，杏仁百枚。

以上二十味捣制成末，加蜜调和成梧

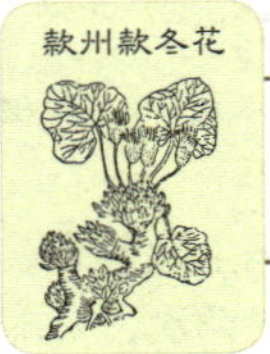

款冬花

润肺下气、化痰止咳。

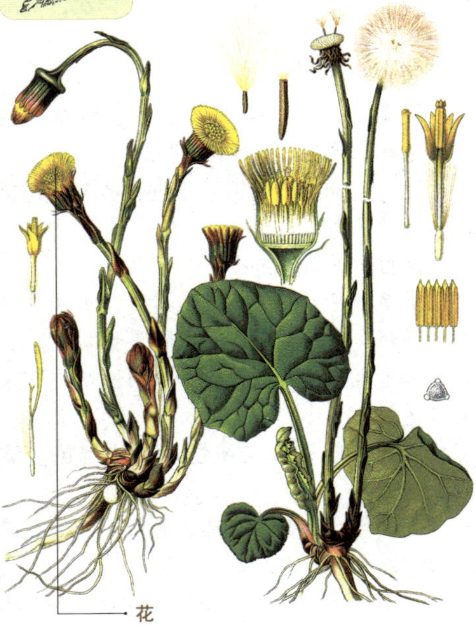

［性味］味辛、微苦，性温，无毒。
［主治］多种咳嗽。

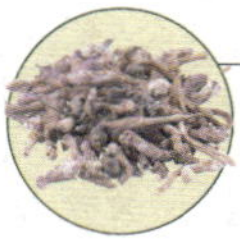

款冬花

本品止咳润肺效果卓越，对于各种原因引起的咳嗽气喘、痰多咯血都有很好的治疗效果。

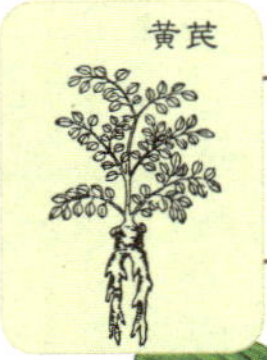

黄芪

补气升阳、益卫固表、利水消肿。

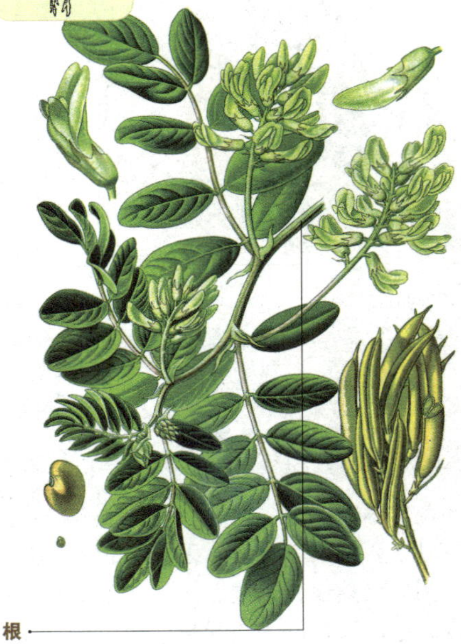

［性味］味甘，性微温，无毒。
［主治］水肿，自汗，痈肿疽疮。

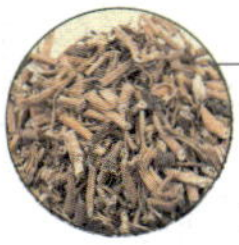

黄芪

主要用于治疗气虚乏力、中气下陷，尤其适宜身体虚弱者选用，另外本品对于便血崩漏、表虚自汗、内热消渴等症亦有明显疗效。

桐子大小的药丸。一日两次，每次用酒送服二十丸，渐加至四十丸。

◎ 五加酒

治疗产后癖瘦，玉门、阴道外口冷

五加皮二升，干地黄、丹参各二两，杜仲一斤，蛇床子一升，干姜三两，枸杞子二升，天门冬四两，乳床半斤。

以上九味研细，用绢袋盛好，取三斗酒浸泡三晚，一日两次，一次服五合，后加至十合。

治内脏受寒邪引起的子宫颈口关闭，血聚腹中生肉块方：

生地黄汁三升，干漆半斤，生牛膝汁一斤。

以上三味先捣散干漆，加入地黄和生牛膝汁中搅拌，用微火煎成膏状，制成药丸。一日两次，每次用酒送服如梧桐子大小的药丸三丸。如腹中疼痛，则饭后服用。

治疗产劳，玉门开而不闭方：

菟丝子一两六铢，硫黄四两，吴茱萸一两半，蛇床子一两。

以上四味制成药散，加一升水煎取二方寸匕。一日两次洗玉门。

◎ 白玉汤

治疗女性交接过度，小便不通，玉门疼痛

白玉一两半，苁蓉、泽泻各二两，白术五两，当归五两。

以上五味研细，先用一斗水煎白玉五十沸，去渣，再放入余药煎取二升药汁。间隔一顿饭工夫，分两次服下。

治疗动胎见血，腰及小腹疼痛，阴道肿痛，月经不通方：

葱白一斤（切），蒲黄二两，吴茱萸、阿胶各一两，当归二两（切）。

以上五味，加九升水煮取二升半，去渣后再放入阿胶烊化，分三次服。

治疗阴冷，使其生热方：

用食茱萸装满牛胆，阴干百日。每次放入锦囊中十四枚，嚼碎后放入阴道中，不久里面热烈如火。

女性子宫脱落灸法：

灸玉泉两旁三寸处，年龄几岁，灸几壮，重复三次。

女性阴冷肿痛灸法：

灸归来穴三十壮，重复三次，穴位在玉泉两旁各五寸处。

女性想断产灸法：

灸右踝上一寸处三壮，即可断产。

女性子宫下垂灸法：

灸脐中三百壮。

灸身交五十壮，重复三次，穴位在脐下横纹中。

灸与肚脐正对的背脊处五十壮。

灸玉泉穴五十壮，重复三次。

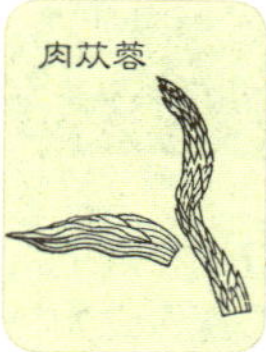

肉苁蓉

补阳益精、润肠通便。

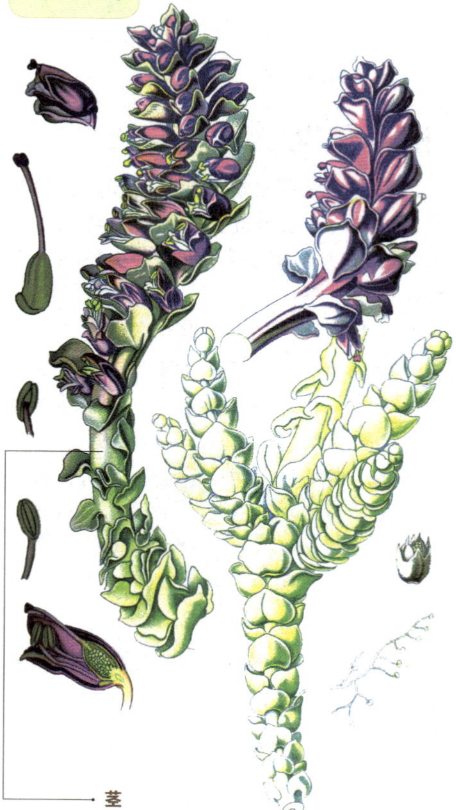

茎

[性味] 味甘、咸，性温，无毒。

[主治] 五劳七伤，补中，除阴茎寒热痛。

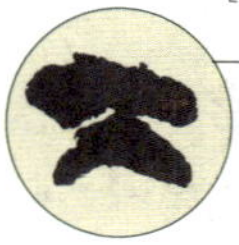

肉苁蓉

本品主要用于治疗肾虚阳痿、遗精早泄及腰膝冷痛、筋骨痉弱。另外对于肠燥便秘亦有很好的治疗调理作用。

补益

女性都希望容貌美丽、白皙、丰腴无比，七十老妇也像十七少女一样。要达到这一目的，不要服用紫石英，它会使人肤色变黑。应当服用钟乳泽兰丸。

◎ 钟乳泽兰丸

治疗女性久虚羸瘦，脐下有冰冷的硬块，四肢及全身关节烦疼，面目瘀黑，忧郁不乐，不能饮食等

钟乳三两，泽兰三两六铢，芜荑半两，防风四十二铢，芎䓖、山茱萸、白芷、牛膝、薯蓣、甘草、当归、藁本各三十铢，麦门冬、柏子仁、干地黄、人参、石膏、石斛各一两半，细辛、桂心各一两，艾叶十八铢。

以上二十一味研成末，加蜜调和成如梧桐子大小的药丸。每天两次，每次用酒送服二十丸，逐渐加至四十丸。

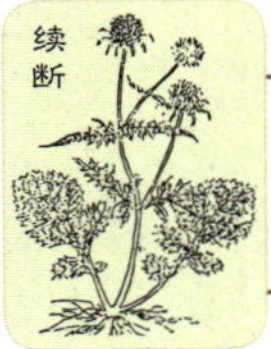

续断

补益肝肾、强筋壮骨、止血安胎。

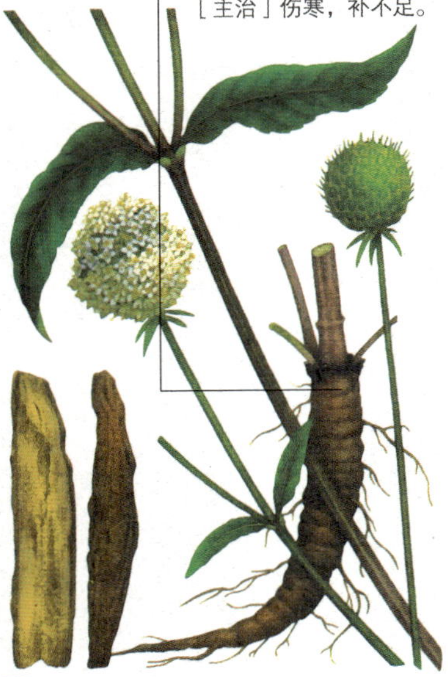

根

[性味] 味苦，性微温，无毒。

[主治] 伤寒，补不足。

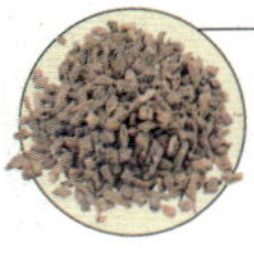

续断

本品常用于治疗腰背酸痛、肢节痿痹、跌扑创伤、损筋折骨、胎动漏红、血崩、遗精、带下、痈疽疮肿等症。

◎ 柏子仁丸

治疗女性五劳七伤，面色㿠白、食量减少、消瘦羸弱、皮肤无光泽，产后再无生育能力的，可以长期服用，同时使人肥白，有补益作用

柏子仁二两，桂心、厚朴各一两，甘草四十二铢，芎䓖四十二铢，泽兰二两六铢，蜀椒一两半，杜仲四十二铢，芜荑十八铢，黄芪二两，白术、五味子、细辛、独活、人参、白芷、芍药、石斛、桔梗各一两，当归四十二铢，白石英、钟乳、紫石英各二两，干姜二两，藁本十八铢，苁蓉一两，防风、乌头（一方作牛膝）、干地黄各三十铢，赤石脂一两。

以上三十味药锉为末后用蜜调和成如梧桐子大小的药丸，一次用酒送服二十丸，如药效不明显，加至三十丸。《千金翼方》中无乌头，有防葵、茯苓、龙骨、秦艽各半两，共三十三味。也可治产后半身枯悴。

◎ 大平胃泽兰丸

治疗男女由五劳七伤引起的多种不适，除烦解闷，安心定志，手足虚冷，羸瘦，以及身体不灵便，月经不调等病

泽兰、黄芪、细辛、钟乳各三两，柏子仁、干地黄各二两半，前胡、远志、大黄、紫石英各二两，白术、芎䓖、蜀椒各一两半，附子六两，丹参、白芷、栀子、芍药、枳实、桔梗、厚朴、石斛、秦艽、沙参、桂心、麦门冬、苦参、人参、干姜各一两，陈曲一升，吴茱萸、麦蘖各五合，枣五十枚（制膏）。

以上三十三味研成细末，加蜜调和成梧

桐子大小的药丸。每次用酒送服二十丸，逐渐加至三十丸，可让人健康丰腴。一方中有当归三两而无干姜。

◎ 小五石泽兰丸

治疗女性饮食减少，面无光泽、血色，劳冷虚损，腹中发冷、疼痛，呼吸少气、无力，经期不调，补益温中

紫石英、钟乳、矾石各一两半，当归、甘草各四十二铢，白石英、赤石脂各四十二铢，石膏、阳起石各二两，龙骨、苁蓉、桂心各二两半，藁本、柏子仁各一两，泽兰二两六铢，干姜二两，白术、人参、蜀椒、芍药、厚朴、山茱萸各三十铢，芜荑十八铢。

以上二十三味研成末，加蜜调和成如梧桐子大小的药丸。每天三次，每次用酒送服二十丸，逐渐加至三十丸。

◎ 增损泽兰丸

治疗产后百病，补益虚劳，调理血气

泽兰、当归、甘草、芎䓖各四十二铢，干地黄、柏子仁、石斛各三十六铢，白术、桂心、白芷、附子、干姜、细辛各一两，藁本、厚朴、芜荑各半两，人参、防风、牛膝各三十铢，麦门冬二两。

以上二十味研成末，加蜜调和成如梧桐子大小的药丸。空腹用酒服下十五丸至二十丸。

◎ 大五石泽兰丸

治疗女性因风寒而致中焦虚，腹中响如打雷，急风、缓风引起寒热头痛，月经不调，脐周边隐隐作痛，或者心腹有坚硬的痞块，饮食上逆，多梦，手足常常冰冷，身体麻痹疼痛、虚弱不能走动，营卫不和，以及产后虚损

钟乳、禹余粮各六分，泽兰二两六铢，白石英、石膏各二两，紫石英二两半，人参、石斛、白术、防风、远志、续断、乌头各三十铢，蜀椒、干姜各二两，当归、厚朴、柏子仁、桂心、细辛、茯苓、五味子、芎䓖、干地黄、龙骨各一两半，山茱萸、紫菀各一两，甘草、黄芪各二两半，藁本、白芷、芜荑各十八铢。

以上三十二味药锉成末，加蜜调和成如梧桐子大小的药丸。一次用酒送服二十丸，渐渐加到三十丸。

◎ 白芷丸

治疗产后流血过多，面目脱色，崩中伤损，虚竭少气，腹中疼痛

白芷五两，干姜、当归、续断、阿胶各三两，干地黄四两，附子一两。

以上七味研成末，加蜜调和成如梧桐子大小的药丸。每天四五次，每次用酒送服二十丸。当归可用芎䓖代替；加蒲黄一两，效果奇妙；续断，可用大蓟根代替。

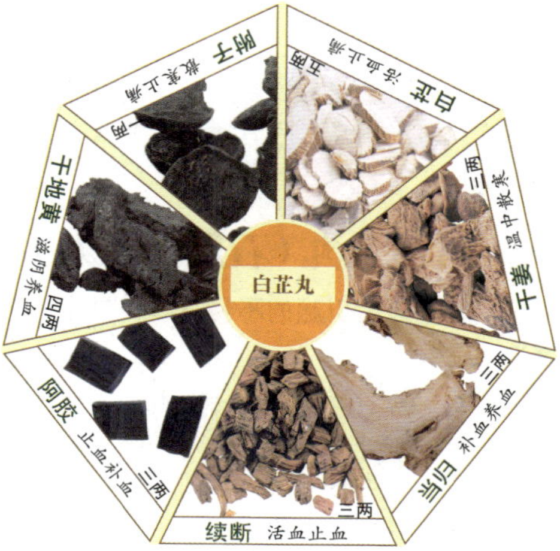

煎药方法		
将上述药物加蜜制成梧桐子大小的丸，每次用酒送服		
服药时间	服药次数	服药温度
饭后	一日四五次	常温
主要功效		
本方具有温中散寒、止血补血的作用，主治产后腹痛及失血过多		

◎ 大补益当归丸

治疗产后虚弱、胸中少气，腹中拘急疼痛，有时引至腰背，或下血过多甚至血流不止，昼夜不能入眠，虚竭乏气，以及崩中，口唇干燥，面色㿠白。也治疗男子

伤绝，或从高处坠下，引起内伤，内脏虚弱导致吐血，以及金疮伤及皮肉等

当归、干姜、续断、阿胶、芎䓖、甘草各四两，桂心、芍药各二两，附子、白术、吴茱萸、白芷各三两，干地黄十两。

以上十三味研成末，加蜜调和成如梧桐子大小的药丸。白天三次夜间一次，每次用酒送服二十丸。如药效不明显，加到五十丸。如有蒲黄，最好加一升。

◎ 泽兰散

治疗产后感受风邪、使人虚弱

泽兰九分，禹余粮、防风各十分，芜荑、细辛、厚朴各四分，干地黄、赤石脂、石膏、鹿茸、白芷、肉苁蓉、芎䓖各八分，白术、藁本、蜀椒、柏子仁各五分，甘草、当归、桂心、干姜各七分，人参三分。

以上二十二味，捣制过筛制成散药，每天三服，每次用酒送服方寸匕，根据实际可酌情增加。

◎ 三石泽兰丸（石斛泽兰丸）

治疗由风虚引起的不足，通利血脉，御寒冷

钟乳、白石英各四两，藁本、紫石英、防风、茯神各一两六铢，泽兰二两六铢，石斛、黄芪、石膏各二两，白芷、细辛、柏子仁、桔梗、黄芩、秦艽、苁蓉、五味子、蜀椒、防葵各一两，当归、甘草、芎䓖各一两十八铢，人参、干姜、白术、桂心、独活、干地黄各一两半，厚朴、芜荑各一十八铢。

以上三十一味研成末，加蜜调和成如梧桐子大小的药丸。每天两三次，每次用酒送服二十丸，逐渐加至三十丸。

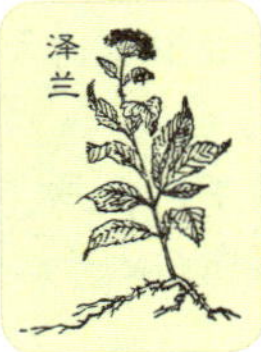

泽兰

活血化瘀、利水消肿。

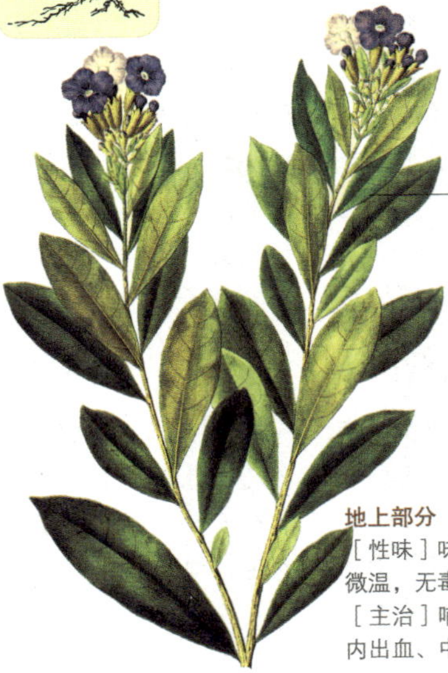

地上部分

［性味］味苦、辛，性微温，无毒。

［主治］哺乳期女性体内出血、中风后遗症。

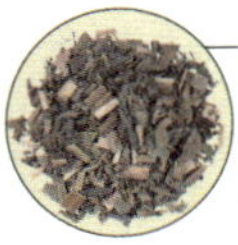

泽兰

本品能活血、利水，主要用于治疗女性月经不调、经闭、痛经，以及产后瘀血所致的腹痛及水肿。

月水不通

◎ 干姜丸

治疗女性寒热羸瘦，四肢酸痛怠惰，肩背脊沉重痛楚，腹中有积聚、坚硬胀满，胸中支撑胀满，或疼痛不可忍受，引起腰、小腹疼痛，手足厥逆寒至肘膝，四肢烦疼，或烦闷，时时想浸泡在水中，手足虚热，时寒时热，全身关节疼，心下常悬急疼痛，恶心，流出涎唾，每当吃咸、甜、酸、苦的食物时，身体就起鸡皮，大小便艰涩，月经不通，食后不长肉

干姜、茯苓、芎䓖、水蛭、虻虫、桃仁、硝石、杏仁、蛴螬、䗪虫各一两，人参、柴胡、芍药、蜀椒、大黄、当归各二两。

以上十六味研成末，加蜜调和成如梧桐子大小的药丸。空腹送服三丸，如药效不明

显，加至十丸。《千金翼方》以此治疗女性瘕结胁肋下疾。

◎ 干漆汤

治疗闭经，小腹坚硬，痛得不能接近

干漆、芍药、细辛、葳蕤、甘草、附子各一两，大黄三两，桂心、芒硝、当归、黄芩各二两，吴茱萸一升。

以上十二味，除芒硝外，切碎后用一斗清酒浸一夜，熬取三升汁水，去渣后加入芒硝完全烊化。每次相隔煮一顿饭的工夫，分成三次服。

◎ 桃仁汤

治疗闭经

桃仁一升，大黄、当归、水蛭、虻虫、土瓜根、芒硝各二两，麻子仁、牛膝、桂心各三两。

以上十味，除芒硝外，切碎后用水九升煮取三升半汁水，去渣再加入芒硝使其完全烊化，分三次服。《肘后方》中无麻子仁、当归，用黄芩、芍药、牡丹、射干、柴胡各三两，共十三味。《千金翼方》中无虻虫。

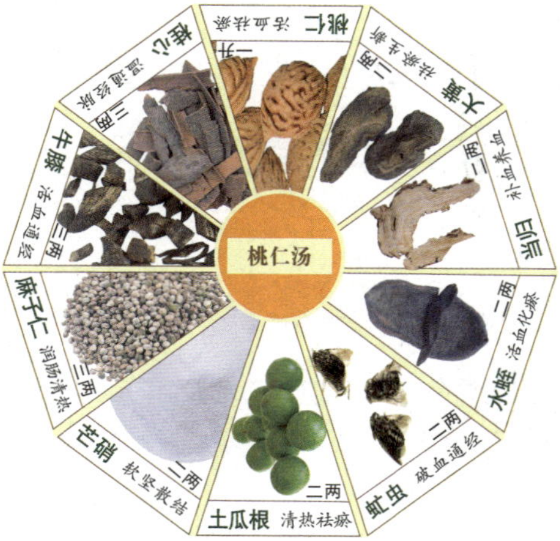

煎药方法		
先下除芒硝外的九味药，加水煮至三升半药汁，后加入芒硝煮化即可		
服药时间	服药次数	服药温度
饭后	一日三次	温
主要功效		
本方活血化瘀功效较强，对于女性月经不通有破血除瘀之功效		

◎ 芒硝汤

治疗月经不通

芒硝、芍药、当归、土瓜根、丹砂末、水蛭各二两，大黄三两，桃仁一升。

以上八味，除丹砂、芒硝外，切碎后用水九升熬取三升，去渣后加入丹砂、芒硝，分三次服。

治疗心腹绞痛，月经不通，通血止痛方：

大黄、当归、芍药各三两，栀子十四枚，干地黄、吴茱萸、芎䓖、虻虫、干姜、水蛭各二两，甘草、细辛、桂心各一两，桃仁一升。

以上十四味切碎，用水一斗五升熬取五升汁水，分五次服。一方中另有麻子仁、牛膝各三两。

◎ 黄芩牡丹汤

治疗从小无月经，气力衰少，脸色萎黄，饮食无味

黄芩、桃仁、瞿麦、牡丹、芎䓖各二两，芍药、射干、海藻、枳实、大黄各三两，水蛭五十枚，虻虫七十枚，蛴螬十枚。

以上十三味切碎，用水一斗煮取三升，分三次服。服下两剂后，灸乳下一寸黑圆际各五十壮。

治疗月经不通方：

取一升葶苈研为末，加蜜调和成如弹子大小的药丸，用棉布包裹后塞入阴道三寸处。每丸一夜，次日再换，至有汁流出为止。

◎ 干漆丸

治疗月经不通，百疗不愈

干漆、射干、土瓜根、芍药各一两半，桃仁、鳖甲各二两，牡丹、桂心、吴茱萸、牛膝、黄芩、大黄、柴胡各一两六铢，水蛭、虻虫各七枚，䗪虫、蛴螬各四十枚，大麻仁四合，庵闾子二合，乱发鸡子大二枚（烧）。

以上二十味研成末，加蜜调和成如梧桐子大小的药丸。每天三次，每次用酒送服十五丸，渐加到三十丸。仍然用后来浸的酒送服前面的丸药。

牡丹三两，虻虫、水蛭各五十枚，桃仁、当归、芍药、玄参、桂心各二两，蛴螬二十枚，芎䓖、瞿麦、海藻各一两。

以上十二味研成末，加蜜调和成如梧桐子大小的药丸。用酒送下十五丸，渐加到二十丸。血盛的人，把药制成散，服方寸匕，腹中如沸水转动，血自然化成水除去。如果小便赤少，用地肤子一两代替桂心。

◎ 当归丸

治疗女性脐下有癥结，刺痛得像虫在啃啮，像用锥刀在刺，赤白带下，腰背疼痛，十二种痼疾，月经不调

当归、吴茱萸、葶苈、附子、大黄各二两，柴胡、细辛、秦椒、厚朴各一两六铢，黄芩、干姜、牡丹、桂心、芎䓖各一两半，牡蒙、甘草各一两，虻虫、水蛭各五十枚。

以上十八味研末，加蜜调和成如梧桐子大小的药丸。每天两次，空腹用酒送下十五丸。有胎者禁服。

◎ 禹余粮丸

治疗女性产后积冷坚癖

禹余粮、桂心、乌贼骨、吴茱萸、蜀椒各二两半，干姜三两，矾石六铢，细辛、干地黄、当归、白术、人参、芎䓖、芍药、前胡各一两六铢，紫菀、白薇、黄芩各十八铢，䗪虫一两。

以上十九味研末，加蜜调和成如梧桐子大小的药丸。每天两次，空腹用酒送下二十丸，药效不明显可酌情加量。

◎ 干地黄当归丸

治疗月经不通，有时一月来两次；有时隔月不来，来时或少或多；有时淋沥不断；有时来后腰腹刺痛难受，四体嘘吸不思饮食，心腹坚胀作痛，有黄、青或黑色的月经流下；有时就像清水一样，身体沉重，只想睡觉不想动，想吃酸味食物，虚乏黄瘦

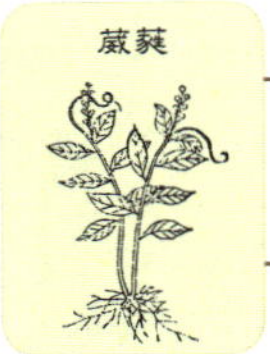

葳蕤

滋阴润燥、生津止渴。

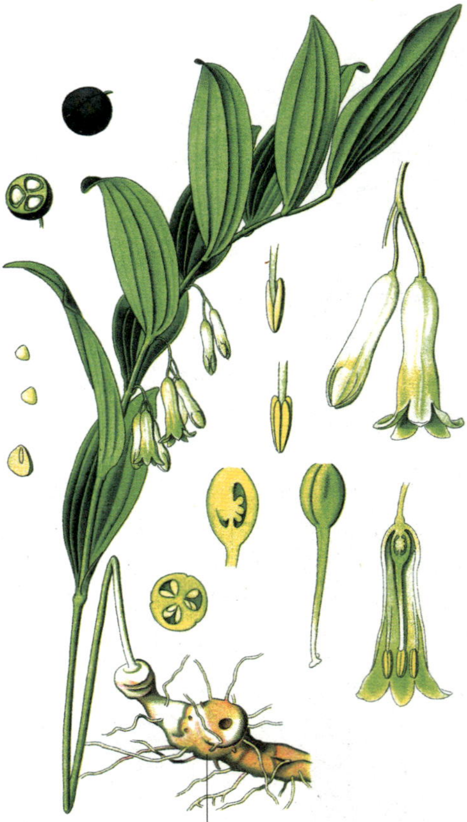

根茎

[性味] 味甘，性平，无毒。

[主治] 干咳少痰，阴虚外感。

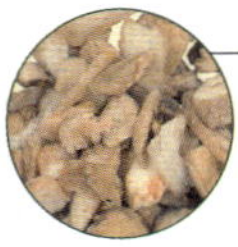

葳蕤

本品用于肺胃阴伤，燥咳痰黏，舌干烦渴。

干地黄三两，当归、甘草各一两半，芎䓖一两十八铢，泽兰、干姜、人参、牛膝、芍药、牡丹各一两六铢，水蛭、虻虫各七十枚，丹参、黄芩、桑耳、蜀椒、白芷、桂心各一两，桃仁二两，䗪虫四十枚，蒲黄二合。

以上二十一味研成末，加蜜调和成如

梧桐子大小的药丸，每日空腹用酒送服十五丸，渐加至三十丸，以有效为度。

◎ 鳖甲丸

治疗女性小腹中有积聚，像七八寸的盘面大，上下移动，疼痛难忍，咳嗽、嗳气有腥臭味，手足逆冷，两胁热得像火在炙烤，玉门冷如风吹，月经不通，月前或月后服此药三十日即会痊愈，且会受孕，此是河内太守魏夫人传下的处方

鳖甲炙、桂心各一两半，蜂房半两，玄参、人参、苦参、蜀椒、细辛、丹参、沙参、吴茱萸各十八铢，蛴螬二十枚，䗪虫、水蛭、芍药、甘草、附子、皂荚、干姜、牡丹、当归、防葵各一两，虻虫、大黄各一两六铢。

以上二十四味研末，加蜜调和成如梧桐子大小的药丸。每天三次，每次用酒送下七丸，以药效明显为度，可稍加量。

治疗月经不通，结成如石的癥瘕，腹大骨立，宜用此破血下癥方：

大黄、硝石各六两，巴豆、蜀椒各一两，代赭、柴胡（熬变色）、水蛭、丹参（熬成紫色）、土瓜根各三两，芎䓖、干姜、干漆、虻虫、茯苓各二两。

以上十四味研末，巴豆另外研，加蜜调和成如梧桐子大小的药丸。每天两服，每次空腹时用酒送服二丸，药效不明显加至五丸。《千金翼方》无丹参、柴胡、水蛭、土瓜根。

◎ 牡蒙丸（紫盖丸）

治疗女性产后十二种癥病和带下无子，这都是由于冷风寒气，或是产后未满一百天，胞络恶血尚未流尽，便悬在厕所上大小便、久坐，导致湿、寒进入胞宫，集结在小腹，使疼痛积聚，大的如拳头，小的如鸡子，按起来隐约感到在跳动，或如针刺，或如虫啮，生气时则抢心，两胁支撑胀满，不能饮食，食后不消化，上下通流；或固守在胃，痛时延及背膊、玉门，呕逆，气短，出汗，小腹苦寒，胞宫中溃烂成疮，咳嗽时引至浮痛，小便自己流出，阴道不正，令人无子，腰胯疼痛，全身水肿，四肢沉重、游走跳动，时来时去，小便淋沥，大便不利，或月经不通，或下如腐肉，黄、赤、青、白等如豆汁

牡蒙、硝石、芎䓖、吴茱萸、茯苓、细辛、前胡、厚朴、干姜、黄芩、桔梗、䗪虫、牡丹、蜀椒、葶苈、人参、桂心各十八铢，附子一两六铢，大黄二两半，当归半两。

以上二十味研末，加蜜调和成如梧桐子大小的药丸。每天三次，每次空腹用酒送服三

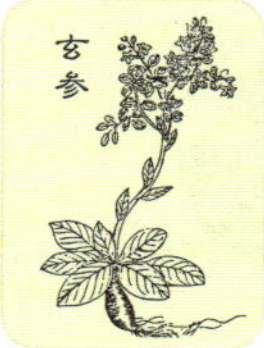

玄参

清热凉血、滋阴解毒。

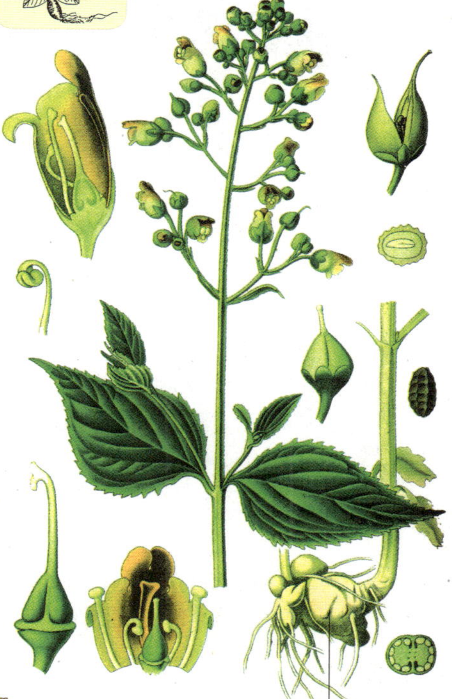

［性味］味苦、甘、咸，性微寒，无毒。

［主治］治疗腹中寒热积聚、女子产乳余疾，令人目明。

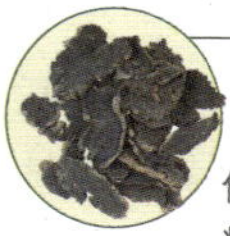

玄参

本品对温邪入营、内陷心包、热病伤阴所致的烦渴、便秘、劳嗽、目赤、咽痛、痈肿疮毒等症均有治疗作用。

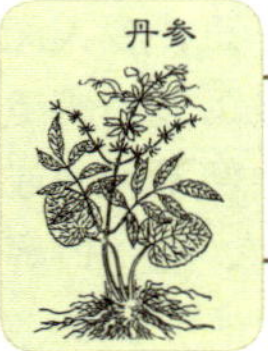

丹参

活血调经、凉血消痈、养血安神。

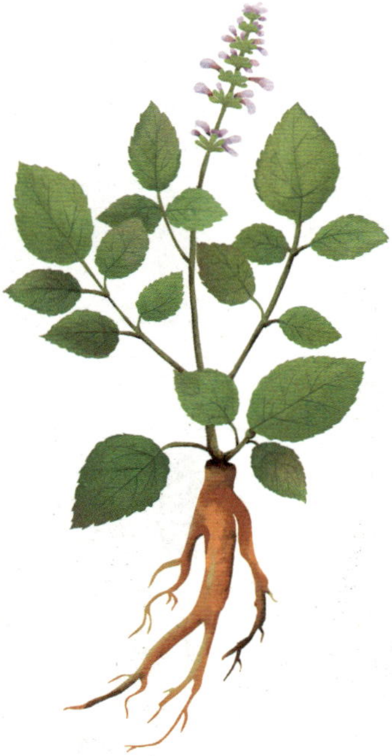

［性味］味苦，性微寒，无毒。
［主治］治寒热积聚，止烦满，益气。

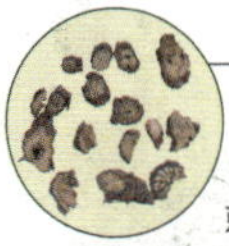

丹参

本品主治月经不调、经闭痛经、胸腹刺痛、热痹疼痛、疮疡肿痛，以及心烦不眠、肝脾大、心绞痛等症。

丸。药效不明显，可加到五六丸。待流下如鱼子一样的赤、青、白、黄物后，病根即除。

◎ 大虻虫丸

治疗月经六七年不通，或腹胀瘕痛，肿满气逆，有神验

虻虫四百枚，蛴螬一升，茯苓、海藻各五两，干地黄、牛膝、芍药、土瓜根、牡丹、干漆、桂心各四两，吴茱萸、黄芩、桃仁、牡蒙各三两，芒硝一两，水蛭三百枚，人参一两半，葶苈五合。

以上十九味研末，加蜜调和成如梧桐子大小的药丸。每天三服，每日空腹时用酒送下七丸，药效不明显可增加剂量。《千金翼方》无人参、芒硝。

治疗月经不通，严重闭塞方：

牛膝一斤，土瓜根三两，麻子（蒸）三升，桃仁二升。

以上四味分别研细，用一斗五升好酒浸泡五宿。每天三次，每次服五合，渐加至一升，能多服更佳。

◎ 桂心酒

治疗月经不通，结成癥瘕

桂心、干漆、土瓜根、牡丹、牛膝、芍药、牡蒙各四两，大黄三两，吴茱萸一升，黄芩二两，虻虫二百枚，干姜二两，䗪虫、蛴螬、水蛭各七十枚，干地黄六两，僵蚕五十枚，乱发灰、细辛各一两，大麻仁、灶突墨各三升，虎杖根、鳖甲各五两，菴蔺子二升。

以上二十四味药分别研细，用四斗酒分成两瓮，浸七日后合成一瓮，搅调均匀再分作两瓮。每天二服，刚开始时每次服二合，渐加至三四合。

◎ 鸡鸣紫丸

治疗女性癥瘕积聚

皂荚一分，阿胶六分，藜芦、杏仁、乌喙、干姜、桂心、甘草、矾石、巴豆各二分，前胡、人参各四分，代赭五分，大黄八分。

以上十四味研末，加蜜调成如梧桐子大小的药丸。每次在鸡鸣时服一丸，每天加服一丸，达到五丸停止，然后又从一丸开始，循环往复。流下呈白色的恶物，是有风；呈青微黄的，是有心腹病；呈赤色的，是有癥瘕。

◎ 牡蛎丸

治疗经闭不通，不思饮食

牡蛎四两，干姜三两，大黄一斤，蜀椒十两，柴胡五两，水蛭、虻虫各半两，芎䓖、茯苓各二两半，葶苈子、芒硝、杏仁各五合，桃仁七十枚。

以上十三味研末，加蜜调成如梧桐子大小的药丸。每天三次，每次七丸。

◎ 硝石汤

治疗血瘕，瘀血不通，月经滞留，能下病，散坚血

硝石、虻虫、附子各三两，枣十枚，桃仁二升，干姜、大黄、细辛、黄芩各一两，牛膝一斤，土瓜根、芍药、丹参、代赭、蛴螬各二两，朴硝四两。

以上十六味分别研细，用九升水、五升酒浸一夜，第二天早晨煎取汁水四升，去渣后下朴硝、硝石烊化尽。分成四服，每次相隔如一顿饭的工夫。病好后避免着风，吃黄鸭羹。

治疗气瘕（血瘕），月经不通，脐下坚硬成块，大如杯、盘，下痢羸弱瘦削，往来发热方：

生地黄三十斤，取汁；干漆一斤，为末。

把漆末加到地黄汁中，用微火煎制成丸。每次饭后用酒送下如梧桐子大的药丸三丸。药效不明显就稍增加。

治疗产后当风受凉，导致瘀血停留聚积成结，月经闭塞方：

麻子仁、桃仁各二升，菴蔄子一升。

以上三味分别研细，用好酒三斗浸泡五宿。每天三服，每次服五合，渐增加至一升。

◎ 当归丸

治疗腰腹痛，月经不通利

当归、芎䓖各四两，人参、土瓜根、牡蛎、水蛭各二两，丹参、虻虫、乌头、干漆各一两，桃仁五十枚。

以上十一味研末，加白蜜调和成如梧桐子大小的药丸。每天三次，每次用酒送服三丸。

◎ 辽东都尉所上丸

治疗脐下有坚硬的痞块，无所不治

大黄、恒山、巴豆各一分，附子、牛膝、芍药、茯苓各五分，天雄二枚，牡蒙四分，干姜、人参、苦参、白薇、细辛、狼牙、龙胆、玄参、沙参、丹参各三分，雚芦六分。

以上二十味研末，加蜜调和成丸。晚上不要饮食，每天三次，每次五丸。身体极羸瘦，月经不调，连服二十五日，会下出长虫或除去各种病，二十五日后，所有的苦痛都会除去，肌肤开始丰腴，服药五十日后万病都会除去，曾经丧失生育能力的人也会有生育能力。

赤白带下崩中漏下

诸方提到过女性的三十六种疾病，包括十二种癥瘕、九种痛证、七种害病、五种伤病和三种痼疾不通。十二种癥瘕：即流下的恶物，一是如膏的形状，二是如黑色的血，三是如紫色的汁，四是如赤色的肉，五是如脓痂，六是如豆汁，七是如葵羹，八是如凝血，九是如水样的清血，十是如米泔，十一是如月经时前时后，十二是月经周期不对应。九种痛证：一是阴中伤痛，二是阴中淋沥痛，三是小便作痛，四是寒冷痛，五是经来时腹中痛，六是气满痛，七是带下从阴中流出如有虫啮痛，八是胁下皮肤痛，九是腰胯痛。七种害病：一是阴道疼痛不通利，二是感受了寒热痛，三是小腹急坚痛，四是脏不仁，五是子门不端引起背痛，六是月经时多时少，七是呕吐不已。五种伤病：一是两胁支撑胀满痛，二是心痛牵引到胁肋痛，三是气郁结不通，四是感邪泄泻，五是前后痼寒。三种痼疾不通：一是羸瘦不生肌肤，二是绝产乳，三是月经闭塞。然而，病有异同，要根据具体的情况来治疗。

◎ 白石脂丸

治疗女性三十六疾，胞中疼痛，漏下赤白

白石脂、禹余粮、乌贼骨、牡蛎各十八铢，赤石脂、芍药、黄连、干姜、龙骨、干地黄、桂心、石韦、黄芩、细辛、钟乳、白蔹、附子、当归、白芷、芎䓖、蜀椒、甘草各半两。

以上二十二味研末，加蜜调和成如梧桐子大小的药丸。每天两次，空腹用酒送服十五丸。一方可有黄柏半两。

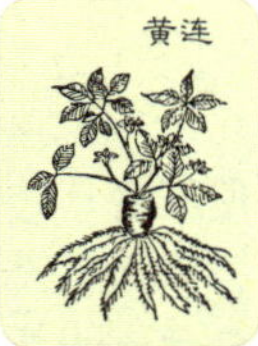

黄 连

清热燥湿、泻火安神。

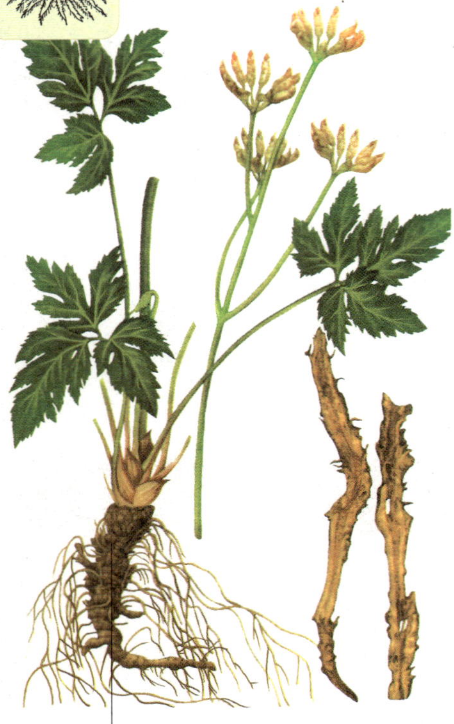

[性味] 味苦，性寒，无毒。
[主治] 治热盛火炽、目痛眦伤流泪，能明目。

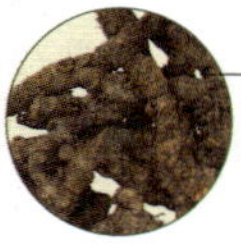

黄连

本品主要用于治疗痞满、呕吐吞酸、黄疸、高热神昏，以及心火亢盛所致的心烦不寐、目赤、牙痛、消渴之症。

女人腹中十二疾：一是月经时来时止，二是月经如清水，三是月经不通，四是月经无周期，五是生育后没有乳汁，六是无子，七是性欲减退，八是腹痛如刺，九是阴中寒，十是阴道牵掣作痛，十一是月经来时冰冷如葵汁状，十二是腰部急痛。这十二种病的发作，是因为与丈夫同床时，月经未去，或躺卧在湿冷的地方，及冷水浴，为获得当时的快乐而后百病滋生；或疮痍未愈便行房事，或衣单席薄，起早劳作，使寒邪从阴部侵入而致病。

治疗女性腹中十二疾方：

蜀椒、当归、桂心、干姜、丹参、白蔹、吴茱萸、防风各一两，半夏、赤石脂各一两六铢，藿芦半两。

以上十一味研末，加蜜调和成如梧桐子大小的药丸。每日三次，空腹用酒送服十丸，药效不明显则稍增加，以明显为度。

◎ 白垩丸

治疗女性三十六疾

白垩、芍药、龙骨各十八铢，当归、茯苓、瞿麦、白蔹、甘皮、黄连、石韦、黄芩、甘草、牡蛎、细辛、乌贼骨、附子、禹余粮、藁本、白石脂、人参、大黄各半两。

以上二十一味研末，加蜜调和成如梧桐子大小的药丸。每天两次，每次空腹送下十丸，药效不明显则增加，二十天可见效，服药一月则百病可除。如是十二种癥瘕，禹余粮、乌贼骨、白石脂、牡蛎、龙骨加倍用；如是九种痛证，甘草、白蔹、黄连、当归加倍用；如是七种害病，藁本、细辛、甘皮加倍用，另加茱萸、椒各一两；如是五种伤病，石韦、大黄、瞿麦加倍用；如是三种痼疾，加倍用人参，另加矾石、赤石脂、巴戟天各半两。合药时随病情增减。

少小婴孺方

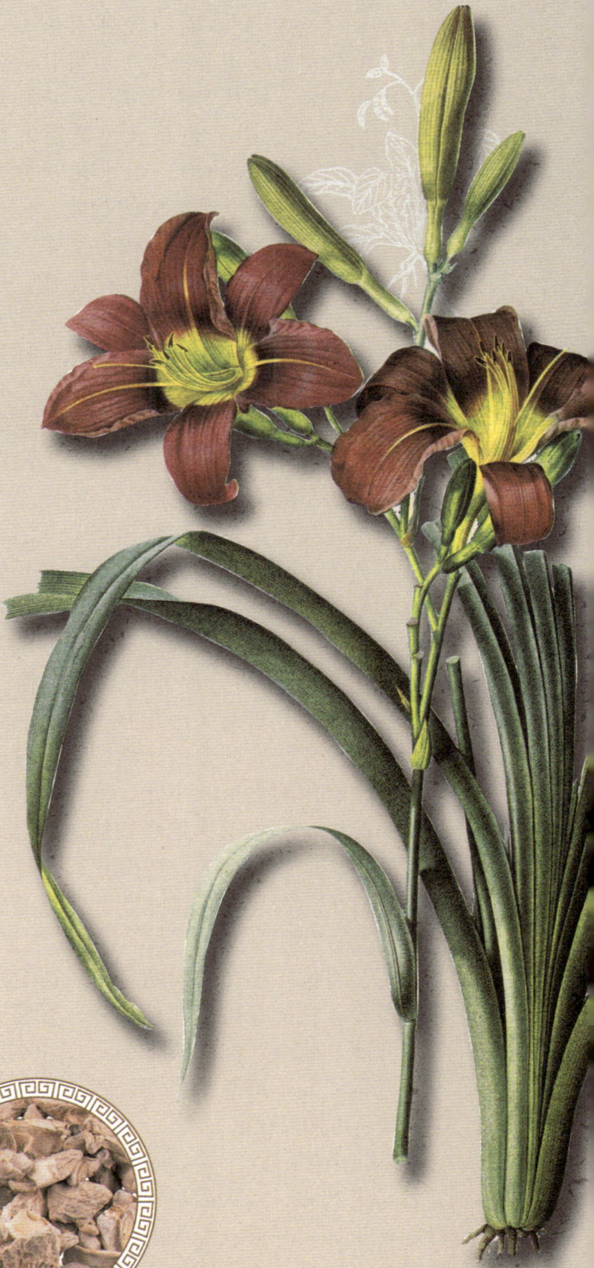

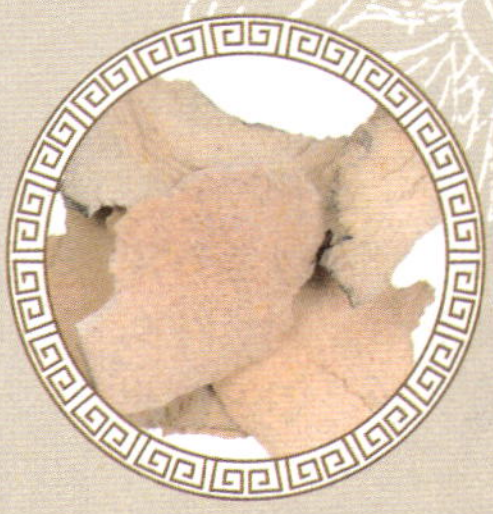

茯苓

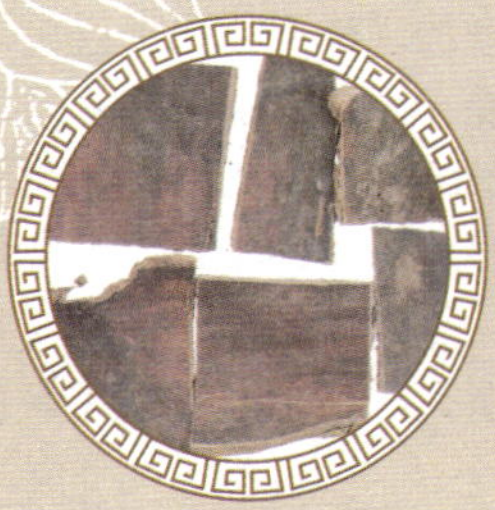

杜仲

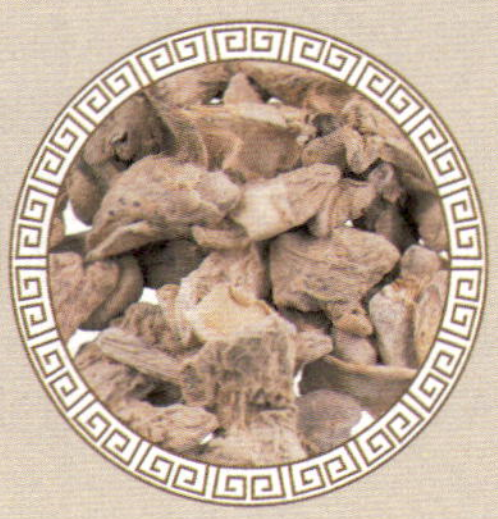

干姜

序例

生民之道，都是由小长大，没有小的，也不可能有大的。所以《易经》中说积小可以成大；《诗经》中有厥初生民的故事；《左传》中更记载有声子（人名，鲁隐公之母，惠公继室）生隐公。生养少小的大义，即从年少到年长，从细微到显著的圣人之道，也是人之常情的显现。医生想要留心救治，但小儿气势微弱，所以难以显现立竿见影的功效。现在学医的人，多因为婴儿裹在襁褓之中，乳气腥臊，而不诚心诚意地近距离检视，真是令人叹息啊！《小品方》中说："凡人年龄在六岁以上称为小，十六岁以上称为少，三十岁以上称为壮，五十岁以上称为老。"但经书从不记载六岁以下的，无以为据，因此乳下婴儿有病难治。中古时期有名医巫妨（人名，古名医，尧的臣子）著有《小儿颅囟经》，用来判断小儿的疾病、生死，占卜小儿的夭寿。由此书开始才有了专门的小儿药方。晋宋时期，在江左（长江下游的以东）地区，传到苏家，然后药方才在人间开始流传。齐国徐王（即徐之才）亦著有《小儿方》三卷，如今学习的人才能有所受益。然而徐氏位高名重，没有闲暇去留心小儿，很少有值得采用的药方。孙思邈博采众长加上自己试用过的颇有成效的药方，成就此篇，百姓居家过日子，都可以采用这些药方，避免小儿横夭的祸患。

大人的病与小儿的病的差异只在于用药的多少。在此卷中，包括客忤、惊痫、骨缝开解、解颅、囟门应合却不合、不行等八九篇，而下痢等余方都散在其他各篇中，读者可按需获取。

小儿出生后六十天，长成瞳子，便能笑着与人应和；百天后长成任脉，就能自行翻转身体；一百八十天后长成骶骨，便能独坐；二百一十天后长成掌骨，便能匍匐爬行；三百天后长成膑骨，便能站立；三百六十天后长成膝骨，便能走动了。这是固定的规律，如果未准时出现，那小儿的身体发育必有未完全的地方。

小儿出生后三十二天，会出现第一个生理变化；六十四天第二变，且会伴随着生理变化"蒸"；九十六日第三变；一百二十八日第四变，变且蒸；一百六十日第五变；一百九十二日第六变，变且蒸；二百二十四日第七变；二百五十六日第八变，变且蒸；二百八十八日第九变；三百二十日第十变，变且蒸。三百二十日后小蒸完毕，再六十四日后出现大蒸，再六十四日后又大蒸，再一百二十八日后再次大蒸。小儿自出生后三十二天为一变，两变为一蒸，十变、五小蒸、三大蒸，共五百七十六日后，各种器官脉络完全长成，大小蒸也都完毕，小儿就发育完全了。小儿变蒸，就是改善他的五脏，荣华他的血脉，每一变后，都会立即觉得他情态有变化。变就是上气，蒸就是体热，这是变蒸的证候。变蒸轻的，体热伴有微惊，上嘴唇起鱼眼珠子大小的白泡，耳朵、臀部发冷，出微汗；而重的，身体高热且脉象乱，汗或出或不出，一吃就吐，不欲食，黑睛微白，眼白微赤。又有说证候是眼睛赤黑的轻，白的重，变蒸完毕后，眼睛自然明亮。单独的变较轻微，而变兼蒸，则稍剧烈一些。很平和的蒸，五天即消，长的也就十天，热自然消除。为让大家更好地了解，重新说一说：婴儿往往出生后三十二天一变，在第二十九天先期发热时，依法处理，到了第三十六七天，蒸就完毕了。不要在变蒸的时候惊动孩子，同时避免人多。小儿变蒸有早晚，很多都不按时。同时还有初变时发热过甚的、超过正常天数而不停止的，等等。要计算变蒸的时日，当小儿不时发热并有微惊，只要平静地观察，不要施治；如长时间不退热，可少给一点儿紫丸，热退即停药；

变蒸中和不变蒸时患上流行的热病，证候都很相似，只是上嘴唇无白泡，耳朵及臀部通热罢了，应先服黑散，用来发汗，汗出后再扑上温粉，热便可消退痊愈；如还不能全消退，就喂紫丸；小儿在变蒸时，如再外感寒邪，便会寒热交争，啼哭不止，腰腹屈曲拘急，熨可治疗（熨法见下篇）。变蒸与伤寒、温壮（病名，气机壅塞，胃失调和，体热而致，发热嗜睡，大便黄臭或白酸，食欲减少等）的证候相似，如非变蒸，身体、耳朵、臀部发热的，是患上其他疾病，可当作杂病来治；如审定是变蒸，则不能按杂病医治。

还有一法，小儿出生三十二天就开始变，即身体发热；六十四天第二变，并伴着蒸，症状是端正睡卧；九十六天第三变，定者候丹孔出而泄；一百二十八天第四变，伴着蒸，小儿能够咳笑；一百六十天第五变，心机灵性已生成；一百九十二天第六变，伴有蒸，五脏已长成；二百二十四天第七变，能够匍匐前行；二百五十六天第八变，伴着蒸，开始学习说话；二百八十八天第九变，小儿可以站了。从小儿出生到二百八十八天，共有九变四蒸，在变的日子里，不可妄加施治，避免加重病情；变且伴有蒸的，则是小儿的送迎月份。蒸表现为脉象乱且热、出汗，短的五天消，长的八九天就消。在蒸的日子里，不能妄用艾灸针刺治疗。

◎ 紫丸

治疗小儿变蒸，发热不退，且挟有伤寒温壮，汗出后热不消退，腹中有痰癖，脾胃不顺，哺乳不进，吃乳则吐，食痫，先冷后热。

赤石脂、代赭各一两，杏仁五十枚，巴豆三十枚。

以上四味，前两味研末，杏仁和巴豆另研成膏，调匀再捣两千杵。如较硬则加少许蜂蜜同捣，然后收入密闭容器。三十天的小儿用少许乳汁喂服麻子大一丸，一会儿再喂少量乳汁，至日中热即会消退。如果未能全消，第二天早晨再喂服一丸。如小儿已满百日则服用小豆大小一丸，其余以此为准增减。夏季气温高，每二三十天服一次，可避免发疹，效果也挺好。无所不治的紫丸，能导下而且不会使人虚弱。

◎ 黑散

治疗小儿在非变蒸期间患时下流行热病，或在变蒸期间伴有时下流行温病。

大黄六铢，麻黄、杏仁各半两。

以上三味，先将大黄、麻黄捣成散，再将杏仁研成膏，细细放入散捣至调和，收入密闭容器中。一个月大的小儿用乳汁拌和服下如小豆大一枚，然后抱紧使其出汗，汗出以后扑上温粉，避免见风。根据小儿大小决定药量，如百日大的小儿则服如枣核大小一枚。

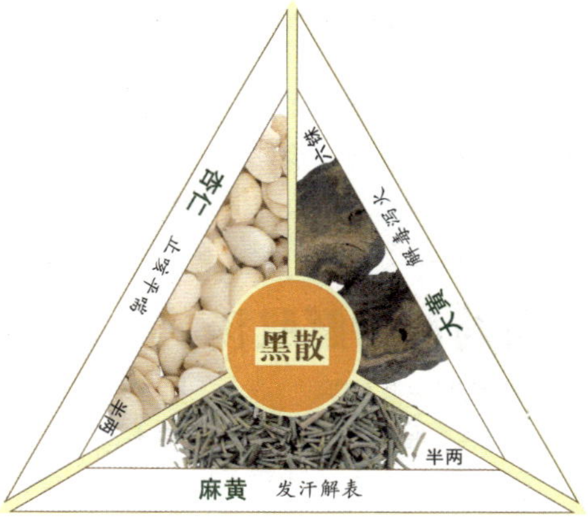

煎药方法		
将三药调和成膏状，放入密封容器中即可		
服药时间	服药次数	服药温度
酌情而定	病愈即止	常温
主要功效		
本方能解毒发汗、散寒凉血，可治疗小儿流行病		

伤寒

小儿未经历过霜雪，就不会生伤寒病。但是若气候异常，也可能会患病。病疫流行的时节，小儿一生下来就患病的，和大人一样按照流行疾病的节度治疗，不过用药量稍减，药性稍冷而已。

◎ 麻黄汤

治疗小儿伤寒，发热咳嗽，头面发热

麻黄、黄芩、生姜各一两，杏仁十枚，石膏、甘草、芍药各半两，桂心半两。

以上八味研细，加四升水煮取一升半药汁，分两次服用，孩子太小的话可酌情减少。

治疗小儿伤寒方：

淡竹沥、葛根汁各六合。

以上二味混合，百天小儿斟酌服用，二三岁小儿分三次服，煮后服效果佳，不宜生服。

治疗小儿时气方（时气即季节性、流行性、传染性兼有的病邪）：

取三两桃叶捣烂，加五升水煮十沸后取汁，每天遍淋五六次。

◎ 芍药四物解肌汤

治疗少小儿伤寒

芍药、升麻、葛根、黄芩各半两。

以上四味研细，加三升水煮取九合药汁，去渣后分多次服，一周岁以上的分三次服。

◎ 调中汤

治疗小儿春秋两季早晚中暴冷，热不得泄则壮热，冷气折其四肢，冷气入胃变成下痢，或欲赤白滞起数去，小腹胀痛，极壮热气，脉象洪大或急数，服后热就消，下后便愈，也可治单纯壮热、下泻或呕吐

葛根、白术、藁本、桔梗、大黄、黄芩、茯苓、芍药、甘草各六铢。

以上九味研细，加二升水煮取五合药汁。服法：出生一天至七天的小儿，分三次服一合；八天至十五天的，分三次服一合半；十六天至二十天的，分三次服二合；二十天至三十天的，分三次服三合；三十天至四十天的，分三次服五合，若怕不见效，可斟酌加量。

◎ 大黄汤

治疗小儿肉中长期有宿热，贫瘠，热消热发没有定时

大黄、芒硝、甘草各半两，石膏一两，桂心八两，大枣五枚。

以上六味研细，加三升水煮取一升药汁，每次服二合。

◎ 二物茯苓粉散

治疗少小儿头汗

茯苓、牡蛎各四两。

以上两味药捣制过筛，取八两粉合捣成药散。有热，就上药粉，汗便自然停止。

◎ 二物通汗散

治疗少小儿有热不出汗

粉半斤、雷丸四两。

以上两味捣为细末过筛后，用粉扑身。

◎ 生地黄汤

治疗小儿啼呼腹痛，时寒时热

生地黄、桂心各二两。

以上二味研细，加三升水煮取一升，一周岁以上的服三合，一周岁以下的服二合。一方有七味，加黄芩、当归、甘草、芍药、寒水石各半两。

◎ 莽草浴汤

治疗少小儿伤寒

莽草半斤，雷丸三十枚，蛇床子一升，大黄一两，牡蛎四两。

以上五味研细，加三斗水煮取一斗半药汁，温度适宜时，避开阴部及眼睛洗浴小儿。

治疗小儿伤寒发黄方：

捣土瓜根取三合汁，服下即可。

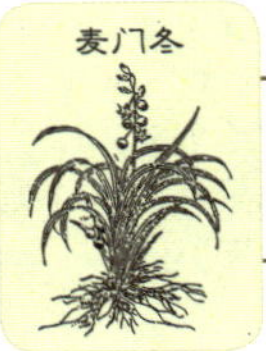

麦门冬

养阴润肺、清心除烦、益胃生津。

◎ 三物黄连粉

治疗少小儿盗汗

黄连、贝母、牡蛎各十八铢。

以上药物添加一升粉合捣，过筛后取粉扑身，效果佳。

◎ 麦门冬汤

治小儿未满百日而伤寒，身体发热，鼻中流血，呕逆

麦门冬十八铢，桂心八铢，甘草、石膏、寒水石各半两。

以上五味研细，加二升半水煮取一升药汁，一天三次，分服一合。

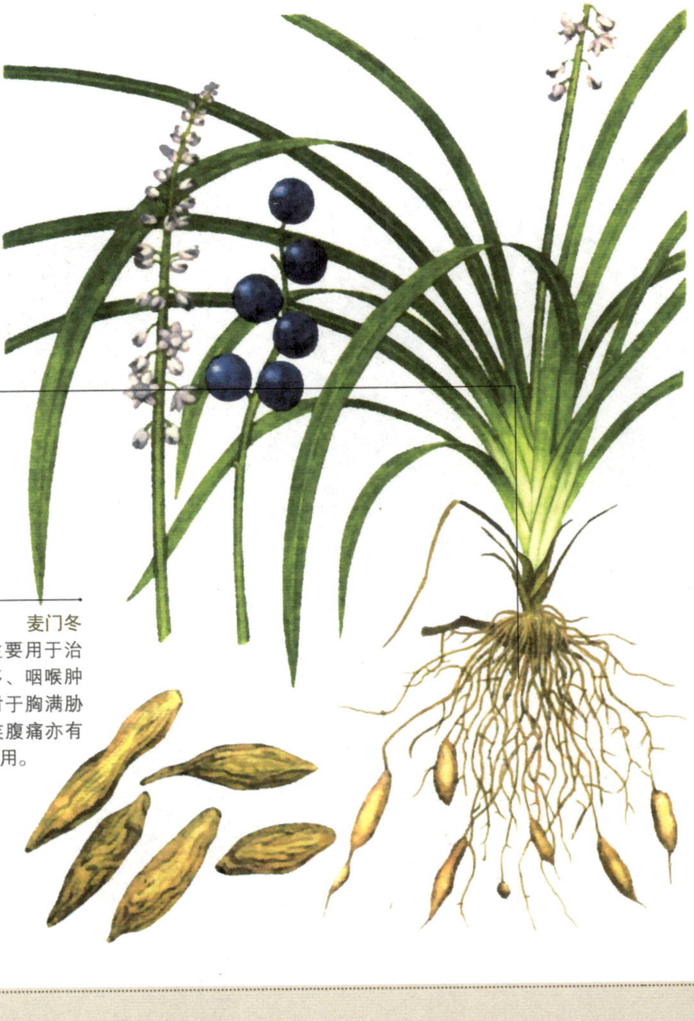

根

[性味] 味甘、微苦，性微寒，无毒。

[主治] 心腹结气，肺阴不足，热伤胃阴。

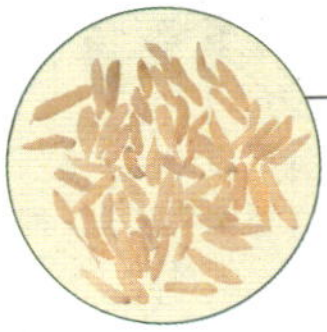

麦门冬

本品主要用于治疗咳嗽痰多、咽喉肿痛之症，对于胸满胁痛以及痢疾腹痛亦有治疗缓解作用。

咳嗽

二百天左右的小儿，身上和头上长小疮，稍稍治愈但不久却复发。一百五十天时突然有点儿咳嗽，用温和的药物治疗，导致痫病。一天发作二十多次，四肢挛缩，背脊屈曲拘急， 直翻白眼，甚至没有了呼吸，许久又会醒过来。连续几天用治痫病的药，让他尽快呕吐，再慢慢单饮竹沥汁，二十四小时共服一升左右。这样，病情开始缓解，发病间隔也会延长，再服竹沥汤使他吐下，进一步延长发病间隔。等他不吐时，让他慢饮一些竹沥汁。

◎ 八味生姜煎

治疗小儿轻微咳嗽

生姜七两，干姜四两，紫菀、款冬花、甘草各三两，杏仁一升，桂心二两，蜜一升。

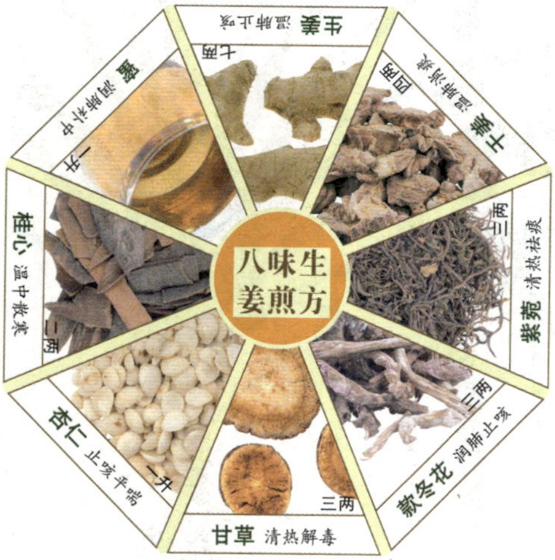

煎药方法		
将除蜜以外的诸药研末，放入锅中煎焙成饴膏状即可		
服药时间	服药次数	服药温度
饭前或饭后	一日四五次	温
主要功效		
本方诸药有温肺、止咳、祛痰、清热的功效，可用于治疗小儿咳嗽痰多之症		

以上八味除蜜外研末，微火煎成饴脯状，百日内的小儿每次含化如枣核大的一枚，每天四五次。

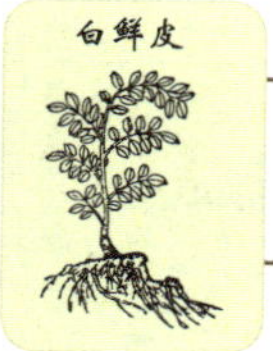

白鲜

清热燥湿、祛风解毒、通痹退黄。

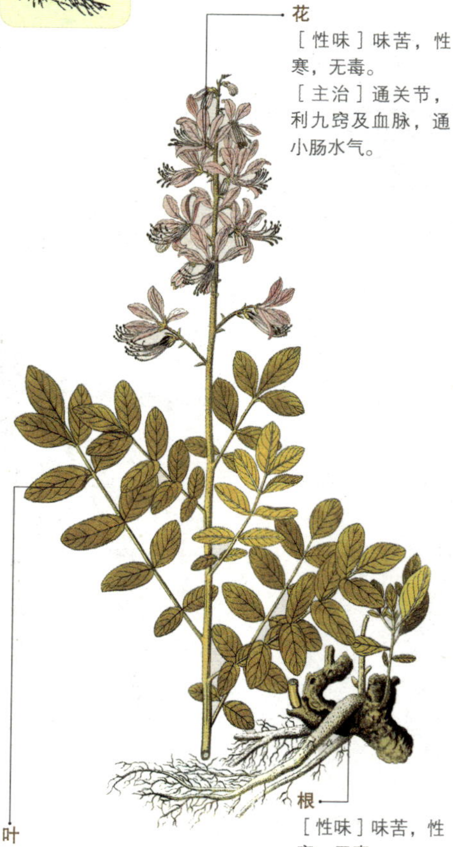

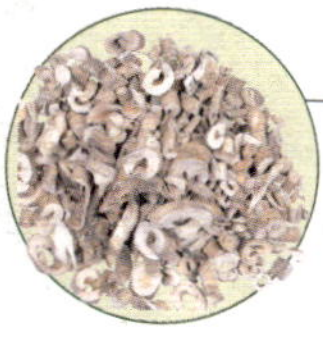

白鲜

本品通常以根皮入药，称白鲜皮，主治湿疹、疥癣、风湿热痹等症。

◎ 桂枝汤

治疗十天至五十天小儿，突然昼夜不停地顿咳、呕逆、吐乳汁

桂枝半两，紫菀十八铢，麦门冬一两十八铢，甘草二两半。

以上四味研细，用水二升煮取半升药汁，用棉布蘸药汁滴入小儿的口中，一夜四五次，同时节制喂奶。

◎ 四物款冬丸

治疗小儿咳嗽，一开始时咳嗽不停，甚至不能啼哭，昼轻夜重

款冬花、紫菀各一两半，伏龙肝六铢，桂心半两。

以上四味研末，加蜜调成泥，每次取一粒如枣核大的敷在乳头上，让小儿吸乳时慢慢服下，每天三次。

◎ 竹沥汤

竹沥五合，白薇、萆薢（一方无萆薢）、麻黄、桑寄生、甘草各半两，黄芩三十铢，大黄二两，茵芋三铢，羚羊角、木防己各六铢，白术六铢（一方作白鲜）。

以上十二味研细，用二升半水煮取一半，再加入竹沥煎取一升药汁，分次服用，每相隔一顿饭的工夫服二合。

◎ 麻黄汤

治疗恶风侵犯了小儿肺腑，喘气时肩部起伏，呼吸不安宁

麻黄四两，生姜、半夏各二两，桂心五寸，甘草一两，五味子半升。

以上六味研细，用水五升煮取二升药汁，百日内的孩子每次服一合，其余根据孩子的大小斟酌用量，就会痊愈。

癖结胀满

◎ 地黄丸

治疗小儿面黄肌瘦，胃气不调，不爱吃饭

干地黄、大黄各一两六铢，杏仁、当归、柴胡各半两，茯苓十八铢。

以上六味研末，加蜜调成如麻子大小的药丸。每日三次，每次五丸。

治疗小儿肚子胀满方：

猪脂和韭根汁一起煎后慢服。

治疗小儿有癖灸法：

灸两乳下一寸各三壮。

◎ 藿香汤

治疗毒气使孩子腹胀，下痢，呕吐，逆害喂奶

藿香一两，甘草、青竹茹各半两，生姜三两。

以上四味研细，用水二升煮取药汁八合，每日三次，每次一合。有热的加半两升麻。

治疗十五岁以下少儿饮食减少，热结多痰方：

柴胡、大黄、黄芩各三两，生姜十八铢，杏仁二两，枳实一两十八铢，竹叶（切）一升半，知母、升麻、栀子、芍药各二两半。

以上十一味研细，用水六升煮取药汁二升，十岁到十五岁的孩子分三次服用。

◎ 桂心橘皮汤

治疗小儿气逆，五六天不吃东西

桂心半两，橘皮三两，人参半两，黍米五合，成择薤五两。

以上五味研细，先用水七升煮药取三升药汁，再下米、薤，米熟即成，慢服。

治疗小儿瘦削、羸弱，不妨喂奶，适合常服的处方：

五两甘草研末，加蜜和丸。一岁小儿每天三次，每次服豆大的十丸，服完了继续做。

痈疽瘰疬

治疗小儿半身甚至全身发红方：

甘草、牛膝各等份。

以上二味共五升研细，用水八升煮三沸，去渣后与伏龙肝末一起敷患处。

治疗小儿身体红肿方：

将米粉熬黑后加唾沫调和敷在患处。

治疗小儿被烧后全身长如麻豆大的疮，时痛时痒，有的还流脓的处方：

黄芩、芍药、白蔹、黄连、黄柏、甘草、苦参各半两。

以上七味研末，加蜜调匀后，白天两次夜间一次抹患处，也可调汤清洗患处。

◎ 五香连翘汤

治疗小儿风热毒肿且肿得发白，或者有恶核瘰疬，附在骨上的痈疽，关节不能举动，全身发白疹，奇痒难忍

薰陆香、鸡舌香、青木香、沉香、黄芩、麻黄各六铢，麝香三铢，竹沥三合，大黄二两，海藻、射干、连翘、枳实、升麻各半两。另一方无麻黄。

以上十四味研细，用水四升煮剩一半，再加竹沥煮取一升二合。百日至二百日的小儿每次三合；二百日至一岁的每次五合。

治疗小儿肚皮突然青黑方：

用胡粉与酒调和敷在患处，须尽快治疗，否则会死。此外，鸠尾骨下一寸和脐左右上下各半寸，这五处各灸三壮。

治疗小儿热毒过盛，气血内搏，外现于皮肤的溺灶丹，初起于两股及脐间，随后使阴茎头都红肿的处方：

切桑根皮一斗，加二斗水煮取一斗来清洗患处。

治疗小儿丹毒方：

捣慎火草取汁涂于患处，疗效佳。

治疗小儿赤游丹毒，如果全身都长，至心腹部时就可能死亡的处方：

把白豆研末，加水调和后敷于患处，保持湿润。

治疗小儿熛疮（也叫烂疮）初起，熛浆似火方：

捣熟桃仁，加面脂调匀敷疮，兼治全身红肿。

治疗小儿全身生疮方：

黄芩、芍药、黄连各三两，蛇床子一升，大黄二两，黄柏五两，苦参八两，拔葜一斤。

以上八味研细，用水二斗煮取一斗后给小儿洗澡。

诸风

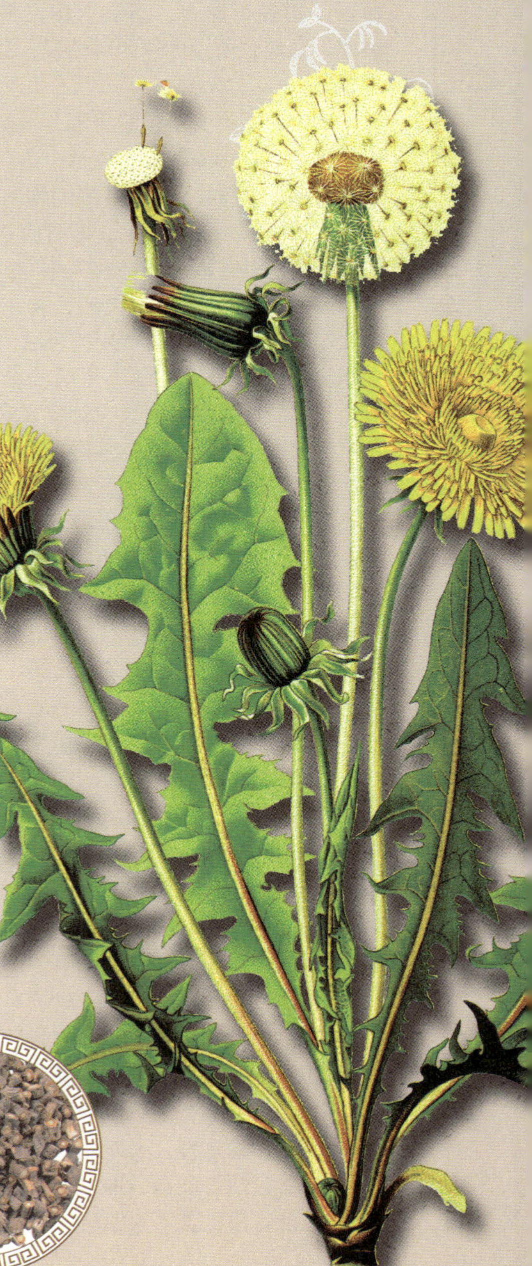

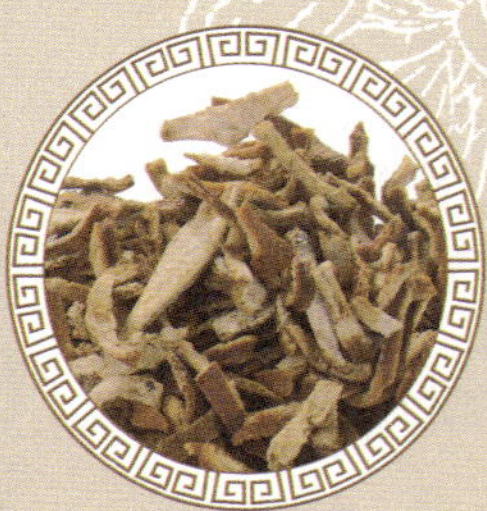

甘皮

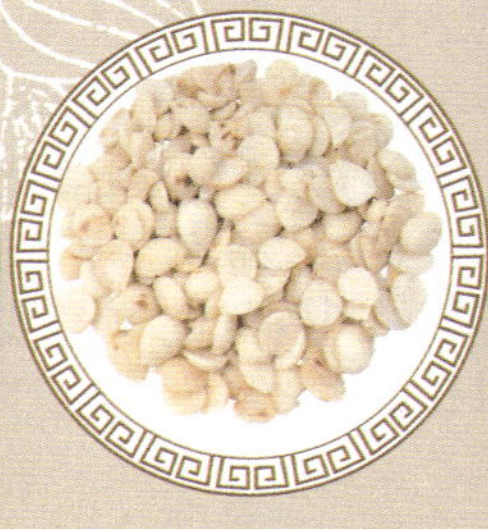

杏仁

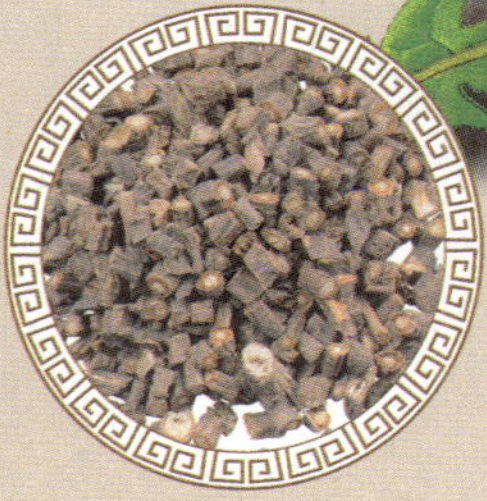

防风

论杂风状

岐伯说中风大约可分为四种：一是偏枯，二是风痱，三是风懿，四是风痹。大多急且突发的疾病都是中了风邪，刚患病时症状较轻微，易被忽略，但此时应立刻服续命汤，再灸治腧穴。百病之中以风邪最为厉害，而岐伯所说的这四种情况，又是重中之重。

偏枯，即半身不遂的患者，一侧的肌肉不能运动而且疼痛，神志清楚，语言正常，病在分腠之间的，可在温暖的地方睡觉取汗，消损病邪，补益不足，即可康复（《甲乙经》言：温卧取汗则多取些汗）；得风痱的全身不疼，但四肢不灵活，神志稍微模糊，如果语声微弱但可辨别的可以治疗，反之病重不能言语的，则不可医治；得风懿的，突然不省人事，咽喉中有窒塞感（《巢源》作噫噫有声），不能言语，舌头僵直，此时病在脏腑，且病邪先后入脏、腑，应先补脏，后泻腑来治疗。让患者发汗，身体恢复柔软的人可生存，而身体发直不出汗的，七天即亡（《巢源》言眼下和鼻人中附近发白的可治疗，而黑红各半且口中吐沫的则不可治）；风痹、肌痹、筋痹、皮痹、骨痹、湿痹、周痹、胞痹，虽然都各自有证候，但都类似中了风邪，可以通过诊脉来鉴别，比如脉象微涩的是身体不仁。

风邪多从五脏的背俞穴进入五脏而致病，因为肺主气息，而且覆盖在其他四脏上面，所以五脏中以肺犯病最为急迫。肺中风邪的患者，典型症状是喜欢仰卧，胸闷气短，头昏目眩且出汗。鼻孔与眼睛之间两侧下行到口的部位，发白的应及早灸百壮肺俞穴，再服续命汤治疗，小儿酌情减量；但如果此部位颜色发黄，说明肺受伤已化血，无法治疗，患者会胡言乱语，手指空搓、指地或摸索衣缝，像这样几天即死。如果中了急风邪，患者会胡言乱语，神思恍惚，或疲惫气短，不能言语，若不立即治疗，一昼夜就可能死亡。一经发现此类患者，就应灸肺俞穴、肝俞穴和膈俞穴几十壮，并且尽快服续命汤。如果涎水、唾液流出而不收，须立刻用针灸和饮用汤药。和肺中了风邪类似，六腑受了风邪，也会胡言乱语、神思恍惚，但如果拖延治疗，一段时间就会死去。

疾病的发展与治疗

痹病的发展都是由体表向体内扩展，发现越早越容易治疗。如果等到疾病发展到骨髓再求医，即使神仙也无能为力了。

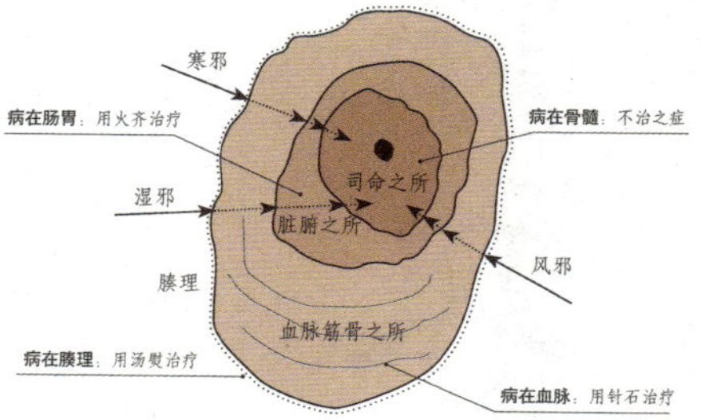

肝中了风邪的症状：坐着须有依靠且不能低头，眼圈与额上的颜色微呈青色。嘴唇青、面色黄的可以医治，应及时百壮肝俞穴、服续命汤；而唇色青黑、面一黄一白的，说明肝已被伤害，几天后即死亡。

心中了风邪的症状：患者身体只能仰卧，不能侧卧或转侧，心中闷乱出汗。若嘴唇呈赤色，还可以治疗，应及时灸心俞穴百壮，服续命汤；而如果嘴唇呈青色、白色、黄色或黑色，说明心已腐坏成水，肌肉抽搐，面目呆滞，神色恐惧者，则五六天（一说十天）后即会死去。

肾中了风邪的症状：患者腰痛并且只能靠着坐。如果胁左右没有黄色块如米饼大的，尚可救治，应尽早灸肾俞穴百壮，服续命汤；而如果脸呈土色、牙齿黄赤、鬓发发直的，就无法再治疗了。

脾中了风邪的症状：患者需依靠而坐，同时感觉腹中胀满。全身发黄而又吐出咸汁的，还可以治疗，应及时灸脾俞穴百壮，服续命汤；但若眼下发青、手足发青的，则无药可救了。

大肠中了风邪的症状：肠鸣不止，且只能睡在床上。治疗需灸大肠俞穴百壮，服续命汤。

在外的六腑最容易被四季不正的邪气所伤。邪气首先侵犯皮肤，进而传入细小的孙脉（经络诸脉的旁支），等盛满孙脉后再传至络脉，盛满后接着传至大经中而形成病。邪气伤害六腑时的表现为热象，不能按时休息，晚上睡觉不安宁甚至啼哭，脉象坚硬而充盈，重取觉得疼痛。

风邪伤人，或为寒中，或为热中，或为疠风，或为偏枯，或为贼风。虽然同样被风邪所伤，但在春季甲乙日的是肝风，在夏季丙丁日的是心风，在夏季戊己日的是脾风，在秋季庚辛日的是肺风，在冬季壬癸日的是肾风。风邪侵犯至五脏六腑的腧穴，即为各个脏腑的风，各自进入门户，形成偏风。

风邪沿着风府经脉上行至脑，则为脑风；进入头部，则为目风（又称眼寒）；醉酒而又感受风邪，则为酒风；行房事流汗时受风，则为内风；刚洗完澡时受风，则为首风；长期有风邪同时在房事时再受风邪，则为肠风；而当其停在外部腠理时，则为泄风。总而言之：风，是百病之长，而且在体内变化多端，一定要辨证施治。

风常常根据人的举动而改变性质，当处于肌肤中时，内不能泄出，外不能发散。所以同时受了风邪和寒邪的，就会饮食不下；同时受了风邪和热邪的则会肌肉消瘦而发热发寒；感受风邪又遇到阳盛的则不能出汗；而碰到阴盛则会自行流汗。肥胖的人受了风邪，肌肉厚则邪气难以泄出，易形成热中病，主要症状就是目黄；瘦人受了风邪，肌肉薄则汗出较多，身体不温，眼中常有泪水流出。受了风邪又遇到体虚的，风邪因腠理敞开而外泄，身体感觉像被水淋过，凄冷犹如中了寒邪；受了风邪又遇到体实的，风邪因腠理关闭而内伏于体内，使人感觉闷热。

胃风是刚吃完饭而被风邪侵犯形成的，它的症状是：恶风，膈下阻塞，不下饮食，颈部多汗，形体瘦削而腹满，因形成郁积而壅满，则原先的衣服都不合身了。饮食寒冷就会得洞泄病；刚吃了热食就洗浴的，则会使人腹部变大，而成为水病。

漏风即醉酒后又被风邪侵犯而形成，它的症状为：恶风，不能穿衣，身体一接触衣服就如火烤，多汗少气，口干多渴，一见饮食就大量流汗，全身骨节松懈，不能做事。

首风是刚洗浴完后又被风邪侵犯而形成的，它的症状为：恶风、多汗、头痛。

内风是刚行完房事再被风邪侵犯而形成的，它的症状为：恶风，大量流汗。

劳风是劳累过度又感受风邪形成的，常

风邪对人体的伤害

风邪对人体的伤害是六淫之中最厉害的，它们侵入人体，阻塞毛孔，在体内上下窜行，导致人体经脉不通，使人发冷或发热。

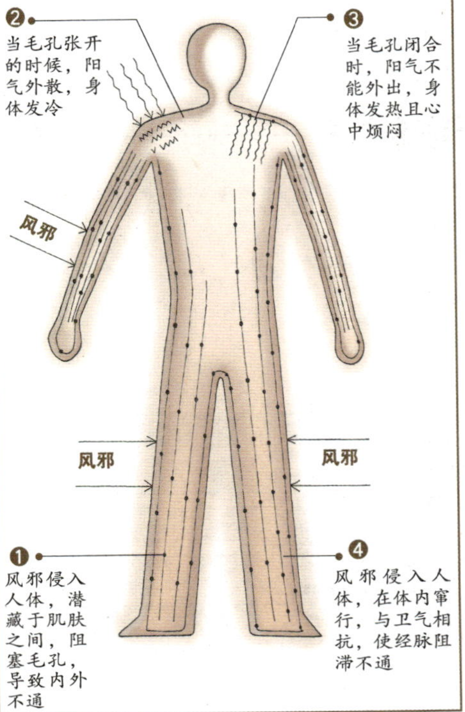

病在肺脏之下，主要症状为：恶风，咳吐痰涎，眼睛上翻，寒战不休，三五天后仍不精明，七八天后有少许青黄脓涕从口鼻中流出的还算好，否则容易伤及肺脏。

如果风邪滞留在肌肤，因体虚发痒会形成风疹瘙痒的疮；风邪深入至腠理，寒邪热邪相互搏结会使肌肉枯萎；邪气滞留在某一侧身体并进入腠理，真气尽失就会发生偏枯；邪气滞留在关节会发生痉挛，邪气滞留在筋中也会这样。邪气侵袭五脏，会梦见五脏大而形体小；邪气停留在六腑，会梦见五脏小而形体大。邪气随目系进入脑，会使目昏眩；邪气中于眼睛，会散视，把一物看成两物。风邪侵入五脏，寒气滞留在其中，若不能发散出来就会发生喑哑、喉咙麻痹而舌动缓慢，不及时服药并用针灸治疗，风邪随着脉络流入五脏，就会使人忽然失音，缓纵噤痉而致死。风邪侵入阳经会使人出现狂乱，侵入阴经会使人发生癫痫。侵入阳经形成的病转入阴经，患者会表现得很安静；侵入阴经形成的病转入阳经，患者则会发怒。

如果因为热食、出汗、洗浴，使通达的腠理开泄，风邪会自然泄出，则会感觉肉中如有针在刺，急速步行流汗后，也会出现这种情况。凡是感到肌肉中如有针在刺，都是由于腠理关闭，邪气被闭塞在肌肉中，想泄出来的缘故，适宜服用解肌汤即可安宁。如果眼睛眨动，口唇翕动偏歪，都是因风邪侵入了经脉，所以必须尽快服用小续命汤、八风散、摩神明白膏、丹参膏，并循经脉进行针灸。

各种痹病都是由于风、寒、湿三种邪气被滞留在分肉之间，邪气逼迫深入，初始时散在分布，遇寒就聚结，聚结后就会排挤分肉而致肌肉裂开，而肌肉裂开就会发生疼痛，疼痛发生就会使正气趋向并聚集在患处，正气趋向并聚集在患处就会产生热，发热就会使疼痛缓解，疼痛缓解就会发生厥逆，发生厥逆就会诱发其他痹，痹的发生就是这样的。在内未深入五脏，在外未散发于皮肤，仅留居在分肉之间，使真气不能周流循环于全身，所以叫作痹。其中感受风邪的情况最多，不仁则肿，叫行痹，而且它周身游动无固定之处；患者感受寒邪较多的叫痛痹；患者感受湿邪较多的叫着痹；冷汗多，病邪随着血脉上下移动，不能左右流动，就叫周痹；痹发生在肌肉中，时而发作时而停止，痹在左边就在身体的左边有反应，痹在

四时痹病的发生

痹病是由于外邪入侵所致，它们在不同季节侵入人体的皮毛、肉、筋、血脉、骨等不同部位，引起不同部位发生痹证。

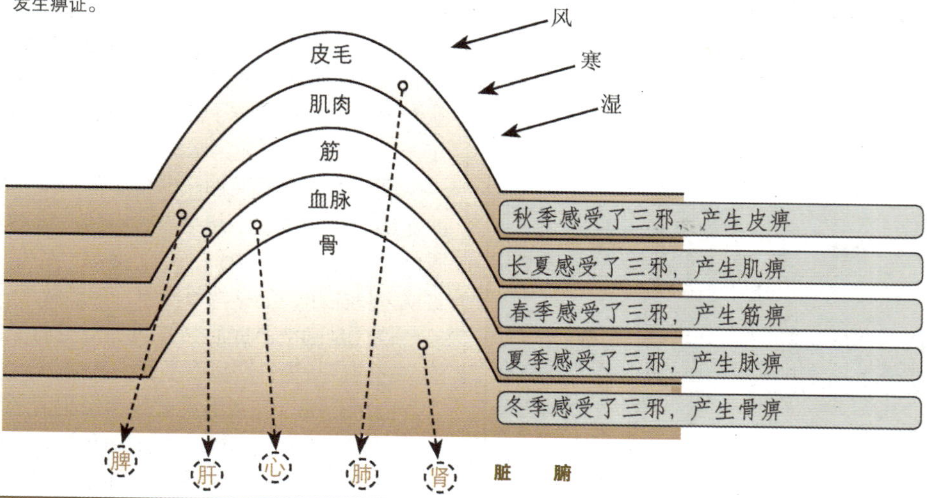

众痹、周痹

痹，指肢体疼痛或麻木。左右相移者为众痹，上下相移者为周痹。

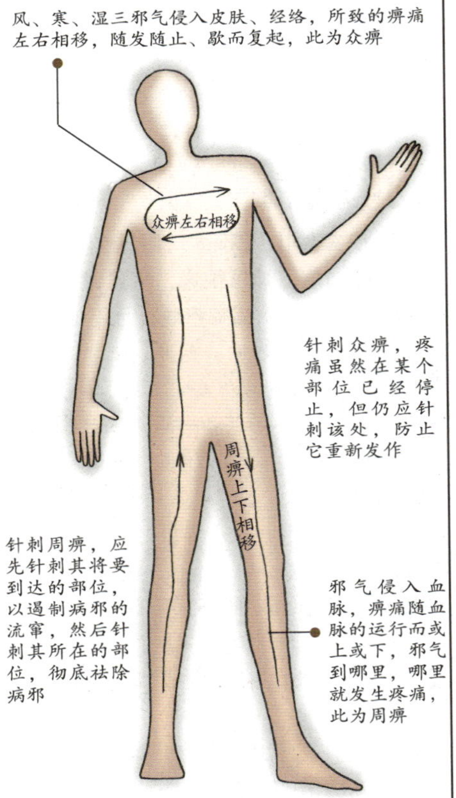

右边就在身体的右边有反应，这就叫偏痹。

凡是得了痹病，体内阳气虚而阴气盛的人，往往身体发冷；阳气盛而阴气虚的，痹痛时身体会发热。痹病中风痹容易痊愈，痹在皮肤间的也容易痊愈，在筋骨的就难以痊愈。得痹病的时间太久深入筋骨，会使营卫气艰涩，因营卫气凝滞导致经络时时空疏不充实，就不会感觉到痛。风痹病不能治愈的，往往就像脚踩在薄冰上弱不胜力，时时如放在热水中，大腿股胫酸痛无力，心烦头痛，是伤在脾肾；时时呕吐眩晕，时时出汗，是伤在心；目眩，是伤在肝；悲恐，短气不快乐，是伤在肺。不出三年就会死，一说三天必死。

足太阳经感受了风邪，加上被寒、湿邪伤得太重就会变成痉病，患者表现为口噤不开，脊背强直，犹如癫痫发作的症状，摇头如马鸣，腰反折，在很短的时间内就发作多次，气息好像断绝了一样，汗如雨下，时时发生虚脱。容易患这种病的，往往是刚生产的妇人以及金疮导致血脉虚竭的患者。小儿得了脐风，大人受了凉、湿后再患了风痉的，都很危险。患温病后热邪太盛侵入肾，以及小儿患癫痫病后热邪太盛都会变成痉病。痉、失音、厥、癫病症状都比较相似，所以久厥必成癫，应仔细审察。病情严重的人耳中响如落叶并觉得疼痛，都是因风邪侵入了肾经，若不及时医治，当风邪流入肾后就会忽然身体痉直如同死人一样，都适宜服用小续命汤两三剂。如果耳朵痛肿，流出脓汁而形成痈疖的，就不会有危险，只是不要让耳朵受风，针刺耳前动脉及风府，效果奇佳。

诸风

◎ 大续命汤一

治疗肝疠风，突然失音。按照古方用大、小续命二种汤，可通用于治疗五脏偏枯和贼风

麻黄八两，杏仁三十枚，石膏四两，芎䓖、桂心、干姜各二两，黄芩、当归各一两，荆沥一升。

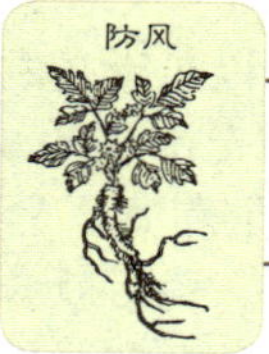

防风

祛风解表、逐湿止痛。

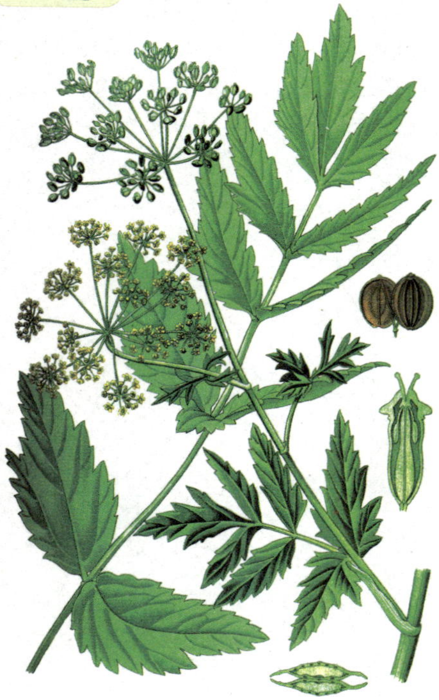

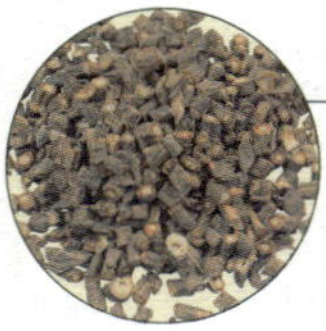

防风

对风湿痹痛、外感风寒具有很好的治疗缓解作用。现代医学研究发现，本品还具有镇静、抗炎、抗惊厥的作用。

分别将以上九味研细，先用水一斗煮麻黄两沸，去沫后加入余药煮取药汁四升，去渣再下荆沥（加后效果更好）煮数沸，分四次服。如果未痊愈而只能说话，再服小续命汤。《千金翼方》中有甘草。

◎ 小续命汤一

治疗突然中风邪，口眼歪斜，舌头强直，筋脉拘急，神思恍惚，气息微弱，神志闷乱，对各种风病都有疗效，且不使人虚弱

生姜五两，防风一两半，麻黄、芎䓖、杏仁、防己（《外台秘要》不用）、桂心、甘草、人参、黄芩、芍药各一两，附子一枚。

分别把以上十二味研细，先用水一斗二升煮麻黄三沸，去除浮沫后加余药煮取三升药汁，分三次服，效果良好。若没有治愈的可再服三四剂，则必佳。另根据感受风邪的虚实、轻重而取汗。曾经有一位患者服用六七剂此处方，脚弱就痊愈了；有风疹的人想预防失音，也可在阴天或节气变化时服用一两合。

另一本说：患者身体有热且骨骼、关节烦疼，加倍放入芍药而去除附子；神思恍惚的，加入远志、茯神。《小品》《千金翼方》同，《救急方》没有芎䓖、杏仁，只十味，《深师》《古今录验》不用杏仁而有白术，《延年》则无防风。

◎ 小续命汤二

治疗因受风邪引起的头晕目眩，麻木没有感觉，拘挛引急，身体僵直，大小便失禁，更适用于产后失血的产妇和老人、小孩等，功效和大续命汤相同

生姜五两，麻黄、甘草、桂心各二两，防风一两半，防己、白术、芍药、人参、芎䓖、附子、黄芩各一两。

分别将以上十二味药研细，加水一斗二升煮取药汁三升，分三次服。《古今录验》没有桂心，名续命汤；《胡洽方》同。

◎ 西州续命汤

治疗中风痱（一作入脏），身体失去知觉，伸缩困难，不能说话，昏冒郁昧不认人，拘挛引急背痛，不能转侧

麻黄六两，杏仁三十枚，石膏四两，桂心二两，干姜、黄芩、甘草、芎䓖、当归各一两。

分别将以上九味药研细，先加水一斗二升煮麻黄二沸，去沫后加入余药煮取药汁四升。第一次服一升，还有知觉的患者，可以先卧在床上，盖厚被稍发汗，然后慢慢减少衣被，再入睡。但如果没有出汗，需再服一升，至稍稍出汗安稳后再服五合，不要一次服下，出汗后即痊愈，不要再服用，饮食上没有禁忌，但出汗不能见风。另外还能治上气咳逆，若患者面目水肿，只能卧床，服之效佳。凡是服此药还不出汗的患者，用口吹他的背部即可。但如果患者先流出冷汗，则禁服此药。体质虚弱的人，稍服五合即可。服用此药，必须先澄清，再慢慢服下后稍微

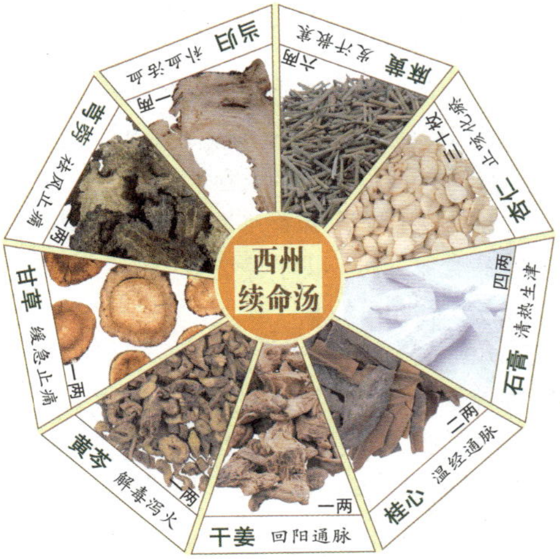

煎药方法		
先用一斗二升水煮麻黄，开两沸后去沫加其余药，煮至四升药汁		
服药时间	服药次数	服药温度
酌情而定	酌情而定	温
主要功效		
本方能清热解毒、止痛、回阳救逆，适宜急症患者服用		

取汗，效果才佳。如果用量过多，比如一次服用三升，再加上药汤混浊，那产妇和羸弱的人服用后，易导致昏迷、失去知觉。《胡洽方》《古今录验》名大续命汤。

◎ 大续命汤二

治疗内脏受了风邪，突然不能说话，四肢不遂，皮肉麻木

麻黄、独活各二两，芎䓖、附子、细辛、葛根、生姜、桂心、茯苓、防风、当归、甘草各一两。

分别把以上十二味药研细，加水一斗二升煮取药汁四升，分五次服，老人、小孩分十次。若病初就出大汗的人，去掉麻黄，不出汗的人依上方服用。气上逆、咳嗽的人，加一两吴茱萸和一两厚朴；干呕的人，附子加倍；呕吐的人，加二两橘皮；胸中气弱少气的人，加十二枚大枣；心中惊悸的人，加一两茯苓；发热的人，加葛根而去生姜。刚受风邪的人无须进行药味加减，只需三剂，停四五天药后，再根据病的虚实，斟酌用汤药还是根据穴位灸治。

◎ 小续命汤三

治疗受了风邪时间很长，哭笑无常，胡言乱语

麻黄、白术、人参、桂心各二两，芍药、黄芩、芎䓖、甘草、防己、当归各一两。

分别将以上十味药研细，加水一斗二升煮取药汁三升，每天三次，每次一升，服后盖被取汗。

◎ 大续命汤三

与前面的大续命汤一所治的病相同，适合产妇和老人、小孩等

麻黄、芎䓖各三两，杏仁四十枚，桂心、人参、当归、甘草、干姜、石膏各二两。

分别将以上九味药研细，加水一斗煮取药汁三升，分三次服。

灸法：

扁鹊说：治疗突然中了恶风，心中闷烦

难耐，应立刻灸足大趾下横纹处，几岁就灸几壮，即可痊愈。

内踝筋急不能走路：灸内踝上四十壮。

外踝筋急：灸外踝上三十壮。

不认识人：灸季肋头（即章门穴）七壮。

腹中切痛，口噤眼反白：阴囊下第一横理处灸十四壮，对于突然昏死患者效果也很好。

患戴眼（病症名，眼睛不停地仰视，是太阳经绝症），目精上翻：灸两眼角后二十壮。

不能说话：灸第三椎上一百壮。

突然发作久风、中风等缓急诸风；或半身不遂、心腹胀满、口噤不语、涎唾自出、眼闭耳聋、全身冷直、恍惚烦闷、喜怒无常、口白唇青、戴眼、角弓反张，感觉刚开始发动：灸当鼻直上发际之处的神庭穴七壮。

次　灸神庭穴两旁各一寸半之处的曲差穴二处各七壮。

次　灸耳前起骨上廉凹陷的中间处的上关穴（又叫客主人）二处各七壮。

次　灸耳前下廉动脉凹陷的中间处的下关穴二处各七壮。

次　灸曲颊凹陷的中间处的颊车二穴各七壮。

次　灸下巴直下骨后凹陷的中间处的廉泉穴一处七壮。

次　灸神庭穴上二寸处的囟会穴一处七壮。

次 灸当顶上正中央的百会一处七壮。

次 灸耳正直上入发际二分处（又作四分）的本神二处各七壮。

次　灸项后两大筋外、入发际凹陷中间处的天柱二处各七壮。

次　灸大椎节下关穴处的陶道穴一处七壮。

次　灸第二椎下两旁各一寸半处的风门穴二处各七壮。

次　灸第五椎下两旁各一寸半处的心俞穴二处各七壮。

次　灸第九椎下两旁各一寸半处的肝俞穴二处各七壮。

次　灸第十四椎下两旁各一寸半处的肾俞穴二处各七壮。

次　灸第十九椎下两旁各一寸半处的膀胱俞穴二处各七壮。

次　灸两肘外曲头凹陷处中间，屈肘取之的曲池穴二处各七壮。

次　灸两肩头正中、两骨间凹陷处中间的肩髃穴处各七壮。

次　灸手腕后、臂外三寸、两骨之间的支沟穴二处各七壮。

次　灸手大指虎口两骨间凹陷处中间的合谷穴二处各七壮。

次　灸掌后三寸两筋间的间使穴二处各七壮。

次　灸膝下外尖骨前凹陷处中间的阳陵泉二处各七壮。

次　灸外踝上绝骨端凹陷处中间的阳辅穴二处各七壮。

次　灸外踝后跟骨上凹陷处中间的昆仑穴二处各七壮。

治风：灸上星穴二百壮，前顶穴二百四十壮，百会穴二百壮，脑户穴三百壮，风府穴三百壮。

治大风：灸百会穴七百壮。

治百种风：灸脑后项大椎平处两厢，量二寸三分（按患者的指寸），各百壮。

治中风导致耳鸣：从耳后量八分半许有孔，两耳门前后各灸一百壮，治一切风。

治因突患病恶风而变哑将死，以及肌肉麻痹：灸第五椎（即心俞穴）一百五十壮，最多三百壮即可痊愈。

灸二三百壮正对心横向三寸、在第五胸椎处（一说第七胸椎处）的心俞穴：治心风，腹胀满，不思饮食，饮食不消化，吐血酸削，四肢瘦弱，流鼻血，目眩昏暗，肩头、胁下疼痛，小腹急等。

每三天灸百壮大肠俞穴（在十六椎两侧，相隔一寸半）：治风，腰脊强直，肠澼泻痢，腹中雷鸣，饮食不消化，小腹绞痛，大小便艰难，不能饮食等。

灸百壮外踝上三寸处的绝骨穴：治风，足胫疼痛，身重心烦等症。

灸五十壮腋门穴（穴在腋下攒毛中一寸处，又叫太阳阴、腋间）：主风。

贼风

◎ 芎䓖汤

治疗突然中风，四肢麻木，狂笑不止

芎䓖一两半，麻黄、桂心、黄芩、干姜、甘草、石膏（一方用黄连）、当归、秦艽各一两，杏仁二十一枚。

分别将以上十味药研细，加水九升煮取三升，分三次服。

◎ 干姜附子汤

治疗心虚寒风，骨节欲裂，缓弱难收缩，半身不遂，便利无度，口面歪斜

附子、干姜各八两，麻黄、桂心各四两，芎䓖三两。

分别将以上五味药研细，加水九升煮取药汁二升，分三次服，三天后再服用一剂。

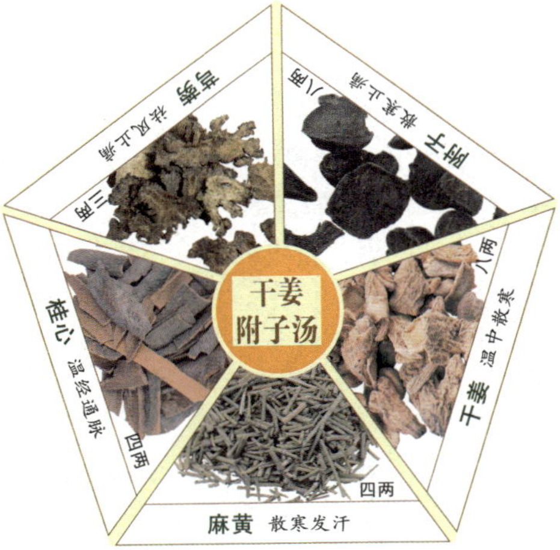

煎药方法		
将上药放入锅中，加九升水煮取药汁二升即可		
服药时间	服药次数	服药温度
饭后	一日三次	温
主要功效		
本方温中、散寒、止痛功效很强，尤其适宜受风寒骨痛者服用		

◎ 荆沥汤

治疗心虚寒，即伤寒、阴气损害至心，悸动难耐，口歪，说话急且含混，常自行发笑，厉风伤心

荆沥三升，芎䓖四两，防风、防己、甘草、桂心、远志、人参、升麻、茯苓、羌活、当归各三两，麻黄、白术各四两，母姜取汁一升。

以上十五味药，加水一斗五升煎麻黄两沸，去沫再放入余药（除荆沥、姜汁外），煮取药汁三升，去渣后再放入荆沥、姜汁，煎取药汁四升，白天三次晚上一次，分四次服。

心风寒灸法：

灸位于第五节椎两边各一寸半之处的心俞穴五十壮。

◎ 桂枝酒

治疗肝脏虚寒，突然失音，不能盘腿坐卧，面目呈青黑色，四肢缓弱，大便失禁，小便淋漓，被厉风损伤

桂枝、牛膝、薯蓣、芎䓖、独活、甘草各三两，附子、防风、白术、蒴藋根、茵芋、茯苓、天雄、杜仲各四两，干姜五两，踯躅、猪椒叶根皮各一升，大枣四十枚。

分别将以上十八味药研细，用酒四斗浸泡七日，每日两次，每次服四合，可渐加至五六合。

肝风占候的患者不能言语的灸法：

先灸鼻下人中穴，再灸大椎穴，然后灸在第九椎下的肝俞穴五十壮，其他穴按年龄确定灸的壮数，灸二三百壮即可使人的眼睛由昏暗变明亮。

◎ 当归圆

治疗脾虚寒，身体沉重，抬举困难，说话如重鼓，被厉风伤害，下痢无度，能安胃补脾，调气止痛

当归、干姜、酸枣仁各八两，黄芪、地

骨皮各七两，天雄、芎䓖、干地黄各六两，白术、防风、桂心、附子各五两，甘草、秦椒叶、厚朴、秦艽各四两，大枣二十枚，吴茱萸五合。

以上十八味研末，加蜜调成像梧桐子大小的药丸，每天两次，每次用酒送服三十至四十丸。

脾风占候的患者不能言语，或手上下颤抖的灸法：

先灸左右手十根手指尖，再灸人中穴、大椎穴，然后灸距离耳门上下一寸处的两耳门前脉，最后灸两大指节上下，各七壮。

治疗脾风方：

脾风，是八风之一。要治疗得法，需根据四季中不同时间相应的病情，及时灸背部的两边脾俞穴各五十壮。

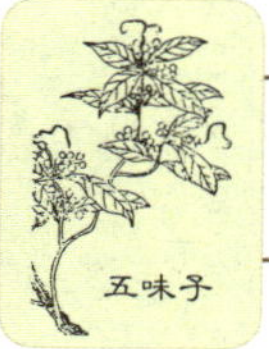

五味子

收敛固涩、生津益气、安神宁心。

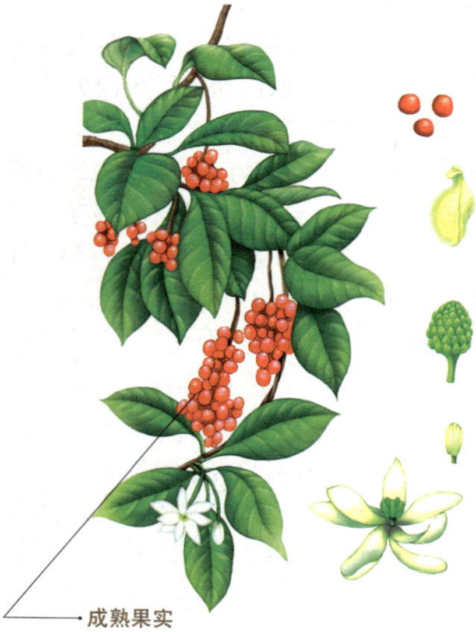

成熟果实

[性味] 味酸、甘，性温。

[主治] 治久咳虚喘，用于津伤口渴，消渴。

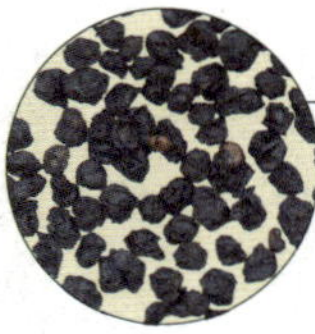

五味子

本品主要用于治疗久咳虚喘、梦遗滑精、遗尿尿频、久泻不止、自汗、盗汗、心悸失眠等病症。另现代医学认为，本品能增强心脏功能。

◎ 肾沥汤

治疗肾寒虚，被厉风所伤，半身不遂，头僵直，脚胫偏跛，行动困难，口歪耳聋，言语混浊，下痢体虚，腰背强直疼痛，此药可随病用药，根据病情增减药量

羊肾一具，生姜八两，磁石五两，芍药、玄参、茯苓各四两，桂心、当归、黄芪、芎䓖、五味子、人参、甘草各三两，地骨皮二升（切）。

分别将以上十四味药研细，加水一斗五升煮羊肾，煮至七升时放入余药煮取药汁三升，去渣后分三服，可服用三剂。

◎ 依源麻黄汤

治疗脾虚寒，被厉风损伤，身体消瘦，语音沉涩，舌头强直不能转动，好咽唾，唇黑口噤，四肢举动困难，身体沉重，大小便滑利等，方在卷七中

◎ 干地黄圆

治疗肾虚，呻吟，心性反常，喜怒无常，阳气虚弱，腰背强急，髓冷

干地黄一两半，柏子仁、牛膝、杜仲、苁蓉各四十二铢，松脂、干姜、远志各三十铢，钟乳、茯苓、天雄各二两，山茱萸、桂心、续断、天门冬各一两半，甘草、菖蒲、薯蓣各一两。

以上十八味药研末，加蜜调和成如梧桐子大小的药丸。每天两次，每次用酒送服三十丸，可渐加至四十丸。

◎ 半夏汤

治疗脾寒，喜怒无常，昏闷恍惚，语音忧惧，舌头卷缩，胀满，能温中下气

半夏一升，附子五两，白术四两，桂心、橘皮、芍药、茯苓、五味子各三两，甘草二两，大枣三十枚，生姜一升，大麻仁一升（熬研为脂）。

分别将以上十二味药研细，加水一斗二升煮取药汁三升，去渣后加入大麻仁脂，在火上煮一沸，分三次服。

◎ 依源麻黄续命汤

治疗肺虚寒，被厉风损伤，气短，呼吸急促，颤抖，声音嘶哑，阻塞而散下，面色青且苍白，四肢麻痹，便痢无度，出冷汗

麻黄六两，石膏、杏仁、白术各四两，人参、干姜、桂心、茯苓各三两，甘草、当归、芎䓖各二两，大枣五十枚。

分别将以上十二味药研细，加水一斗二升煮麻黄，去沫再下余药，煮取药汁三升，去渣后分三次服。旧方中没有白术和茯苓，今方没有黄芩，可依据病情增减药物。

◎ 八风防风散

治疗肺受寒而虚损，肢体瘦削而怠缓无力，用力时哆嗦颤抖，声音嘶哑拖气，厉风进入肺中

防风、附子、秦椒、干姜、独活、芎䓖、黄芪各四十二铢，石膏、天雄、麻黄、五味子、山茱萸各三十六铢，薯蓣、细辛、杜仲、防己、秦艽、桂心、当归、人参各三十铢，紫菀、甘菊各二两，甘草十二铢，贯众二枚。

将以上二十四味药研末并过筛，用酒调每次服方寸匕，每天两次，可加至两匕。

治疗肺寒灸法：灸百壮肺俞穴。

治疗肾寒灸法：灸百壮肾俞穴。

◎ 温中生姜汤

治疗肺虚寒，胸胀满而肺萎缩，羸弱清瘦，嘘吸颤抖

生姜二斤，橘皮、桂心各四两，麻黄、甘草各三两。

分别将以上五味药研细，加水一斗煮取药汁二升半，分三服。先把麻黄煎两沸，去沫后再加余药合煮。

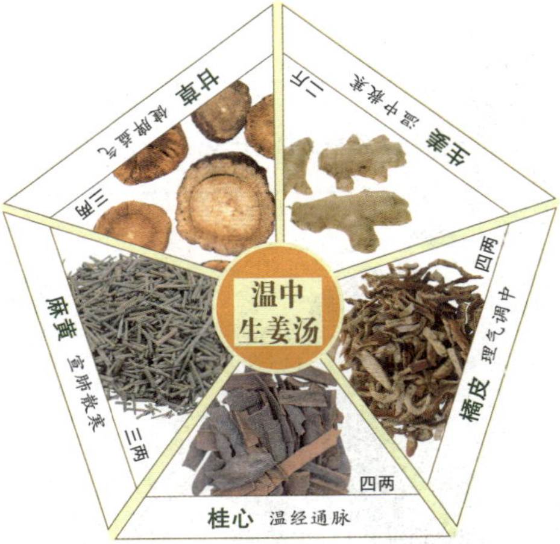

煎药方法		
将上药放入锅中，加九升水煮取药汁二升半即可		
服药时间	服药次数	服药温度
饭后	一日三次	温
主要功效		
本方温中、散寒、止痛功效很强，尤其适宜受风寒骨痛者服用		

诸风

偏风

◎ 杜仲酒

主治腰、脚不遂疼痛和风虚

杜仲八两，大附子五枚，羌活四两，石南二两。

分别将以上四味药研细，放到一斗酒中泡三夜，每日两次，每次二合，较适用于体寒的女性服用。

◎ 防风汤

主治偏风，是甄权处给安平公治病的方子

防风、萆薢、白术、芎䓖、狗脊、白芷、牛膝各一两，石膏、桂心、薏苡仁各三两，麻黄四两，生姜五两，附子（《外台秘要》作人参）、羌活、葛根、杏仁各二两。

分别将以上十六味药研细，加一斗二升水煮取药汁三升，分三次服。服一剂后如果感觉有好转，就再服一剂，穿插实行针刺，连服九剂同时针刺九次（也可灸），即可痊愈。针刺共七穴：风池穴，五枢穴，阳陵泉穴，肩髃穴，曲池穴，支沟穴，巨虚下廉穴。

一位仁寿宫的备身（隋代官名，掌管宿卫侍从）得了脚气，针刺环跳穴、阳陵泉穴、巨虚下廉穴和阳辅穴这四个穴位，即可行走。

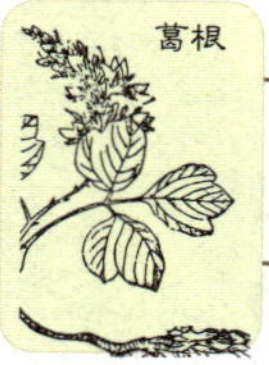

葛根

解表退热、升阳止泻。

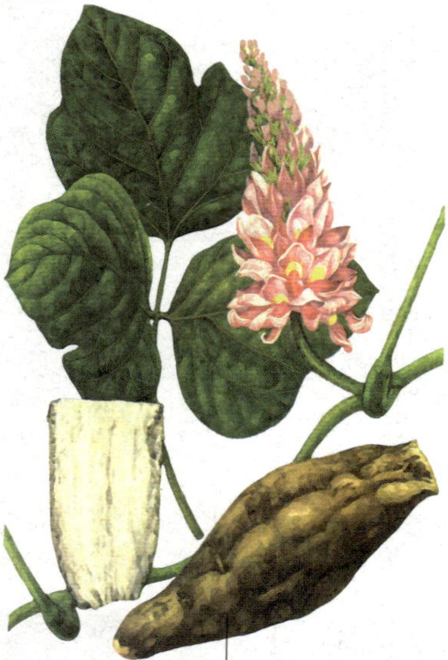

根

［性味］味甘、辛，性凉，无毒。

［主治］外感发热、头痛项强；用于麻疹透发不畅；用于热病烦渴，内热消渴；用于热泻痢疾、脾虚久泻。

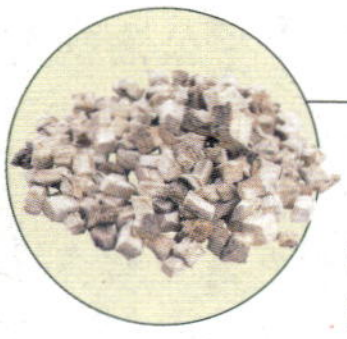

葛根

本品主要用于治疗外感发热所致的头痛、口渴、消渴，以及麻疹不透、泄泻等症。现代医学研究认为，葛根还能对高血压、高脂血症有一定的抑制作用。

◎ 独活寄生汤

腰背疼痛都是因为肾气虚弱，同时所卧之处当风又寒冷、潮湿，应及早治疗，否则会流注到膝、脚，出现偏枯冷痹、缓弱疼重；或者腰脚疼痛挛急的重痹，应及时服用此方

独活三两，当归、芍药、干地黄、寄生（《古今录验》用续断）、桂心、防风、杜仲、牛膝、茯苓、细辛、秦艽、芎䓖、人参、甘草各二两。

分别将以上十五味药研细，加水一斗煮取药汁三升，分三次服，同时保持温暖避免受冷。身体虚而下痢的人，需去掉干地黄。服汤药时，用火燎蒴叶，然后厚厚地铺在席上一层，趁热睡觉，冷后可再用火燎。冬季用蒴根、春季用茎熬汁，躺好后用热汁熏蒸，比薄熨的效果还好，此法还可治疗各种风湿病。刚生产的女性如果腹痛难耐、腰脚挛痛、伸屈困难，也适合服用此汤，可以消血除风。《肘后方》中有附子一枚，而没有人参、寄生、甘草和当归。

◎ 葛根汤

治疗身体不遂疼痛，四肢缓弱，产后妇人中了柔风（病症名，风邪乘产后气血虚损而致）和气满等

葛根、桂心、羌活、干地黄、芍药各三两，生姜六两，麻黄、甘草各二两。

以上八味药，加清酒三升和水五升煮取药汁三升，每日三次，每次温服五合。

◎ 菊花酒

主治男女风虚寒冷，厌食羸瘦，腰背疼痛，呼吸少气，能够补益不足，去除风冷

菊花、杜仲各一斤，萆薢、独活、钟乳各八两，苁蓉、紫石英各五两，附子、防风、桂心、当归、黄芪、干姜、石斛各四两，茯苓三两。

分别将以上十五味药研细，放到七斗酒中泡五天，每日三次，每次二合，可渐加至五合。《千金翼方》中不用干姜。

伤寒

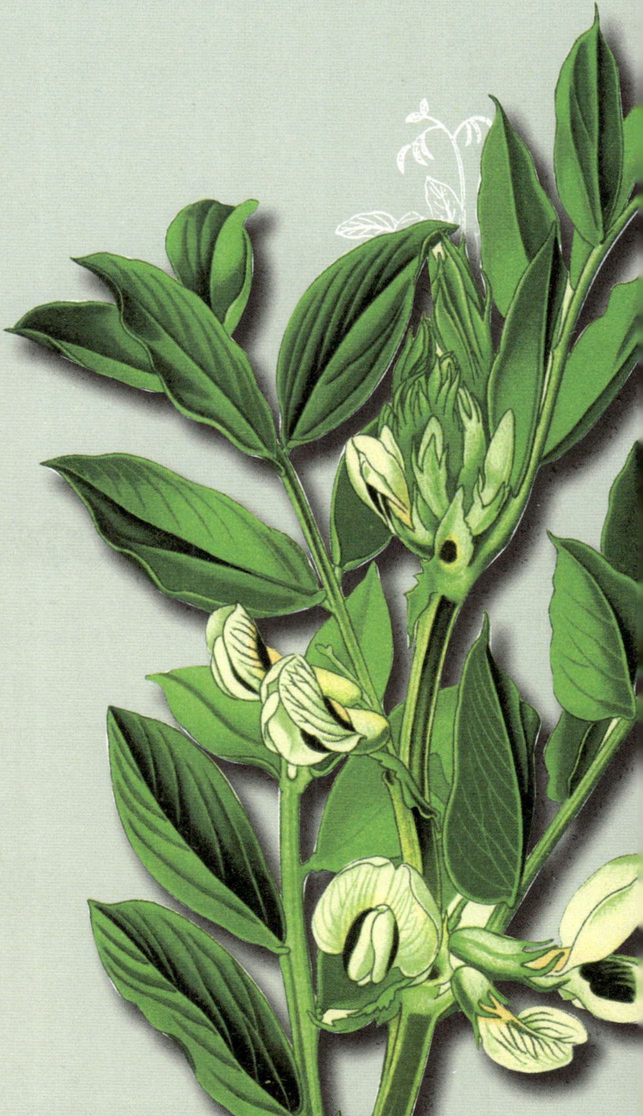

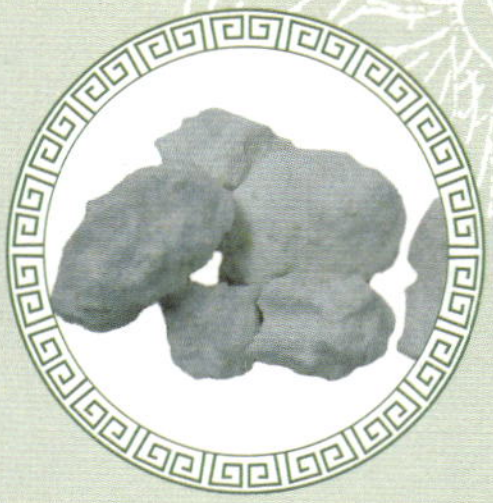

朴硝

人参

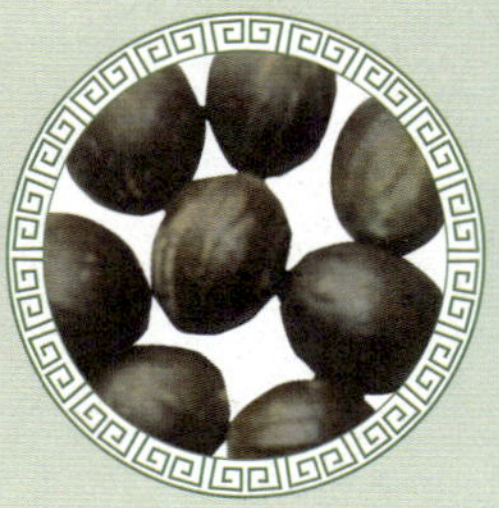

肉豆蔻

伤寒例

《易经》载："天地变化，各正性命。变无定性，难以预测，四季八节（即立春、立夏、立秋、立冬、春分、夏至、秋分、冬至）中亦是如此，人又岂能无事。"所以每个人有不同的遭遇，不同的命运。吉与凶、爱与憎、存与亡、苦与乐、安与危、喜与怒、忧与畏，每个人都会经历。不过对于这些变化，我们虽然不能避开它，却能通过掌握自然规律来驾驭它。善于保养身体，懂得克制；用天地所生的物类来防备，使病邪无法侵入身体。另外一旦感觉不好，就须及时救治，直到病愈，而且应该汤药与饮食一起进补，抵消毒势，自然就会痊愈。

《小品》说：古今都称伤寒是难治的病，时行瘟疫是毒病之气，而医者却不分辨它们的异同。孙思邈研究各家著作，发现它们的实质是大不相同的，应详加辨别处方与论证。经书上说：四季正常的气候顺序是春天的气温和，夏天的气酷热，秋天的气清凉，冬天的气严寒。冬天严寒时，万物藏伏，善于养生的人起居也应周密安排，避免被寒气所伤。否则触犯了严寒的冬气，就成为伤寒。被四季之气所伤都会致病，其中以伤寒最为严重，是因为寒邪最具肃杀之气。对于伤寒病，应该根据染病日程及深浅，来施以不同的治疗。现在人患了伤寒病，或者在病初时不早治，或者治法不对证，或者拖延至病势垂危，都错过了最佳时机，甚至已经为时太晚了。而且对于医生而言，都应灵活变通，随症遣药，才能获得治疗的最佳效果。

伤寒病的发展与治疗

寒邪在体内的传播有一定顺序和规律，如图所示。值得注意的是，如果疾病刚有好转就开始进食难消化的食物，就会在体内郁积化热，两热相交，造成余热不退的现象。

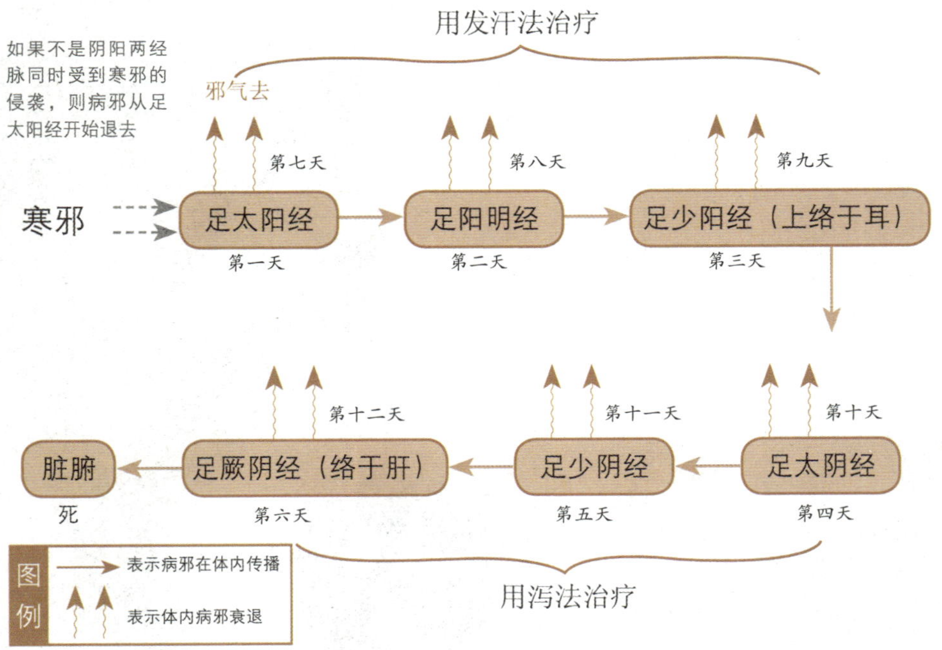

华佗说：患伤寒证的第一天，邪气在皮里，用灸或用膏药来摩熨就会痊愈；如果没有痊愈，则第二天邪气就会侵入肤里，此时可依法用针，解肌发汗就会痊愈；第三天时邪气会侵入肌里，再发一次汗也可痊愈。但如果仍没有解除的，就不要再发汗；第四天时邪气会侵入胸里，应该服用藜芦丸，微微吐出后会痊愈。如果病重垂危而不能吐出的，可服用小豆瓜蒂散来吐出。此时要注意，要趁着患者还没有清醒时依法用针刺；第五天邪气会侵入腹中；第六天会入胃，入胃了才可用泻下法，避免热毒滞留在胃中。如果热毒没有入胃而在外则不要用泻下法。如果胃因为实热致病，多半不能治愈。热毒趁胃虚而入，会烂胃。胃中热轻微的，会出现红斑，这样的患者五死一生；胃中热剧烈的，会出现黑斑，这样的患者十死一生。但是人有强弱之别，病有难易之别，其治疗效果悬殊。

患了病但没有发热，只是狂言烦躁，精神失常，答非所问的，不要用火来逼迫他，而应服猪苓散一方寸匕，还应强迫患者饮下新的井水一二升，然后用手指刺喉中，吐出所饮的水，病即痊愈。反之如果不能吐的，就不要强迫给他饮水，以避免结滞于心，应当对证用药，用其他药物来使其呕吐。

春夏两季不要大吐大泻，秋冬两季不要大发汗。在冬季和初春特别寒冷时，宜服神丹丸，也可用膏药来摩熨或用火来炙灼；如果在春末、夏天及初秋，则宜服六物青散，此外用崔文行度瘴散、赤散和雪煎，也有很好的治疗效果；如果没有丸药散药和煎药的，可单熬几两柴胡，伤寒病、时行病都可服用。已经发汗二三次仍不缓解的，应当给患者服汤药，对于实证者，转而用泻下法。不过要注意，各种与伤寒相似的虚、烦、热病，如果身体不恶寒，不疼痛，不是伤寒的就不能发汗；头不痛，脉象不紧不数的非里实证，不能泻下。对这种虚烦病，应当服竹叶汤；呕吐及伤寒后虚烦的，都宜服橘皮汤。

陈廪丘说：“有人问，患病后接连用汤药发汗，但不出汗的怎么办？”回答说：“虽然医家经典上说，连续发汗而不出汗的是死证。但可以像治中风一样用蒸法，让湿热之气在外迎合，汗就不得不出。”后来此问题问张苗，张苗说：“曾经有人因劳作过度而出汗，又卧在单层的竹苇席上，结果被冷气侵犯而患病，苦于寒倦。多名医生给他服过散、丸、汤药，四天内共发汗八次，但都不出汗。我叫人在地上铺满桃叶，然后烧桃叶来蒸他，即得大汗，接着在被窝里用粉敷身，极燥之后病就痊愈了。”各种恶寒发热的病，且脉象浮洪的，适合发汗，同时要用温粉来敷，避免遇风；反之如果患者应当发汗时恰好失血或大下痢的，就不能过度发汗，可多服几次桂枝汤，连续几天发微汗，病就会自然消除。

有病早发现，早治疗，不能只是默默忍受，期望它自然好转，那样只会发展成不易治的病，特别是小孩与女人。此外，尤其是那些急迫的痈疽疔肿、喉痹之类的

血与气的同一性

食物在胃里消化后被运化至全身，是机体活力的源泉。人体内的血、气都生于水谷，源于脾胃，它们实际都是同一种物质。

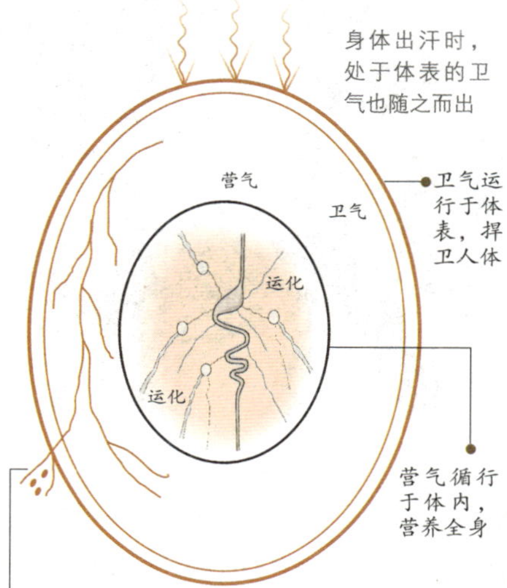

“津血同源”，气随津脱。所以，人体汗出多了势必会伤气，血流多了也会使气受损。高明的医生在治疗疾病时必须注意这一点。

证候。服药要依照方法，遵照医生的嘱咐。尤其是服药后，应用衣被覆盖，使周身温暖而得汗，才能消除伤寒病。患病之后，患者如果能够喝水，就有希望痊愈，不过也要适度。患病五六天的，如果口渴想喝水，不应当给他很多水，因为本来患者腹中的热量就少，此时多饮水就等于加重病情。到了第七天、第八天，患者特别口渴的，还是应当遵从证候状况，不要使其过度饮水。比如患者说能喝一斗水的，只能给五升。如果饮水后腹满，小便涩、气喘或呃逆呕吐的，就不能再给他水。忽然出大汗的，则是代表要痊愈了。

寻方治病的关键是快速救人。所以家中应常备成药，以备急用。

辟温

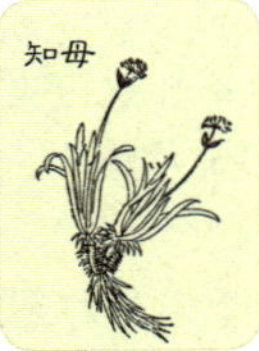

知母

清热泻火、滋阴润燥。

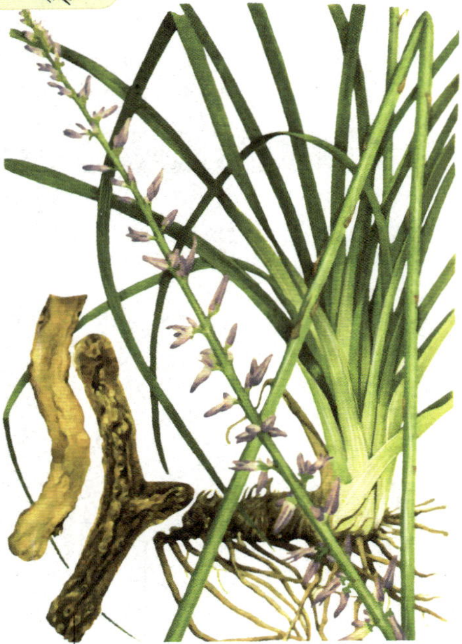

根

［性味］味苦、甘，性寒，无毒。
［主治］利水，补不足，益气。

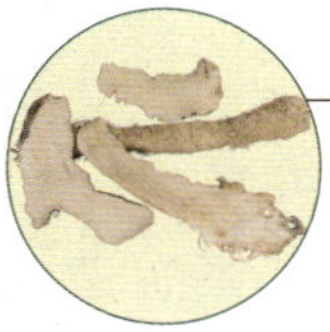

知母

本品主治烦热消渴、骨蒸劳热、肺热咳嗽、大便燥结、小便不利等病症。

◎ 屠苏酒

在正月初一服，可辟除疫气，避免温病和伤寒

桂心、白术各十八铢，大黄十五铢，蜀椒、桔梗各五十铢，菝葜十二铢，乌头六铢（一方有防风一两）。

将以上七味药研细，装在绛袋中，在除夕那天中午悬沉到井中，大年初一早晨取出，再放到酒中熬数沸后饮服即可。开始服用时量宜少，可渐加量。不仅对自己有益，还可惠及他人。饮药酒后三天，可将药渣再放到井中，反复饮用，可终生无病。

◎ 大青汤一

治疗心腑脏温病、阴阳毒、恐惧惊动的处方

大青、知母、芒硝、黄芩、栀子各三两，麻黄四两，玄参六两，生葛根、石膏各八两，生地黄（切）一升。

将以上十味药研细，加九升水熬取药汁三升，去渣后加入芒硝，分三次服。

治疗疠疫方：

经常在满月之日将向东生长的桃枝锉成末，然后熬水来洗澡。

治疗瘴气方：

将二升青竹茹放到四升水中熬取三升药汁，分三次服。

◎ 桂心汤

治疗肝腑脏温病、阴阳毒，颈背双筋牵引，先冷后热，腰部挛缩僵直，眼睛模糊

桂心一两，柴胡五两，生姜、石膏各八两，白术、大青、栀子、芒硝各三两，生地黄、香豉各一升。

将以上十味药研细，加九升水熬取药汁三升，分三次服。

◎ 大青汤二

治疗脾腑脏温病，阴阳毒，头重颈僵，皮肉瘰结核突起等

大青、射干、芒硝、羚羊角、升麻各三两，栀子四两，寒水石五两，玄参八两。

将以上八味药研细，加水七升熬取药汁三升，分三次服。

◎ 茵陈蒿汤

治疗肾腑脏温病，身刺腰疼，热毒内伤

茵陈蒿、芒硝、栀子各二两，生地黄、石膏各八两，生葛、苦参各四两，豉、葱白各一升。

将以上九味药研细，加九升水熬取二升半药汁，然后加入芒硝，分三次服。

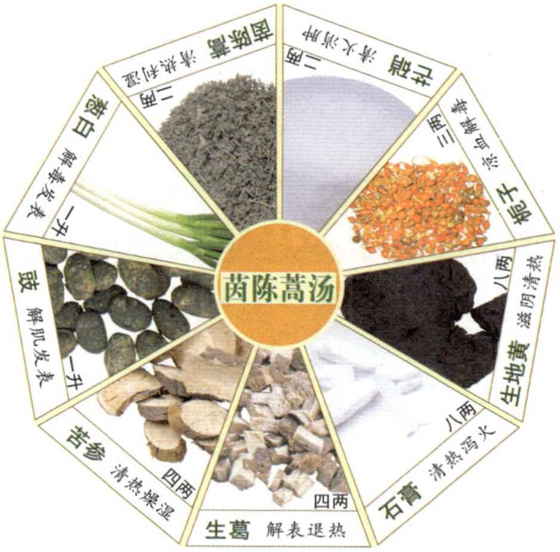

煎药方法		
将除芒硝外的诸药放入锅中，加九升水熬煮二升半药汁，再放入芒硝即可		
服药时间	服药次数	服药温度
饭后	一日三次	温
主要功效		
本方清热解表能力甚强，故可调理肾脏温病所致的腰痛		

伤寒膏

◎ 白膏

治疗伤寒头痛时，先摩擦身体千遍，再用酒送服如杏核大的一枚白膏，然后盖上温热的被子捂汗，也治恶疮、小儿头疮和牛皮癣。先用盐汤洗疮，再用布擦干净，将膏敷在痈肿处，然后以火灸摩千次，每天两次，就会消肿

天雄、乌头、莽草、羊踯躅各三两。

将以上四味药研细，用三升苦酒浸泡一夜，然后打一口露天灶，挖取十二堆一升大小的聚湿土，将三斤成煎猪脂放到灶火上的铜器中，烧苇薪将其熬化，再加入浸泡好的药，沸腾后取下放到土堆上，这样往复十二遍，正好使用完土堆，最后去渣即可。

患伤寒而咽喉痛的，每天三次，每次含如枣核大小的一枚。摩膏时避免接触眼睛。

◎ 青膏

治疗患伤寒后，头痛颈直，四肢酸疼

当归、吴茱萸、附子、芎䓖、白芷、乌头、蜀椒、甘草各三两。

将以上八味药研细，用醇苦酒浸泡两夜，然后用四斤猪脂熬至药的颜色变黄，去渣，每天三次，每次用温酒送服枣核大小的三枚，发汗后若无效，就增加药量，同时可配合摩涂。如果刚患伤寒一天，只是头痛背僵的，只要摩涂即可。

◎ 黄膏

治疗得伤寒后面呈红色，头痛颈直，贼风走风等

大黄、蜀椒、桂心、附子、干姜、细辛各半两，巴豆五十枚。

将以上七味药研细，用醇苦酒浸泡一夜，然后用一斤腊月猪脂熬沸三次即成。伤寒面红发热的，用酒送服梧桐子大小的一枚。配合用加热的药来摩涂身体数百遍，可断绝贼风。如果风邪已侵入肌肤，就摩涂在风邪之处，效果很好。

发汗散

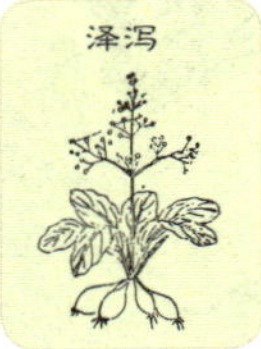

泽泻

利水渗湿、泄热通淋。

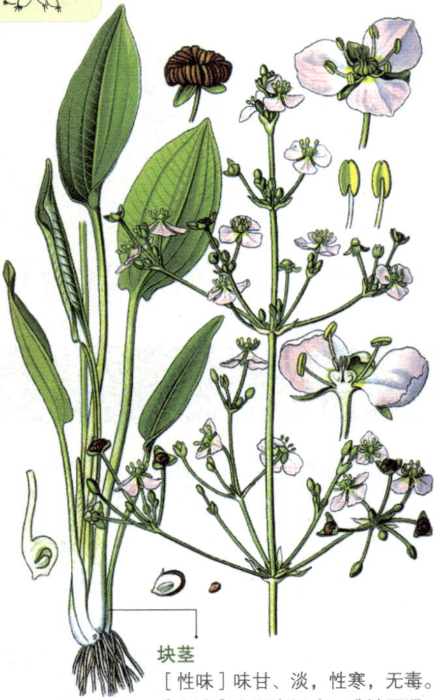

[性味] 味甘、淡，性寒，无毒。
[主治] 主风寒湿痹、乳汁不通，能养五脏、益气力。

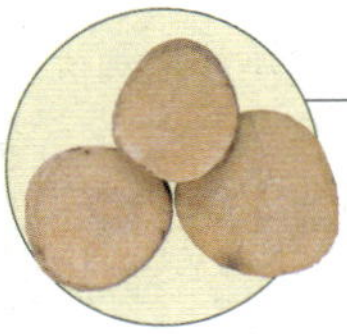

泽泻

本品利水功效见长，对小便不利、或吐或泻均有很好的调理治疗功效。另外，现代医学研究发现，泽泻还具有降血脂的作用，对心血管疾病亦有疗效。

◎ 五苓散

主治时行热病，表现为烦躁不安，胡言乱语

猪苓、茯苓、白术各十八铢，泽泻三十铢，桂心十二铢。

将以上五味治择捣筛，然后制成散药，每天三次，每次用水送服方寸匕。多喝水，出汗后即可痊愈。

◎ 六物青散

治疗因患伤寒而面呈赤色和恶寒

附子、白术各一两六铢，乌头、桔梗各三两十八铢，防风、细辛各一两十八铢。

将以上六味治择捣筛，然后制成散药，每次用温酒送服五寸匕。如果没有效果，可增加用量。服药后不出汗的，可喝一杯温粥、盖上被子来帮助发汗。不过要注意，盖被子不要伸出手足，发小汗即可，不能大汗淋漓。一旦大汗不止，可用温粉敷在身上。如果出汗但病没好的，就服神丹丸。

◎ 度瘴发汗青散

治疗因伤寒而导致的恶寒发热，头痛颈直，体疼面赤

麻黄三两半，蜀椒、桂心、乌头、干姜各一两六铢，吴茱萸、防风、桔梗、细辛、白术各一两。

将以上十味药治择捣筛，然后制成散药，每次用温酒送服方寸匕，再盖被至出汗。如果出汗少或不得汗，就照旧再服药；但若出汗已足，而仍像以前一样发热头痛，说明是内实证，应该服快豉丸或翟氏丸。如果服后偏头重的，可用适量药末塞入鼻孔中，每天三四遍必愈。此方可兼祛除时行病。

◎ 崔文行解散

治疗时气不和、伤寒发热

桔梗、细辛各四两，乌头一斤，白术八两。

将以上四味治择捣筛，然后制成散药，如果中伤寒，就服一钱五寸匕，再盖上被子捂汗，没有效果的话可稍微增加用量，直到见效为止；如果是时气不和，就在凌晨服用一钱五寸匕；如果是想要祛除恶气、预防疾病，也可服一服药。皆是用酒送服。

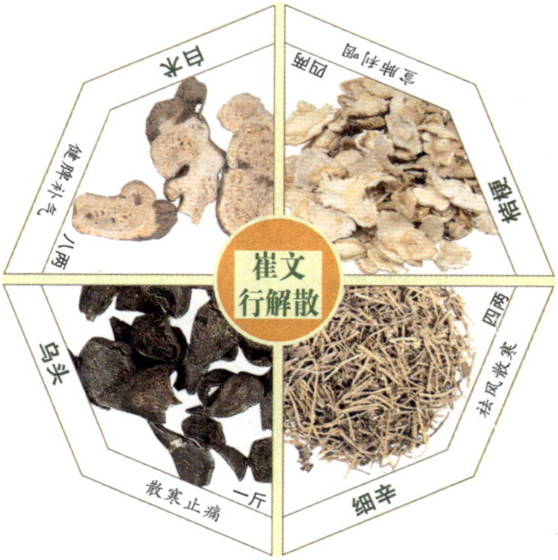

煎药方法		
将上述药物捣制过筛，制成散剂即可		
服药时间	服药次数	服药温度
酌情而定	酌情而定	常温
主要功效		
本方能散寒祛风，对伤寒发热有治疗功效		

发汗汤

发汗最好在春夏季进行。发汗时，应使手脚都微微出汗而和润，以一小时左右为最佳，不能大汗淋漓。病没有消除的，就重新发汗。但如果出汗过多就会损伤阳气，不宜再发汗。服汤药或丸、散药发汗时，要掌握度，切中证候就停止。不过所有药中，以汤药的效果为最好。患者患病后无故自汗，又再发汗的，就会病愈，因为他的卫气恢复平和了。

患者脉象浮的，说明病在外，可以发汗，适宜服桂枝汤。

患者阳脉浮大而数的，也可以发汗，适宜服桂枝汤。

病后常常出汗的，是营气平和正常而在外之卫气不与之协调。运行时，营气在脉中，卫气在脉外，再发汗，使卫气与之相和则病愈。适宜用桂枝汤。

患者脏腑没有病，阵发性发热，自汗而不痊愈的，是卫气不和，如果在发热的症状发作之前发汗就能痊愈。适宜用桂枝汤。

太阳经产生病变，发热出汗，这是荣弱卫强，应使其发汗以祛邪。适宜用桂枝汤。

太阳经产生病变，头痛、发热、出汗、恶风寒，适宜用桂枝汤治疗。

太阳经产生病变，用下法治疗后出现微喘证候的，是表证还未解，适宜用桂枝加厚朴杏仁汤治疗。

太阳经产生病变，表证未解的，不可用下法，适宜用桂枝汤。

太阳经产生病变，可先让患者发汗，不得缓解时再用下法，脉象浮的误用下法则不能痊愈。脉象浮说明病邪在表，适宜解表，用桂枝汤。

太阳经产生病变，误用下法后，正气与邪气相争，气逆而向上，不能畅达于表而上冲，说明病邪仍在表，可服桂枝汤；但不发生气上冲的，不能服桂枝汤。

桂枝汤是调和营卫以解除肌表之邪的，

患者如果脉象浮、紧，且发热无汗的，不适宜服用。

嗜酒的人，不适宜服桂枝汤，否则必会呕吐，甚至吐脓血。

汗液的生成

汗液由体内的营卫之气转化而来，腠理开泄时，营卫之气就以汗液的形式排出体外。

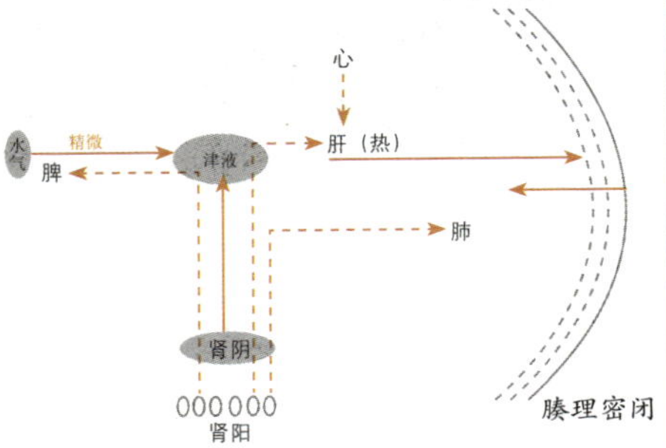

人体在没有汗液生成时，整个机体处于固摄状态。

卫气性剽悍，行走迅疾，遇到毛孔就会向外流泄。

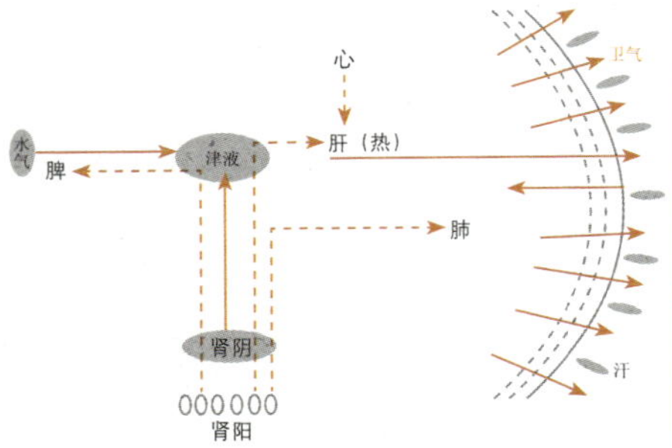

人体发汗时，机体处于宣散状态。

食物在体内的运化或人体的运动会使人体产生较多的热量，平时紧闭的腠理就会开泄，毛孔张开，于是汗液蒸腾而出。

由于外界气温升高或体表感受风邪，也会使体表腠理开泄，卫气就不再按照原来路线循行，而是从开泄的毛孔处流泄出来，这被称为“漏泄”。

◎ 麻黄汤

治疗因伤寒而头、腰、骨节疼痛，恶寒发热，气喘而无汗

麻黄三两，甘草、桂枝各二两，杏仁七十枚（气喘轻的用五十枚）。

将以上四味药研细，用九升水来熬麻黄，熬到七升时去沫，加入其他药，合熬取汤液二升半，去渣即成，每次服八合后盖上被子捂汗。

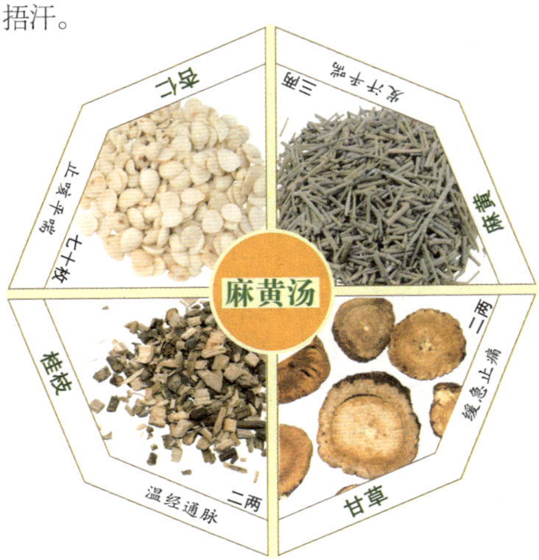

煎药方法		
先下麻黄，九升水熬至七升药汁后放其他药物，煮至二升半即可		
服药时间	服药次数	服药温度
酌情而定	酌情而定	温
主要功效		
本方能发汗散寒、止痛温经，主治风寒骨痛、恶寒发热		

◎ 桂枝汤

治疗中风，脉象阳浮而阴弱，即脉来时应指而浮但重按不足，阳浮自然会发热，阴弱自然会出汗，同时可治疗恶风恶寒、鼻塞干呕

桂枝、生姜、芍药各三两，大枣十二枚，甘草二两。

先分别将桂枝、甘草、芍药研细，把姜切片、枣剖开，用七升水煮烂枣，去渣后再加入其他药，水可适时增加，熬取药汁三升，去渣即成。每天三次，每次服一升，小儿灵活减量。第一次服一会儿就出汗者，可稍微延长服药间隔时间；而不出汗者，应缩短服药间隔时间，同时应避风。如果是病重的，适宜晚上服药。服药一顿饭的时间后，可喝热粥来助药力。

治疗患伤寒三天以上，且服药不愈，脉数的药方：

桂枝、甘草、黄芩各二两，石膏八两，葛根、生姜、升麻各三两，芍药六两，栀子十四枚。

将以上九味药研细，用九升水来熬取汤药二升七合，分三次服用，相隔步行十里的时间。出汗即停药，不得汗的，第二天加麻黄二两，减去栀子，足水二升，再按方服用。

◎ 大青龙汤

治疗中风伤寒，身体疼痛，脉象浮紧，发热恶寒，烦躁而不出汗

麻黄六两，生姜三两，桂心、甘草各二两，石膏如鸡蛋大一枚（研细），杏仁四十枚，大枣十二枚。

分别将以上七味药研细，加九升水来熬麻黄，去沫后加入其他药，熬取汤药三升，每次服一升后盖上厚被子捂汗。不出汗的可再服；但出汗的不可再服，否则会出现筋肉抽搐跳动。

◎ 雪煎方

治疗伤寒

麻黄十斤，金色的大黄一斤十二两，杏仁三斗四升。

分别将以上三味药研细，先把麻黄用五斛三斗雪水浸泡三夜，再加大黄搅拌均匀，烧桑薪熬取二斛药汁，去渣后再纳入釜中熬制，同时加入研细的杏仁，熬至剩六七斗汁时去渣放到铜器中，另加三斗雪水合熬，搅拌均匀，最后取二斗四升汤药制为丸。患病者，可研一丸放到五合三沸的白开水中，适时服用，可立即出汗。如果不愈就再服一丸。药须密封，防止泄气。

发汗丸

◎ 神丹丸

治疗患伤寒、面色赤，恶寒发热而体疼

附子、乌头各四两，朱砂一两，茯苓、半夏、人参各五两。

以上六味研末，仿照真丹的标准制成蜜丸。每次饭前用生姜汤送服如大豆般的二丸，每天三次，服后喝二升热粥，盖厚被子捂汗。如果没有出汗或出汗太少，就再照前面的方法服用；而如果出足汗，应当能解表而未解的，应服桂枝汤。这种药毒性较强，应让发热和发寒的患者多喝水。另在疟疾发病之前服二丸，也可治疗。《金匮要略》载此方主治寒气厥逆，不用人参，而用细辛，另有一枚射干像枣大小，叫赤丸。

◎ 麦奴丸（黑奴丸、水解丸）

治疗患伤寒五六天以上而不愈的，热在胸中而牙齿紧闭，只想喝水，患者病势溃

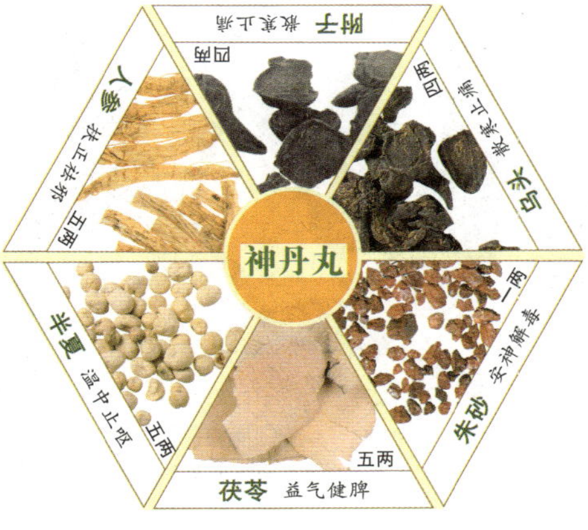

煎药方法		
将上述药物制成大豆般的蜜丸即可		
服药时间	服药次数	服药温度
饭前	一日三次	温
主要功效		
本方能散寒温中，擅长治疗风寒感冒所致的恶寒、肢痛		

坏，精魂衰竭像死人，只有心下温热，此时用杖撬开他的嘴，向咽喉中灌药，如果能咽下就能痊愈

麦奴、釜底墨、大黄、黄芩、灶突墨、梁上尘、芒硝各一两，麻黄二两。

以上八味研末，制成蜜丸，用新汲的井水五合来研一丸，当药消融后服用。患者如果想喝水，就让他随便喝，多多益善。不想喝的，也要强迫他喝。服药一会儿后会发寒而冒冷汗，说明病就消除了。如果服药后不出汗的，就再服药，两三服就有良好效果。

宜吐

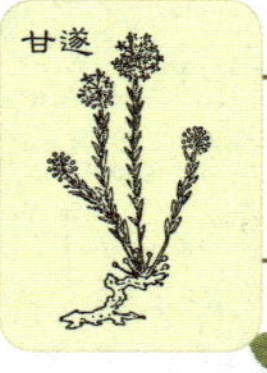

甘遂

泻水逐饮、消肿散结。

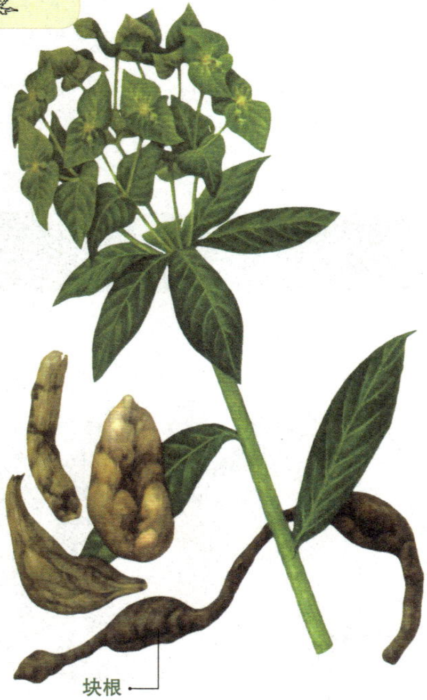

块根

［性味］味苦，性寒，有毒。

［主治］能破癥坚积聚，利水谷道。

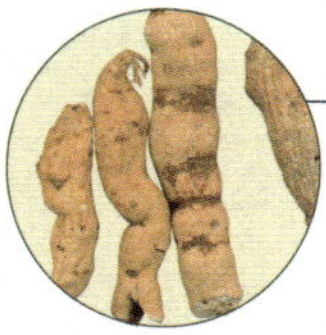

甘遂

本品具有较强的泻水功效，故适宜治疗水肿胀满、胸腹积水、痰饮积聚等症；如果将其外用，还能治疗疮疡痈肿。

原则上在春天适宜用吐的方法，用吐法时应病好即止，不需要服完整剂药。

体内有沉积的痰，证候和桂枝汤主治的证候类似，头不痛，颈项也不僵直，但寸口脉浮，气上冲咽喉，胸中硬满，呼吸困难，适宜用吐的治法。

胸上患寒病，胸痛、吃不下饭，喜按，按住疼痛部位时却有涎流出，又下痢、脉象迟的，也适宜使用吐法。

少阴经病变，厌食呕吐、心中抑郁的也适宜用吐法；饮食不消化，停滞在胃脘上部的，适宜用吐法；邪气侵入胸中导致手足逆冷，忽见结脉的，也宜用吐法。

◎ 服酒胆方

治疗得了伤寒温病已经三四天，而且胸中恶心、想吐

醇苦酒半升，猪胆一具。

将以上二味药调匀后饮用，吐后即可痊愈。

◎ 水导散

治疗时气病，症状感觉烦热如火，狂言妄语，想狂奔

白芷一两，甘遂半两。

将以上二味药治择捣筛，然后制成散药，每次用水送服方寸匕，间隔一段时间让患者喝凉水，喝到吐出为止，此时小便应当呈红色。又名濯肠汤，治疗大便急。

◎ 瓜蒂散

瓜蒂、赤小豆各一两。

将以上二味药捣筛，然后制成散药，取一钱匕，加一合香豉和七合熟开水煮成稀粥，去渣后与散药调和，温服一次服完。如果患者不吐，就逐渐增加药量，直到吐。《张文仲》用三合白开水来调和散药。

◎ 藜芦丸

治疗因伤寒而吐不出

藜芦、附子各一两。

先把以上二味药研末，加蜜调成如扁豆大小的药丸，得了伤寒证不能吃饭的服二丸，没有效果可增加用量。如果吃药仍然不吐的，可以喝热粥来帮助发散药力。

宜下

秋天适宜用下法。下法的原则是汤药比丸散好，病好了就停止，不用服完整剂。得了伤寒，有热而小腹满，但小便反而通畅的，是有血，适宜用抵当丸使其泻下。

太阳经病变，身黄而脉象沉结，小腹坚满且小便不利的，是没有瘀血；小便自利，但患者神态失常的，是血证，应该用抵当汤来使其泻下。

太阳经病变，导致热邪郁结在膀胱，患者如果发狂，其血自下即可痊愈。但应当先解其表，只有先解表，小腹坚结的，才可攻。

阳明经病变，导致脉象迟，出汗但不恶寒，身体沉重，腹满短气且潮热的，是表邪将解，可攻其里。手脚湿润微汗的，说明大便已经结燥，适宜服用承气汤；而如果汗多且微热恶寒的，说明没有解表，适宜用桂枝汤。

阳明经病变，潮热且大便稍稍结燥，可服承气汤。如果没有大便已经六七天了，估计是有燥屎，可服少量承气汤，服汤药后腹中转矢气的，代表有燥屎，可攻；而如果不转矢气，则不可攻，否则必胀满而不能食。

阳明经病变，患者喜忘，虽然其屎燥结，但容易排出，色黑。适宜用抵当汤来使其泻下。

阳明经病变，发热出汗的，说明热邪向外发泄。如果只有头上出汗，而身上无汗，且小便不利，口渴难耐的，是瘀热在里，身必发黄，适宜用茵陈汤来使其泻下（方在卷十中）。

少阴经病变已经两三天，口干喉燥，应尽快用承气汤来使其泻下。

少阴经病变已经六七天，腹满而不大便的，应尽快用承气汤来使其泻下。

是实证的病，就会妄语；而如果是虚证，则会言语重复，声音歪斜。直视妄语、喘满者和下痢者都会死亡。

患者已经得了四五天的伤寒病，脉象沉而胸满气喘的，若误用汗法，使表虚里实，时间长了会胡言乱语。

◎ 大承气汤

主治热盛，胡言乱语和腹中有燥屎

大黄四两，枳实五枚，芒硝五合，厚朴八两。

分别将以上四味药研细，先用一斗水熬厚朴、枳实，熬取药汁五升，去渣后加入大黄，再熬取药汁二升，去渣后加入芒硝，再熬一两沸即可，将药汁分两次服用，即可治愈。

◎ 大柴胡加葳蕤知母汤

治疗得了伤寒病已经七八天，且心烦乱语，腹中有干粪

柴胡半斤，生姜五两，黄芩、芍药、人参各三两，葳蕤、知母各二两，半夏半升，大黄、甘草各一两。

将以上药研细，加一斗水来熬取汤药三升，去渣即可，每天三次，每次服一升，以通利为有效。《集验方》载此方用四枚枳实，而不用芍药。

◎ 生地黄汤

治疗因为得了伤寒而有热，且虚羸少气、心下胀满、胃中有宿食和大便不通利

生地黄三斤，大枣二枚，芒硝二合，甘草一两，大黄四两。

将以上五味药合捣调匀，在五升米之下蒸熟后绞取药汁，分两次服。

◎ 抵当丸

水蛭、虻虫各二十枚，桃仁二十三枚，大黄三两。

将以上四味药研末，加蜜调成四丸药，每丸药用一升水来熬取汤液七合，一次服完。七天后会下血，如果不下的可再服。

发汗吐下后

如果伤寒已经好了半日左右，但心中烦热，而且脉象浮数的，可以再发汗，适宜用桂枝汤。不过应该谨慎，发汗后喝水会气喘。

◎ 白虎汤

治疗患伤寒但吐下后七八天仍没有治愈，表里俱热，恶风大渴，口舌烦燥。还可治疗因伤寒而口干心烦，背微恶寒

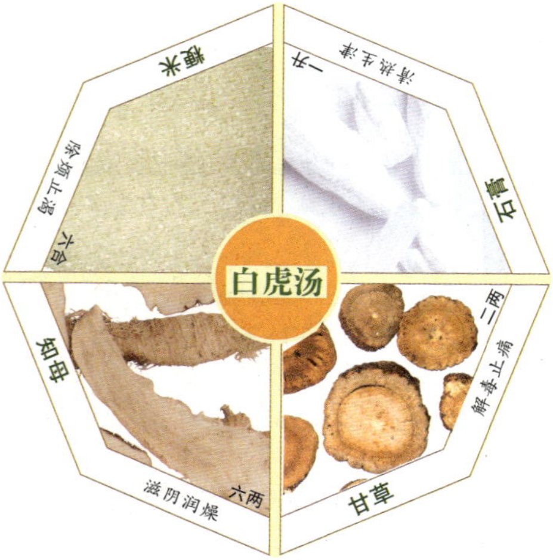

煎药方法		
将上药放入锅中，加一斗水煎煮至米熟即可		
服药时间	服药次数	服药温度
饭后	一日三次	温
主要功效		
本方具有清热解毒之功效，对伤寒久治不愈有缓解作用		

石膏一升，甘草二两，知母六两，粳米六合。

将以上四味药研细，加水一斗将米煮熟，去渣后每天三次，每次一升。在此要注意，各种失血及虚证不能服白虎汤，立秋后和春天三个月时也不能服，否则反而会呕痢腹痛。

◎ 生姜泻心汤

治疗伤寒发汗后，心下痞坚，胃中不和，胁下有水气而下痢

生姜四两，甘草、人参、黄芩各一两，半夏半升，黄连、干姜各一两，大枣十二枚。

将以上八味药研细，加水一斗熬取汤药六升，去渣后每天三次，每次一升。

◎ 小青龙汤

治疗伤寒后表证没有解，心下有水气（水液停留在体内导致的病变），干呕发热并且咳，或渴或下痢，有时咽喉不畅或小便不利，下腹胀满或气喘

桂心、麻黄、芍药、细辛、甘草、干姜各三两，半夏、五味子各半升。

将以上八味药研细，加水一斗来熬麻黄，减少二升后去除浮沫，再加入其他药，熬取汤药三升，分三次服。患者如果发渴，就去掉半夏加三两植物栝楼的根（天花粉）；如果微利，就去掉麻黄而加熬成红色的鸡蛋大小的芫花一枚；如果咽喉梗阻，则加一枚附子；如果小便不利，下腹胀满，则去掉麻黄而加四两茯苓；如果气喘的，去掉麻黄加半升杏仁。

◎ 玄武汤

主治太阳经病变后，经过发汗而病不消除，患者仍发热，心悸头晕，肌肉跳动，身体颤抖，站立不稳

附子一枚，芍药、生姜、茯苓各三两，白术二两。

将以上五味药研细，加水八升熬取汤药二升，每次温服七合。

◎ 竹叶汤

治疗发汗后，表里虚烦而不能攻的

竹叶二把，石膏一斤，麦门冬一升，甘草、人参各二两，半夏半升，生姜四两。

将以上七味药研细，用一斗水来熬取汤液六升，去渣后加入半升粳米，等米熟后去除即可。每天三次，每次一升。张文仲方中没有生姜。

◎ 桂枝二麻黄一汤

服用桂枝汤大汗后，脉象洪大的，服桂枝汤；如果有规律地出现发热恶寒，像疟而实非疟，每天两次，汗出即好转的，用桂枝二麻黄一汤

桂枝一两十七铢，麻黄十六铢，甘草一两一铢，杏仁十六枚，芍药、生姜各一两六铢，大枣五枚。

分别将以上七味药研细，用水五升熬麻黄，两沸后去沫再加入余药，熬取汤药二升，稍凉后分两次服用，以微微出汗为度。

◎ 葛根黄连汤

主治太阳经病变，因为医生错用下法导致下痢不止，脉象促且气喘出汗

葛根半斤，黄连、黄芩各三两，甘草二两。

分别将以上四味药研细，先用水八升熬葛根，剩余六升时加入余药，熬取汤药二升，去渣后分两次服。

◎ 茯苓汤

主治患伤寒而发汗吐下后，心下逆满，气冲胸部而头晕，脉象沉紧，身体摇晃不稳

茯苓四两，甘草二两，白术、桂心各三两。

将以上四味药研细，加水六升熬取汤药三升，去渣后分三次服。

◎ 栀子汤

治疗发汗吐泻后，烦热且胸中堵塞不畅和气逆攻心

栀子十四枚，香豉四合（用布包裹）。

以上二味，先用四升水熬栀子，取汤液二升半后加入香豉，再熬取汤药一升半，分二服，如果温进一服后很快发生呕吐，就停止后一服。

◎ 大陷胸丸

主治因医生用错了药而导致的结胸病。得了结胸病，会出现颈项强急，俯仰困难，身热出汗等症状，不过下泻后即可恢复平和

大黄八两，芒硝、杏仁、葶苈各五合。

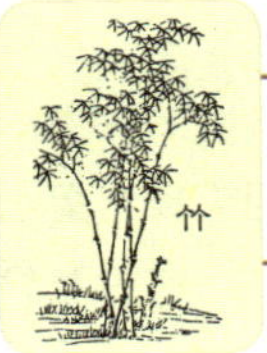

淡竹叶

消热除烦、通利小便。

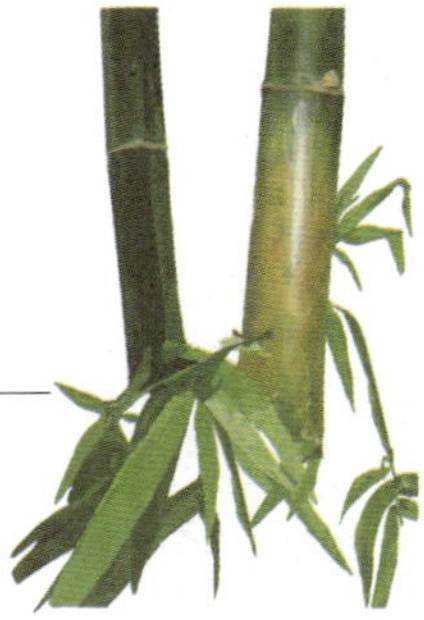

叶

［性味］辛，平、大寒，无毒。

［主治］主胸中痰热，咳逆上气，热毒风。

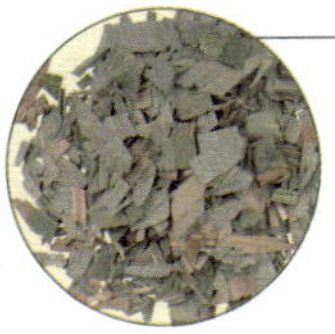

竹

本品能清热清肺，对吐血、热毒风、热证烦闷、中风失语、头痛以及小儿烦热均有一定的缓解治疗作用。

以上四味，先捣筛大黄和葶苈，再单独研杏仁、芒硝如脂，然后用散药来调和，取弹丸大的一枚，再加白蜜二合、甘遂末一钱匕、水一升来熬取汤药八合，一次温服完。一夜后会自然泻下；不泻下的再服，以泻下为度。

◎ 厚朴汤

治疗发汗后腹胀满

厚朴半两，生姜八两，甘草一两，半夏半升，人参一两。

将上五味药研细，加水一斗熬取汤药三升，分三次服。

◎ 大陷胸汤

治疗因太阳经病变，发汗又泻下，且便秘已五六天，口舌干渴，下午三四点时微微发热，心胸大烦，而且心下至小腹坚满而痛

甘遂末一钱匕，芒硝一升，大黄（切）六两。

以上三味，先加水六升熬大黄，剩余三升时去渣，再加入芒硝熬一沸，然后加入甘遂即可，分两次服。如果一服后即下痢，则停止后一服。

◎ 甘草泻心汤

主治因伤寒中风时医生用错了药，导致患者频繁泻下不消化的食物，肠鸣不断而心下痞坚结满，干呕心烦，此时因为胃中虚和邪气上逆，如果继续用下法治疗，痞坚会更严重

甘草四两，大枣十二枚，半夏半升，黄芩、干姜各三两，黄连一两。

将以上六味药研细，加水一斗来熬取汤药六升，去渣后每天两次，每次一升。另外，也可以加三两人参。

◎ 青葙子圆

主治伤寒后内热烦渴

青葙子五两，龙胆、栀子仁、黄连各三两，黄柏二两，苦参、黄芩、植物栝楼的根（天花粉）各一两。

将以上八味药研末，制成蜜丸，每天三次，每次饭前服梧桐子大小的七丸，无效的可渐加大用量。

◎ 大青汤三

治疗患伤寒热病十天以上而发汗不解，以及吐下后热证不消除和下痢不止，出斑

大青四两，阿胶、甘草各二两，豆豉一升。

将以上四味药研细，用水八升熬取汤液三升，去渣后再熬三沸就去豆豉，然后加入阿胶烊化，每天三次，每次一升。常备此药，发渴的患者可饮用。《深师方》记载以此方治劳复。《肘后方》记载有赤石脂三两。《胡洽》《集验方》相同。

◎ 知母汤

主治患伤寒病后未痊愈，早晨和晚上有寒热如疟疾的症状

知母二两，芍药、黄芩、麻黄、甘草、桂心各一两。

将以上六味药研细，用水七升熬取汤药二升半，每天三次，每次五合，服药后盖被捂汗。如果心烦睡不着想喝水，可慢慢地饮少许水，使胃中冲和即可痊愈。

灸法：

染病伊始，有的人先身体寒热头痛，有的涩涩恶寒，有的腰背僵直、面目发红，此时只需用烈火各灸五十壮心下三处：第一处名巨阙穴，离心下一寸；第二处名上脘穴，离心下二寸；第三处名胃脘穴，离心下三寸。不过也要因人而异，具体可用绳来测量，以确定各处距离心下的寸数。具体方法：用绳从胸骨剑突处量至脐孔，取其一半，正当绳头处即胃脘穴；再从中点取其一半，分为两分，从胃脘向上测量一分处是上脘穴；然后再向上测量一分，就是巨阙穴。这三个穴位成年人可灸五十壮，而小孩可灸三壮。至于灸炷的大小，可根据患者的状况而灵活取用。如果患者已患病三天以上，应先灸二十壮胸上。用绳测量鼻部正上方直到发际，然后从中点取其一半，从发际入发中，灸绳头处的天聪穴，再灸两颞颥穴、两风池穴，肝俞穴一百壮，其余穴位各灸二十壮，最后灸太冲穴三十壮，则效果神奇。

伤寒杂治

在日常生活中，苦、酸味的药物具有清热解毒的疗效，所以人们常将艾、苦参、苦酒、青葙、葶苈、栀子、乌梅用作清热解毒的药物。当出现红肿、胀痛、发热息粗、便秘等热邪症状时，就必须用苦、酸味的药物加以治疗。倘若此时不服用苦、酸类药物，或者治疗不及时，其效果就如同救火不用水，徒劳无功。另有一种情形是，医生常喜欢用辛、甘味药物及不易购买且价格高的比如桂、人参、姜等药物治疗热邪，结果只能是既费财，又费时，到最后还往往错过了最佳的治疗时机。相反，葶苈、苦参、青葙、艾这些东西质优价廉，随处可见，对内热病者，不需按次序服药，仅仅是稍微缩短了间隔时间，疗效却很明显。名医扁鹊说："当病邪还在皮肤、肌肉或者肠胃里的时候，不论服药或是针灸，都还可以医治；病若发展到了骨髓里，即使再高超的医术恐怕也无法医治了。"因而有的庸医认为"等到病患完全形成之后再去服药根治"的观点是完全错误的。所以，高明的医生事先向患者及其家属亲人仔细说明这个道理，对于患者而言是十分重要的。

◎ 豌豆疮方

因其疮的形状如豌豆而得名。此热病大多由于时令热气变化引发，伤寒热毒气盛所致而生疮。

用黍穰煮成的浓汁清洗疮处即可。若疮呈黑色，可做蒜泥敷在疮处，再煮干芸苔汁清洗患处。

病邪在人体的传变

由外邪导致的疾病，总是先侵入人的体表，然后逐渐向体内入侵。根据身体的表现，我们很容易知道病邪所在的部位，从而及时遏制疾病的发展。

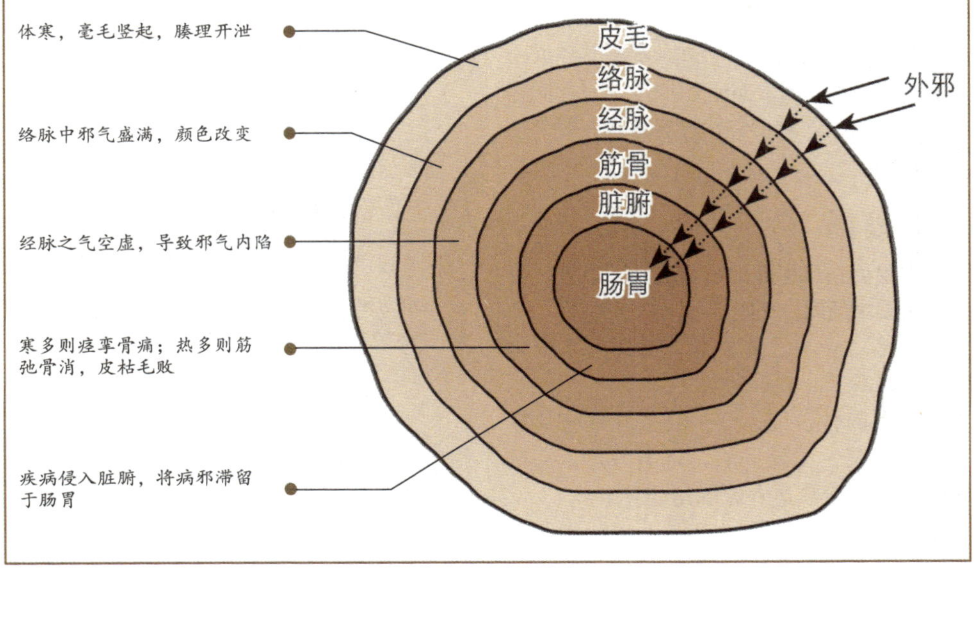

◎ 麻黄升麻汤

主治患伤寒六七天，被施以峻烈的下法后，出现咽喉堵塞，唾脓血，泻痢不止，脉象沉迟，下部脉不止，手足厥逆

升麻、芍药、白术、当归、麦门冬、茯苓、干姜、石膏、甘草、桂心各一两，麻黄、黄芩、葳蕤（一作菖蒲）、知母各三两。

将药材研细，先取一斗水熬麻黄，等到水减二升后，去除水面泡沫，放入其他药材熬至三升汤药。每次服汤药一升即可。服药后微微发汗即可痊愈。

◎ 苦参汤

主治因外感引起的伤寒性热病，且患病五六天以上

苦参三两，生地黄八两，黄芩二两。

将药材研细后，用八升水熬取二升汤药。待汤药冷热适宜时服用。每次一升，每日两次。

◎ 漏芦连翘汤

主治流行性热毒，变成赤色的皮疹、毒疮、毒肿，以及眼睛发红发痛、生障翳

漏芦、连翘、白术、黄芩、升麻、麻黄、甘草各一两，大黄、枳实各三两。

将药材分别研细，取九升水将其熬成三升汤药，每次一升，分三次服用。服药间隔为半小时左右。对于热毒过盛患者，可外加二两芒硝。

◎ 瓜蒌汤

主治因伤风引起的伤寒五六天以上，患者多有胸中烦闷，干呕症状

瓜蒌、甘草、黄芩各三两，大枣十二枚，柴胡半斤，生姜四两。

先把药材研细，取一斗二升水将其熬成五升汤药，去除药渣，每次一升，每日三次。汤药冷热适宜时服用即可。

◎ 凝雪汤

此汤药具有消散热毒作用，特别对于患热邪病症七八天，有胸闷、心烦意乱症状的有明显疗效

芫花一升，取三升水将其熬取一升半汤药，将浸过汤药的布片敷在胸上，三次即可明显感到四肢温暖，气血顺畅。

◎ 芦根饮子

主治因伤寒后出现的呕吐反胃以及干呕、食不下咽等症状

生芦根（切）一升，生姜三两，青竹茹一升，粳米三合。

取五升水将药材熬取二升半汤药，无限量服用。未愈，可重新熬制，直至痊愈。

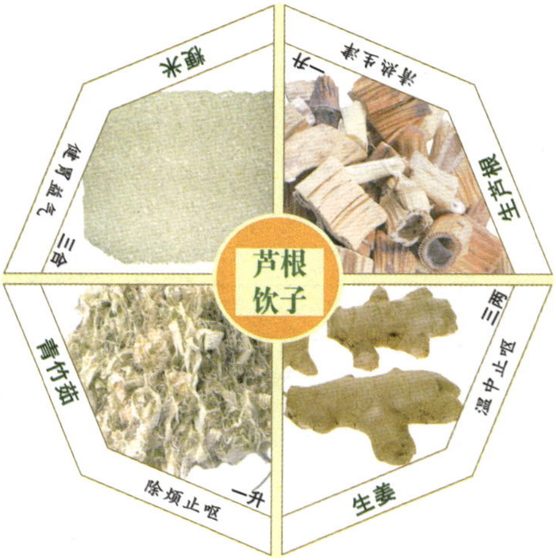

煎药方法		
将上述药物放入锅中，加五升水煮至二升半汤药即可		
服药时间	服药次数	服药温度
饭后	不限制	温
主要功效		
本方能清热、温中、止呕、健胃，主治伤寒所致食欲缺乏、反胃		

治患伤寒后气虚乏力，呕吐方：

麦门冬、石膏、半夏各一升，人参一两，竹叶一把。

分别将药材研细，取一斗水将其熬成

六升汤药，除去药渣，添入一升粳米，熬至米熟时汤药即成。每次一升，每天三次。另一方可加生姜五两，疗效亦佳。

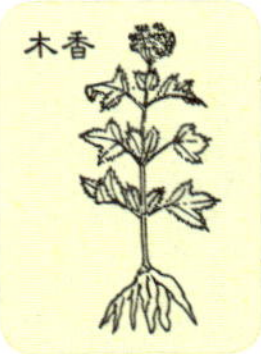

木香

行气止痛、温中导滞。

花

［性味］味辛，性温，无毒。
［主治］治食积不消，温疟蛊毒。

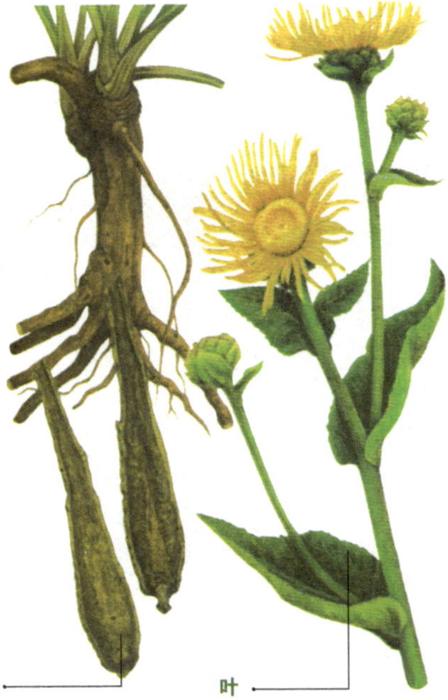

根

［性味］味辛，性温，无毒。
［功效］辟毒，强志。

叶

［性味］味辛，性温，无毒。
［主治］治恶露淋漓，长时间服用可以安神。

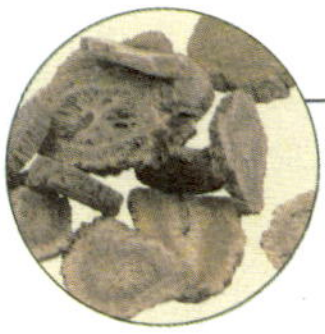

木香

本品可治疗两胁胀痛，以及脘腹胀痛、呕吐、腹泻等症，现代医学研究发现，木香还可用于保护心血管的药物使用。

◎ 牡蛎散

主治风虚头痛，入睡后盗汗等症状

牡蛎、防风、白术各三两。

先将药材捣制过筛，用酒送服下方寸匕，每天两次。止汗疗效非常明显，通常三日即可痊愈。

◎ 猪胆汤

主治因伤寒经过五六天未愈而出斑

猪胆、苦酒各三合，鸡蛋一枚。

将三味药放在一起煎三沸后即成。体壮者可一次服完，体弱者须煎六七沸，分两次服用，出汗后便可见效。

治疗患热病后发豌豆疮方：

黄连三两，取二升水将其熬取八合汤药，一次全部服用。

◎ 木香汤

主治患疮后伴有烦疼症状

青木香二两，丁香、薰陆香、矾石各一两，麝香半两。

将药材分别研细，取四升水熬取一升半汤药，分成两次服用。热毒过盛者，可外加犀角一两（无犀角可用升麻代替）；病情轻者，可将矾石去掉。

治疗患伤寒病后干呕方：

粳米三合，生芦根（切）一升，橘皮一两，通草三两。

分别将四味药研细，取五升水熬取一升汤药，随意慢饮，如若未痊愈可再服药，直到痊愈。

治疗内发疮非常严重方：

大猪胆一具、醋四合。

将药材一起煎三沸，每次服一合，每天五次，疗效甚佳。

治疗豌豆疮刚刚被察觉，快要发作方：

取五两大黄，煮后服用即可痊愈。

治疗病后虚肿方：

将五升豉、一斗醇酒一起熬三沸即成。趁热一次服完。不胜酒力者可随意适量，服药后捂被发汗即见效。

治疗因时行病而发疮方：

取适量的好蜜涂擦在全身的疮上，或者用蜜煎升麻涂擦于疮上。长期食用效果亦佳。

治疗热病后发豌豆疮方：

灸两手腕舰子骨尖上三壮，女灸右手男灸左手即可见效。

治疗因伤寒引发的流鼻血方：

石膏一两六铢，牡蛎二两半。

将药材捣制过筛，用蜜调和成如梧桐子大小的丸药来服，每天三四颗。或者取酒送服方寸匕。对于大病痊愈后稍稍劳作就引起流鼻血之症有明显疗效。

治疗因各种热毒邪气积聚引发的腹痛，以及温毒伤寒、内虚外热，且排泄有黄赤汁及烂肉汁等物的药方：

豉二升，薤白一握，栀子二十枚。

取四升水将栀子、薤白熬熟后，添入豉一起熬成二升半汤药，分三次服用，间隔不宜过长，连续服用直到痊愈。

治疗流汗不止方：

将三斤地黄切碎，取一斗水熬成三升汤药，分三次服用即可。

治疗忽然汗流不止方：

用温酒送服牛羊脂便可明显见效。

治疗盗汗及时常流汗而无规律方：

韭根四十九枚，取二升水将其熬成一升汤药，一次服完，疗效明显。

止汗的处方：

杜仲、牡蛎，将相同剂量的两味药捣制过筛制成散，每次入睡前用水送服五钱匕即可见效。

劳复

伤寒热病痊愈后，有几种情形是需要人们特别提防的。首先，吃猪肉、羊血、肥鱼及特别油腻的食物是最大的忌讳，严重者可致人死亡。其次，由于大病初愈，胃气尚虚，如果进食糕饼、黍饴、稻饼，或者细切的肉、干肉、炙烤的肉以及枣、栗等坚实且难以消化的食物，会引起消化不良，进而导致胃肠结热。患者在这种情况下倘若用药医治，就会使胃气更加虚冷，从而引发严重下痢。若不下痢，后果则更加不堪设想。所以，两种情形都是十分危险的，不可不防！

那么热病初愈后如何进食才能使身体完全康复呢？

建议进食煮得很烂的粥。此时宁可少吃，使身体处于半饥饿状态，也不要吃饱，更不能进食其他食物。等到身体完全康复很久之后，视情况逐步开始吃少量的羊肉、鸡肉、兔肉或者鹿肉等，禁食狗肉、猪肉。

除了在进食上注意，患者还应尽量静卧休息。不要早起，洗脸梳头，不要让身体劳累，减少说话以避免心神的劳累，从而使心神也得到休养。

如果此时饮食不节制，或者妄动劳作，都容易使人患上劳复病。原因就在于热病初愈，余邪未尽，正气虚弱，气血待补。劳复症状通常有以下几种：因饮食失当而复发的称为食复，因劳累而复发的称为劳复，因房事而复发的称为女劳复。

热邪痊愈一百天内，人的体力、气血都很虚弱，此时行房事都是十分危险的。例如曾有一个叫盖正的读书人，热病初愈后六十天时，基本可以射猎，但因行房事最终吐涎而亡。

人们所说的阴阳易，就是指患热病后行房导致的病症。若是女性与病后未痊愈的男子行房事而患病的，称为阳易；如果是男子与病后未痊愈的女性行房事后患病的，称为阴易。造成阴阳易的原因就在于此时人体内余邪残存，气血都尚待恢复，男女若行房事就极易使患者体内余毒相互感染，其结果大多是不治身亡。还有一位先生，患上轻微伤寒痊愈后十来天，就骑马外出，自觉身体已康复，但行房事后立刻出现小腹急痛，最终手足拘挛而亡。

以下列举的几种情形，仅供大家患病后参考，以免病情加重。

若病症刚刚痊愈，食用生菜，则会使人面色不能再恢复至患病前的健康模样。

在热病痊愈后不满五天，禁食肉、面，否则病情复发后难以治疗。

在热邪痊愈后，进食瓜、鱼肉、生菜，容易使人体发热。吃蒜、肉食，病复发后容易体乏无力。

在用发汗法诊治后，即刻饮冷水，则会损伤肌体，虚弱的肌体不可恢复。

当病愈后刚能起床时，此时吃用盐和米粉腌制的鱼将会导致下痢不止；若食用韭菜或者饮酒，极易导致病情复发。

热病痊愈后，禁食生枣、羊肉或者狗肉，否则会引起膈及骨中患上热蒸病。

治疗大病后气力不足，虚劳方：

牛乳（七岁以下、五岁以上的黄牛新生的乳）一升，用四升水将牛乳煎成一升，在与人体的温度相等时慢饮，不宜饮多，连续服用十天效果明显。

治疗食劳方：

用二升曲熬成汁，服下即可。

治疗伤寒痊愈后一年， 心下出现积水，伴有不能饮食方：

白术一斤，好曲二斤，生地黄五斤。

先把药材曝晒干，再将其研细成散末。取酒送服方寸匕，每天三次，剂量逐渐加至二匕。

◎ 枳实栀子汤

主治大病痊愈后劳复病

枳实三枚，栀子十四枚，豉一斗（用布包裹）。

将药材分别研细，用药棉包裹。取七升醋浆来熬，等到减去三升后加入栀子、枳实，熬至二升，添加豉，再熬五六沸，除去药渣即可。分两次服用。服药后最好捂被发汗。若有脾胃失调症状者，在处方中加入棋子大的大黄五六枚即可。

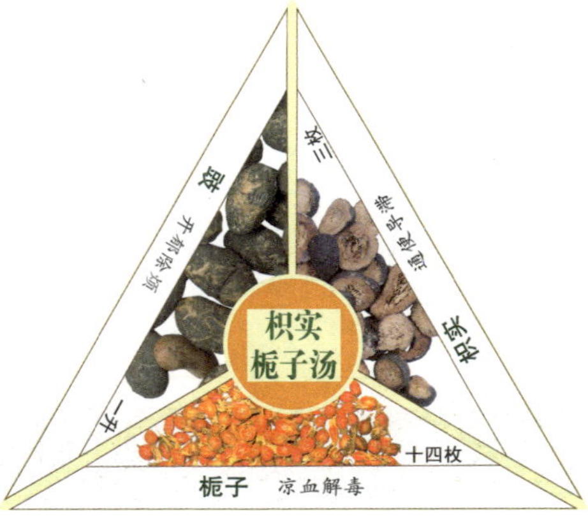

煎药方法		
用七升醋浆分顺序熬煮诸药即可		
服药时间	服药次数	服药温度
饭后	一日两次	温
主要功效		
本方具有通便、解郁、解毒的作用，对风寒及病后调理有妙效		

◎ 麦门冬汤

主治劳复病，对阳气将绝有起死回生的效果

麦门冬一两，甘草二两，竹叶（切）一升，京枣二十枚。

把药材分别切碎，取七升水煮一升粳米，煮到熟时去掉米，再加入其他药，煎成三升汤药，服用三次。不能服药者，可用药棉蘸汤滴入患者口中。

◎ 小柴胡汤

此方也叫黄龙汤，主治热病痊愈后再次出现头痛、发热，以及烦闷的症状

柴胡半斤，半夏半斤，黄芩三两，生姜四两，人参、甘草各二两，大枣十二枚。

将药材分别研细，取一斗水熬取五升汤药，除去药渣，每次五合，每天三次。有不吐而口渴症状者，可去除半夏，加入植物栝楼的根（天花粉）四两有疗效。

治疗重病稍愈，但因早起劳烦或者饮食过量，以致疾病复发而将死的处方：

将烧过的鳖甲研细取其末，服用方寸匕可治愈。

有关劳复病，需要特别强调的是阴易病，即男性与患温热病痊愈但还未完全康复的女性行房事而患的病。据医生张苗叙述的一个病例，曾有六个男性因强奸一名患温热病痊愈已数十天的婢女，最终都死去。患阴易病者，其症状大多是体内热气冲击心胸，有身体沉重、头重的感觉，易生眼屎，四肢、膝胫等部位不能自如伸展，小腹绞痛，这种情况患者都会立刻死去。如果没有立即死的，其症状也有热气冲击心胸，头沉重，身体关节犹如分离般疼痛，且经脉缓弱，气血亏虚，时常呼吸困难，睡时不能动摇，起时需人帮扶，这样通常也是过一段时日就会死亡。

百合

以精神不定、神志恍惚为主要表现的情志病，即精神病疑似症状，人们称为百合病。这种疾病多是伤寒大病后，体内余热未解，或平时情志不遂，而遇外界精神刺激所致。因这种疾病的治疗只有用百合才可治愈，所以就叫百合病。

心主血脉，肺主治理调节人体各脉络的运行。当心肺协调配合、功能正常时，则气血顺畅而百脉都得其养。若心肺内热阴虚，百脉受其累而致病，便会证候百出。

根据临床经验，百合病因发病部位不同，其证候（证候由若干症状综合构成，症状的复合）也有所区别。

证候为恶寒而呕吐的，其病在上焦，通常二十三天就会痊愈；证候为微微气喘、腹胀，大便坚燥，三四天解一次，但又偶尔便溏的，其病在中焦，六十三天才会痊愈；证候为小便淋沥，难以排出的，其病在下焦，通常三十三天能够痊愈。

以下一些证候也是百合病的表现：

时常感觉寒，其实又不寒；似乎有热，其实又不发热；早起口中发苦，小便赤涩，想解又解不出来；想吃，而又吃不下；有时觉得食物很美，有时连气味也不想闻；有时言语默默昏昏欲睡，但又不能睡着；各种药都治不了，一用药就呕吐下痢，像有鬼神在控制一样。

因百合病的证候不同，其治愈时间也是不一样的。

二十天就可痊愈的证候是小便时觉得很畅快，只是觉得头昏。

四十天可痊愈的证候是小便时不觉得头痛，恶风（指患者遇风觉冷，避风则缓解之症）且发寒。

狂病的表现

患狂病的人一般是在精神方面受到过强烈的刺激。但他们刚开始的表现往往是比较消极的，而后才走向另一个极端。所以治疗的原则是通过针刺泄去体内的邪气。下图所示为一个患有狂病的人夸张的行为。

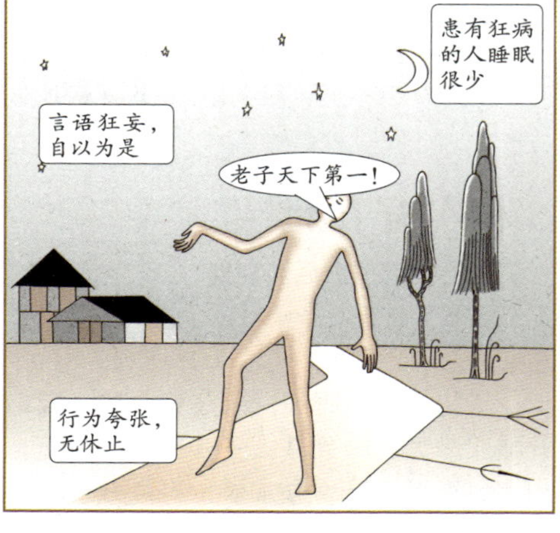

六十天后才能痊愈的证候是脉象微数，身体还比较平和，只是每次小便时头痛。

百合病需要根据具体证候而分别治疗。这是因为有的百合病症状是患病一月二十天后才能表现来的，有的是已经病了四五天而症状可见的，有的是没有发病即可预见的。

《金匮要略》中说：“病状见于阴的，要用阳法来救；见于阳的，用阴法来解；见阳攻阴，又发其汗，这是逆，其病难治；见阴攻阳，又用下法，这也是逆，其病难治。”百合病属于阴阳病，倘若病因在里而攻其表，结果就会使里证不得消除。若又用汗法，这就搞反了。如果病因在表而攻其里，也会使表证不得解除，又用下法，后果也是其病难愈。这其中的道理大家要弄明白。

对于百合病，倘若发现发热症状则可用此方：

干百合根一两，滑石三两。

将药材研细制成散末状，用汤水送服方寸匕，每天三次。服药后会微微下利，下痢停后，不要再服药，热病即除。

对于百合病，当其发展成腹中胀满疼痛症状，可用此方：

先将适量的百合根炒成黄色，捣筛后制成散药，用汤水送服方寸匕，每天三次，腹中胀满就会消除，疼痛也会停止。

◎ 百合知母汤

主治已经发汗后又发病

百合七枚，知母三两。

将百合剖开，先用泉水浸百合一夜，等到药沫浮出水后，第二天早上除去水取百合，然后用二升泉水熬取百合汁一升。再将知母研细，取二升泉水熬取一升汁，混在百合汁中，最后一起熬取一升半汤药，分两次服用。没有痊愈的话可依法再制。

◎ 百合鸡子汤

主治已涌吐后又发病

把七枚百合剖开，浸一夜，去汁后用二升泉水熬百合，取一升，再拿一枚鸡蛋黄加入汁中，均匀搅拌，两次分服，疗效明显。

◎ 百合滑石代赭汤

主治已泻下后又发病

百合七枚，滑石三两，代赭一两。

将百合剖开，用泉水浸百合一夜，除去汁，再用二升水熬百合取一升，去渣；然后用二升水熬其余二种药物，取一升，混入百合汁，依照此法再熬取一升半，分两次服用即可见效。

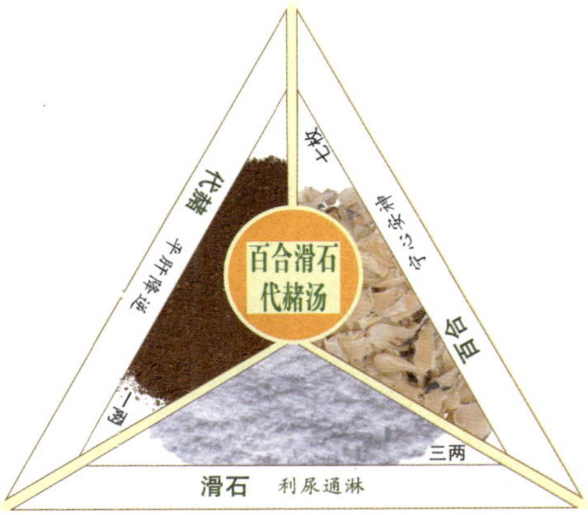

煎药方法		
百合浸泡一夜后先入水煮至一升，后煮剩余两药即可		
服药时间	服药次数	服药温度
饭后	一日两次	温
主要功效		
本方能安神、通淋，可作为伤寒泻下后恢复期服用		

◎ 百合地黄汤

主治未经涌吐、下泻、发汗等误治且症状没有改变

先将七枚百合剖开，浸一夜，去汁，用二升泉水来熬取一升半百合汁，混入二升生地黄汁，再一起熬取一升半汤药，分两次服用。若切中病须停止服药，大便如漆，说明药效明显。

伤寒发黄

伤寒发黄，属于病症名。它具体分为黄疸、黄汗、酒疸、谷疸、女劳疸等五种证候。下面我们将逐一对其进行讲解。

黄疸，也称黄胆。它多是由于人在受热时，忽然用冷水洗身，致使热邪滞留胃中，又吃生冷瓜果，使热气上熏造成的。患者面目及全身颜色会黄如橘子，倘若黄疸变成黑疸则有致命的危险。

黄汗，顾名思义，就是汗出沾衣，多是由于人体出大汗时，却忽然进入水中洗浴而致。其汗出色如黄柏汁，同时人体四肢微微发肿，胸部胀满，但是不口渴。

酒疸，属于黄疸类型之一，多是由于饮酒无度，大醉后受风、入水，使脾胃受伤，机体功能失调，湿浊内郁生热，湿热纠结而成。主要症状是身目发黄、不能食、时欲吐、胸中烦闷而热、小便赤涩、脉沉弦而数。

谷疸，与饮食相关。主要是由于暴饮暴食，饥饱不匀，湿热、食滞阻遏中焦（人体部位名，在三焦的中部，指上腹部分）造成的。其症状通常是头眩、烦闷、胃中不适、腹满、小便不利、大便溏泄、身面发黄等。

女劳疸，表现为全身及眼睛发黄，体热恶寒，小腹胀急，小便艰难。原因在于大劳大热后交接而又进入水中所致，可参考后面所列处方治疗。

根据以上介绍，下面重点给大家讲解治疗这五种证候的处方。

◎ 黄芪芍药桂酒汤

主治黄汗

黄芪五两，芍药二两，桂心三两。

把三味药分别研细，取一升苦酒、七升水一起熬成三升汤药，饮一升。因为苦酒壅阻，刚开始服药后会心烦，六七天后，这种情形会慢慢自动解除。

治疗黄疸用药需要根据具体情况而定。比如患病时伴有口渴症状，这时就难以治疗；不渴的话还可治疗。病因在表，患者颤振恶寒而微热；病因在里，患者肯定会出现呕吐症状。

无论是哪种黄疸，都适合通利小便。如果脉象浮，建议用发汗法解除病邪，最好的处方莫过于桂枝加黄芪汤方。

◎ 桂枝黄芪汤

黄芪五两，桂枝、芍药、生姜各三两，甘草二两，大枣十二枚。

把六味药研细，添八升水在微火上熬成三升，除去药渣，分三份温服。服药后最好捂被发汗。若没有出汗，可饮用热稀粥促进发散药力。假如还不出汗，可以再服汤药。

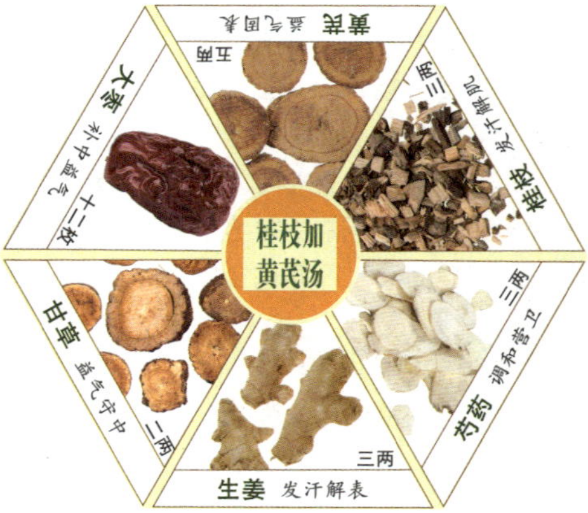

煎药方法		
将诸药放入锅中，加八升水煮至三升即可		
服药时间	服药次数	服药温度
饭后	一日三次	温
主要功效		
本方能解表发汗，对恶寒、发汗不畅具有调理作用		

◎ 麻黄醇酒汤

主治伤寒热邪侵出体表而发作的黄疸

把三两麻黄，放入五升醇酒熬成一升半汤药，一次服完。服药后最好捂被发汗，汗出即可痊愈。冬季寒冷时用清酒，春天宜用水。

◎ 大黄丸

可治疗黄疸

大黄、葶苈子各二两。

将这二味药研为末，用蜜调和成如梧桐子大小的丸药，饭前服用十丸，每天三次，病愈即可停服。

◎ 治黄疸方一

赤小豆、瓜蒂、秫米各十四枚。

先将此三味药材研细调制成散药。病情严重者，可取二枚如大豆那么大的药，纳入鼻孔中，鼻孔会因疼痛而收缩，一会儿会出黄汁，或者从口中流出一升多汁就会痊愈。症状轻微者，一粒豆那么大的一枚即可。如果不愈，可间隔一天再服。最后要特别说明的是，因为这种药不能进入体内，所以用竹筒装药后极力吹入鼻中者，都死了。

◎ 治黄疸方二

取生小麦苗，捣绞取汁，每次饮用六七合，一天一夜饮用二次到四次。三四天后就能痊愈。如果没有小麦，无皮大麦亦可。

◎ 茵陈汤

主治身体面目完全发黄的黄疸

茵陈、黄连各三两，黄芩二两，甘草、大黄、人参各一两，栀子十四枚。

先把这七味药分别研细，用一斗水将其熬成三升汤药，分成三份，一天三次。此方治疗酒疸、酒癖，其疗效亦佳。

◎ 小半夏汤

主治小便颜色无异常，只是想自利，腹胀满而气喘，或者不能除热，除热后引起干呕者

半夏、生姜各半斤。

先将药分别研细，用七升水熬取一升五合汤药，分成两次服用。曾经有患此病者，由于积气纠结而昏死，但他的心上还暖和，使用小半夏汤少许，汁入口中后人就奇迹般地醒了。

治疗黄疸变成黑疸方：

捣土瓜根汁一小升，天刚亮时服用，到吃早饭时，病便会从小便中排出，每天服一次。服药剂量须依据患者的体质而定，不能多服。

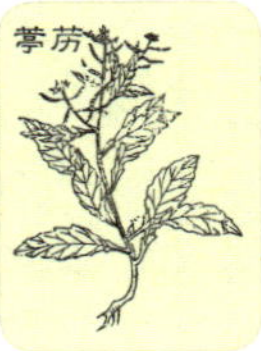

葶苈

泻肺平喘、利水消肿。

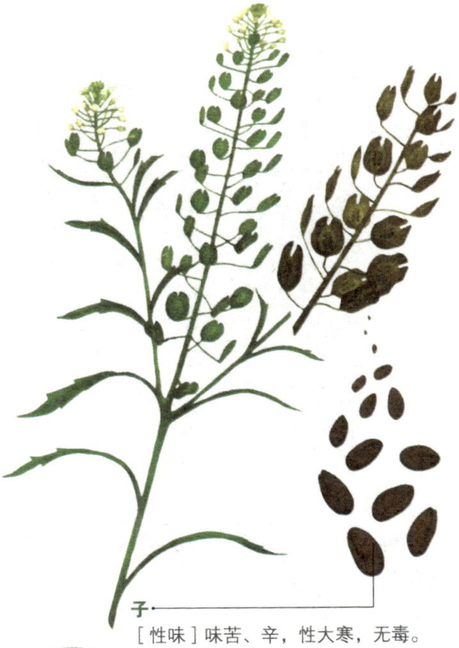

子

［性味］味苦、辛，性大寒，无毒。

［主治］腹部肿块、结气，小便不利。

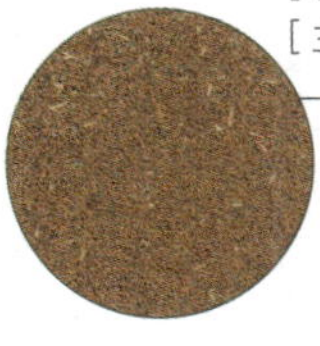

葶苈

本品对水肿、肺湿咳嗽均有一定治疗作用，同时还能调理女性月经不调。

对于患者全身发黄，身、面、眼黄如金色，小便如浓熬的柏汁，久治无效的，建议用以下疗方：

茵陈、栀子各四两，龙胆、黄芩、大黄各二两，升麻、柴胡各三两。

将这七味药研细，用八升水熬成二升七合汤药，分三次服用。身体羸弱者，可去除大黄，加栀子五六两，生地黄一升。在《延年秘录》里没有茵陈，但是有芒硝二两、瓜蒌三两、栀子四两，在《近效方》里加了枳实二两。不宜服用此方的患者，其症状表现为：身体发黄已久，变成桃皮色，心下有坚硬的块，呕逆，吃不下饭，小便发红且量少，四肢逆冷，脉象深、沉、极微细迟，否则，病症可能会发展成干呕。

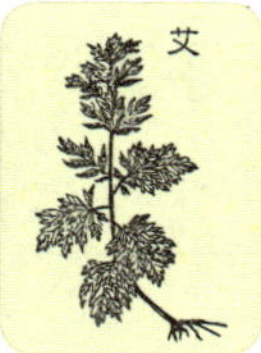

艾

温经止血、散寒调经。

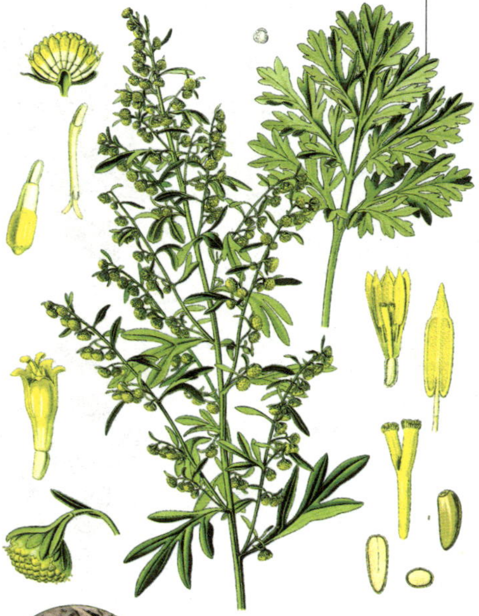

叶

［性味］味苦，性温，无毒。

［主治］灸百病。

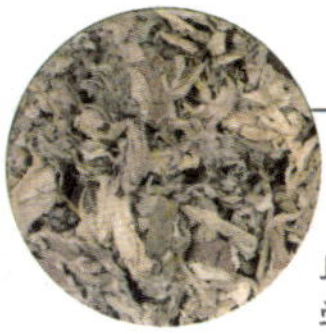

艾

具有散寒、止血、消炎、平喘、止咳、抗过敏及安胎的功效，现代医学研究认为，本品是妇科良药，对老年支气管炎亦有治疗作用。

◎ 苦参散

主治没有预兆而忽然颤抖发寒、发黄，皮肤色如出尘的黄曲，小便赤而少，大便秘结，气力无异常，饮食无妨害，尝试过各种汤药散药，余热没有除尽且长期体黄，此方能够促使患者涌吐和下泻

苦参、瓜蒂、黄连、大黄、黄柏各一两，葶苈二两。

将这六味药捣筛后制成散药，用汤水送服方寸匕。若出现吐的症状，每天服一次药；不吐，每天服两次药。因为此方具有下泻药效，所以服用五天后就会见效，此时可停服。如果病症未退，可再服，等稍微退去停服。

◎ 茵陈丸

主治患时行热病其身体骤然发黄，并伴有瘴疠疫气及疟疾

茵陈、芒硝、栀子、杏仁各三两，恒山、鳖甲各二两，巴豆一两，豉五合，大黄五两。

将九味药研为末，用饧调和成如梧桐子大小的丸药，以汤水送服三丸。若出现呕吐、下痢则说明有效果。如果不见效，可加一丸。当刚开始感觉身体气息异常时，立刻服此药，疗效神奇。

治疗风引起的黄疸方：

症状表现为小便或黄或白，时寒时热，好睡卧不想动。

大黄、凝水石、黄连、苦参、植物栝楼的根（天花粉）、葶苈各六铢。

取三月生艾一束，捣取汁后放入铜器中熬如漆，然后密封。再将以上六味药研为末，用熬好的艾汁调和成如梧桐子大小的丸药，饭前服五丸，每天两次，可增至二十丸。

温疟

说到疟疾，在中医理论里，它是一种由风而致的疾病，其发病呈现季节性、周期性的特点。比如，如果夏季受到暑气伤害，那么秋季就有可能出现疟疾。从阴阳辨证法的角度来说，寒属于阴气，风则是阳气，如果先被寒气所侵，其后又被风邪所伤，在临床表现上就是先恶寒而后发热，这种证候好发于秋季，称之为寒疟；如果先受风邪侵扰，后又被寒邪伤害，症状则表现为先热而后寒，这种证候也会在特定季节发病，称之为温疟。疟疾当中，还有一种证候叫瘅疟，又名暑疟、温疟、瘅热、阳明瘅热。其症状以但热不寒为主，兼见气短烦闷，手足发热而想呕吐，这是因为人体阴气已先断绝，而阳气单独发作。

由风邪所致的温疟和寒疟，究竟是如何在人体内形成的呢？

首先，就温疟而言，人体在冬天时会被风邪侵伤，寒气由此藏于骨髓，春天阳气升发便会发作。邪气不能自己排出，因此遇到大热天时，脑髓消烁，肌肉消瘦，腠理发泄，或者有所用力时，邪气会随着汗水排出。在人体内，邪气藏在肾中，所以要先从内泄出。这样会导致阴虚而阳盛，阳盛就会发热，阴虚则邪气又回返侵入，进而又导致阳虚，阳虚就恶寒。因此先发热而后恶寒，也就形成了我们所说的温疟。

其次，瘅疟的患者，是肺中平时有热，体内之气壅盛，并有逆上冲的态势，中气实而不外泄。当有所用力时便会打开腠理，进而使风寒侵入皮肤之内、分肉之间，此时若用发汗法驱逐风寒则会导致阳气壅盛，阳气壅盛不衰退就会发热，而因为没有触及阴气所以不会恶寒，因此只发热而不恶寒。邪气积蓄于心中，向外侵入分肉之间，导致人体肌肉消烁，身体枯瘦，发展为瘅疟。

最后，需要说明的是，疟疾大多发生在四季交替、阴阳变换的时候，其证候通常也是从四肢的末端开始。当阳气受到伤害，阴气便会随之受损。因而在阴阳之气还未聚合在一起时，也就是在疾病发作前一顿饭的时间，可以用细索紧束患者手足十指，阻止邪气侵入，阴气外泄，度过了这段时间，病症也就会消散。

疟疾患者脉象弦数者多热，弦迟者多寒。脉象弦而小紧的，可以用下法来治；脉象紧而数的，可以发汗，或针灸；脉象弦而数的，是感受风邪而发热，用饮食调理的方法来治疗；弦迟的，可以用温法来治；脉象浮而大的，涌吐后就能痊愈。

疟疾呈现明显的周期性和季节性，并且患者形体消瘦，皮肤上出现有粟米状的颗粒。患病者几乎每年都会复发，且连续三四年，或者连续几个月发作不停。这是因为疟

温疟的形成与表现

温疟的形成不是一朝一夕的事情，邪气侵入人体后总是先潜伏起来，遇到合适的条件时才会发作。温疟的形成和发作过程如图所示。

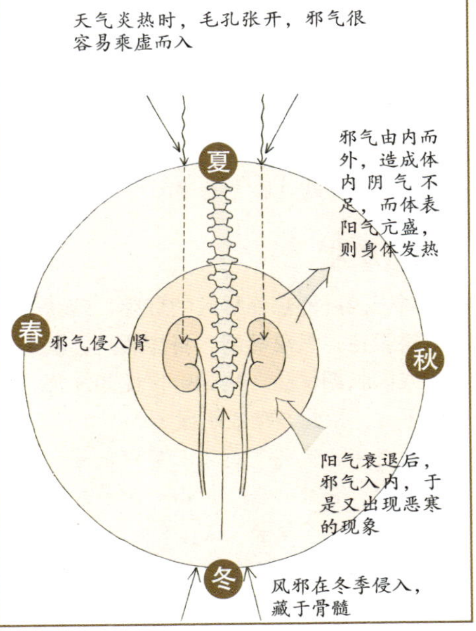

疾患者胁下有痞块。所以值得提醒的是，在治疗疟疾时，切忌攻这个痞块，采用耗其津液的方法比较好。倘若服汤药后，有微微发寒症状，可盖上衣服发汗，汗出、小便通利就痊愈了。

◎ 恒山丸

恒山、甘草、知母、大黄各十八铢，麻黄一两。

将这几味药研为散末，再取蜜调和成如梧桐子大小的丸药，饭前服用，每次五丸，每天两次。效果不明显时可逐步增加剂量，直到痊愈。此方对疟疾有特效。在《肘后方》中此方没有大黄。

◎ 乌梅丸一

主治因远行，久经劳作，或者是寒热劳疟久治不愈，形体羸瘦，痰结胸膛，饮食减少等疟疾

乌梅肉、豆豉各一合，升麻、地骨皮、柴胡、恒山、前胡、鳖甲各一两，玄参、肉苁蓉、蜀漆、百合、人参、桂心、知母各半两，桃仁八十一枚。

先将所列药材研为末，取蜜调和成丸药，空腹服用，以细茶水送服，每次三十丸，每日两次。在剂量上，老人与小孩没有区别。

治疗劳疟久治不愈方：

先取生长大牛膝一握，切，用六升水熬成二升汤药，分两次服用。首次在未发前一顿饭时，第二次在临发时服即可见效。

◎ 乌梅丸二

对于因肝邪热而导致的肝疟，症状为面部呈深青色，气息喘闷，身体颤抖，状如死人，或因长期伏热，稍微劳作便如发疟，且长期不愈，用此方疗效明显

乌梅肉、葳蕤、蜀漆、鳖甲、苦参、知母各一两，香豉一合，恒山一两半，石膏二两，细辛、甘草各十八铢。

将所有药研为末，加蜜调和成如梧桐子大小的丸药，用酒送服，每次十丸，每日两次。汤水送服亦可。

治疗心热所致疟疾症状不止，或止后热不歇，时来时去，使人心情烦躁，欲饮清水，饮后反而寒多不很热方：

甘草一两，蜀漆三两，恒山四两，石膏五两，鳖甲四两，香豉一合，栀子、乌梅各三十枚，淡竹叶二升。

先将淡竹叶切碎，然后分别研细，取九升水来熬取三升汤药，分三次服用即可见效。

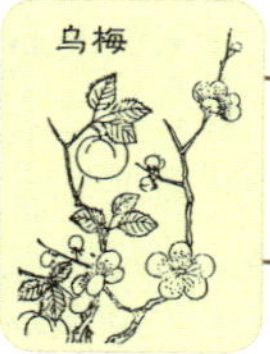

乌梅

敛肺止咳、涩肠止泻、安蛔止痛。

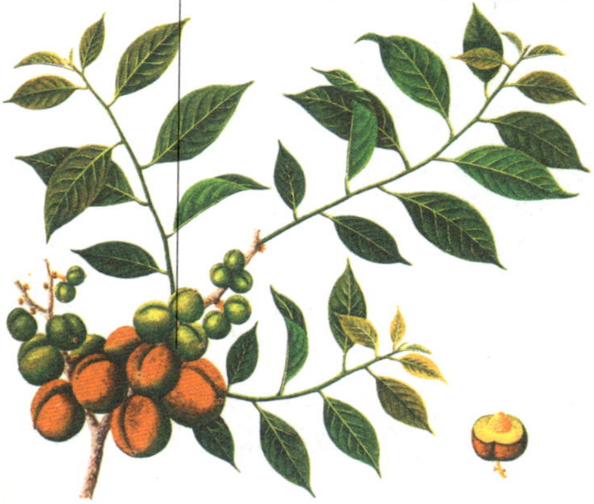

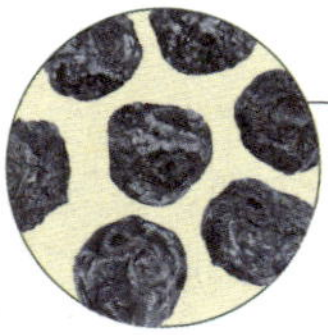

乌梅

本品生津止渴功效较强，对虚热消渴有缓解作用；同时乌梅具有涩肠止泻功能，对脾虚所致的久痢有妙效；另外本品的驱蛔能力较好，也可用于治疗蛔虫病。

肝脏

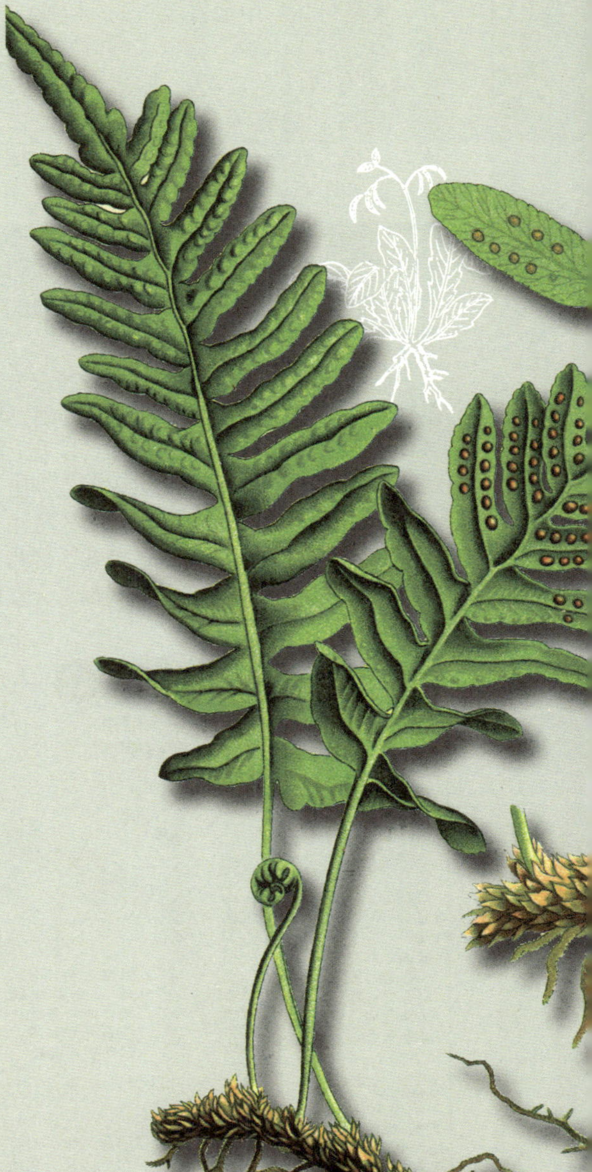

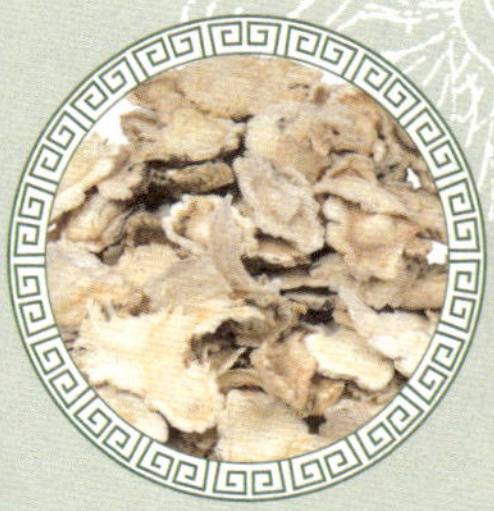

桔梗

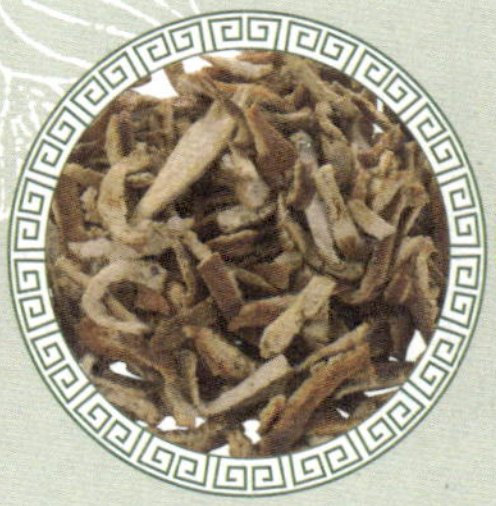

橘皮

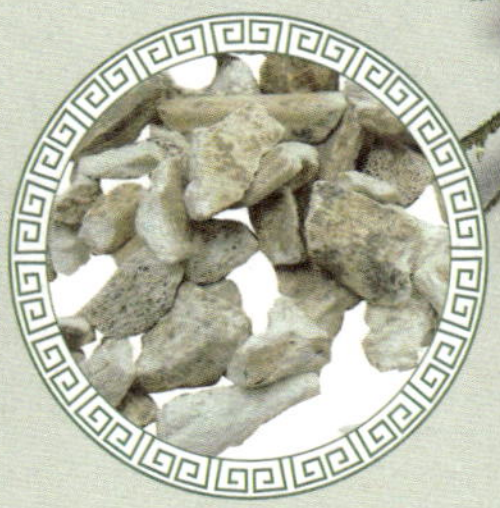

龙骨

肝脏脉论

人是自然界中最有灵气的生命体。在体内有五脏、六腑、骨髓、精气及筋脉，在体外有四肢、皮毛、爪齿、咽喉、唇舌、肛门、胞囊等，这些一起组成了人体。遵循大自然生命运行的机制，人体才得以调养生息，体内百脉得以顺畅安和。违背机体运行的基本规律，则必然导致各种疾病缠身。如果有药方可以医治，那是再好不过的事了。倘若没有可以医治的药方，生命则会就此停息。

在本书接下来的几个章节里，将向大家详尽地论述人体血液的循环流转，五脏六腑与血液，血液与九窍的相会相应，以及五脏六腑的运转规律等，同时为大家对应列出了大量的药方及医治方法，比如针灸穴位法、熨法、摩法，或散药、丸药、煎药、膏药、酒药、汤药等，不一而足。这些都是大家可以参考的。

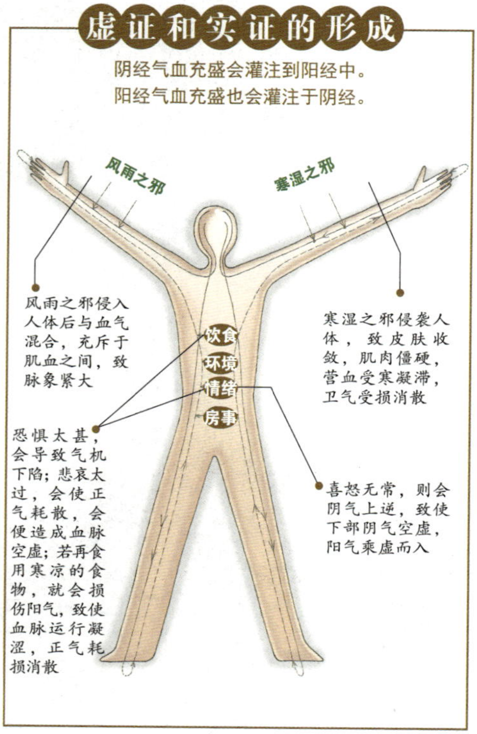

根据虚、实、冷、热、风、气等可辨别证候，如果能正确地依照药性来用药，那么人体内外百病就不会惹人心烦了。怎样才能做到对证用药呢？依据人们对自然的认识，在地上有五岳相应，在天上有五星相对，与自然对应的就是五行，而在人体内就是五脏。五脏，对应精、神、魂、魄、意。我们通过辨别虚实，考察阴阳，弄清病源，就可采用相应的补泻方法，疏通人体骨节，最终会通十二经脉。这也是诊治病症的一个基本原理。

肝，作为人体五脏之一，在中医里素有“将军”的美称，与胆互为表里，在藏为魂。肝脏开窍于目，肝气与眼睛相通，眼睛调和则能明辨五色。左眼为甲，属阳木；右眼为乙，属阴木。肝气流通循环通过紫宫穴（在胸部，当前正中线上），影响爪甲的荣枯，在外主管筋，在内主管血液。肝脏的结构，左边三叶，右边四叶，总共七叶。肝藏血，血藏魂。肝在气对应说话，在液对应泪。肝气虚会容易恐惧，肝气实则易怒。

当人在睡眠时，血液主要藏于肝。肝脏受到血液的滋养，才使眼睛能看清东西，脚受到血液的滋养才能行走，手掌受到血液的滋养才能握东西，手指受到血液的滋养才能抓东西。

五行当中，肝脏属木，与胆合成腑。足厥阴肝经（十二经脉之一，每侧十四个穴位，左右两侧共二十八穴）络属于肝，与足少阳胆经结为表里。肝脉为弦脉（有琴弦感觉的脉搏，是肝胆病的主脉），因为肝气在冬季生发，春季时旺盛。在春天万物萌生之时，肝气来势缓慢且弱，松缓且虚，所以肝脉为弦。肝气濡（意思是缓慢）则发汗困难，弱则不能泻下。人们常说肝脉要宽（松缓的意思）而虚，这是因为肝气宽则开，开则通，通则利。

春季人体脉弦，属木，方位为东，也是肝脉萌生的主要时节。在万物生发之季，肝气势濡弱，轻虚而滑，端直而长，肝脉即为弦。如果与这种脉象相反，说明体内有病疾。判断肝脉脉象相反的方法是，倘若肝气来势不实而微，这称为不及，表明病在内脏；肝气来势实而弦，也称为肝气过盛，说明病在体表。肝气不及常会让人感觉胸部疼痛并牵引至背，两胁腋下胀满。肝气太过则容易目眩头晕而发为癫病，或者容易发怒。

春天肝脉之本在于胃气，从肝脉来势的强弱上看，如果其来势柔弱，犹如竹竿末梢般招动，可称其为平脉；倘若来势盈实且滑，就像顺摸长竿，则是有肝病的征兆；若脉象来势急且更加有劲，像按新张开的弓弦一样，这说明肝脏真气已绝。当真肝脉来到，就会内外皆急，像摸刀刃一样，或像按琴弦一样，面色青白没有光泽，毫毛摧折的就会死去。

春天肝胃相和，脉微弦为平和状态；若弦脉强则为肝气多胃气少，说明有肝病；若脉象仅有弦，则为只有肝气而无胃气，说明病情为重；有胃气而脉毛属于秋病；脉毛若发展更甚者即为时病。

人的精气神全在血液，肝所特有的藏血功能，造就了魂（也就是精气神）的依附。人的喜怒无常会伤魂，魂伤则狂妄，以致精气不能常守，甚至出现阴缩而筋挛，两胁肋骨上举，毛发枯焦且面色憔悴，严重者则会在当年秋天离开。

足厥阴经，属于人体十二经脉之一，也称肝脉。如果足厥阴肝经的经气竭绝，其结果便是缩筋，并牵引舌头和睾丸。原因就在于人体筋脉合于肝，会聚于生殖器，且脉络连于舌根。人体脉气需要流通充盈，否则就会筋缩挛急，筋缩挛急就会牵引睾丸与舌头，因此唇青、舌卷、卵缩则表明筋已先死。若在庚日（天干、地支合并记载时间的方法，每隔十天出现一个庚日，如庚子日、庚寅日、庚辰日等）病情很严重，就会在辛

邪气在肝对身体的影响

肝主藏血，滋养全身，如果邪气停留在肝脏，其所滋养的部位就会直接表现出疼痛等症状。

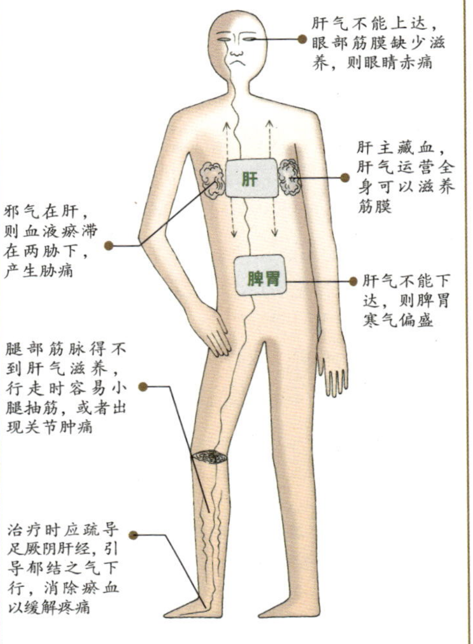

日（辛子日、辛寅日或者辛辰日）死去。这是由于庚辛属金，而肝属木，金克木。

患有肝病的人，若出现肝死脏的脉象，说明脏气已绝，预示着病情恶化。肝失去所藏的魂，就会出现真肝脉（脉学名词，即肝的真脏脉），当用按的手法诊得脉象像绳索不相连续，犹如蛇曲行者，或者用浮的手法诊得脉象为弱，说明病情危重。

春季肝木（五脏合五行，肝属木，故名）旺，肝脉弦细而长称为平脉。如果脉象浮大而洪，则是心邪欺凌肝，心火为肝木之子，子欺母，属于实邪，有病症此时也可能自愈。若肝脉沉濡且滑，是肾邪欺肝，母归子位。五行相克理论认为，因为肾为水，肝为木，水生木，所以肾为母，肝为子。肾水欺凌肝木，就叫作母归子，属于虚邪，即使有病也是很好治愈的。相反，如果脉象微涩而短，属于肺邪欺肝，金克木是为贼邪，两者相抵触，会不治而

亡。如果脉象大而缓，属于脾邪欺肝，脾属土，土反欺木属于微邪，虽是病患，但也会立即痊愈。从临床表现上来说，如果心邪欺肝则会上吐下痢，肺邪欺肝则会出现痈肿。

如果左手关上（中医指寸口脉的三个部分，即寸、关、尺的三者之一）脉象阴绝，尺脉上不至关的，说明没有肝脉。采用针刺足少阳经上的穴位，可治疗癃闭（以小便量少，点滴而出，甚者闭塞不通为主要症状），遗溺难言，胁下有邪气，易呕吐等病症。

如果左手关上脉象阴实，属于肝实证。针刺足厥阴经上的穴位，即可治疗肉中疼痛、活动易转筋、呕吐等病症。

肝脉的运行会滑如倚竿，犹如琴瑟弦，而所谓的平脉就是在呼气一次的时间里肝脉搏动两次。如果搏动三次表明有离经病，搏动四次为脱精，搏动五次人有可能昏迷，搏动六次则会危及生命，这些是从足厥阴脉上说明的病症。

肝脉甚急的病症为妄言，微急时表示胁下有肥气，像倒扣的杯子；脉象特别缓为呕吐，微缓则可能为胸下积水，结聚成形而小便不利；脉象特别大则为生内痈，且易呕血，脉微大为生肝痹，咳嗽牵引小腹；脉非常小为患多饮，微小即是患消瘅；脉特别滑说明患颓疝阴囊肿痛，微滑即有遗溺；若脉极涩为患痰饮，微涩为患抽搐筋挛。

如果肝脉来时长而坚硬，面色不青，

五脏的子母关系

利用五行相生的关系，把五行与五脏配合，从而产生了五脏的子母关系：木生火，故心为肝之子；火生土，则脾为心之子；土生金，则肺为脾之子；金生水，则肾为肺之子；水生木，则肝为肾之子。

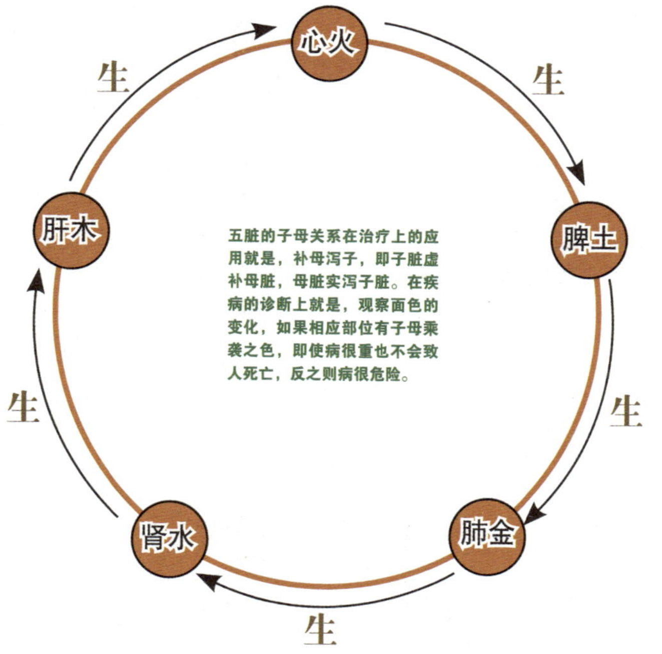

说明患有下坠病症（指便意浓，但便下不畅，似有大便结不完，但又没有多少大便可出）。如果脉象搏，表明血积在胁下，以至于喘逆。脉象濡而散，面带光泽，说明患溢饮病。溢饮病者，常口渴，饮水很多，但是水易溢入肌皮、肠及胃之外。

肝脉来时如果长且左右弹击，说明积气在心下、四肢及腋下，也就是我们说的肝痹。这是寒湿的缘故，与疝病类似，会出现腰部疼痛、头痛且足部发冷。

名医扁鹊说："肝若有病，人会眼神散乱。"如果肝虚则生寒，生寒则阴气壮盛，阴气壮盛则易梦山树。相反，倘若是肝实则会生热，生热则阳气壮，阳气壮则易梦中发怒。

肝与人的动作紧密相连。比如表现在动作上为"握"，在声音上为"呼"，在情志上为"怒"。人们常说怒伤肝，精与气归并于肝则会生忧。肝虚则易恐惧，发怒则表明肝实，另外，发怒不已也会生忧。

春天的病症多表现在颜色上，颜色变化者，可取治荥穴（五腧穴的一种，均位于手、足部的远端）。

如果病症源于肝，会首先出现头目晕眩、胁痛、支撑胀满。一天后病邪传到脾，会出现闭塞不通，身体疼痛而沉重；两天后病邪传到胃部，会出现腹胀；三天后到肾，会出现小腹腰脊疼痛，小腿酸。若十天后还未愈，则非常危险，可危及生命，需要警惕。通常肝患病，早上病情稍轻、神清气爽，晚饭时则病情最重，夜半安静。

肝病病症，证候通常为两胁下疼痛而牵引小腹，以至于人特别容易怒气冲天。若肝虚则耳朵偶尔听不清声音，眼睛会看不清东西，易害怕，像有人在追捕自己似的。此病可取足厥阴肝经和足少阳胆经来治疗。

如果患者小时候曾有从高处坠堕而受伤的经历，其证候就是用沉取的手法诊得的肝脉脉象急，与用浮的手法诊得结果相同，患者苦于胁痛，有气支撑胀满引起小腹疼痛，不时腰背疼痛，小便困难，癃闭不出，目眩头痛不堪，脚冷，女性月经不来，且时有时无。这是因为凡是曾经从高处坠堕而受伤者，恶血常滞留体内，若有所大怒，气上逆而不能下行，便会积聚在左胁下而伤肝。

下面给大家特别介绍一些肝病的病症及治疗的具体方法，以供不时之需。

防风竹沥汤、秦艽散，对于肝生病，手足拘急，面色发青，胁下苦满，或常眩晕，脉象弦长的病症有效。若用针法治疗，建议春天用针刺大敦穴，夏天针刺行间穴，冬天针刺曲泉穴，这些都属于补法。夏季针刺太冲穴，秋季针刺中都穴，这些都属于泻法。同时可适当艾灸期门穴一百壮，脊柱第九椎五十壮，效果非常明显。

如果肝脏患病，有体内寒冷，两胁中疼痛，有恶血在内脚胫，易抽，骨节时常发肿的症状应引起重视。建议取行间穴以导引邪气下行来缓解胁痛，同时补足三里来温和胃中，取治血脉以消散恶血，取治耳间青脉以祛除抽搐。

若肝中的是风邪，可表现为头眼像被物体拽动，两胁疼痛，行走时弯腰驼背，犹如患上了恶阻病想呕吐一般，同时特别喜食甜食。

如果肝中的是寒邪，患者多有怕寒，脸发红，全身微微汗出而连续不断，胸中烦热等症状，也可出现舌根干燥，喜叹息，胸中疼痛不能转侧，两臂高举困难，不时盗汗、咳嗽，饭后易吐汁水等症状。

肝主胸中气喘、易怒，其脉象沉，且胸中窒闷，想让人推按，体内有热，鼻子窒塞。

肝脏若受损伤，症状就是人会明显消瘦，躺着时口想张开着，手足常发青，总想闭着眼睛，且瞳仁发痛。

肝腹水患者，其症状为腹大，身体转侧困难，伴有胁下腹中疼痛，不时生出津液，小便续通。

肝胀患者，会因胁下满胀进而导致小腹

疼痛。

肝著，又名肝着，是肝脏气血郁滞，着而不行所致，患者时常按捺捶胸来缓解症状，发病初期且不严重时，只想喝热饮。

肝积，现代医学上称之为肝硬化。如何诊断这种病呢？首先，患者脉象弦细，两胁下疼痛；其次，邪气在心下积聚，腿脚发寒，胁痛牵引小腹，女子为瘕淋，男子为积疝；再次，人体会显得皮肉消瘦，没有光泽，易转筋，爪甲枯黑，春季症状轻而秋季严重，且脸色发青。

肝积的病因是什么呢？人们通常把肝的积气叫肥气，就在左胁下，形如倒扣的杯子，且有头有脚，像龟鳖。这种病症不易根治，患者久治不愈，进而会演变为咳嗽气逆或痃疾，有时连续几年病情难以好转。此病症易在季夏戊己日患上。这是因为肺先将病邪传给肝，肝就会传给脾，而脾在季夏最旺，脾旺就不会染上病邪，肝再想还给肺，肺又不接受，故只能留结而成为肝积。由此可以判断肥气多发病在季夏时节。

还有一种非常危险的病症，表现为肝患病，胸满胁胀，易怒或呼叫，体热又怕寒，四肢无力举动，脸发白身体滑。肝的脉象本应弦长而急，这时反而短涩；脸色本应为青色，此时反而发白。从五行相克理论解释，这是金克木，大逆常情，十死不治。

襄公问扁鹊：如果不诊脉，只通过观察声音、颜色等，能不能判断病情？扁鹊回答：这种水平，是医道的精髓，是老师无法传授的技能。古时黄帝就非常看重观察，认为它比金玉更加珍贵。

例如，患者发出的呼吸声为角音，这是主肝之声，肝在声为呼，在音为琴，在志为怒，在经为足厥阴经。如果厥气逆少阳经，就会导致荣卫不畅通，阴气外伤，阳气内击，阴阳交杂，阳气内击则生寒，生寒则易致肝虚，肝虚则容易突然喑哑发不出声。这种病症属于厉风入肝，可以用续命汤治疗，药方可参见第八卷说明。对于踞坐时两膝上耸，低头困难，四肢缓弱，面目青黑，遗失便痢，重者不可医治，应在十天至一个月内，用桂枝汤治疗，药方可参考第八卷。从五行理论上讲，如果又呼又哭，哭又转为呻吟，这属于阴击阳，金克木。阳气下伏而阴气上浮，阳气下伏则肝实，肝实生热，热则会气喘，气喘后便会导致气上逆，气上逆后就会生闷，烦闷则最终导致恐惧害怕，眼睛看不清，说话声音急切，妄说有人。这些就属于典型的邪热伤肝，重者无药可治。若唇色虽青，向眼不应，则是可以治愈的。用地黄煎主治，药方可参考肝虚实篇中的说明。

人体颜色发青，常叹息，且样子如死人般，这是肝经的疟疾的症状，可以用乌梅丸治疗（药方见后面章节论述）。如果患者平时很少有悲愤情绪，忽然嗔怒，且说话反常，忽缓忽急，话未说完，用手指眼，似乎有所害怕，这时，即使病不立即到来，灾祸也是迟早会来的。倘若患者肝实，就是被热气损伤；如果肝虚，则多是寒风所伤。若是

患者面色与脉象的生克关系

如果诊断疾病时，望到的面色与切到的脉象一致，则患者会很快痊愈；如果望到的面色与切到的脉象相生，患者也预后良好；如果望到的面色与切到的脉象相克，患者就很危险了。

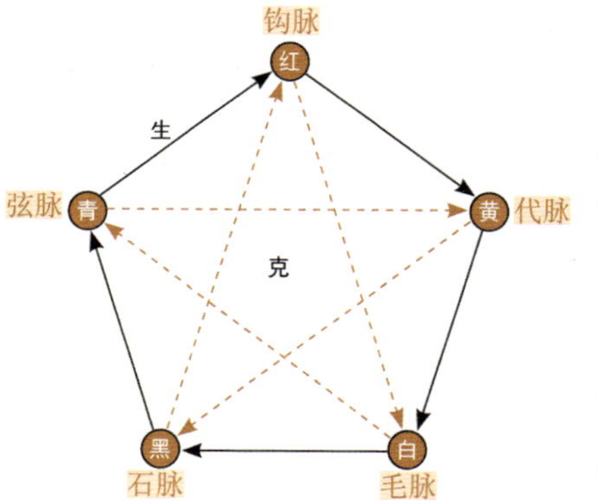

例如： 患者面色发青，切到的脉象为弦脉，则患者很快会痊愈。

患者面色发黄，切到的脉象为钩脉，则患者的病情正在好转。

患者面色发黑，切到的脉象为代脉，则患者很危险。

阴气所伤就补阴虚，阳气所伤就泻阳实。

青是肝的颜色，肝合筋，颜色青如翠鸟羽毛是健康的表现。人的眼睛连接着体内的肝脏，属于肝脏外延的器官。患者体质为木形的，与上角体形体质相比，肩大，背平，面色青，头小面长，手足小，身直，有才华，好思考，气力小，多忧劳世事，喜春夏、不喜秋冬，秋冬易感受邪气而生病。足厥阴经纵横交错，胁有坚、脆、广、合、倾、正等情况，任何一种都与肝相对应。青色是其正常色。肌肤纹理细的人，肝小，肝小则脏气安定，也不会有胁下的诸多病症；纹理粗者，肝大，肝大则肝虚，肝虚则生寒，寒气逼迫胃与咽，就容易导致胸中阻隔不通，胁下疼痛；胁宽骹反者，肝位偏高，位高则肝实，肝实则生热，热气上逆到贲门加诸胁下很快会生为息贲；两胁高耸的人，肝脏位置低下，肝低下就会逼迫胃，而使胁下空虚，胁空虚就易受邪气侵袭；胁骨坚的人则肝脏坚，肝坚则脏气安定难以受伤；胁骨弱的人则肝脆弱，肝脆就容易生消瘅病，容易受伤；胁腹好相的人，肝位置端正，肝位端正则肝和利难伤；胁骨偏举的人，肝倾斜，肝倾斜就会胁下偏痛。

但凡有病患者，人体十二经脉必定在人体皮肤的分属部位有所表现，比如凹陷或凸起。肝气在足少阳胆经中运行，作为肝的分属部位，外部也会随之有所反应。表现为浮清说明病在外，表现为沉浊则病在内。如果患者所反映出的疾病颜色是从外向内蔓延，则病由外生，经脉分属部位会凸起；倘若是从内向外蔓延，则表明病生于内，经脉的分属部位会凹陷。外病先治阳，后治阴；内病先治阴，后治阳。阴主内病，阳主外病。人若患病，通常会在形体外观上有所预兆。肝患病，眼睛就会无色。若肝先死，眼睛就会因此失去精神。若天中发际等份，且墓色相应，就会不治而亡。如何判断肝病稍好，但突然死去的情况？猝死的肝病患者脸颊上会出现如拇指大的青白色斑点。倘若患者面青目赤，只想伏睡，看不见人，汗如水流不止者，一两天即死。患者面黑目青不会死，但

五色、五味、五声

如果诊断疾病时，诊察到的面色与切到的脉象一致，则患者会很快痊愈；如果诊察到的面色与切到的脉象相生，则患者预后良好；如果诊察到的面色与切到的脉象相克，患者就很危险了。

五色

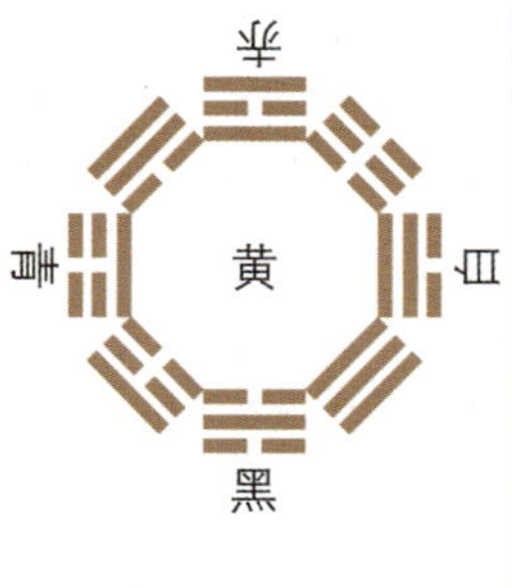

五色即青、赤、黄、白、黑。五色分别与人体内的五脏对应。其中，青色与肝对应，赤色与心对应，黄色与脾对应，白色与肺对应，黑色与肾对应。

五味

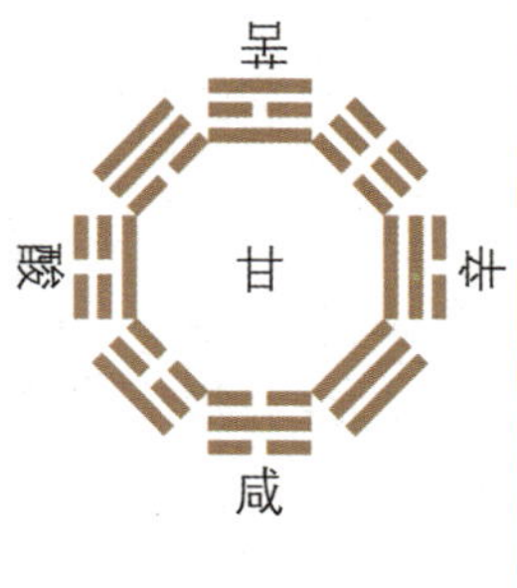

五味即酸、苦、甘、辛、咸。五味可以养五脏，但过食，则伤五脏。

五声

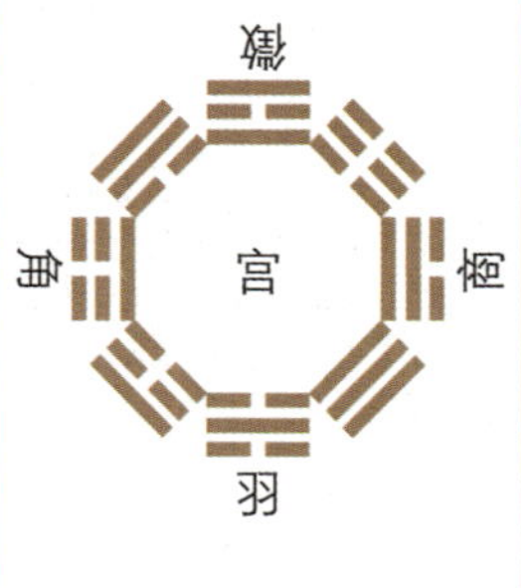

五声即角、徵、宫、商、羽。五声分别对应人体内的五脏。肝对角，心对徵，脾对宫，肺对商，肾对羽。

青如草席之枯白颜色者会死。在经脉的分属部位会有吉凶的颜色，比如青白色进入眼睛必生病，往往不出一年。如果一年内没有，三年之内，病祸必显。

五行中，春属木，春脉为肝脉，颜色为青，主足少阳脉。春天取治络脉分肉（指皮内近骨之肉与骨相分者）。与春季万物生发一样，肝气也开始生发。肝气急，肝受了风邪，因经脉深藏于体内，而肝气少不易深入，故应取治络脉分肉之间。肝脉的根本在窍阴之间，肝脉汇聚的部位在天窗穴（居耳前上下脉，用手按之搏动的即是）之前。

在人体脉络中，足少阳胆经筋的运行情况如下：首先起于脚部小趾次趾之上，在外踝处聚集，再往上循着胫骨上外侧延伸，积聚在膝的外侧。一支始于辅骨外侧，向上经过大腿前，在伏兔穴之上结聚，另外从大腿后经过的，则在尾尻处聚集连接。一支主筋则向上经过季肋下方夹脊两旁空软部分通达季肋，再向上经过腋前侧，挟应乳（即胸大肌两旁），在锁骨上窝处聚集连接。还有一支肝的主筋上行从腋部出来，穿过锁骨上窝，从太阳之前出来，再循着耳后直上额角在巅顶之上交会，又一支下行经过颔，在颧骨上连接会合。这些分支在外眼角处聚集而成外维。

足少阳胆经脉的运行情况如下：从外眼角处出发，向上到额角，再下行至耳后，沿颈部至手少阳经之前，再到肩上并从手少阳经的后面出来而进入缺盆。一支支脉则从耳后进入耳中，从耳前出来，再到外眼角之后。一支支脉出外眼角，下行至大迎，与手少阳经交会在颧骨下，至颊车，下行经过颈部与缺盆交会，再下行到胸中，穿过膈，络于肝，属于胆。沿肋骨内侧，从气街穿出，绕过毛际，横向进入环跳。主脉则从缺盆至下腋，再沿着胸部下行，经季肋下行并在环跳中交会，沿着大腿外侧向下行进从膝外侧出来，再下行到外辅骨的前面，并直抵绝骨末端，再从外踝之前下出，沿着足背前行，从小趾次趾端出来。它的支脉离开脚背，上行进入大趾之间，沿着大趾歧内并从趾端出来，再返回穿过爪甲，从三毛出来，与足厥阴经交会而成表里。厥阴经之根本在行间以上五寸，相应在背俞，它们一起在手太阴经上交会。

距离足踝半寸的地方是足少阳络脉，也叫光明。从这里分出厥阴肝经，向下联络足背，是容易致肝病的地方。肝实则生胆热病症，胆热就会厥冷，厥冷即阳脉生病。阳脉反逆，比寸口脉大一倍，患病则出现胸中有热，缺盆腋下发肿，心胁头颔疼痛。另一方面，肝虚就容易胆寒，胆寒则痿躄足软，行走困难，痿躄就说明阴脉患病。阴脉小于寸口脉，患病就会胸中有寒，少气口苦，体内不滋润无光泽，向外直到绝骨外踝以及每一骨节都疼痛。倘若阴阳俱动或俱静，犹如牵引绳索般停顿，这些都可以说明足少阳胆经筋脉已经患病。

足厥阴肝经循行路线

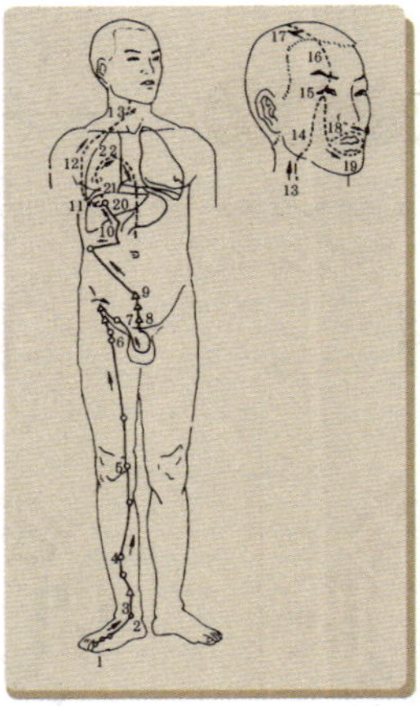

足厥阴肝经的循行路线：起于大指丛毛之际（1），上循足跗上廉（2），去内踝一寸（3），上踝八寸，交出太阴之后（4），上腘内廉（5），循股阴（6），入毛中（7），环阴器（8），抵小腹（9），挟胃，属肝，络胆（10），上贯膈（11），布胁肋（12），循喉咙之后（13），上入颃颡（14），连目系（15），上出额（16），与督脉会于巅（17）。其支者：从目系下颊里（18），环唇内（19）。其支者：复从肝（20）别贯膈（21）上注肺（22）。

本经联系的脏腑：肝、胆、肺、胃、肾。

名词解释：

颃颡：同吭嗓，此指喉头和鼻咽部。喉咙则指下连气管部分。

说到足厥阴经脉，它起于大趾聚毛之地，向上沿着足背循行，经过距离内踝一寸之处，于内踝上方八寸的地方从足太阴脾经之后交出，继而沿膝弯内侧及大腿内侧进入阴部，绕过阴器至小腹，挟胃两旁，属于肝，络于胆，向上穿过膈，分布在肋胁，沿着喉咙之后，向上进入鼻咽，与眼相连，再向上自额部穿出，在巅顶与督脉交会。

足厥阴经脉的支脉从目系来，下行至面颊内且绕于口唇。它的另一支脉从肝分出，另行穿过膈向上行，注入肺中。如果足厥阴经受外邪，就会导致腰痛不可俯仰，女性小腹肿，男性患㿗疝，重则嗌干（食管及口干涸），面目无色。患肝病的患者，会出现洞泄狐疝、胸满呕逆、遗溺闭癃。肝盛者，寸口脉比人迎大一倍；肝虚弱的人，其寸口脉反比人迎脉象弱。

足厥阴络脉，也称蠡沟，距离内踝向上五寸的地方，另行进入足少阳胆经。其支脉顺着胫骨上行至睾丸，于阴茎处集结。倘若它的脉气逆乱，睾丸就会发肿而导致疝气。如果脉气实就会阴茎坚挺长热，脉气虚则会阴茎暴痒。说到足厥阴经的筋，则是自大趾上出发，向上行并在内踝之前结聚，沿脚胫向上，于腓骨内侧之上结聚，再向下沿阴股，与阴器交结，进而与各筋结为脉络。

春季，是肝胆青筋牵病的高发季节，其病源即来自足少阴肾经，涉及足少阳胆经。此时少阴之气开始衰弱，而少阳之气开始生发，阴阳之气在腠理滞结相搏，人体内外的病症也因此而起。少阳之阳气攻击反逆少阴之阴气，容易导致脏腑生病，与前者相反。倘若腑虚则是被阴邪所伤，就会脚缩不能伸展，脚胫非常疼痛，腰背强急，眼睛眩花；如果脏实则是受阳毒损伤，症状就是先冷后热，颈外两筋牵引使颈项不能屈伸，颈背强直，眼睛赤黄，如果要转动，就必须全身回侧，因而称为青筋牵病。

名医扁鹊说：在人体肝俞（经穴名，在背部）和肺俞，用灸的方法可以治疗丹毒牵病。应当依据病源施治，调理阴阳，脏腑之病就能很好地得到预防。

阴阳之气调和是人体健康之本

在人的身体中，阳主外，开发肌肤腠理；阴主内，游走于六腑，归藏于五脏，帮助身体吸收营养，排出糟粕。

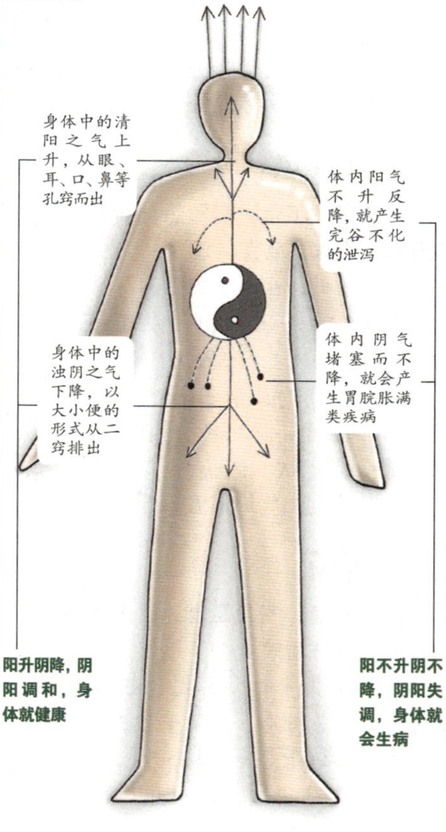

肝
脏

肝虚实

肝实热

左手关上脉重按有力博指的，是足厥阴经阴实。症状为心下坚满不堪，经常两胁疼痛，呼吸急促似发怒，属于肝实热证。

◎ 竹沥泄热汤

主治阳气下伏，有邪热，喘逆闷恐，眼睛看不清物体，妄言，狂悸

竹沥十升，生葛、石膏各八分，芍药、生姜各四分，大青、茯苓、栀子仁、升麻、玄参、知母、麻黄各三分。

将除竹沥的其余药研细，加水九升煮成二升半药汁，除去渣，再下竹沥后煮两三沸，分服三次。若需泻下，可加芒硝三分，去芍药，加生地黄五分即可。

◎ 前胡汤

主治胸满、气急阻塞、目痛等症状，具有明显的泻肝功效

前胡、栀子仁、秦皮、芒硝、细辛、黄芩、蕤仁、升麻、决明子各三两，车前叶（切）、苦竹叶（切）各一升。

将所有药研细，加水九升煮取药汁三升，除渣，并下芒硝，分服三次。也可在此方基础上加柴胡三两，疗效亦佳。

◎ 远志散

主治肝邪热，出言反常，忽快忽慢

远志、杏仁、射干、大青各一两半，葛根、茯神、甘草、麦门冬各一两，芍药一两三分，知母、升麻各五分，桂心三分，石膏二两。

将所取药物研磨过筛制成粗散，然后加水二升五合煮一升竹叶，取汁。加入散药一匕半煎取八合为一服，一日服两次。建议煮药时将药散用棉布裹好。

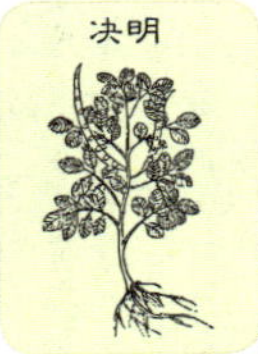

决明

清肝明目、润肠通便。

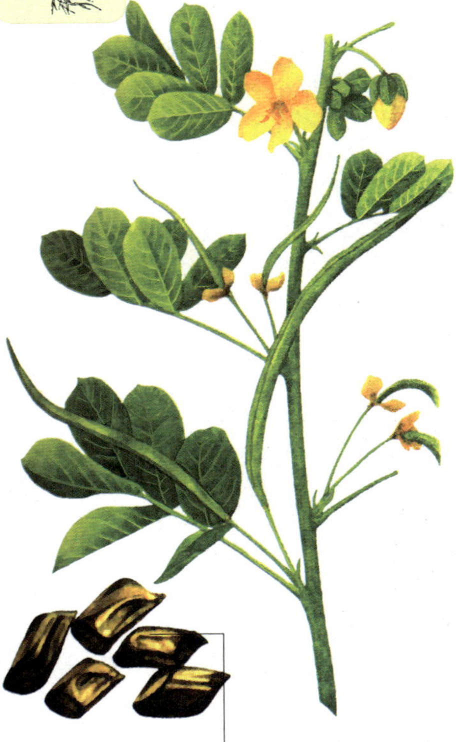

子

［性味］味甘、苦、咸，性微寒，无毒。

［主治］视物不清，眼睛浑浊。

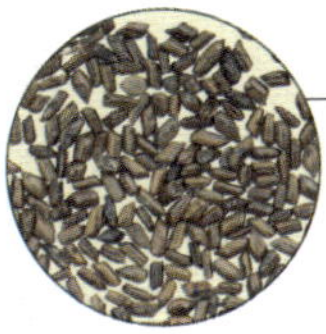

决明子

本品主要用于治疗目赤涩痛、畏明多泪、头痛眩晕之症，另对目暗不明、大便秘结亦有良好的调理作用。现代医学常用决明子治疗高血压、肝硬化、腹水病。

◎ 防风散

治梦中发怒、虚惊等肝实热证

防风、茯苓、葳蕤、白术、橘皮、丹参各一两三分，细辛二两，黄芩、升麻各一两半，大枣十四枚，甘草、射干各一两，酸枣仁三分。

将所有药物研末筛制成粗散状，取两方寸匕，并且用棉布裹好后加二升水煎煮，间或翻动药包，煎取药汁一升，分两次服即可。

肝虚寒

患者左手关上脉重按无力，是足厥阴经的疾病。此时患者的症状常表现为胁下坚满、腹满、腹胀、时寒时热、不欲饮食、郁郁寡欢、腰腹疼痛、女性月经不调等，属于肝虚寒证。

◎ 补肝散

此方具有消食破气、止泪的功效。主治隔夜食消化不良，左胁偏痛，或者眼发昏，且伴有迎风流泪，看不清东西、遇风寒病情加重等

防风、丹参、厚朴、干姜、细辛、桔梗各一两半，山茱萸、桂心、薯蓣、天雄、茯苓、人参各五分，芎䓖、白术、独活、五加皮、大黄各七分，贯众半两，橘皮三分，甘菊花、甘草各一两，陈麦曲、大麦蘖各一升。

先将所备药物研磨过筛，以酒送服，每次一方寸匕，一日服两次。对于消化不良者可饭后服；如果要止痛，建议饭前服用。

◎ 防风煎

主治眼昏，看不清东西，细看则眼中发花等肝虚寒证

防风、细辛、白鲜皮、芎䓖、独活各三两，橘皮二两，大枣二十一枚，甘草三两，蜜五合，甘竹叶（切）一升。

取所有药研细，加水一斗六升，先煮九味药物，取汁四升，除渣，下蜜再煎两沸，分服四次，白天三次，晚上一次。若是在五六月，须用干燥容器贮好，且密封藏入冷水为宜。

◎ 补肝汤

此方主治两胁下满，筋急，肝气不足，不能长长地舒一口气，四肢发冷，并且发病时心腹痛，眼睛不明，女性心痛，膝热消渴，乳上生痈，爪甲干枯，且口面发青等肝虚寒证

甘草、山茱萸、桂心各一两，大枣二十四枚，细辛、柏子仁、桃仁、茯苓、防风各二两。

先将准备的药研细，加水九升煮取五升药汁，除渣，分服三次即可见效。

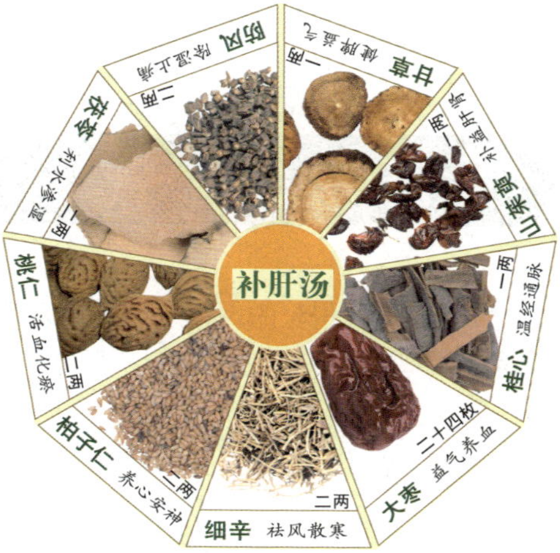

煎药方法		
将上述药物放入锅中，加九升水煮至五升药汁即可		
服药时间	服药次数	服药温度
饭后	一日三次	温
主要功效		
本方能益气、利湿，对肝气不足、湿胜之证具有调理作用		

◎ 松膏酒

此为补肝酒，治疗肝虚寒，对于高风眼泪等杂病有特效

先取松脂十斤研细，用水淹浸一周后煮，仔细地取其上面的脂膏，水干后再添，待脂膏取尽换水。煮法与前面相同，等火停冷却，烟尽去后，将松脂沉入水中。取脂膏一斤，酿米一石，水七斗，好曲末二斗，与家常酿酒酿制方法相同，即冷后下饭封存一百天，等到松脂米曲全部消尽即可细细品饮。建议多加一倍的酒曲。

◎ 槟榔汤

主治胀满气急，胁下疼痛，眼浑浊，视物不清等肝虚寒证

槟榔二十四枚，附子七枚，母姜七两，橘皮、桂心、茯苓各三两，吴茱萸五两，桔梗、白术各四两。

先将药研细，加九升水煮成三升药汁，除渣温服即可。每次一升，每天三次。若有气喘症状，可加甘草二两、芎䓖三两、半夏四两。

肝虚，眼睛不明灸法：灸肝俞二百壮。

注意事项：小儿斟酌处理，灸七至十四壮为宜。

肝胆俱虚

患者左手关上脉象阴阳俱虚的，是足厥阴肝经与足少阳胆经俱虚。症状为妄见，少气，不能说话，时时自惊，神情恍惚，昏厥不省人事。

肝劳

因劳损伤肝引起的虚损之证，称为肝劳。患者应补益心气，因为心气旺才能有益肝。

◎ 猪膏酒

主治关格劳涩，闭塞不通，毛悴色夭等肝劳虚寒病证

猪膏、姜汁各三升。

将两味药用微火煎取三升，然后下酒五合熬煎，分三次服。

◎ 虎骨酒

主治口苦，关节骨骼疼痛，筋挛缩，烦闷等肝脏虚寒劳损证

虎骨一升（炙焦、碎如雀头大小），丹参八两，干地黄七两，五加皮、枳实、猪椒根、白术各五两，干姜、地骨皮、芎䓖各四两。

取所备药物研细，用绢袋装好后取酒四斗浸泡四天，开始服六七合，逐渐加至一升，每日服两次即可。

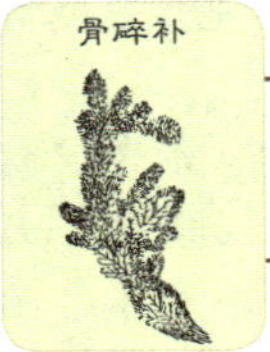

骨碎补

补肾助阳、固精缩尿、暖脾止泻。

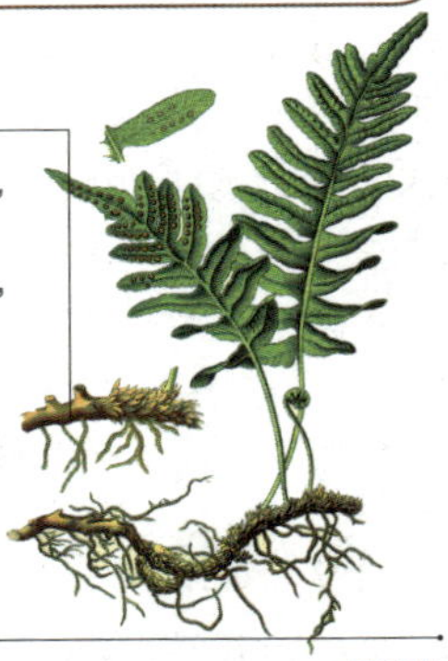

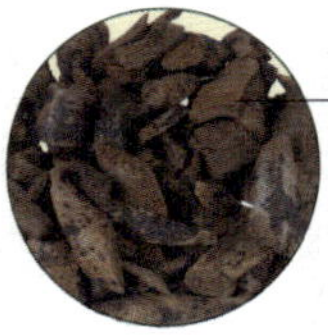

骨碎补

顾名思义，本品有较强的健骨作用，对身体骨折具有很好的治疗功效，同时对牙齿松动、肾虚腰痛亦有强健作用。

胆腑

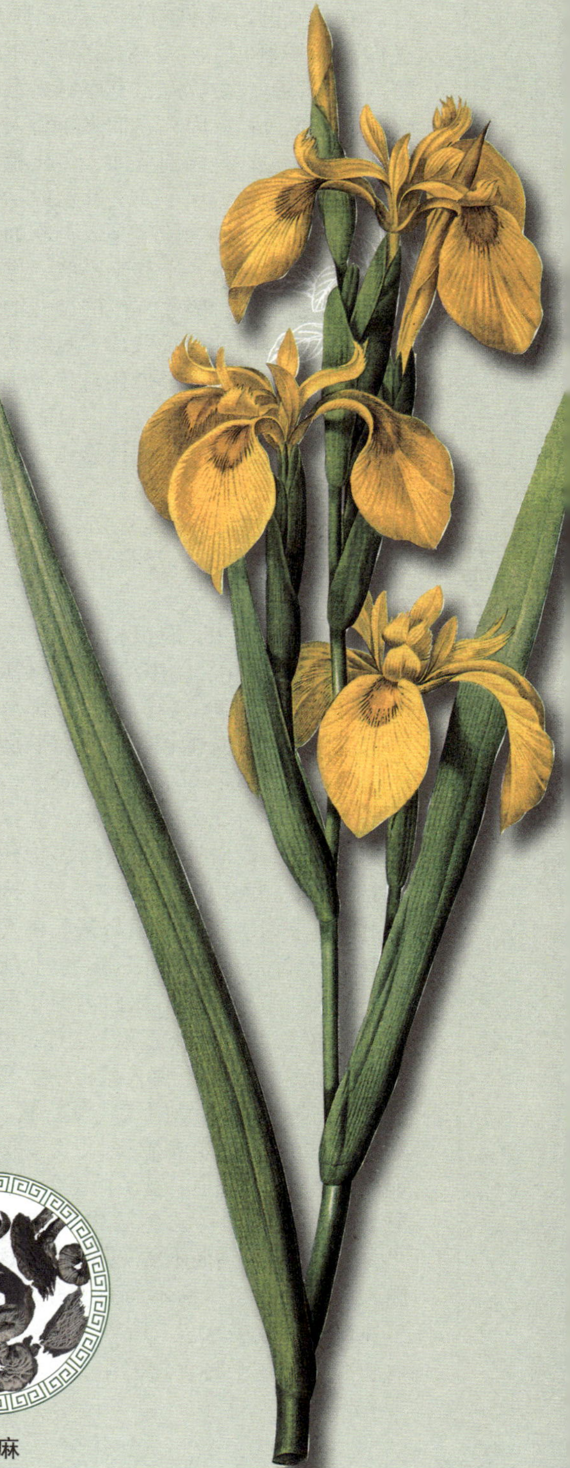

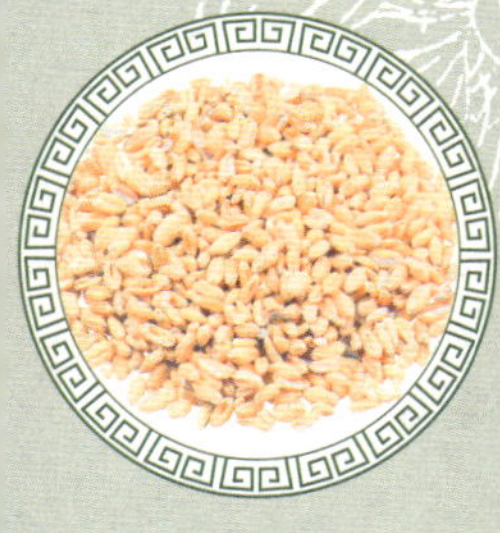

麦芽

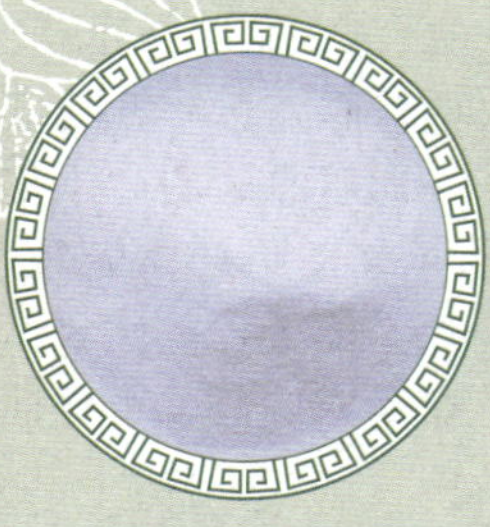

芒硝

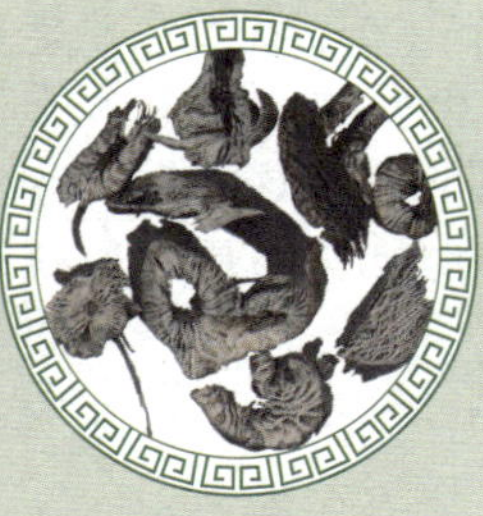

升麻

胆腑脉论

在中医里，我们将胃、胆、膀胱、三焦、大小肠这六个人体脏器合称“六腑”。所谓腑，古称府，有库府之意，六腑应以通畅为和，因为它们掌管着人体受纳、腐熟水谷，有泌别清浊，传化精华，将糟粕排出体外，而不使之存留的功能。具体而言，六腑的功能就是人们吃的食物入胃，经胃的腐熟，下移至小肠，进而消化，并泌别清浊，吸收其中的精微物质，大肠接受小肠中的食物残渣，吸收其中的水分，其余的残渣等经燥化与传导排出体外成为粪便。

明白了上述道理我们再论述六腑之一的胆腑，就比较容易理解了。

胆与肝的关系甚为密切，胆附于肝之短叶，与肝相连，受肝的掌管，肝合气于胆。

在医书典籍中，胆被称为中清之腑。比如《甲乙经》中称为中精之腑，《难经》中称胆为清净之腑。因为胆与肝都具有疏泄的重要功能，且能调节制约各脏腑，因而它们也被称为将军之官。生理上，胆腑长7～9厘米，宽2.2～3.5厘米，其容积为30～50毫升，同时胆具有判断事物并做出决定的作用，能柔能刚，能喜能怒。当人眼睛上胞肿胀时，胆就会横起来。在人体脏器中，胃、小肠、大肠、三焦、膀胱能够感受天之气，取法于天，因此泻而不藏，受纳五脏浊气，有“传化之腑”之称，也就是说它们所受纳之物不会久藏，最后都是要输送泄出体外的。相对而言，胆、髓、骨、脑、脉和女子胞能够感受地气，取法于地，属阴，可藏精血，且藏而不泻，有“奇恒之腑”之称。日常生活中五脏六腑有“实而不满”“满而不实”的说法，这主要因为五脏是藏精气而不泻的地方，因其精气充满而不收受水谷，所以不能被充实。六腑的作用在于将食物消化、吸收、排泄出体外，但是其虽充实却不能如五脏那样被充满，因为食物入口以后，胃里虽实，肠里却是空的，等到食物下去时，肠中充实，而胃里又空了，所以有此说法。

脏腑的表里关系

对于脏腑来说，心、肝、脾、肺、肾五脏属阴，主里；胆、胃、大肠、小肠、三焦、膀胱六腑属阳，主表。通过经络联系，构成心与小肠、肝与胆、脾与胃、肺与大肠、肾与膀胱的表里配合关系。

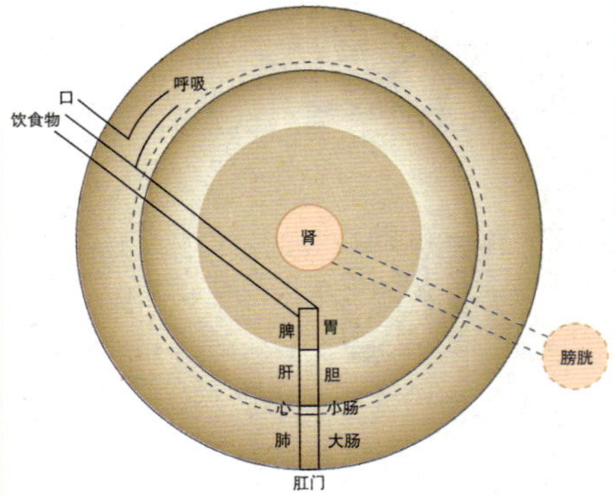

如果左手关部脉象阳绝，则表明没有胆脉。这时就会出现口苦，膝疼，闭目，恐惧，乏力，多惊等症状。治疗的方法是在足厥阴肝经上取穴，刺三毛中，即足大趾第一节背面皮肤处中，或者刺足大趾间。

胆实证的脉象通常为左手关部阳实，这时患者会出现腹中不安，身体飘举不稳等症状。诊治的方法是在足少阳胆经上取穴，刺足上第二趾节后一寸处。

倘若胆腑患病，其证候为口苦，呕胆汁，不时叹息，心中不安定，多恐惧。咽喉中像有梗阻，常吐唾液，说明邪气在胆，而上逆于胃。建议诊察足少阳的起止端，察看穴脉的陷下处而灸灼，患寒热证可刺阳陵泉。胆液泄出而口苦，胃气上逆而呕苦汁，所以此症状也叫呕胆。对胃气上逆患者，刺足少阳血络，可使胆闭藏，再调节其虚实，以消除邪气。

胆胀者会出现胁下痛胀、口苦及叹息。

如果病邪先入肝脏，再传到胆腑，就会造成肝气上逆，导致咳嗽，进而呕胆汁。

当患者体内气逆行侵入胆，就会梦见争斗打官司。

肝与筋相应，当人爪甲薄而颜色红，则其胆也弱；当人爪甲厚而颜色黄，则其胆也厚；当人爪甲软薄而颜色红，则其胆缓；当人爪甲坚而颜色青，则其胆急；当人爪甲恶乱多损而颜色黑，则其胆纠结；当人爪甲直没有卷曲而颜色白，则其胆直。

扁鹊说：人体中，足厥阴肝经与足少阳胆经互为表里，表清里浊。当受病邪侵扰时，若实极，则易受热气损伤，热惊动精与神而不能固守，便会使患者卧起不定；若虚，则易被寒气所伤，寒就恐惧，头昏眩，不能独卧。这样的病症首先是发于玄水，而病根在胆。病症部位则是先从头面部开始一直肿到足部。

如果胆腑出现病变，患者眉毛就会因胆病而脱落。如果患者眉脱落，通常会在七天之内死去。

患者口苦通常是由于足少阳脉发生病变。症状就是时常叹息，心胁痛，身体反侧困难，重者脸上微微发黑，全身不滋润，足背发热，也就是我们所说的阳气上逆。有关胆腑的经脉、经筋、支脉等内容，已全在卷十一肝脏部中论述，此不赘言。

胆虚实

胆实热

如果人体左手关部脉象轻取有力，这是足少阳胆经阳实的征兆。症状表现为吃不下饭，咽喉发干，腹中气满，恶寒，同时伴有头痛、胁痛等，属于胆实热证。

◎ 半夏汤

主治胆腑实热，精神不守，泻热等症状

半夏、宿姜各三两，远志、茯苓各二两，生地黄五两，黄芩一两，秫米一斗，酸枣仁五合。

先将所列药研细，取五斗水（长流水）煮秫米，直到起泡有声，但未沸腾状态，扬三千遍后待其澄清，用九升来熬药，得三升半汤药，分服三次。在《集验方》中用此治疗虚烦胸闷而不得入眠病症，没有地黄、远志，但有甘草、人参各二两、麦门冬、桂心各三两。

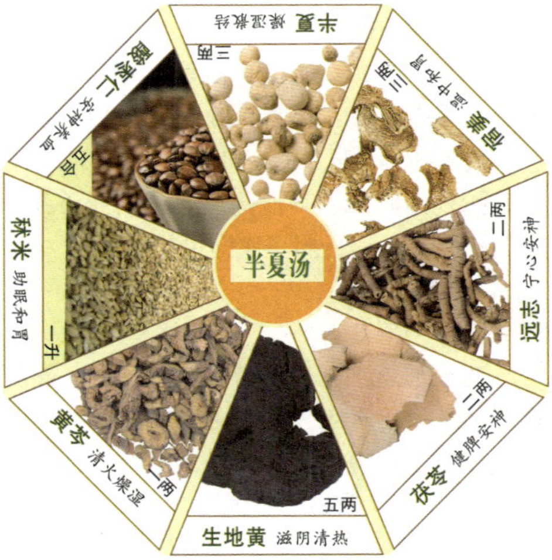

煎药方法

先用五斗水煮秫米，取九升汤汁煮其他药至三升半即可

服药时间	服药次数	服药温度
饭后	一日三次	温

主要功效

本方具有清热、安神、燥湿的作用，可治心神不宁，胆腹实热之证

治疗胸中胆病灸法：

穴位是浊浴（穴在夹对胆俞旁行相距五寸处），根据患者岁数决定灸的壮数。通常多少岁即灸多少壮。

胆虚寒

如果左手关部脉象为轻取乏力，这说明足少阳胆经有阳虚的征兆，即胆虚寒证，其症状是足趾不能摇动，足躄不能行走，动则跌倒，晕眩痿厥，眼睛发黄，看事物模糊。

◎ 千里流水汤

主治虚烦，入眠困难

半夏、麦门冬各三两，生姜、桂心、黄芩、远志、萆薢、人参、甘草各二两，秫米一升，酸枣仁二升，茯苓四两。

先将药物研细，用一斛千里流水煮米，直到起泡有声，但未沸腾状态，扬一万遍，待其澄清，用一斗熬取二升半汤药，分服三次，疗效显著。

◎ 酸枣汤

对于虚劳烦扰，奔气在胸中，入眠困难症状有良好疗效

人参、桂心、生姜、酸枣仁各二两，茯苓、知母各三两，甘草一两半，石膏四两。

先将药研细，用一斗水熬酸枣仁取七升，除药渣后加入其他药，熬成三升汤药，每次服一升，一日服三次即可见效。

◎ 栀子汤

对于严重下痢后虚劳且入眠困难，甚者颠倒烦乱欲死病症，建议用此方

大栀子十四枚，豉七合。

用四升水熬栀子，取二升半，添入豉后再熬三沸，除去药渣，每次一升。如果上气呕逆，建议加入橘皮二两，或者生姜二两。

治烦闷且入睡困难的处方：

生地黄、麦门冬、前胡、甘草各三两，枸杞白皮五两，豉、粟米各五合，知母、茯苓各四两，人参二两。

研细所列药材，用八升水熬取三升七合汤药，分四次服。

治疗虚劳且入睡困难的处方：

酸枣、榆叶各等分。

取两味药材研成粉末，用蜜调制成丸状，每次剂量为大小如梧桐子般十五丸，每日服两次，疗效显著。

◎ 温胆汤

主治大病初愈，虚烦，入眠困难等胆寒证

半夏、枳实、竹茹各二两，橘皮三两，生姜四两，甘草一两。

先将所列药物研细，用八升水熬取二升汤药，分服三次，即可见效。

治疗胆虚灸法：

灸三阴交穴（在内踝上三寸处）二十壮，疗效亦佳。

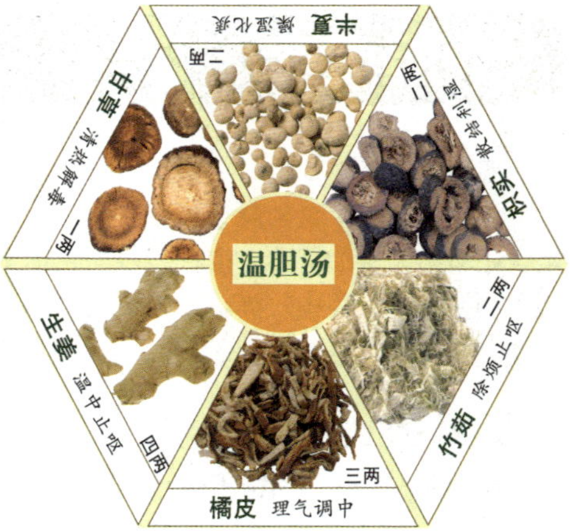

煎药方法		
将诸药放入锅中，加八升水煮至二升汤药即可		
服药时间	服药次数	服药温度
饭后	一日三次	温
主要功效		
本方能健脾、除烦，对大病初愈后的烦闷、失眠具有疗效		

咽门论

咽门，就是人体的咽喉处，与五脏六腑相应，是饮食下咽、呼吸出入的门户。它下连食管和气管。用中医理论解释，咽门就是神和气往来、阴阳通塞的通道。咽门中的胞囊、舌头、喉咙、津液等是人体感应五味的根本，所以我们应该学一些这方面的常识。作为肝胆的外候，咽门的功能主要是疏通五脏六腑的津液与神气，并且和十二时辰相应。当体内五脏出现热证，咽门就会关闭，气也因此堵塞。如果患有五脏热证，建议用可以促进咽门畅通的治法。倘若六腑出现寒证，咽门则会裂开，而声音变得嘶哑。诊治的药方可参见卷六中的母姜酒方。热证就用通畅的方法，寒证就用滋补的方法。当寒热得到调和，病症则愈。

髓虚实

髓的虚与实，受肝胆掌控。髓虚患者时常脑痛不安，髓实患者则勇敢强悍。对于由髓而生的脏腑之病，通常热在五脏，寒在六腑。

◎ 羌活补髓丸

主治髓虚、胆腑中寒、脑病不安

羊髓、酥、枣肉（研如脂）各一升，大麻仁（熬研如脂）、牛髓各二升，羌活、芎䓖各三两，桂心二两，当归三两，人参四两。

先将五味干药捣碎为末后加入麻仁、枣膏，捣后浸渍为一体，加入羊髓、牛髓及酥，装进铜钵中，取沸腾两次的开水熬，配制成大小如梧桐子的丸药。用酒送服三十丸，可逐渐增至四十丸。每日服两次见效。

◎ 柴胡发泄汤

主治因肝热引起的髓实，勇悍惊热等

柴胡、栀子仁、升麻、黄芩、枳实、芒硝、细辛各三两，生地黄、淡竹叶各一升，泽泻四两。

先将所列药研细，用九升水熬取三升，除药渣，添入芒硝。分三次服即可见效。

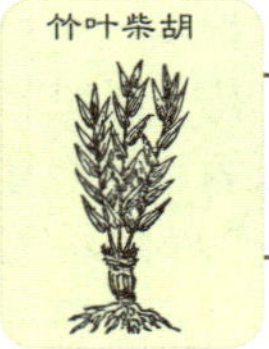

柴胡

散寒退热、疏肝解郁、升阳举陷。

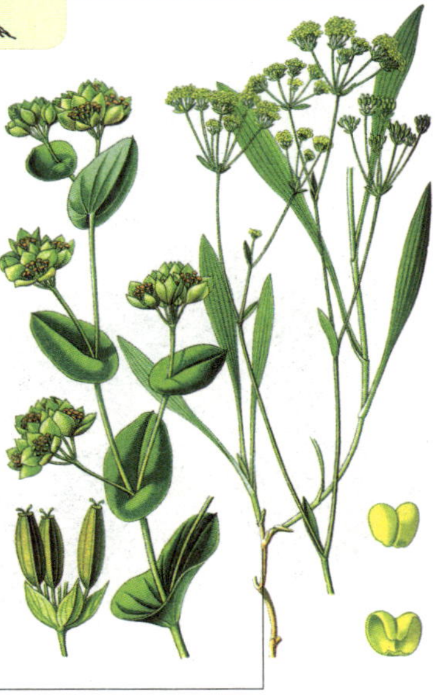

［性味］味苦、辛，性微寒，无毒。

［主治］心腹疾病，祛胃肠中结气，及饮食积聚。

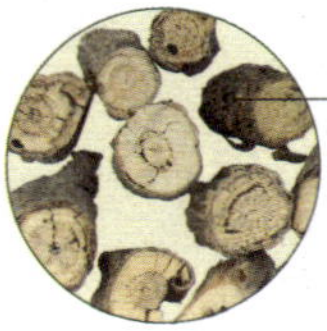

柴胡

本品主要用于治疗感冒发热、寒热往来、疟疾、胸胁胀痛、脱肛，以及月经不调等病症。

风虚杂补酒煎

◎ 巴戟天酒

主治虚弱羸瘦，五劳七伤，食量大而下气，阳痿不能行房等

巴戟天、牛膝各三斤，地黄、麦门冬、防风、枸杞根白皮（地骨皮）各二斤。

上列药均需生用。将其分别研细，用一石四斗酒来浸泡，七天后去掉药渣，温服。连续加饮，不宜过多。禁忌生食、冷食、鱼肉、猪肉、油腻、蒜等。春季，连服七日；秋冬季，连服十四日；夏季，不能服。大虚劳者，需加五味子一斤、苁蓉一斤；患过寒证者，需加桂心一斤、干姜一斤；健忘者，需加远志一斤；阴下湿者，需加五加根皮一斤、石斛一斤，效果显著。每加一斤药，则加七升酒。每年九月中旬制作巴戟天酒，至十月上旬即可服用。对于其他药，若以此酒送服，效果更佳。药渣曝晒后晾干，将其捣为碎末，每日服三次，用酒送服方寸匕更好。加甘草十两，也会有很好的效果。对于虚劳者，需加黄芪一斤。

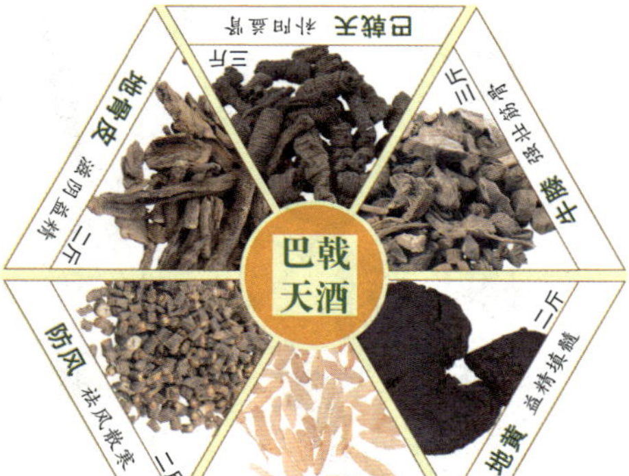

煎药方法		
将诸药研细后放入一石四斗的酒中浸泡七日即可		
服药时间	服药次数	服药温度
饭后	一日数次	温
主要功效		
本方益精、补阳、滋阴功效较强，可改善虚弱、阳痿等症		

◎ 五加酒

主治虚劳不足

枸杞根白皮、五加皮各一斗。

将所列药分别研细，用一石五斗水来熬取七斗汁，取四斗，浸一斗曲，剩下的三斗用来拌饭，平常的酿法来下米，熟后压取汁来服用，多少随意，其禁忌如平常服药法，服药中间需要将息两日。

男子有五劳、七伤、八风、十二痹、伤中六极等病症。

第一，气极。会出现腹痛，头痛，寒痹，喘息，惊恐等症状。

第二，肺极。会出现寒痹，腰痛，心下坚结，有积聚，小便不通利，手足麻木的现象。

第三，脉极。会出现患者面色苦、青、逆，意多恍惚，失气，状若刚悲哭过，寒热恶风，昏眩，喜怒妄言，伴有舌头僵直，咽喉干，动起来困难，不嗜饮食。

第四，筋极。会出现心痛，膝寒冷，拘挛，小腹坚胀，四肢骨节俱疼痛的症状。

第五，骨极。会出现四肢骨节厥逆，易患消渴、痈疽、黄疸，病重者全身浮肿似水肿病症状。

第六，肉极。容易引发慢性传染的症病，犹如受过打击后不说话，重者死去活来，无医可治。

以上所列症状皆由六极七伤所致，不是简单的房事所引发。病症还包括以下情形：上气，吐下，乍寒乍热，坐卧不安，小便赤黄，忧恚积思，喜怒悲欢，又随风温而结气，咳时呕吐，饮食失调，大小便不通利，不时泻痢重下，溺血，伴有做噩梦。

筋极会伤肝，伤肝就容易造成腰背相牵引，俯仰困难；气极会伤肺，伤肺则小便有血，眼睛不明；髓极则阴痿不起，住而不交；骨极则伤肾，伤肾则短气，站立时间有限，阴疼恶寒，严重者卵缩，阴下生疮湿痒。

不住地搔抓，而出汁，这些都属于肾病。严重者会受到风毒侵扰，手足水肿，四肢顽痹，称为脚气病，又名脚弱病，无医可治。

对于以上所列诸多病症，都可以用天门冬大煎方治愈。

◎ 天门冬大煎

天门冬三斗半（切、捣压尽取汁），生地黄三斗半（切、捣压尽取汁），枸杞根三斗（切、洗净、以二石五斗水来熬取一斗三升、澄清），白蜜（炼）三升，獐骨（碎、以一石水来熬取五斗、澄清）一具，酥（炼）三升。

将所列药物以及汁放入铜器中以微火先熬地黄、天门冬汁，等到减半，合熬取大斗二斗，加入后面的散药中，熬取一斗，归入铜器釜中熬，熬至可以淹掌而能制成丸药状即可。凌晨空腹以酒送服，剂量如梧桐子大的二十丸，每日服两次，可酌情增至五十丸。服药期间忌生食、鸡肉、鱼肉、滑食、猪肉、蒜、冷食、醋、油、面食等。需选择一年四季中的王、相日制药，制药法与卷一和合篇所说的完全一样。

散药方：

茯苓、人参、石斛、牛膝、柏子仁、杜仲、细辛、独活、桂心、覆盆子、橘皮、胡麻子、白术、葳蕤、菖蒲、远志、泽泻、薯蓣、枳实、芎䓖、黄芪、苁蓉、续断、狗脊、萆薢、白芷、巴戟天、五加皮、大豆黄卷、茯神、石南各二两，甘草六两，薏苡仁、蜀椒各一升，阿胶七两，大枣一百枚（熬成膏状），蔓荆子三两，鹿角胶五两。

将所列药物捣筛后制成散药，加入前面熬的药中，各加牛髓三升、鹿髓三升，疗效更佳。阴痿失精患者建议去掉葳蕤，换作五味子二两；头风患者可去掉柏子仁，换作菊花二两、防风二两；腹中冷患者可去掉防风，加入干姜二两；小便涩患者可以去掉柏子仁，换作秦艽二两、干地黄六两；阴气弱、小便利患者可去掉细辛、防风，换作山茱萸二两；无其他症状者依方制药即可。这一处方所列药材均须在九月下旬采收，到立冬日来制作服用，直至五月上旬止。若是在十二月腊日制药，夏季至七月下旬就停止服用。若要使药整个夏季不变质，建议在阴凉处掘深六尺，填上一层沙，将药放在其中，上面再加沙覆盖就可以了。患过热病的女性可服此药，但患过冷病者慎服。

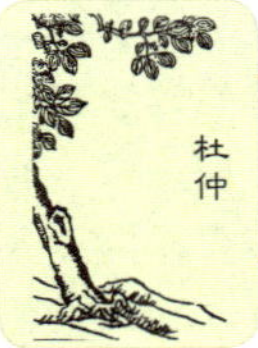

杜仲

补肝肾、强筋骨、安胎。

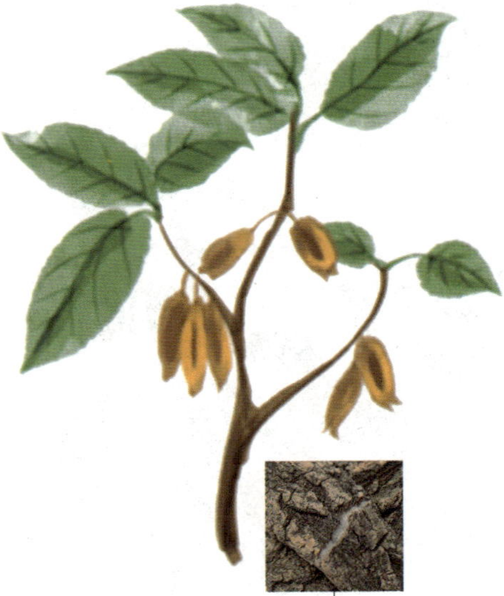

皮

［性味］味辛，性平，无毒。

［主治］腰膝痛，益精气。

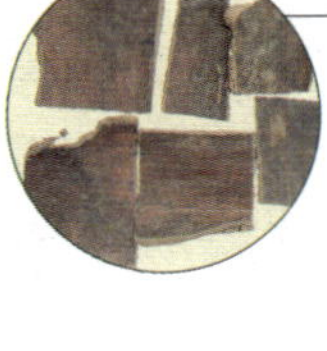

杜仲

本品主治腰脊酸疼、足膝软弱、小便不净，以及胎漏欲坠、胎动不安等病症。现代医学研究认为，杜仲还对高血压具有调理作用，亦能抗肿瘤。

◎ 填骨万金煎

主治内劳少气，腰脊痛，寒疝里急，腹中喘逆

蜀椒四两，茯苓、桂心各八两，肉苁蓉、甘草、阿胶各一斤，桑根白皮、干姜各八两，桔梗、五味子、附子、人参各五两，干地黄二斤，牛髓一斤，清酒四斗，石斛一斤五两，当归十四两，干漆二十两，麻子仁三升，白蜜十斤，麦门冬二斤，大枣一百五十枚，生地黄三十斤（取汁）。

将以上所列药物先用二斗六升清酒熬煮，放入桑根白皮、大枣、阿胶、麻子仁，刻个记号，再加一斗四升酒，待熬到前次记的刻度出现的时候，去除药渣，加入蜜、地黄汁、牛髓，用铜器在开水中熬煮，再加入其他药末，熬半日左右，直至可以制成丸药为止，再用大瓮盛装。每次用汤水吞服如弹丸般大的一枚，每日三次。若在夏季因为暑热，怕熬煎后变味的，可以用地黄汁、蜜来调和。其他药研成末，制作成如梧桐子般大的丸药。每次服十五丸，若疗效不明显可逐渐增至三十丸。

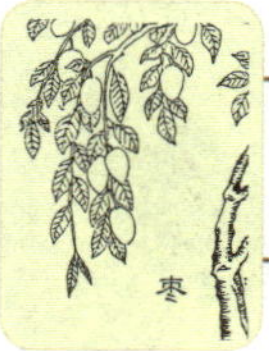

枣

补中益气、养血安神、缓和药性。

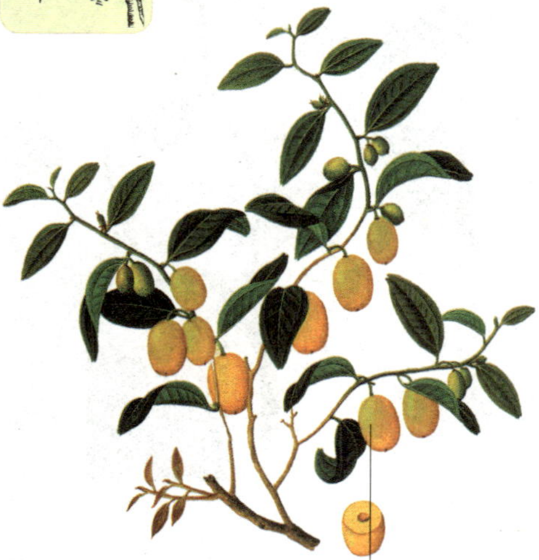

果实

［性味］味甘，性温，无毒。

［主治］心腹邪气，安中，养脾气。

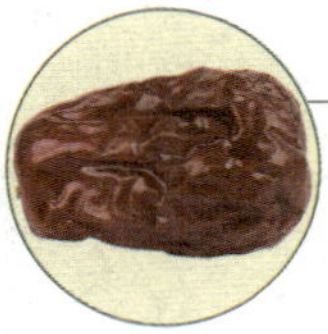

枣

本品果实能安神养血，并能补中益气且治疗食少便溏等病症。

治疗男子劳损因风致虚及时气病方：

石斛、苁蓉、山茱萸、茯苓、薯蓣、人参各四两，牛膝、桂心、五味子、巴戟天、菟丝子各三两（共研末），牛髓三升，丹参二两，胡麻（用二斗水熬取四升汤药、除渣）二升，生地骨皮（切碎）、生地黄汁各一升，防风四两，生姜汁二升，白蜜、生麦门冬汁各三升，甘草一斤。

先熬地黄、地骨皮、胡麻汁至减半，加入蜜、姜、牛髓、麦门冬汁，用微火熬至八升，再加入其他散药，调匀后盛入铜钵，在开水上熬至可制作成丸药状。以酒送服，剂量为如梧桐子大的三十丸，每日服两次，逐渐加至五十丸。

◎ 小鹿骨煎

也称獐骨煎，虚弱羸瘦患者皆可服用此方

鹿骨一具，枸杞根（切）二升。

以一斗水将二味药分别在不同的容器中熬五升汁，除渣，澄清后合入一个容器，再熬取五升汤药，日服两次。熬药容器均用大斗。服药后应及时休息。

◎ 地黄小煎

主治七伤五劳，对于虚弱羸瘦且憔悴者疗效亦佳

干地黄末一升，胡麻油半升，蜜二升，猪脂一斤。

将药材放入铜器中熬至可制成丸药的程度，以汤水送服，剂量如梧桐子大的三丸，日服三次，可渐加至十丸。同时此方也可长期服用，能使瘦黑体质者变得丰满。

◎ 陆抗膏

主治枯瘦虚冷，无精打采及各种虚损病

症。《经心录》中说，此方对劳损百病、风湿等症具有神效，男女皆宜

牛髓、羊脂各二升，酥（《经心录》中用猪脂）、生姜汁、白蜜各三升。

先熬酥至熟，加入姜汁后加入蜜，最后加入羊脂、牛髓，然后以微火熬，使汤汁沸三次，等到熬尽为膏状即成，搅拌凝结。以温酒送服，剂量依据个人体质而定。

◎ 枸杞煎

对于虚弱羸瘦症状有疗效。长期服用可使身体轻健，具有长生不老之神效

取生湿枸杞子（九月十日取最好）一升，加六升清酒熬五沸，取出研碎，过滤，存汁，将子实暴晒至干后捣为末，再与汁一起在微火上熬到可以制成丸药状。以酒送服二方寸匕，逐渐至三匕，日服两次，或者制成丸药，每次服三十丸。

◎ 桃仁煎

桃仁（研为末）蜜各一斤，胡麻（研为末）一升，酥半斤，牛乳五升，地黄十斤（取汁）。

将所列药材一起熬至如饴，随即服用即可。

◎ 治五劳七伤方

萆茇、干姜各一两，白羊头蹄（洗净后用草火烧至红色状，并以净药棉急塞其鼻及脑孔）一具，葱白一升，豉二升，胡椒一两。

先用水煮白羊头蹄至半熟，然后加入其他药物熬到极烂，除去药后，冷暖任意服用。日用一具，七日用七具。禁忌醋、五辛、生、冷、陈臭等食物。

◎ 虚劳滋补方

白术一升，羊肚（切）一具。

以二斗水来熬药至六升，每次服二升，日服三次。

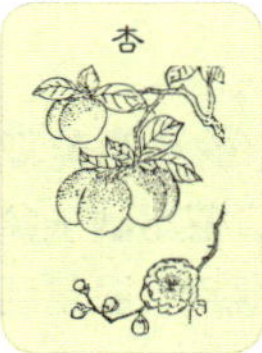

杏

润肺通便、止咳平喘、宣肺润燥。

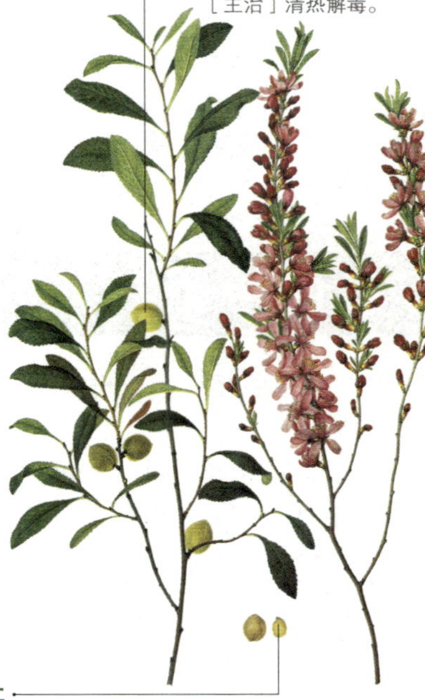

实

［性味］味酸，性热，有小毒。

［主治］清热解毒。

仁

［性味］味甘，性温，有小毒。

［主治］咳逆上气痰鸣，产乳金疮。

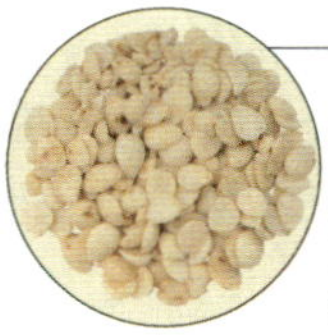

杏仁

本品对大便燥结、咳嗽气喘等病症具有缓解作用。现代医学研究认为，杏仁还可抗肿瘤、镇痛、降血糖、降血脂。

◎ 夏姬杏仁方

将杏仁三升放入开水中去掉皮、尖、双仁，熟后捣于盆中，再加水研取七八升汁，用铁锅置于煻火上，放入羊脂四斤，直至熔化，加入杏仁汁，使其温热，四五日后其色如金，每次剂量如弹子般大的丸药，日服三次。百日则可使人丰腴、白净，而容颜焕发。

◎ 膏煎方

主治羸瘦症状，先用不沾水的猪脂熬取一升，添加一握葱白熬至黄色状，取出纳于盆中，颜色如人的肌肤，凌晨空腹服用，服用后盖被睡觉，申时进食白粥（不宜稀），过三日再服补药

羊肝一个，曲末半斤，羊脊膂肉一条，枸杞根十斤。

先用三斗水煮枸杞根，取一斗，除渣，细切羊肝等物，放入汁中熬，像平常做羹法加豉、葱、盐，然后合熬至稠糖状即可，食用七日。禁忌与平常药方相同。

◎ 猪肚补虚方

猪肚一个，人参五两，蜀椒干姜各二两半，葱白七两，白粱米（《千金翼方》用粳米）半斤。

先将所列药材研细后调和均匀，与米一起纳入猪肚中缝合上，不可泄气，加四斗半水以缓火熬烂，空腹食用，疗效甚佳。

吐血

吐血通常有三种情形：一是伤胃，二是肺疽，三是内衄。

伤胃吐血的情形，主要由于饮食过饱之后，胃冷引起消化不良，消化不良则烦闷，强制性地呕吐出来，气与食物一起向上冲击，便会伤裂胃口，吐出的血颜色鲜红，且腹中绞痛，白汗渗出，若此时脉象紧而数，说明病症比较严重。肺疽患者，吐血多在饮酒之后，血随呕吐出，有的吐一升，有的吐半升，有的吐一合不等。内衄患者，出血时类似鼻衄出血，但不从鼻孔出，而是从心肺间津液出，又回流入胃中，有的像豆羹汁，有的像切割开的凝血块，血凝停在胃里，导致胃满闷而吐，有的吐血几斗甚至一石，这都是由于劳倦或饮食不当。

血枯病的症状包括：患者胸胁支满碍饮食，发病时先闻到腥臊臭，出清液，先唾血，眼睛昏眩，四肢清冷，时常连续吐血。其病因为年轻时有过大出血，若又醉后性交，则会气竭伤肝。

取乌贼骨和藘茹两味药用雀蛋制成小豆大小的丸药，饭后服用，每次服五丸，以鲍鱼汤送服，对通利肠中并治伤肝有奇效。

吐血后身体仅觉奄奄软软，而心中不闷者，通常会自己痊愈；如果有烦躁，心中闷乱，呕吐及颠倒不安症状，且服用黄土汤和阿胶散药方后闷乱更甚，最好用急吐方。

瓜蒂二分，人参、杜衡各一分。

将所列三味药材制成散药，以水或浆送服皆可，每次一钱。瘦弱患者可稍微减少用量。服药后出现吐青黄或吐血一二升症状为正常现象，无碍。

◎ 黄土汤一

主治吐血，也用于衄血

桂心、当归、芍药、干姜、白芷、甘草、芎䓖、阿胶各八两，吴茱萸二升，细辛半两，生地黄八两，伏龙肝（鸡蛋大小）一枚。

先将所列药材研细，取七升酒、三升水合熬取三升半汤液，除药渣后加入阿胶，熬成三升汤药，分三次服。

◎ 生地黄汤

对于忧恚呕血，短气烦闷，胸中疼痛等病症

阿胶、甘草各三两，生地黄一斤，大枣五十枚。

先将药材研细，取一斗水熬取四升汤药，每次一升，分四次服，白天服三次，夜间服一次。

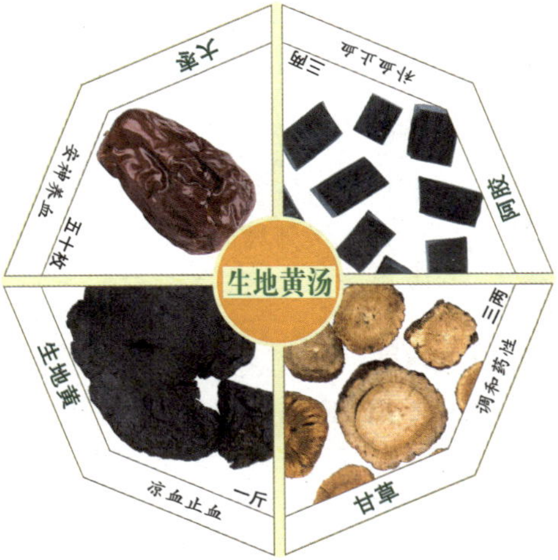

煎药方法		
将诸药研细，加一斗水熬至四升汤药即可		
服药时间	服药次数	服药温度
饭后	一日四次	温
主要功效		
本方能补血、养血、止血，对呕血具有很好的治疗作用		

◎ 坚中汤

主治内伤虚劳，寒热，呕逆吐血等病症

芍药、甘草、生姜、半夏各三两，糖三斤，大枣五十枚，桂心二两。

先将药材研细，取二斗水熬取七升汤药，每次服一升，分七次服，白天服五次，夜间服两次。《千金翼方》中此方没有甘草、桂心，有生地黄。

治疗吐血，且胸中塞胀疼痛方：

虻虫、水蛭各八十枚，芍药、干姜、茯苓、桂心、当归、大黄、芒硝各三两，阿胶、甘草、人参各一两，麻黄一两，干地黄四两，大枣二十枚，桃仁一百枚。

先将所列药物研细，用一斗七升水熬取四升汤药，分五次服，白天服三次，夜间服两次。

◎ 柏叶汤

主治吐血内崩，气逆，面色如土等病症

干姜、柏叶、阿胶各二两，艾一把。

先将所列药物研细，用五升水熬取一升，加入一升马通汁，熬取一升汤药，一次服完。

治疗酒客瘟疫，受热毒侵扰，吐血，心烦干呕方：

犀角、蒲黄、甘草、植物栝楼的根（天花粉）各二两，桑寄生、葛根各三两。

先将所列药物研细，以七升水来熬取三升汤药，每次服一升，分三次服，即可见效。

◎ 泽兰汤

主治因房劳所伤导致的胸胁痉挛作痛，欲呕血，小便赤黄，体内时寒时热的病症

桑根白皮、桂心、人参各二两，泽兰、糖各一斤，生姜五两，远志二两，麻仁一升。

将所列药材研细，取一斗五升醇酒熬取七升，除渣后加入糖，饭前服，每次服一升，白天服三次，夜间服一次。服药期间切勿进行运动。

治疗出现忽然吐血一两口，或心衄，或内崩的药方：

干地黄、萆薢、芍药各四两，牛膝、麦门冬、牡丹、王不留行各二两，续断、阿胶各三两，蛴螬五枚。

将所列药材研细，取五升生地黄汁、三升赤马通汁熬取三升汤药，每次服一升，分服三次。可再制药数剂直到病症痊愈。

治疗虚劳吐血方：

取五升肥大的生地黄研细，用一升酒熬至沸腾三次后，除药渣，一次服完即可见效。

治疗各种胸痛方：

将五升生地黄绞取汁后微火熬三沸，加入一升白蜜熬取三升汤药，每次服半升，每日服三次。

◎ 犀角地黄汤

此方主治因伤寒或者温病应发汗而没出汗，体内积血者及鼻衄吐血不止，大量瘀血造成面色发黄，大便黑等病症，对消除瘀血有疗效

犀角一两，生地黄八两，牡丹皮二两，芍药三两。

将所列药材研细，用九升水熬取三升汤药，分服三次。若患者胡言乱语好像发狂的，加大黄二两，黄芩三两。若患者脉大来迟，腹不满但自己说胀满则属于无热的证候，依方而治即可。

◎ 当归汤

主治吐血、衄血症状

当归、干姜、芍药、阿胶各二两，黄芩三两。

将所列药材分别研细，用六升水熬取二升汤药，分三次服即见药效。

◎ 黄土汤二

治出现突然吐血及衄血病

黄芩、甘草、白术、阿胶、干姜各三两，二两，伏龙肝半斤。

将除阿胶外的药材研细，取一斗水熬取三升汤药，去掉药渣，加入阿胶，分三次服用。

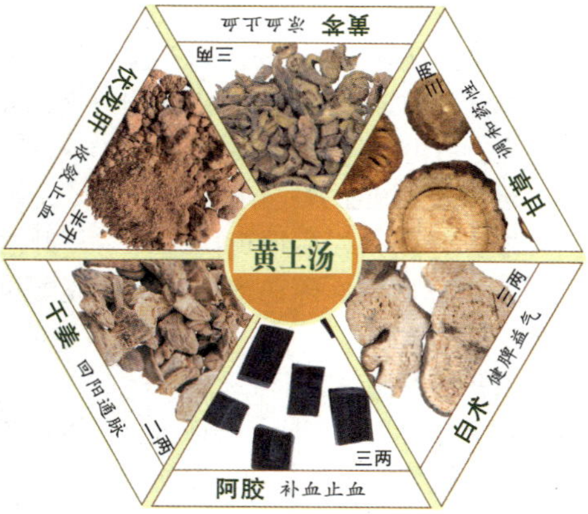

煎药方法

先放除阿胶外的药物，煮取三升药汤。后去药渣加阿胶即可

服药时间	服药次数	服药温度
饭后	一日三次	温

主要功效

本方能凉血、补气、止血补血，主治出血证

治疗膈伤，吐血衄血，上焦热，或下血连日不止危及生命的处方：

艾叶、竹茹各一升，干姜二两，阿胶如手掌大小。

先将所列药材研细，用三升水熬取一升，除渣，加入半升马通汁后熬成一升汤药，一次服完。

◎ 竹茹汤

主治大小便下血，吐血汗血

甘草、当归、芎䓖、黄芩各六分，白术、人参、桂心、芍药各一两，竹茹二升。

先将所列药材研细，用一斗水熬取三升汤药，白天服三次，夜间服一次，分四次服。

治疗九窍出血方：

捣取荆叶（有的方中或作荆芥汁），用酒送服二合。

治疗女性腰腹痛，吐血，蛊毒，痔血，大便后出鲜血方：

用蘘荷根（向东生长的），捣碎绞取二升汁，一次服完，疗效神奇。

对于各种下血证，若是先见血后见便，这属于远血，可服用黄土汤（此方在前卷，张仲景的七味处方即是）。如果是先见便后见血，这属于近血，用赤小豆散就可以医治。

◎ 赤小豆散

赤小豆炒到裂开、三升，当归三两。

先将药材治择捣筛，制成散药。每次服方寸匕，日服三次。

心脏

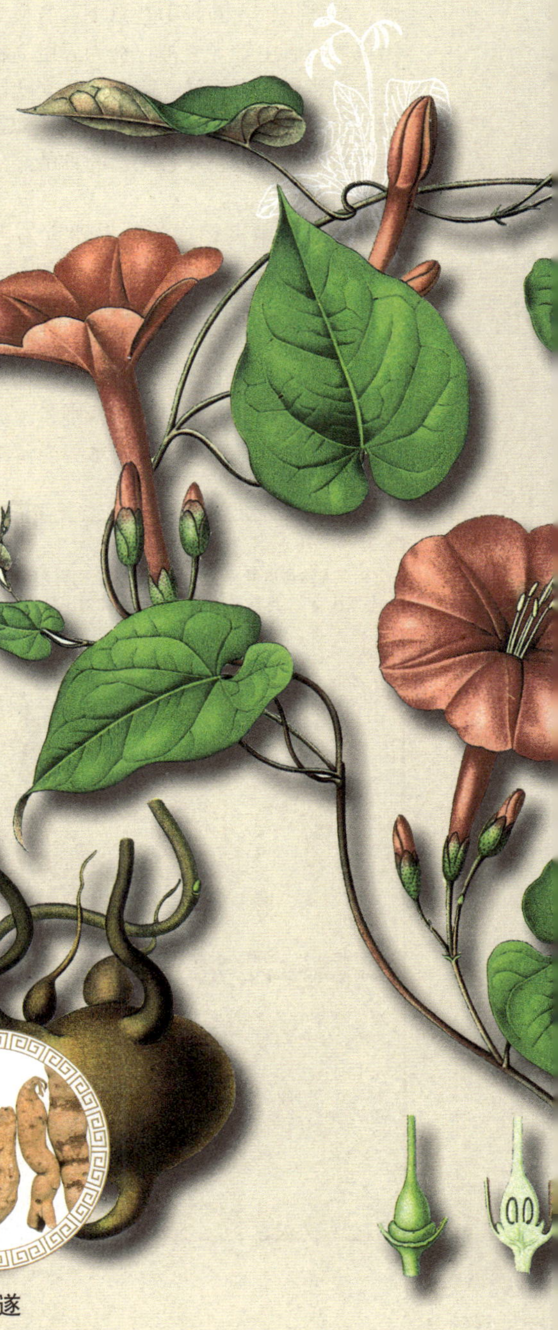

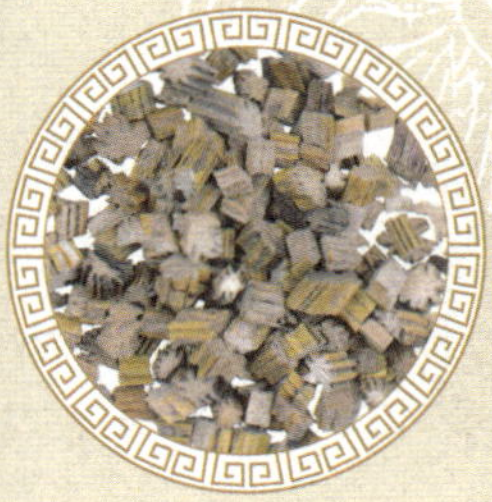

石斛

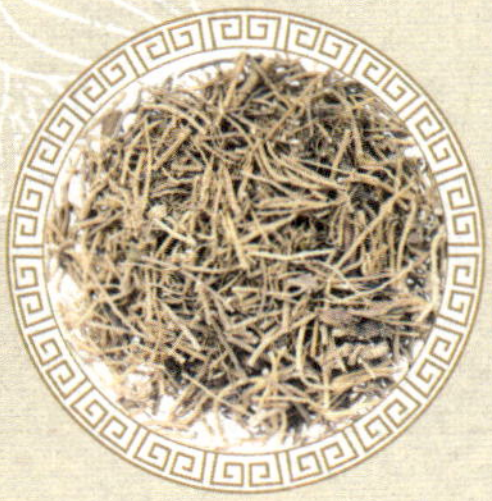

细辛

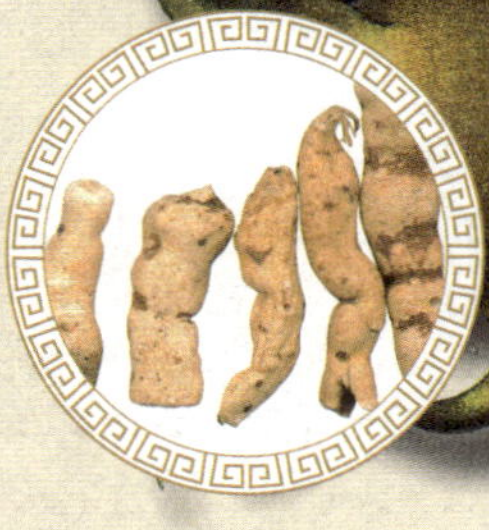

甘遂

心藏脉论

心脏是人体脏腑中最重要的器官，它主宰各脏腑进行协调活动。换句话说，各脏腑都是在心的领导下互相联系，分工合作，才构成了一个有机的整体。按照五行的说法，心属火，在四时中旺夏季，方位为南方离宫。心脏主管人之神，神为五脏之精的根本。与生俱来者为精，阴阳两精交合则成为神，而心能接受外界事物并进行认知、思考和判断。在这里心及心主管的神就好比帝王统领四方。

与心脏紧密相连的外延器官为舌，即心气与舌是相通的。只有舌头调和，人才能感知辨明五味。舌不是窍，心气表现在九窍中为耳，也就是心附通于耳窍，左耳为丙，是阳火；右耳为丁，是阴火，阴阳在炎宫循环，向上则由口唇出。心与肾则是水火相济的关系，因为心属火，肾属水，当肾中真阳上升则养心火，心火抑制肾水泛滥而养真阳，同时肾水又抑制心火，两者相互协调，又相互制约。

耳是心脏色诊的地方，心脏外主血脉运行，内则主五音。古代心神被称为呴呴，心主藏神，称为五神居，并与时节相应会。心主脉，脉为神的居舍，在气表现为吞，在液表现为汗水。心气实则会笑个不停，心气虚者就容易悲伤不已。

手少阴经是心脏的经脉，它与手太阳经互为表里。心脏与小肠合为腑。心脉是洪脉，也就是说其脉象在春时升，在夏时最旺。因为夏季枝繁叶茂，枝叶都下垂弯曲，所以夏天也称心脉为钩脉。如果心脉洪大而长，就会引导体液灌溉经络，从而促进津液滋润皮肤。心脉洪则卫气充实，卫气充实，心气便无处泄出；心脉大则荣气萌动，萌动

脏腑的功能

人体各脏腑器官就像金銮殿上的皇帝与大臣之间的关系一样，互相协调，又各有分工，共同维持着人体的阴阳调和。正是各脏腑器官在人体内不停地工作，才使得我们能够正常吃饭，正常睡觉，正常工作。

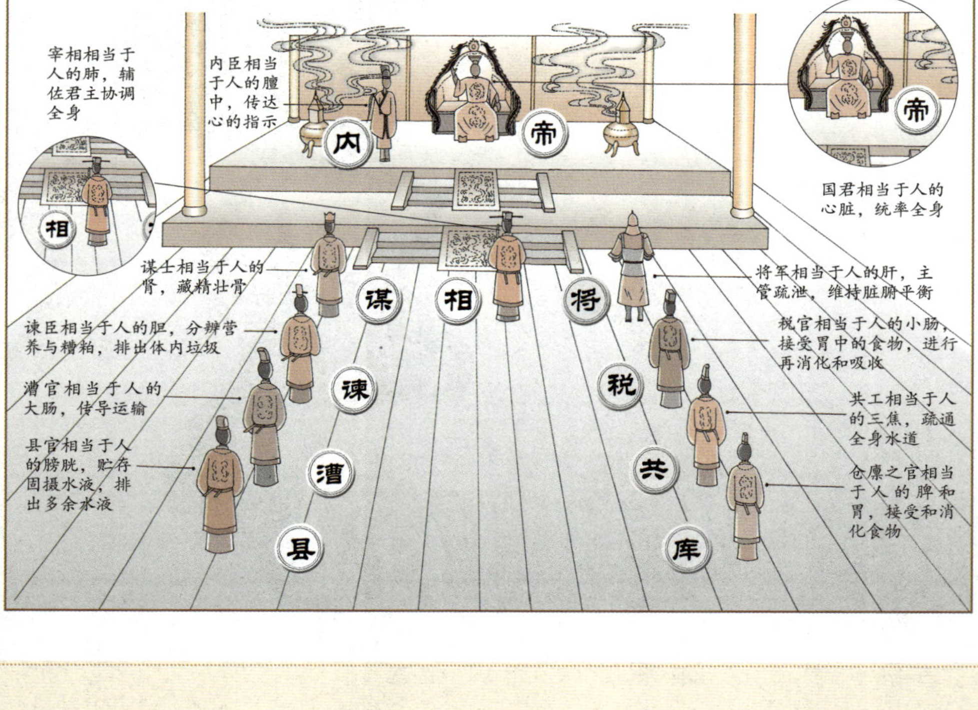

的荣气与洪大的卫气相迫，汗液就会排出，即长与洪相得，这是好的征兆。在人体阳气向上发出，头部出汗，而五脏干枯，体内空虚时，如果用下法治疗就会导致虚上加虚。手太阳脉浮，表明有表无里，阳气无所使，这样不仅危害自身，还会损伤其母脏。

心脉如夏季万物旺盛地成长，来时旺盛去时衰弱。夏脉就是心脉。夏脉与此逆反者则说明发生了病患。

判断脉象是否逆反的方法是，心气来时不盛，去时反而旺盛，是不及的反应，说明病在内；如果心气来时旺盛，去时也旺盛，这是太过，表明病在外。不及易心烦，在上为咳嗽吐涎，在下为放屁症状；太过的话，人的皮肤发痛，身体容易发热，即生为浸淫病。

如果心脉来时累累如连珠，如同抚摸琅玕，这是平脉，即常脉，是有胃气、有神、有根的正常脉象。心病的脉象为来时喘喘相连，脉中微曲。心死的脉象为来时前曲后直，如操带的钩子。

真心脉，脉象短实劲急而坚，为心气败绝的危重病候。其脉象如抚摸薏苡子一样颗颗相连，患者面色赤黑，无光泽，毛发枯折后便会死。夏季有胃气而微钩属于平脉，钩多胃气少属心病，有钩无胃气为死脉，有胃气同时有石脉的叫冬病，石脉严重则为今病。

心、脉、神三者关系密切，心藏脉，脉属于神的居舍，当人在怵惕思虑时非常容易伤神，倘若神受中伤则会恐惧自失、肌肉的突起处破损脱肉、毛悴色夭，患者有这种病候就很危险，通常冬季就会死去。

手少阴经就是心脉，心是人体经脉汇集的地方，如果手少阴心经的脉气衰绝则会血脉不畅通，心脉不通则容易造成血不周流，血不周流则会令人的面色毛发无光泽。面色如漆柴般发黑，是血已先死的征兆。倘若壬日病危，那么癸日就会死去，这是由于在五行上壬癸属水，而心属火，水克火。

人体夏季心火旺盛，脉象如果是浮大

脉诊的要点

脉诊是中医治疗疾病过程中的一项重要内容。古人对脉诊的时间选择很重视，并且脉诊要与望诊、闻诊、问诊结合起来综合考察，以确保对疾病做出正确的判断。

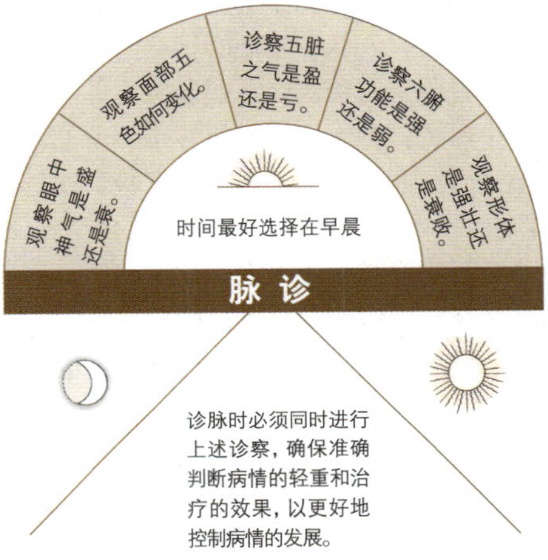

而散的，此为平脉。如果脉象大而缓，这是脾邪欺心，脾属土，为心火之子，子欺母，是实邪，即使患病也会自愈。倘若脉象弦细而长，则是肝邪欺心，以母欺子，属虚邪，也是比较容易医治的证候。脉象若是微涩而短，说明肺邪欺心，金欺火，是微邪的征兆，症状会很快痊愈。若脉象沉濡而滑，这是肾邪欺心，肾水克心火，属于贼邪，与常情相违背，病症不易医治，甚者不治而死。肾水欺心火者，容易导致小便不利。

心下有水气，即左手关前寸口部位重按脉实，属于心气实，此病多是因忧愤而生，建议采用针刺手厥阴心包经上穴位的方法，疗效甚佳。没有心脉，即左手关前寸口部位脉象重按不应手，症状表现为掌心发热，易呕，心下热痛且口中溃烂，可采用针刺手少阳三焦经上穴位的方法治疗。

诊断手少阴脉的方法是，当心脉来势如连贯不断的珠子般滑利，并且在呼气一次的过程中搏动两次属于平脉脉象，搏动三次说明患有离经病，搏动四次即为脱精，五次则有可能不省人事，六次就会危及生命。

常见心脉脉象及症状是，如果脉象非常缓，人易狂笑，微缓则会引起心下生伏梁病痞块，上行下蹿，时常吐血；心脉非常急会产生抽搐症状，微急则会心痛并牵引背部，饮食困难；当心脉非常小时则会时常干呕，微小则说明患有消渴病；倘若脉象非常大，则会生喉疥，微大会生心痹并牵引背部，易流泪；心脉非常涩会出现嗓子发哑，微涩为患四肢厥冷、血溢、耳鸣和癫病的征兆；脉象非常滑则容易渴，微滑是小腹鸣叫，心疝引脐；脉濡而散的话，会出现酸痛发渴的症状；心脉搏坚而长的，会出现舌卷不能说话的症状。

倘若患上外疾且容易思虑，人就会心虚，邪气侵袭就会导致心痹，脉象为来时喘而坚，症状为体内有积气，不时伴有饮食病。

扁鹊说：“心患病的话，其症状多为口生疮且伴有腐烂。”

倘若心脏在心气旺盛的夏季患病，病情也是时缓时急。患者应该了解病源，诊治穴位，审察病症反应及危害。心在声为笑，病变的表现为忧，在情志上的变动为喜，喜笑太过容易伤心气。心气虚则悲，悲则必忧，心气实则笑不止，笑则必喜。心和肺，脾和心，在情志上是相互促成的，所以喜虽发于心而形成于肺，思虽发于脾而形成于心，若超过了一定的限度，就会两脏俱伤。

病患从心发作的，首先表现为心痛症状，一天左右会传到肺部，证候为喘嗽；三天左右会传到肝部，患者会感到胁痛，支撑胀满；脾部在五天后会有症状，比如闭塞不通，体沉身痛。此时病情若不见好转，则无医可治，夏天在中午丧身，冬天则多在半夜死去。

心患病的表现，通常早上比较平静；中午时病情会稍退；夜半时病情最重。

如果患者的症状为胸内及两胁下疼

从脉象和呼吸看人的健康程度

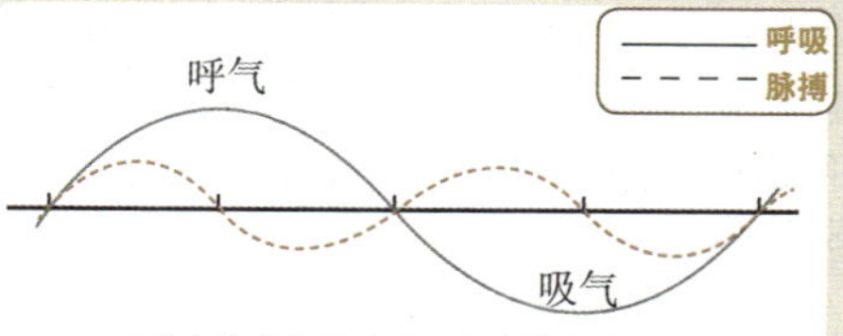

正常人的脉象是呼吸一次脉搏跳动4～5次

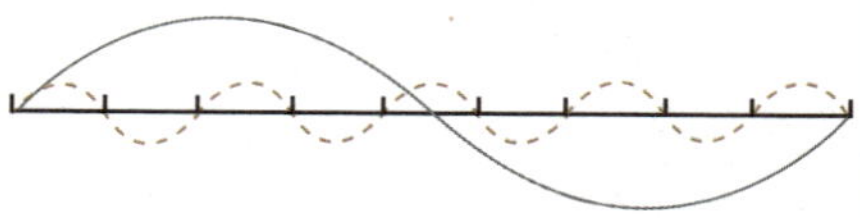
呼吸一次脉搏跳动9次，必死

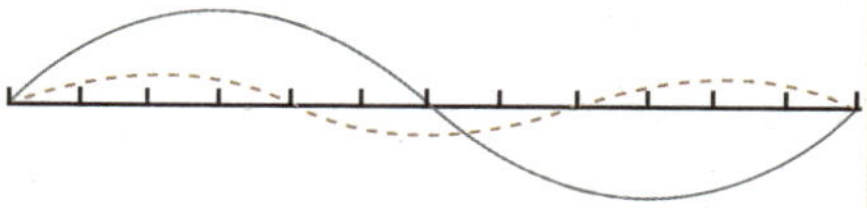
呼吸一次脉搏跳动3次，是气不足的表现

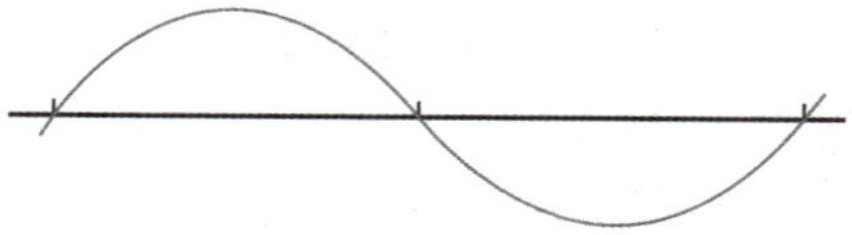
脉象断绝，必死

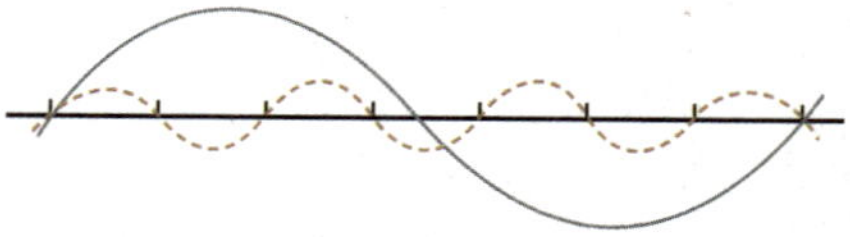
呼吸一次脉搏跳动7次，是生病的表现

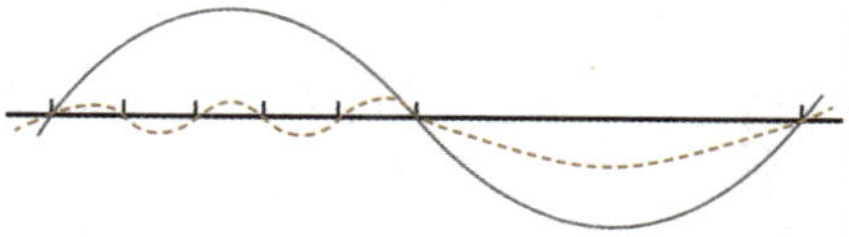
脉搏跳动忽快忽慢，必死

痛，胁下支撑胀满，胸前两旁高处及背肩胛间疼痛，两手臂内部疼痛，这主要是由于心虚导致胸腹肿大，进而引发胁下与腰背相牵引而生痛。可采用的治疗方法是针刺手少阴心经及手太阳小肠经当舌下的部位，出血即见效。诊治它的变证可以用刺取郄穴（指经脉气血曲折会聚的孔隙）中出血的方法。

因忧思而引发的病症，如果心脉浮且不疾数，心脉沉且小而紧，证候通常表现为烦满，易健忘，不乐，不时叹息，伴有心下聚气生痛，饮食困难，爱咽唾液，手足时常发热。

当患者心痛气短，脸色发赤，手掌烦热，或骂言啼笑，悲思愁虑，并且脉象实大而数，说明是心患病，这种病症是可以医治痊愈的。在疗法上，可用针刺法。春季时应当针刺中冲穴，夏天针刺劳宫穴，季夏针刺大陵穴，都用补法；秋天针刺间使穴，冬天针刺曲泽穴，都用泻法。这些穴位属于手厥阴心包经上的穴位。或者可以灸背上第五椎棘突下的心俞穴一百壮，以及巨阙穴五十壮，都有很好的疗效。

如果邪气在心，则易发心痛，易悲，且不时眩晕扑地，根据患者具体的疾病症状程度调治心俞穴就可以痊愈。

思虑愁忧容易伤心，而心伤则易惊恐不堪，同时伴有发怒及健忘症状。

心脏受风邪侵扰的症状为人体发热炽盛，起床困难，心中饥饿想吃饭，饭后则呕吐等。

心脏受寒邪侵扰的症状为患者心中好像吃了蒜末，严重者心痛彻背，背痛彻心，就如同患有蛊注（因蛊虫侵食脏腑致病，并能流注传染他人），倘若脉象浮则自己催吐后，即可痊愈。

心伤，就是因忧愁思虑、心脏伤损所致的疾患。患者症状表现为脉象弦，时常劳倦，头面发赤且下肢沉重，自烦发热，心中痛可彻背，按脐部时会有跳动感。

患者如果出现邪哭（心伤无故而哭）等

针刺时体位的选择

针刺体位的选择主要从方便医生取穴和使患者自然舒适的角度考虑。大体来说，针刺的体位主要有以下几种：

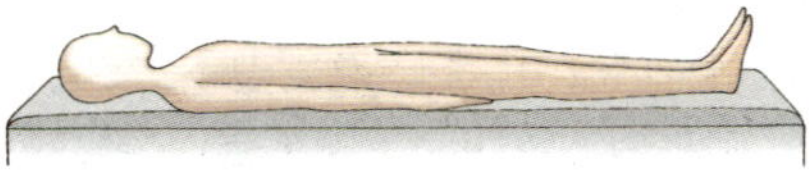

仰卧位 适宜于全身正面取穴

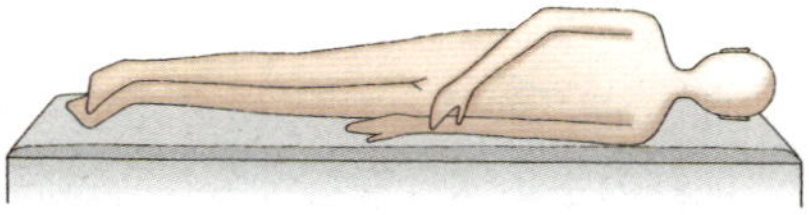

侧卧位 适宜于全身侧面取穴

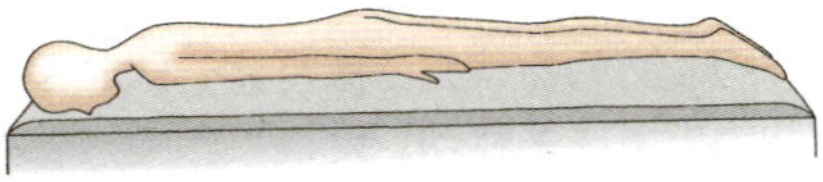

俯卧位 适宜于全身背面取穴

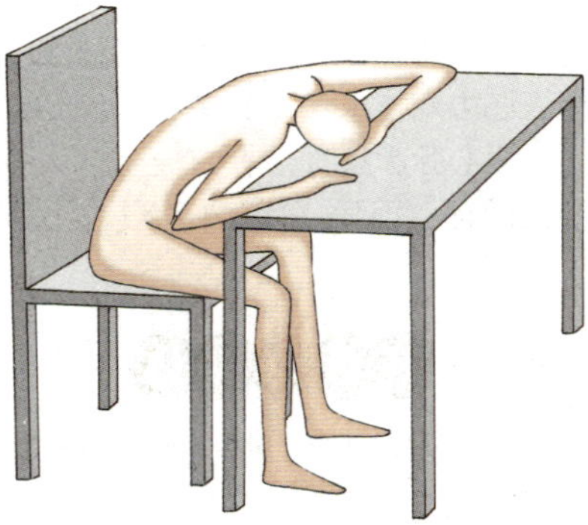

侧伏坐位 适宜于头侧、面颊及耳部取穴

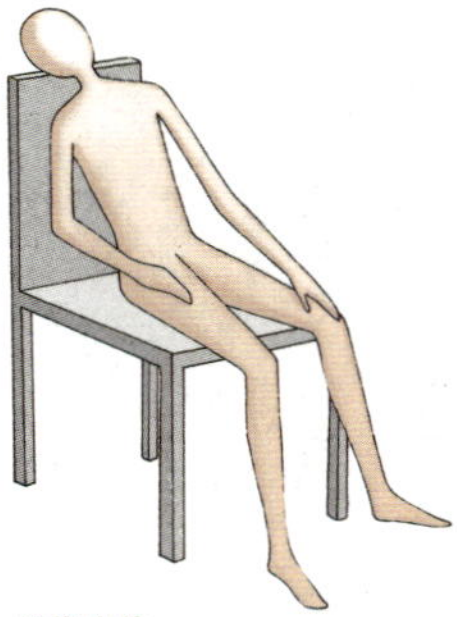

仰靠坐位
适宜于头、面和颈部的前面取穴

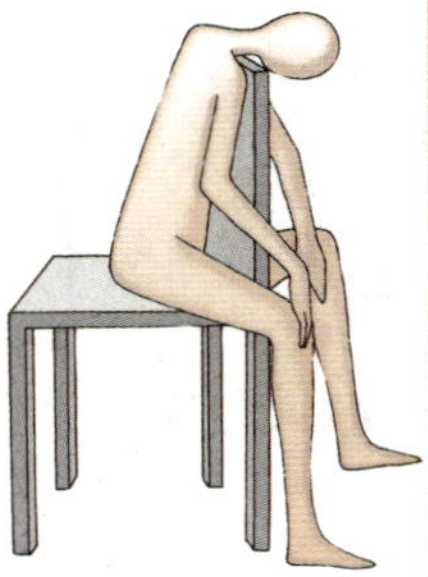

俯伏坐位
适宜于头、项的背面和背部取穴

神情不安的症状，则说明血气少。这种病属于心病。心气虚容易使人畏惧害怕，闭目欲睡，时常梦见远行而精神离散，魂不守舍。阳气衰则患狂病，阴气衰易造成癫病。脉象短而微为脏器不足，则会出现神情魂魄恍惚不安。魂属肝，魄属肺，肺主津液，因此肺气衰则有泪泣出，肝气衰则魂不安定。

心水病，也叫牛羊胸水病、黑胆病或脑水病，患有此病者往往气短，身体发肿，卧不安，心烦意躁且会出现阴部异常肿大的情况等。

真心痛，就是心痛之极危重的一种病症，证候为手足冰冷直至骨节，心痛异常，通常如果早上发作，晚上就会死去；晚上发作，次日早上便会死去。

蛔咬病的症状为心腹疼痛，同时伴有体内肿物上下往来移动，疼痛发作无常，心腹内热，易渴流涎。诊治的方法是先将蛔虫用手牢牢地聚拢把持住，使它们动弹不得。再用大针刺，等到虫不动时才能将针取出。对于患有肠中蛔咬患者，不宜采用小针刺。

如果心脉脉象急，则患有心疝，大多是心经受寒邪侵袭而发。因为小腹以心为阳性脏器，小肠受其支使，所以其证候显现在小腹。

秋季庚辛日容易患伏梁病，也叫心积。通常从脐上开始，向上直至心脏，痞块大如手臂，久治不能痊愈，同时心烦心痛。从脉象上诊断，患者脉象沉而芤，脉来时上下移动且无定处，面发赤，咽发干，掌中发热，胸中悸满，腹中发热，心烦，甚者吐血，身体抽搐，主血厥，夏季好转，冬天加重。心积病多发于秋季的原因在于，肾患病容易传给心，心本应传给肺，但是肺气恰在秋天最旺，肺气旺就不易受邪气中伤，而心欲将病邪还给肾，肾不接受，于是心积由此而成，所以说秋天容易患伏梁病。

有些心脏病症会危及生命，其症状为，心脏患病后少气大热，热上冲心，烦闷，干呕，咳嗽吐逆，汗出如珠，狂语，身体厥冷。其脉象本当是浮，此时反倒沉濡而滑；颜色本当是赤，现在却是黑。在五行上，这属于水克火，是不好的征兆，会不治而亡。

心脏在五音中为徵音，乐器对应竽，在情志中为喜，手少阴经是其经络。

如果厥气违逆手太阳经，容易使荣卫不通，阴阳颠倒，阴气内伤，阳气外击，这样就造成寒邪侵袭，寒则生虚，虚就会惊掣心悸。诊治的处方为定心汤。药方也可参考卷十四中的大定心汤。

五脏与五体

中医将皮毛、血脉、肌肉、筋、骨称为五体，并认为五脏与五体有着一一对应的关系，五体的表现能反映五脏的病变。

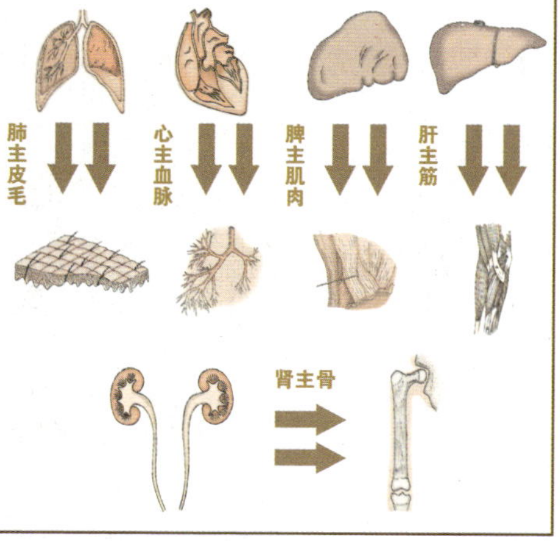

◎ 定心汤

茯神、人参、茯苓、紫菀、远志、甘草、白术、龙骨、干姜、当归、芍药、桂心、防风、赤石脂各二两，大枣二十枚。

用一斗二升水将所列药材熬取二升半药汁，白天三次，晚上两次，分服即可。

◎ 小定心汤

甘草、芍药、干姜、远志、人参各二两，茯神四两，桂心三两，大枣十五枚。

用水八升将所有药材煮取二升药汁，白天三次，晚上一次，分服即可。

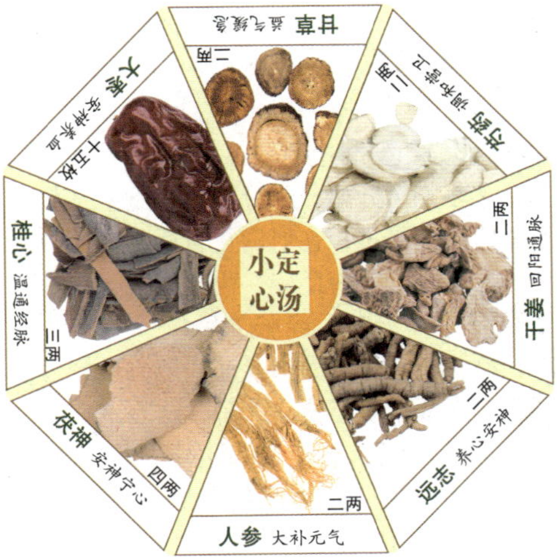

煎药方法		
将所有药物放入锅中，用八升水煮取两升药汁即可		
服药时间	服药次数	服药温度
饭后	一日四次	温
主要功效		
本方具有宁心安神之功效，故对心脏疾患具有调理作用		

对于患者说话声音前缓后急，后面声音不继续，前混后浊，口歪冒昧，不时自笑等因厉风侵心所导致的病症，可参考卷八荆沥汤药方。

对于半身不遂，骨节离解，心虚风寒，缓弱不收，便痢无度，口面歪斜等病症，可参考卷八姜附汤药方，此病症最佳诊治期不过十天。如果患者由笑转成呻吟，呻吟反转成忧，就属于水克火，阴击阳。阴气上浮而阳气沉伏，阳气沉伏易造成心气实，心气实则伤热，伤热便发狂，话多谬误，不可采听，这也表明患者心脏受伤。若患者口唇正红，还来得及救治，倘若颜色已变为黄、青、白、黑，则说明已经到了无药可治的地步了。

如果心脏出现疟疾症状，患者的表现为想喝冷水，心烦，寒多且不是十分热，可参考卷十中药方医治。若患者平素心性和雅，而忽然一反常态，可采用白术酒医治。如果患者话未说完便停住，用手剔脚指甲，这时病患虽未发作，但已是大祸临头，这种病称为行尸。这些都是心脏患病在声音上的症状，对实证者采用泻法治疗，对虚证者采用补法治疗，不可医治的，仔细察看诊明就可以了。

红色代表心脏，心与脉相合，红如鸡冠则表明体质康健。心脏与舌相通，舌属于心脏的外延器官。火型人，多是禀气盛，面色发红，背脊肌肉发赤且宽广丰厚，颜面瘦尖，头颅尖小，肩背髀腹娇好，手脚小，行走安稳，疾行时肩背摇动，肌肉丰满，见事明了，好顾心急，义气轻财，少信任多疑虑，这种人耐春夏不耐秋冬，并且不会长寿。秋冬感受病邪而生病，取手少阴心经上的穴位治疗。

髑骨的正、斜、长、短总与心相应，正常的颜色为红色。肌肉纹理细密者心小，心小则病邪不易中伤心脏，但容易因忧伤心；肌肉纹理粗者心大，心大则心虚，心虚则生寒，寒生则忧不能伤心，却易被病邪所伤。没有髑骨者心高，心高便心实，心实易生热，热生就会肺中满，结果就是胸闷且易忘，说话困难；髑骨长者心坚，心坚即心神安守而稳固；髑骨薄而弱者心脆，心脆则易生消瘅病且易受热邪侵犯；髑骨小短上举者

阴阳二十五种人

《黄帝内经》认为，人秉受五行之气而生，有秉受五行之气全者，有秉受五行之气不全者，每一行各有五种人。所以，依据五行来划分，人有五五二十五种。

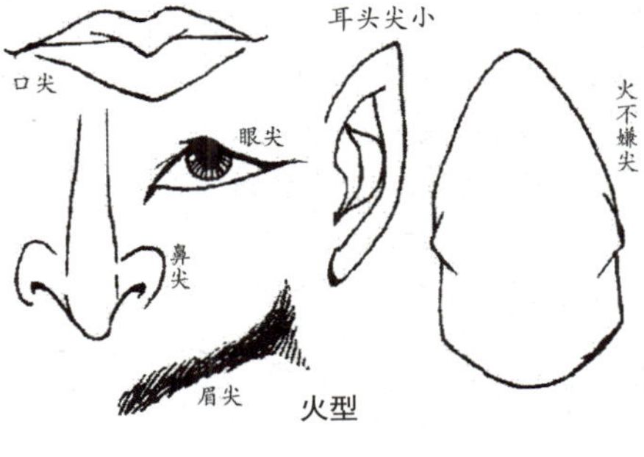

火型

秉受火气而生的人五官尖。这种人擅长观察和分析，性情急躁，能耐春夏不能耐秋冬。

心低，心低则心脏在外，易被言语恐吓，易受寒邪侵犯；髑骨偏向一方者心偏歪，心偏歪则没有守司，操守不一；髑骨直下不举者心端正，心端正则不易受中伤。

人体十二经脉对应在皮肤上的分属部分，如果出现突出或低陷，是患病的征兆。心脏患病，就会在心脏的分属部分有所征兆，小肠太阳经所过之处便有凹陷或凸起。如果说藏舍有内外之分，那么经脉部属也有内外之别，浮清居外，沉浊属内。外邪侵入体内，小腹就会胀满凸起，内病蔓延到外，所属的部位就会凹陷。外邪侵入体内，则应先治阳实，后补阴虚；内病外出，就应先补阴虚，后泻阳实。阴气生虚寒，阳气生实热，病在阴经主掌内病，病在阳经主掌外病。

如何准确诊断心脏患病的病情？

当心脏患病，前期患者的口会开张；在心脏死去以前，面色会枯黑，语声不转；若天中发际等份，暮色与之相应，则会不治而亡。根据病症相应的表现及病情的严重与否，心脏病发作，慢则不出四百天内，快则不超过十天半月。

如何诊断心脏病稍好转却突然死去的情况？

若患者脸上有如棋子大小的赤黑色暗点时，据此就可判定出一年之内，人必会猝死。

如何诊断心气绝，一日后必死的症状？

若患者出现双眼直视而神乱，发喘耸肩的症状，则会立即死去。若患者面赤目白，忧愤思虑，心气在内消散，而面色反而好转，则不出十天便会死去。若患者面黄目赤，则不会死去，但若面赤如瘀血则会死去。若患者心经分属部隐约显露吉凶的颜色，比如口唇赤黑，则患者不过当年必死，此病症也叫行尸病，年上若未应验，三年之内生病必死。

应四时之气，夏季属火，主心脉，颜色为红，主掌手太阳经，诊治时应在盛经腠理间隙之处。因为夏天火气升腾，心气也旺盛，脉瘦气弱，阳气充溢，热邪就会侵犯腠理间隙，进而入经脉，所以治病时应取盛经（盛经就是阳脉）腠理间隙之处。由于病邪侵入较浅，所以透过皮肤就可将病祛除。

外踝后面为阳脉之本，相应的部位在命门（心上一寸的地方）上面三寸处；少泽为阳脉之根，位于小指尖。

从小指上开始，阳脉的筋在腕上结聚，沿手臂内侧上行，在肘内兑骨后结集，弹击它时，小指上会有反应。由此继续，在腋下结聚，其分支向后经腋部后侧，向上绕肩胛，沿着颈部从足太阳经筋的前方出来，在耳后完骨处汇聚；分支入耳，从耳上直出，下行在颔上汇聚，向上络属外眼角。

从小指尖开始，盛经的脉沿手外侧到腕部，在踝中直上，沿臂骨下侧从肘内侧两骨之间再向上循着臑外后侧，从肩缝隙中穿出，绕过肩胛，在肩上结聚，进入缺盆后到达腋连络心经，继续沿咽喉下行至膈，再至胃，属小肠经。其支脉从缺盆出发，沿颈直上脸颊，再经过外眼角进入耳中，支脉从脸颊出发，上行过颇，至鼻子，再到眼睛内角，在颧处斜交联结。与手少阴交会，从而结为表里。兑骨骨端是少阴经的本，对应的部位在人体后背，与手太阴交会。

支正属于手太阳小肠经的别络，位置在腕上五寸，向内注入少阴心经，其支脉上行至肘，在肩髃处结而为络。这里是心脏病的控制区，若患实证，小肠就会生热，小肠生热则骨节松弛，进而就会患上阳脉病，证候为阳脉大，甚至比寸口脉大两倍，耳聋目黄，咽喉痛，下颌肿，卧床且说话困难，胸闷就要尽快坐起身。虚证则会因小肠生寒而生疣，生疣就会患上阴脉病，证候为阴脉反比寸口脉小过一倍，人会感觉短气，筋急颈痛，周身骨节疼痛，身体转侧困难。

内关属于手厥阴心包经的别络，距离腕五寸的地方，由两筋间出来，沿本经向上至心脏，联络心系。气实则心痛，气虚则心烦，都需在两筋间的内关穴处进行诊治。

手厥阴心包经（手心主，十二经脉之一，简称心包经）的脉，是从胸中出发，出来后络属心包，下行至膈，联络三焦。其支脉沿着胸内从胁出来至腋下三寸处，向上至腋，再向下沿着臑内从太阴经少阴经间经过，进入肘中，再下臂，从两筋之间经过，进入掌中，沿中指，最后从指尖出。它的支脉离开掌中，沿小指指尖出。此脉动则表明患有手心热病，证候为腋肿，肘臂挛急，重者心中极度波动，胸胁支撑胀满，面赤目黄，笑不止。若是主脉所生的病，则表现为心烦心痛，掌中热。有以上症状者，气虚用补法，气盛用泻法，如果属于热证应急速出针，寒则留针，经脉分属部陷下建议采用艾灸比较好。如果不虚不盛，用本经脉象诊断就可以了。气盛患者，寸口脉象比人迎脉象大一倍；气虚患者，寸口脉象反小于人迎脉象。

通里属于手少阴心经的别络，在腕后一寸分出并上行，沿本经入咽，上联舌根，属目系。脉气实则胸膈间如有物支撑，脉气虚则患者说话困难。诊治的部位是掌后一寸的地方，其分支走手太阳经。

手少阴心经起始于心中，从心出来以后就联属于心的脉络，然后向下贯穿横膈膜，联络小肠。其支脉从心系的脉络向上，挟着咽喉，联系到目系。其直行经脉从心系上行至肺部，再向下出于腋窝下，沿着上臂内侧后缘，走在手太阴经和手厥阴经的后面，下行至肘内，沿着前臂内侧后缘，到掌后小指侧高骨的尖端，进入手掌内侧后缘，沿着小指内侧至其末端。如果手少阴经患病，其证候为干渴思饮，咽喉发干且心痛，称为臂厥。对于这些病症，气虚的就用补法治疗，气盛的就用泻法治疗。气盛患者寸口脉象比人迎脉象大两倍，而气虚患者寸口脉反比人迎脉小。

人体全身十二经各有一个腧穴，手少阴经为何没有？

手少阴属心脉，心乃五脏六腑之首，是精神归藏的地方，心脏坚固，不能容纳邪毒，倘若容纳就会伤心，心伤就会神散，神散生命即结束。因而所有病邪侵伤心都是在心包络经中，包络就是心统领的脉，所以少阴心经无腧穴。

少阴没有腧穴，心脏就不会患病吗？

心脏外的经腑容易患病，心脏不病，因而通常在掌后兑骨骨端独取心经。

夏季易患小肠赤脉病证，其根源是手少阴、太阳经的脉气相互搏结而停滞，致使荣卫不畅而引发皮肉疼痛。由于太阳经的脉气发于少阴经，淫邪之气因势发作，所以脏腑便因季节时气而患病。若患者腑虚则是受阴邪之气中伤，症状为身体颤抖，脉势摇动，捉所不禁；若患者脏实则是受阳毒侵害，其症状为口开舌破，咽喉塞涩，肉热，声音发嘶，这就是我们所称的赤脉病，医治的药方可参考伤寒卷。

扁鹊说：灸心俞、肝俞、肾俞，对丹毒病很有疗效。根据病源施治，表治阴阳，调和腑脏，可预防疾病的产生。

手少阴心经循行路线

手少阴心经的循行路线：心手少阴之脉，起于心中，出属心系（1），下膈，络小肠（2）。其支者：从心系（3），上挟咽（4），系目系（5）。其直者：复从心系，却上肺，下出腋下（6），下循臑内后廉，行太阴、心主之后（7），下肘内廉，循臂内后廉（8），抵掌后兑骨之端（9），入掌内后廉（10），循小指之内，出其端（11）。

此经脉联系的脏腑器官：心、小肠、肺、咽、眼。

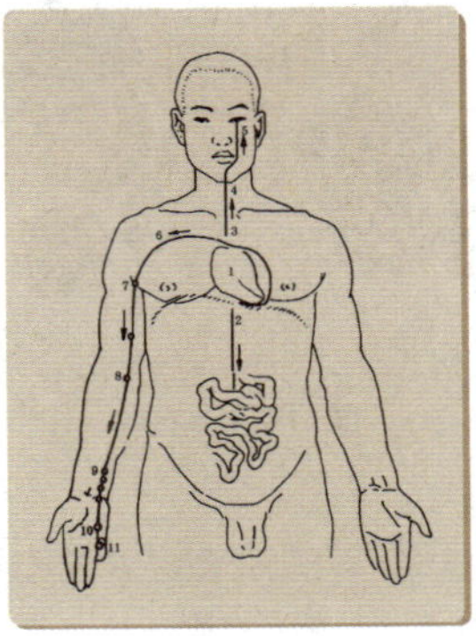

名词解释

心系：指心与各脏相连的组织。
目系：指眼后与脑相连的组织。

心虚实

心虚寒

手少阴经阴虚，也就是说左手寸口、人迎以前部位脉象阴虚，患者的症状为悸恐不安，心腹疼痛，说话困难，心寒恍惚，这就是人们常说的心虚寒。

◎ 茯苓补心汤

主治烦闷，心气不足，面黄，易悲愁愤怒，出血，善忘易恐，行走不稳，妇人崩中，五心烦热，或独语而不知觉，咽喉疼痛，舌根强直，流冷口水，面色发赤等症状

人参、紫石英各一两，桂心、甘草各二两，麦门冬三两，赤小豆二十四枚，大枣二十枚，茯苓四两。

先将以上药材研细，加入水七升后煮取药汁二升半，分服三次。

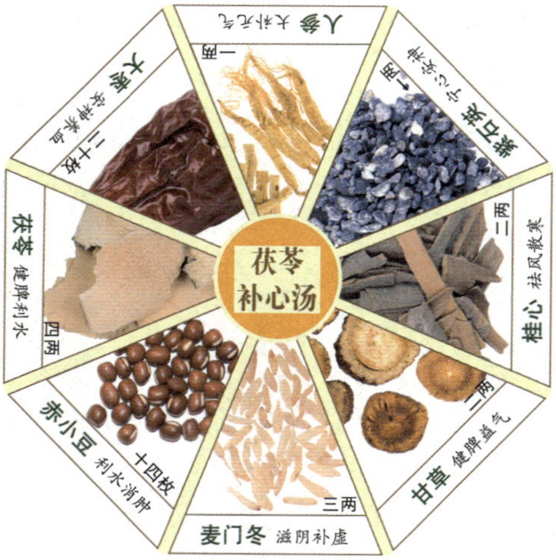

煎药方法		
将所有药物研细，加水七升煮至二升半药汁即可		
服药时间	服药次数	服药温度
饭后	一日三次	温
主要功效		
本方具有安神、益气、宁心之功效，主治心气不足、烦闷		

◎ 牛髓丸

主治各种疾病导致的虚瘠羸乏

牛髓、酥、枣膏、白蜜、羊髓各一升，羌活、茯苓、芎䓖、桂心、麦门冬、甘草、当归各三十株，防风、人参各一两，干地黄、干姜各三十六铢，细辛十八铢，白术四十二铢，五味子一两。

将所有药材切捣后再过筛研磨，将散药和枣膏调匀，放入白蜜、牛羊髓及酥，搅匀后用铜钵装好，放在釜汤中蒸煮后取出，制成如梧桐子大小的药丸。用酒送服，每次三十丸，一日服两次，可逐渐增至四十丸。

◎ 半夏补心汤

主治心虚寒，悲忧，心中胀满等症状

半夏六两，宿姜五两，白术四两，橘皮、桂心、茯苓、枳实各三两，远志、防风各二两。

将以上所列药材研细，加入水一斗，再煮取药汁三升，分服三次。

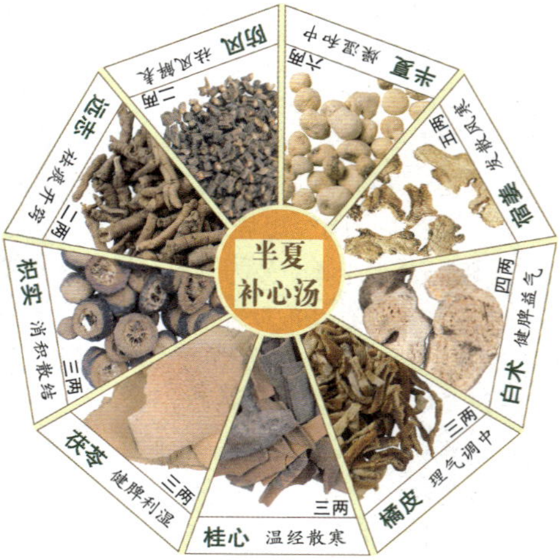

煎药方法		
将所有药物研细，加水一斗，煮至三升药汁即可		
服药时间	服药次数	服药温度
饭后	一日三次	温
主要功效		
本方能理气调中、祛风散寒，主治心内虚寒、烦忧不堪		

心小肠俱虚

手少阴与手太阳经俱虚的脉象，也就是左手寸口、人迎以前部位脉象阴阳俱虚，症状为完谷不化的腹泻，四肢厥冷，中寒少气，下痢等，属于心、小肠俱虚。

◎ 大补心汤

对心悸，虚损不足，气力孱弱，脸色憔悴且经常妄语，四肢劳伤等症状均有疗效

甘草、阿胶、麦门冬、茯苓、桂心、干地黄各三两，黄芩、附子各一两，半夏、石膏、远志各四两，大枣二十枚，饴糖一斤，生姜六两。

先研细所列药物，加水一斗五升煮取汁水五升，制成药汤后加饴糖，分四次服。

◎ 补心丸

主治脏虚、易恐怖，以及女性产后杂病、月经不调等病症

甘草、防风、大黄、当归、芍药、猪苓、芎䓖、附子、蜀椒、干姜、细辛、厚朴、桂心、半夏各一两，茯苓、远志各二两。

将以上药物研成末，加蜜调和成如梧桐子大小的药丸，用酒送服五丸，日服三次，如果没有感觉，可逐渐增至十丸。若冷极，则加热药。

心实热

手少阴经阴实的征象为左手寸口、人迎以前的部位脉象重按沉实有力。症状为腹满，大便不利，闭塞，四肢沉重，身体发热，这就是被称为心实热的病症。

◎ 石膏汤

主治心实热或烦闷喘气，头痛及干呕的症状

淡竹叶、香豉各一升，茯苓三两，小麦、地骨皮各五两，石膏一斤，栀子仁二十一枚。

将七味药材研细，加入水一斗五升，煮小麦和竹叶，取八升汁水澄清后，放入其他药材煮取药汁二升，除渣即可。分三次服，疗效明显。

◎ 泻心汤一

主治老少下痢，水谷不消，脘痞肠鸣，干呕不安等症状

甘草、人参、黄芩各一两，大枣十二枚，干姜一两半，半夏三两，黄连二两。

将所列药材研细，加水八升后，煮取药汁二升半，分三次服即可。患者若发渴可加植物栝楼的根（天花粉）二两；若发呕，需加橘皮一两；倘若感到冷，就加入附子一枚；若生痛，需加当归一两；如果有客热，可以用生姜来代替干姜。

心小肠俱实

手少阴与太阳经俱实，也就是左手寸口、人迎以前部位脉象重按轻取俱实，证候为心腹烦满，睡卧以及大便困难，头痛体热，这些症状多是胃气不转，水谷壅实所致，属于心小肠俱实。

◎ 泻心汤二

主治吐血衄血，心气不定

黄芩、黄连各一两，大黄二两。

将上述药材研细，加入水三升，煮取药汁一升，一次服下，效果显著。此药也可治疗霍乱。

◎ 竹沥汤

主治心实热，喜笑恐畏，惊梦，惊悸不安等病症

芍药、栀子仁、人参、白术各三两，紫菀、赤石脂、茯神、知母各二两，淡竹沥、生地黄汁各一升，石膏八两。

将所列药材研细，加入九升水后煮，然后取汁二升七合，去除渣滓，下竹沥，再煎取药汁三升。若需下痢，则加入芒硝二两，再去掉芍药，分三次服。

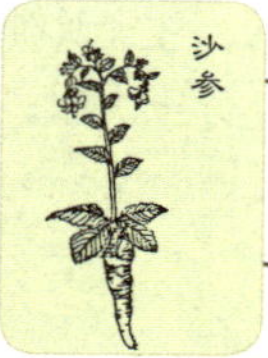

沙参

养阴清肺、化痰益气。

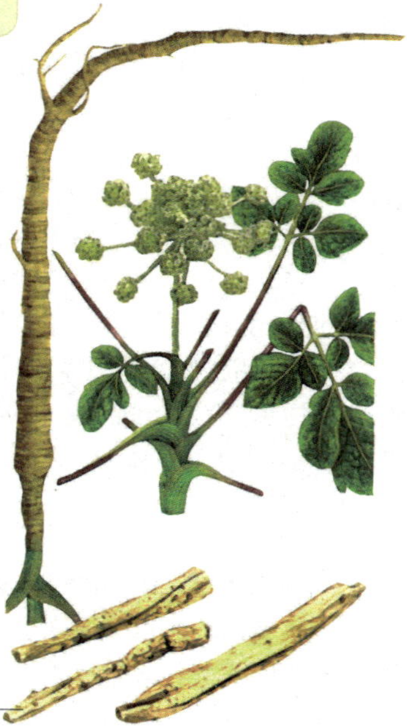

根

[性味] 味苦，性微寒，无毒。

[主治] 惊风及血瘀，能除寒热。

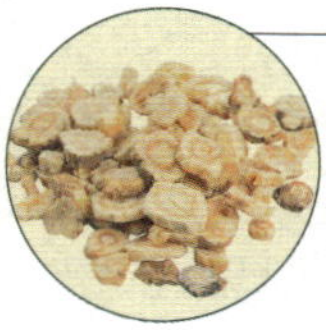

沙参

本品能治疗咳嗽气喘，对久咳肺痿具有缓解作用。另外现代医学研究证明，本品对鼻咽癌、肺癌具有辅助治疗作用。

◎ 茯神散

主治心实热，睡卧不安，口干烦渴等症状

茯神、麦冬门各三十六铢，桂心、紫菀各十八铢，知母一两，通草、升麻各三十铢，淡竹茹（鸡蛋大）一枚，赤石脂四十二铢，大枣二十枚。

以上所列药材捣制过筛，然后做成粗散，用棉布裹一方寸匕，加入井水二升半煮取七合，煮时须不停翻动药包，此为一服，一日服两次。

◎ 安心散

主治烦闷惊恐，心中热满等症状

宿姜、远志、白芍药各二两，茯苓、赤石脂、石膏、紫菀、麦门冬、知母各四十铢，麻黄、黄芩、桂心各三十铢，人参二十四铢，甘草十二铢，葳蕤三十六铢。

以上所列药材捣制过筛，制成粗散，先加水五升、淡竹叶一升煮取汁水三升，除渣，再取一方寸匕药散，用绢裹牢后放入汁水中煮，不时翻动，煎取药汁八合，此为一服。日服两次。

治进食困难，胸中胀满，膈上逆气，闷热灸法：

灸心俞穴十四壮。小儿可依病情酌减灸的壮数。

心劳

对于心劳病患者，补益脾气为最佳的治疗途径。因为只有脾气旺盛才能感于心脏。若违逆夏季时气，手太阳经脉气就不充盛，则心气虚衰于内。顺应时气规律才能身体强健，违逆规律则会患病；顺应规律才能治愈疾病，违逆规律则会导致病情严重。反顺为逆，即所谓的关格，病症也就是由此产生的。

◎ 大黄泄热汤

对心劳热，口中生疮，心满胀痛，小肠发热，大便痛苦，闭塞不通等症状有可靠疗效

大黄、泽泻、芒硝、黄芩、栀子仁各三两，通草、桂心各二两，大枣二十枚，石膏八两，甘草一两。

将药材研细，取水九升，先用一升水单独浸泡大黄一宿，然后用剩余的八升水煮其余诸药，取汁水二升五合，除渣后下大黄，再煮两沸，去渣，下芒硝烊化即可，分三次服，疗效显著。

脉极

脉极，就是血脉亏损的疾患，又称血极。脉与心相合，心与脉相应，心若患病则由脉上开始。夏季脉患病为脉痹，脉痹未痊愈又受病邪侵袭，病侵驻心中，就会出现脉象空虚、脱血、颜色苍白无光泽、饮食不能营养肌肤、咳嗽、口唇呈赤色等症状。

出现血焦发落，脉气衰的病症，是在夏天丙丁之日受到风邪中伤，损伤血脉，进而发展成心风。心风的症状为多汗怕风，若脉气虚容易因生寒而咳嗽，咳嗽便会心痛，喉中阻塞，甚者咽肿喉痹；若脉气实则容易生热，生热则伤心，使人易怒，口为赤色，甚者言语迟钝，血脱，面色干燥无光，饮食不能营养肌肤。因此说心风有脉虚和脉实两种证候。

当阳经脉患病，应该诊治阴络；阴络脉患病则可以治阳经。脉气虚适宜补益，脉气实则可泻下。医术高超者，在判定病的虚实后，依法治之即可使患者痊愈。倘若病在肌肤、皮毛、筋脉时是可以治愈的，但是若病已到达六腑五脏，则已经到了半死的地步了。

◎ 生地黄煎

主治脉热极而导致的血气脱、面色苍白、干燥无光、饮食不能营养肌肤等病症

茯苓、白术、芍药、人参、干地黄各三两，赤蜜、莼心（一作豉）、生麦门冬、生地黄汁各一升，甘草二两，生葳蕤四两，石膏六两，远志二升。

将以上所列药物研细，加水一斗二升煎煮，取药汁二升七合，除渣后加入蜜和生地黄汁，再煎取汁水三升五合即可。分四次服。

治疗胸中疼痛牵引腰背心下，呕逆，脸不滋润灸法：

灸上门（夹巨阙两边各相隔半寸处），患者多少岁就灸多少壮。

治疗颜色焦枯，劳气失精，肩臂疼痛不能举过头灸法：

灸肩髃穴（指肩关节的前下方，用手按有关节的地方）一百壮。

风邪与阳气

阴阳调和是人体健康最重要的原则。只有阳气致密于外，阴精才能固守于内。

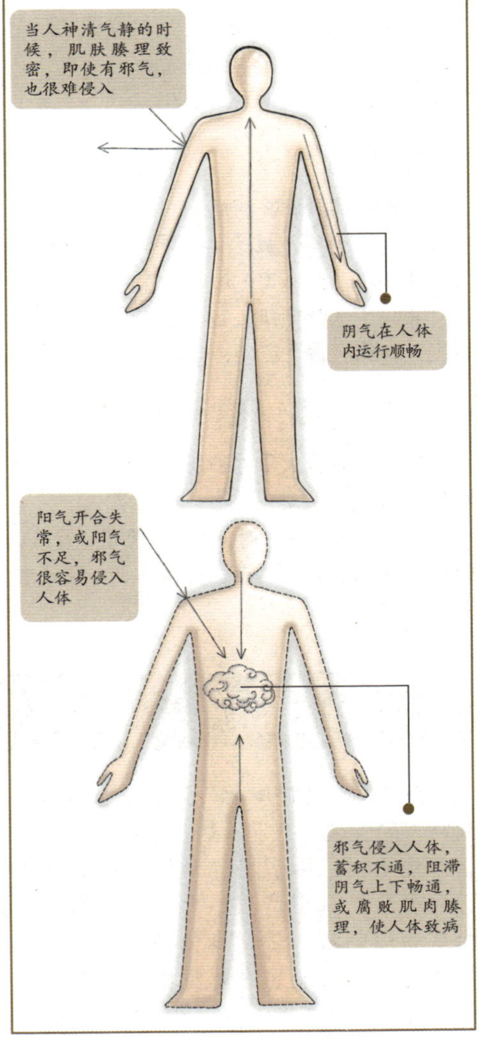

脉虚实

患有脉虚证者，易惊跳不定，脉实证者，则脉象洪满。通常与脉虚实相应的，在于小肠和心脏，若腑脏患病，由寒而生就会应在小肠腑上，因热而生便会应在心脏上。

◎ 防风圆

主治脉虚及惊跳不定、忽来忽去等病症

防风、桂心、麦门冬、人参、甘草、白石英、茯神、通草、远志各三两。

将所列药物研成末状，用白蜜调和后制成如梧桐子大小的药丸。用酒服三十丸，一日服两次，可逐渐增至四十丸。

◎ 升麻汤

主治脉实洪满等病症

升麻、子芩、栀子仁、泽泻、淡竹叶、芒硝各三两，生地黄（切）一升。

将以上七味研细，加水九升后，煮取汁水三升，除渣后下芒硝，分两次服。

◎ 麻黄调心泻热汤

主治心脉厥大于寸口脉，龋齿喉痛，小肠热等病症

麻黄、生姜各四两，子芩、茯苓、芍药、细辛各三两，白术二两，桂心一两，生地黄（切）一升。

将以上九味研细，加水九升后，煮取汁水三升，除渣，分三次服。若需下痢，再加芒硝三两。

治疗心闷痛，上气牵引小肠灸法：

灸巨阙穴十四壮。

治疗心脉不出灸法：

针刺不容穴（幽门两旁各一寸五分处）。

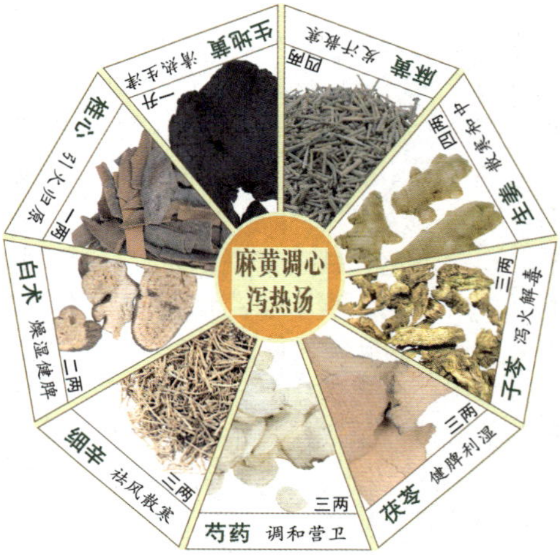

煎药方法		
将所有药物研细，加水九升，煮至三升药汁即可		
服药时间	服药次数	服药温度
饭后	一日三次	温
主要功效		
本方具有清热解毒、发汗解表的作用，主治热证		

心腹痛

突然发作心痛胸痹，说明五脏六腑受到寒气的侵袭。寒邪致病，轻则咳嗽，重者疼痛下泻。因五脏逆乱搅心而导致的心痛彻背，牵引背部，易发狂，像有东西从后面刺激心脏，身体佝偻的，属于肾心痛；脾心痛患者感觉像有人用针锥刺心脏，心痛得更厉害；胃心痛表现为腹胀满，心痛得厉害；睡卧时如果从心间发痛，动便痛得更厉害，但脸色不变的，是肺心痛；脸色苍白如死灰，终日不能叹息一声的属于肝心痛。心痛之极危重者是真心痛，手脚冷彻骨节，早上发作晚上死亡，晚上发作来日早上丧身。蛔心痛是心腹中疼痛，有肿物聚集一团并上下移动，疼痛时停时止，腹中发热，爱流口水，是蛔咬，此时用手将肿物按住保持不动，用大针刺肿物，虫不动时将针取出。心下不能针刺，其中有成聚，不宜在腧中诊治。肠中有虫蛔咬时不能用小针刺。

◎ 桂心三物汤

主治各种逆气悬痛，心中痞痛等病症

桂心、生姜各二两，胶饴半斤。

将所列药物研细，加水六升后，煮取汁水三升，去渣，放入胶饴，分三次服。

◎ 乌头丸

主治心痛彻背，背痛彻心等病症

蜀椒、附子各半两，干姜、赤石脂各一两，乌头六铢。

将所列药物研成末状，制成蜜丸。在饭前服如麻子大小般三丸，一日服三次。若无疗效，则可酌情增加剂量。

◎ 九痛丸

主治虫心痛、食心痛、饮心痛、风心痛、悸心痛、冷心痛、注心痛、热心痛及去来心痛这九种心痛，同时可治愈冷冲上气、血疾、落马堕车等病症

吴茱萸、巴豆、人参各一两，附子、干姜各二两，生狼毒四两。

将药物研成末状，用蜜调和，空腹进服如梧桐子般大小一丸。突然中恶邪的患者，口不能说话、腹部胀痛的，可服二丸，每日一次；对于连年积冷、流注心胸的，服用后疗效亦佳。

治疗寒热邪气突然侵袭五脏六腑而发心痛的处方：

大黄、芍药、柴胡各四两，桂心、朴硝、鬼箭羽、鬼臼各二两，黄芩、桔梗、朱砂各三两，升麻三两。

将以上所列药物研细，加水九升后煮取汁水二升七合，再将朱砂分作三份，每服放入朱砂一份，搅和均匀后服下。分三次服，会很快下泻。

对于服上方后疼痛不止的，可用以下处方：

杏仁、桔梗各五两，赤芍药六两。

将上列药物研细，加水六升后，煮取药汁三升，分三次服。

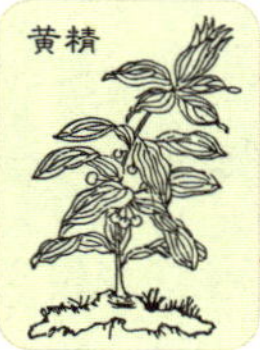

黄精

滋肾润肺、补脾益气。

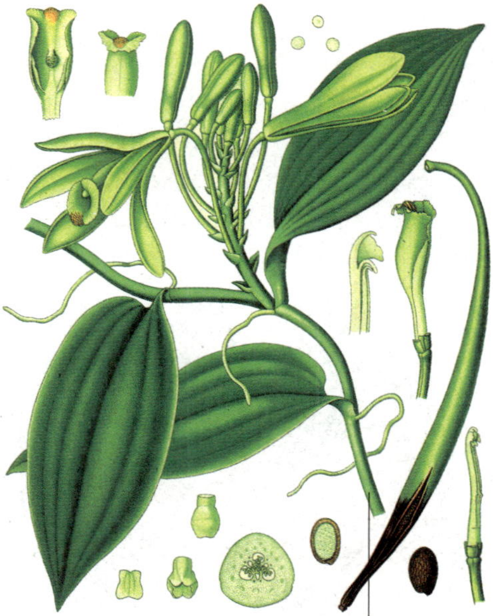

根茎

[性味] 味甘，性平，无毒。

[主治] 补五劳七伤，强筋骨，耐寒暑，润心肺。

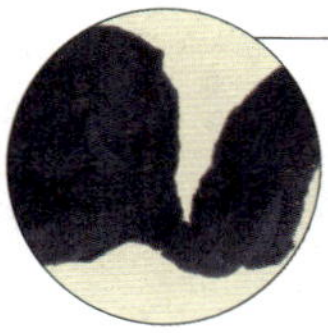

黄精

本品主要用于治疗脾胃虚弱、体倦乏力、口干、咳嗽，以及精血不足、内热消渴等病症。现代医学研究认为，黄精对于糖尿病也有一定的治疗作用。

◎ 走马汤

主治中恶邪，大便不通，心痛腹胀。突发疝病等症状

巴豆两粒，杏仁二枚。

将所列药物用棉布包裹后，捶细，取热水二合，倒入小杯中，然后用两指挤取白汁顿服，服后一顿饭工夫便通就可痊愈，老少均应斟酌用药量。

对于突然中恶的心痛病症，可将三两苦参研细，用一升半好醋煮取八合，体强的人顿服，老人、小孩可酌情分两次服用。

◎ 温中当归汤

当归、芍药、甘草、桂心、人参、干姜、木香、桔梗、茯苓、厚朴各二两。

将所列药物研细，加水八升后，煮取汁水三升，分五次温服，白天三次，晚上两次。若是不耐木香的，用犀角一两代替。

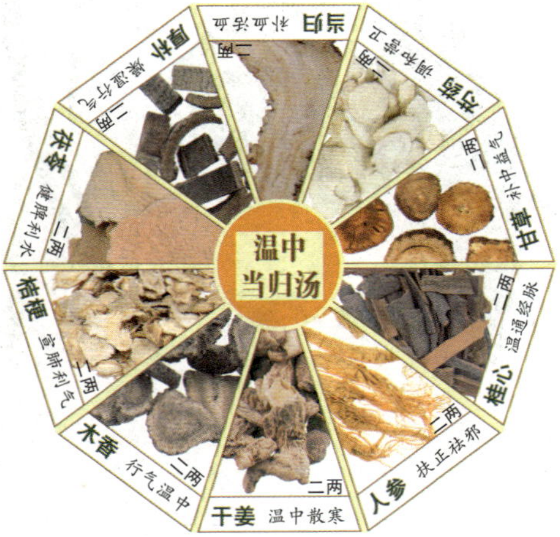

煎药方法		
将所有药物研细，加水八升，煮至三升药汁即可		
服药时间	服药次数	服药温度
饭后	日三夜二	温
主要功效		
本方能温中、行气，对心腹胀痛具有宣散作用		

◎ 生姜汤

主治胸腹中突然发痛等

生姜（取汁）一斤，醍醐四两，食蜜八两。

将所列药物在微火上熬耗合宜，寒温适中后进服三合，日服三次。

熨蒸法：

对于心腹冷痛患者，可以炒盐一斗，或炒蚕沙、烧砖石用来蒸熨，至心腹中温暖即可停止，疗效明显。用蒸土亦可。

针灸法：

针刺行间、太冲穴，可治肝心痛。

针刺然谷、太溪穴，可治脾心痛。

针刺鱼际、太渊穴，可治肺心痛。

针刺足少阴，可治心痛引腰脊、欲呕吐。

针刺足少阴，可治心痛引背，呼吸困难。如果未愈，可取手少阴。

针刺足太阴，可治心痛腹胀，大便不利。

针刺足太阴，可治心疝暴痛。

针刺手太阴，可治呼吸困难，心痛及气短。

针刺石门穴，可治心腹中猝痛。

针刺巨阙穴，可治心痛不能按，烦心。

治取上脘穴，可治心痛，三虫，多涎，反侧困难。

治取然谷及太溪穴，可治心痛如有针锥刺。

灸太仓穴一百壮，可治心痛及坚烦气结。

灸臂腕横纹处二十一壮，又灸两虎口赤白肉际各七壮，可治心痛。

灸心俞穴一百壮，可治心懊恼，微痛，烦逆。

灸通谷穴（乳下二寸处）五十壮，可治心痛，恶气上逆，胁急痛。

灸龙颔穴（鸠尾头上行一寸半处）一百壮，可治心痛，冷气上逆。

灸神府穴（鸠尾正心）一百壮，可治心痛暴绞，急绝欲死。此法有忌。

小肠腑

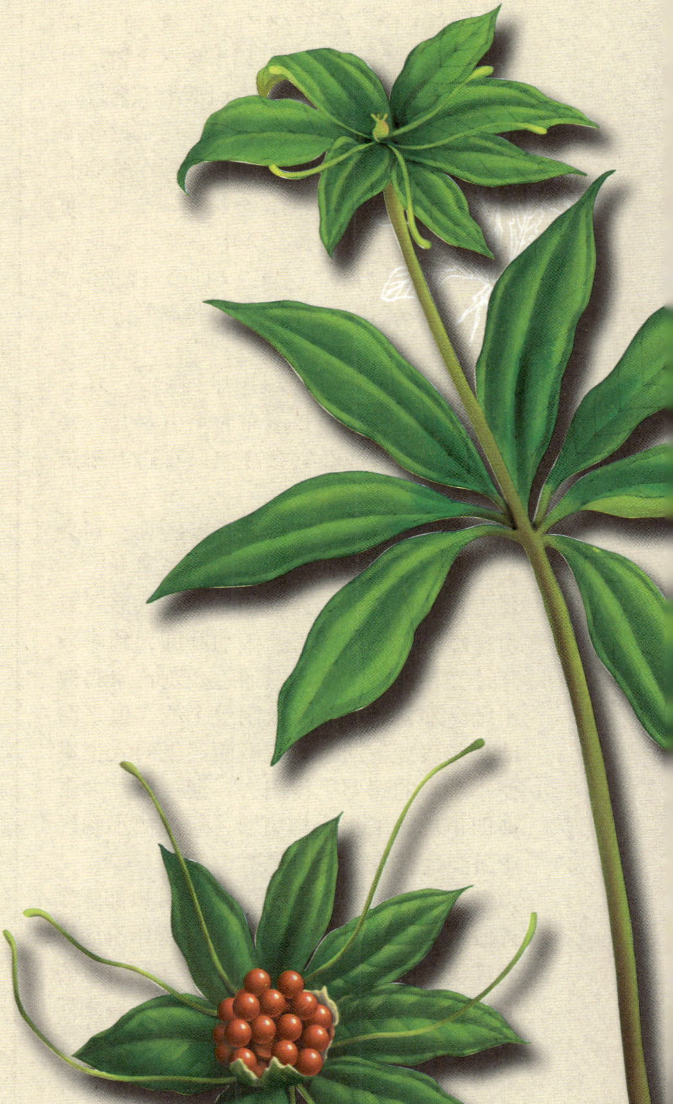

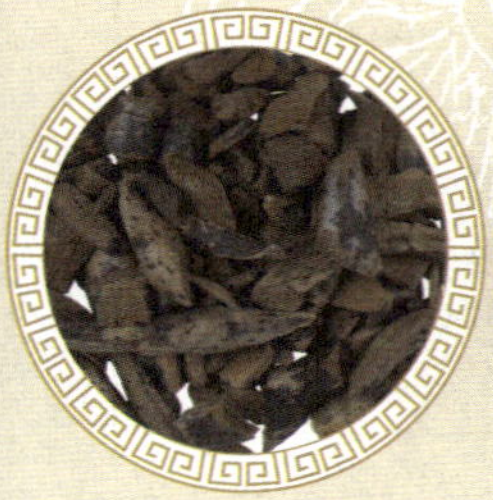

骨碎补

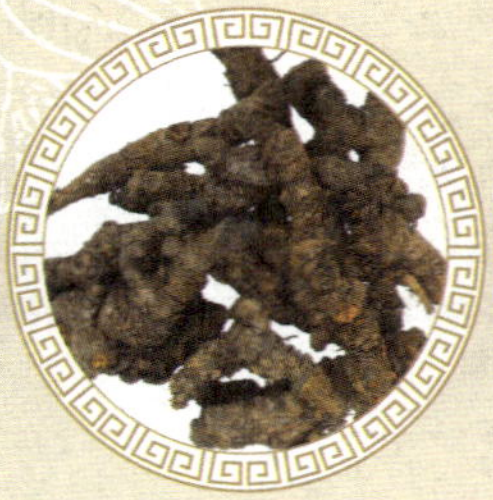

黄 连

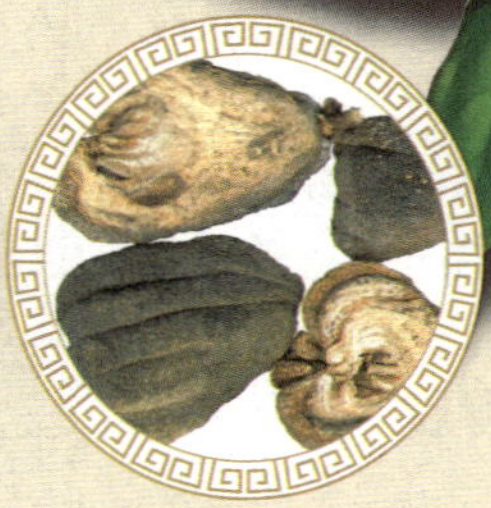

瓜 蒌

小肠腑脉论

小肠腑，位于腹中，上端接幽门与胃相通，下端通过阑门与大肠相连。小肠与心相合，受心主管，舌是它的外在征象。它是食物消化吸收的主要场所，属于受盛之腑，因此也被称为监仓吏。小肠的后部附于脊骨，盘曲于腹腔内，从左向右环绕，层层折叠接回肠，与回肠相接部分的外侧附着于脐的上方，再回运环绕十六曲，全长3～5米，通常可盛水谷二斗四升，其中一斗二升是食物，一斗二升为水，这与二十四节气相应。

唇厚，人中长，据此可以推断其人小肠功能较强。

小肠患病的临床表现为，脉滑，耳前发热，小腹痛，腰脊疼痛而牵引睾丸，窘迫时往后动，或非常寒冷，只有肩上部热及手小指次指之间热。

当小腹牵引睾丸和腰脊疼痛时，则会上冲心脏，而病邪在小肠，连接睾丸，系属于脊，贯肝肺，连络于心系。气盛容易引起厥逆，上冲肠胃，牵动肝肺，到肓散开，又在脐聚结。所以通过灸刺肓原驱散小肠之邪，通过灸刺太阴经上的穴位来帮助小肠康复，通过灸刺厥阴经上的穴位来使小肠中的病邪下泻出去，通过取巨虚下廉即下巨虚来消除其病邪，通过按小肠经脉所经过的部位来调节它。

无小肠脉的征兆为左手关前寸口部脉象浮取不应，患者会出现脐痹，小腹中有疝瘕的症状，一个月内会冷上攻心。采用针灸的方法诊治，在手厥阴心包经上取穴，刺掌后横纹中向里行一分处，即可见效。

小肠实证的征兆是左手关前寸口脉象浮取应指有力，患者出现心下急，热痹，小肠内热，小便赤黄的症状，可在手太阳小肠经上取穴，刺手小指外侧本节凹陷中即可。

若小肠有寒，患者会心下重坠，便带脓血；若有热，必会患痔疮。

小肠有宿食则会在傍晚时发热，次日

六部定位脉诊法

《黄帝内经》中将腕至肘的皮肤分为三部分，内侧和外侧，左手和右手各六部分。这六部分分别对应体内不同的位置，通过切这六部分的脉可以诊断疾病所在的部位。

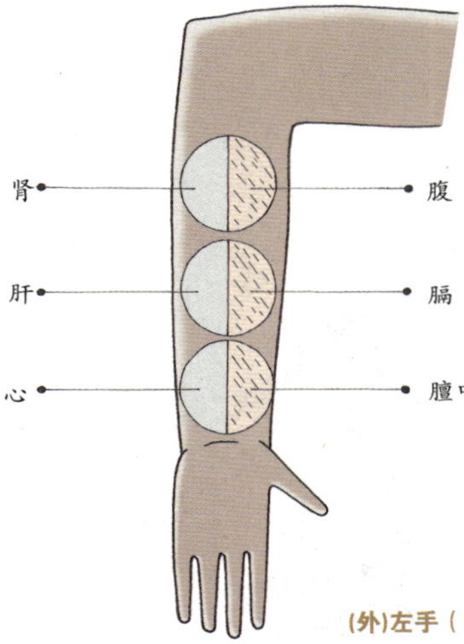

(外)左手(内)

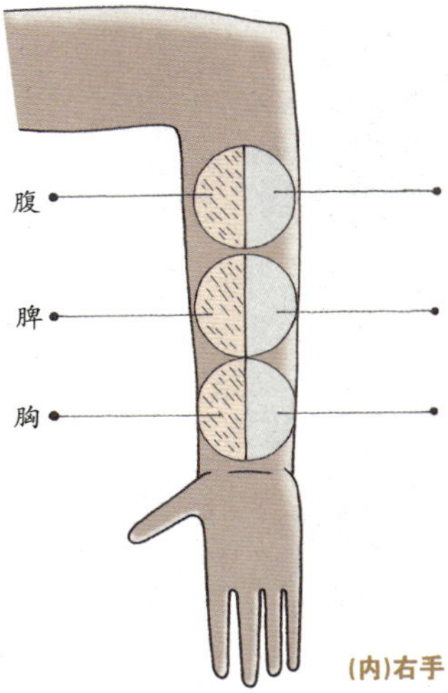

(内)右手(外)

注：现在许多人认为，右臂中部外侧对应脾，内侧对应胃。本书尊重原文“中附上……右，外以候胃，内以候脾”。

即止。

如果小肠胀满且小腹隆起胀满则会牵引腹部疼痛。

如果心脏先受病，随即就会传给小肠。心咳不停的患者，则其气与咳一同吐出。

逆气侵入小肠容易梦见聚集的城市街道。

心与皮是相应的，皮肤薄的人脉薄，脉薄者小肠也薄；皮肤弛缓的人脉也弛缓，脉弛缓者小肠大而长；皮肤厚者脉厚，脉厚者小肠也厚；皮肤薄而脉形细小者，小肠小而短。诸阳经脉皆多屈曲的人，其小肠纠结。

手太阳小肠经与手少阴心经互为表里。表清里浊，清者实，浊者虚，因此食物下去后，肠实而胃虚，所以腑实而不满。虚则被寒所伤，发寒就会便泄脓血，或发里水；实则被热所伤，发热则口张，口因此生疮。这些病症的根源都在小肠，而且是先从腹部起病的。

小肠患绝症，六日即死。如果患者头发直竖如干麻，不能屈伸，自汗不止，即是不治之绝症的征兆。

手太阳经脉患病后，症状为不能回头顾视，咽喉痛、下颌肿，肩膀像脱落了似的，前肢像折断了一样。手太阳经脉主管由液所生的疾病，颊颌肿，耳聋目黄，肩、前肢、颈、肘、臂外后侧疼痛等都与手太阳经脉有关。

小肠虚实

小肠虚寒

手太阳经发生病变，其左手寸口、人迎以前部位的脉象为浮取无力。患者受颅际偏头痛的折磨，伴有耳颊痛， 属于小肠虚寒证。

治疗小肠虚寒证，痛下赤白，肠滑等，可用以下滋补的处方：

阿胶、黄连各二两，当归、地榆、黄柏各四两，干姜三两，石榴皮三枚。

先将所列药物研细，用七升水来熬煮取二升五合汤药，除药渣后加入阿胶，熬至阿胶烊化殆尽，分三次服，疗效明显。

小肠实热

手太阳经发生病变，则左手寸口、人迎以前部位的脉象为浮取搏指有力。患者身体阵阵发热，心中烦满，汗不出，身体沉重，口中生疮，属于小肠实热证。

◎ 大黄丸

调治小肠热结胀满不通

大黄、葶苈、芍药各三两，大戟、朴硝各三两，杏仁五十枚，巴豆七枚。

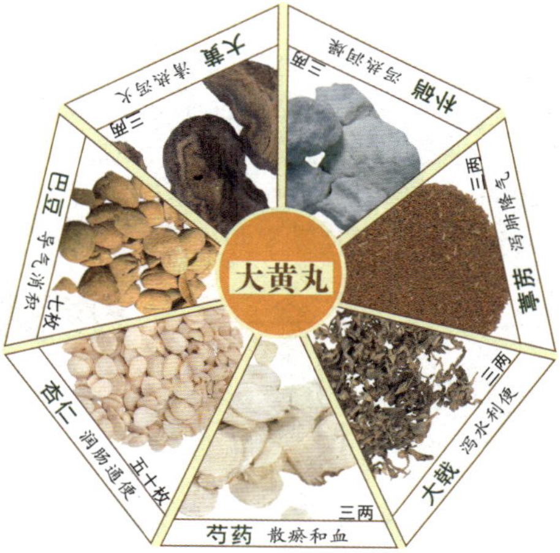

煎药方法

上药研成粉，用蜜调成梧桐子大小的丸，饭后用米汤服七丸

服药时间	服药次数	服药温度
饭后	一日两次	常温

主要功效

本方具有清热、润燥、导气之功效，可调治便秘等症状

将所列药物研成细末状，加蜜调和后制成如梧桐子般大的药丸，以汤水送服，成年人每次服七丸，小孩每次服二三丸，日服两次。若小肠热已除，建议每天服用一次至痊愈。

◎ 柴胡泽泻汤

主治小肠热胀及口疮

柴胡、泽泻、芒硝、枳实、旋覆花、升麻、黄芩、橘皮（又一方使用桔梗）各三两，生地黄（切）一升。

将所列药物分别研细后加入一斗水，熬取三升汤药，除渣，然后加入芒硝，分两次服。

灸法：

治小肠泻痢脓血：灸魂舍（夹对脐两边相距各一寸处），通常灸一百壮即见效，小孩可酌情减少壮数。

治小肠热满：灸阴都穴（夹对中脘两边相距一寸处），根据患者岁数决定灸的壮数。

舌论

舌，可辨别滋味、帮助咀嚼，是人和动物发音的器官。在医学上，舌是心与小肠的外候，舌在人体中相当于政权的枢要机关，具有非常重要的作用。食物有食性，人所吃食物，会通过舌脉反映出来。比如多吃苦味，则舌皮枯槁而体毛焦枯；多吃咸味，舌脉会凝结而变色；多食辛味，会使舌筋急而爪枯干；多食甘味则会舌根痛而头发脱落；多食酸味，容易造成舌肉肥而唇之皮膜开裂并外翻。五味与五脏之气相合，心喜苦味，肾喜咸味，肺喜辛味，脾喜甘味，肝喜酸味。如果心脏发热，舌头就会生疮，容易引起唇外翻并显红色；若是小肠腑发寒，舌根就会收缩，唇显青色，牙关紧闭，口不能言。治疗寒证适宜用补法；治疗热证适宜用泻法；不寒不热则根据脏腑关系来调理即可。升麻煎药方对于患者舌根收缩、口不能言、唇青的症状有很好的疗效，其处方可参见卷六。

人体舌息图

中医认为，心开窍于舌，即“舌为心之苗”，心和舌之间有着密切的关系。了解舌不同部位和脏腑的对应关系，可以更好地掌握自身的健康状况。

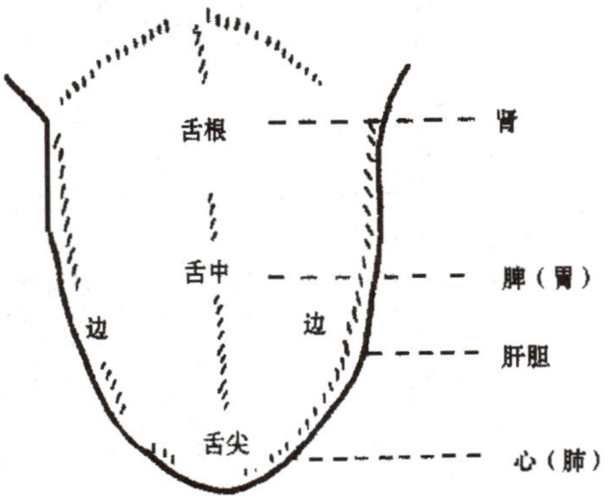

老年人要常做舌操

一方面，老年人常做舌操，可以预防舌麻和舌体不灵活。另一方面，通过做舌操可促进心脑的血液循环，使冠心病、脑供血不足等病情得到一定的缓解。具体做法是：

①先闭目调息，全身放松。

②把舌头伸出又缩回，反复做30次。

③把舌头向左右口角来回摆动30次，再把舌头向口腔顶部做上翘、伸平30次，再做几次顺、逆时针搅拌。

风眩

前面几卷对头面风病已经有所论述，本不应再单论风眩。但是孙思邈认为，此篇中所用的处方都来自徐嗣伯，不能与其他各处搜集的处方混为一谈，所以特立此篇，专门列出徐嗣伯的处方。

由于胸上蓄实、心气不定是风眩病症的根源，所以患者会有高风面热症状。痰与热相感而引动风，风与火相感乱就烦闷目眩，所以称之为风眩。小孩患风眩叫痫，成年人患风眩称为癫，所说的都是一种病。药方很灵验，但如果证候不对应，通常也会导致差错。风眩患者大都忌食自己所属的十二属相动物的肉，其中奔豚病危险性最大，如果连续发病可能会出现气急，气急就会死亡。此处所列汤药是对于病情轻重的人都适合的。治疗风眩的汤、散、丸、煎，共有十方。刚发病时，建议尽快服续命汤，危急时可根据病情灸穴位，用火针刺疗效会更好。刚发病时，针刺后接着灸，疗效最好。

◎ 奔豚汤

治疗患者气急冲上，马上就要断气的处方

半夏、芎䓖、石膏、人参各三分，桂心、生姜、芍药各四分，生葛根、茯苓各十分，吴茱萸一升，当归四两，李根皮一斤。

将所列药物分别研细，用七升水、八升清酒来熬煮后取三升汤药，分三次服即可。

◎ 续命汤

对于风眩病发作时的烦闷无知觉，口中出沫，目反上，牙关紧闭不能说话，四肢角弓等病症具有明显疗效

麻黄、龙齿、生姜、防风各四两，竹沥一升五合，石膏七两，桂心二两，生地黄汁一升，防己三两，附子三分。

将所列药物研细，加一斗水来熬煮取三升汤药，分服三次。气证患者，须加附子一两，紫苏子五合，橘皮半两。如果服过续命汤后，口已开，但四肢未完全恢复知觉，心中尚未清醒的，可用紫石汤，也就是用紫石来熬成散药，便可治愈。

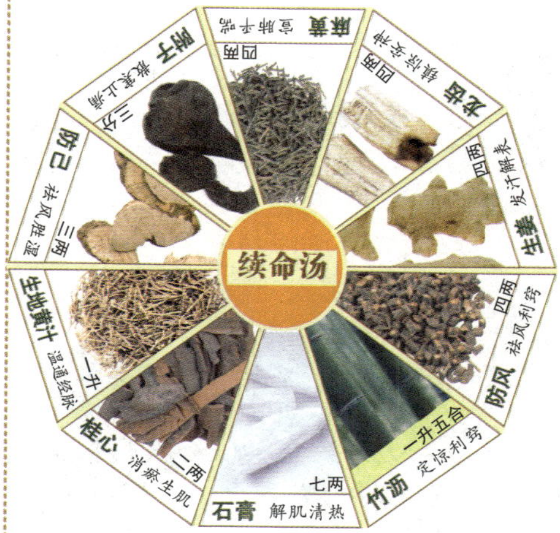

煎药方法		
将所列药物研细，加一斗水，熬煮后取三升汤药		
服药时间	服药次数	服药温度
饭后	一日三次	常温
主要功效		
本方具有安神、发汗、祛风等功效，主治口中出沫等症状		

◎ 防己地黄汤

主治言语狂乱，眼目闪烁，或说见鬼，精神昏乱等症状

防己、甘草各二两，防风、桂心各三两，生地黄（五斤，单独切开，浸泡，不能与其他药相混合，疾病轻者，用一斤）。

将所列药物分别研细，用一升水浸泡一宿，绞取汁液，放置一旁，然后取其渣放置在竹床上，再将地黄放置在药渣上，放入三斗米蒸，然后用铜器承接其汁，蒸到饭熟，再将以前的药汁加在一起混合绞取，分两次服即可。

◎ 薯蓣汤

主治心中惊悸而四肢疲困，头目眩晕，头面发热，心胸痰满等病症

薯蓣、人参、麦门冬各四两，生地黄、前胡、芍药各八分，远志、枳实、生姜各三分，竹叶、甘草、黄芩各二分，茯神、茯苓。各六分，半夏五分，秫米三合。

将所列药物分别研细，取来江水，高举手扬三百九十下，量取三斗煮米，煮到减一斗，加入半夏，再熬到减九升，除渣滓后加入其他药熬取四升汤药，分服四次。若无江水，可用千里东流水代替，扬水时使水高扬过头。

如果患者服上述汤药后，四肢尚不觉冷，但头目眩动者，可用防风汤治疗。

◎ 防风汤

防风、石膏、生姜、龙骨、人参、寒水石、茯苓、赤石脂、白石脂各三分，桂心二分，紫石一分。

将所列药物分别研细，用八升水来熬煮三升汤药，分三次服。用井花水，是因其清新洁净；用江水，是因其无泥又无沙秽，源泉远远而来，顺势归海，不逆向上流，诊治头病，可使病邪归于下。此汤宜长期服用，煎制时可在药中稍作增减，以适应气候的冷暖，仍未痊愈的，就使用原方。

◎ 薯蓣丸

主治头目眩晕，心中烦郁，惊悸等病症

芍药、白术、黄芩、麦门冬、防风各六分，桂心、大豆黄卷、鹿角胶各七分，白蔹、干姜各三分，茯苓、杏仁、柴胡、桔梗、芎䓖各五分，当归、神曲、人参、干地黄各十分，薯蓣二十八分，大枣一百枚取膏，甘草二十分。

将所列药物研成末状，加入白蜜、枣膏制成如弹丸般大的药丸，每次在饭前服一丸，一日服三次即可。

◎ 薯蓣煎

蜀椒、干地黄、芎䓖、干姜、芍药、紫菀、大豆黄卷、山茱萸、桔梗、白术、麦门冬各二分，白蔹、桂心、防风、当归各三分，泽泻、人参、黄芩各四分，薯蓣二十分，甘草十四分，獐鹿杂髓、鹿角胶各八两，麻子仁（研）、蜜各三升，生地黄十八斤

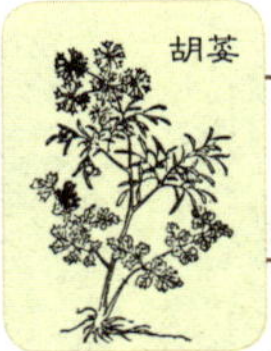

胡荽

发表透疹、消食开胃。

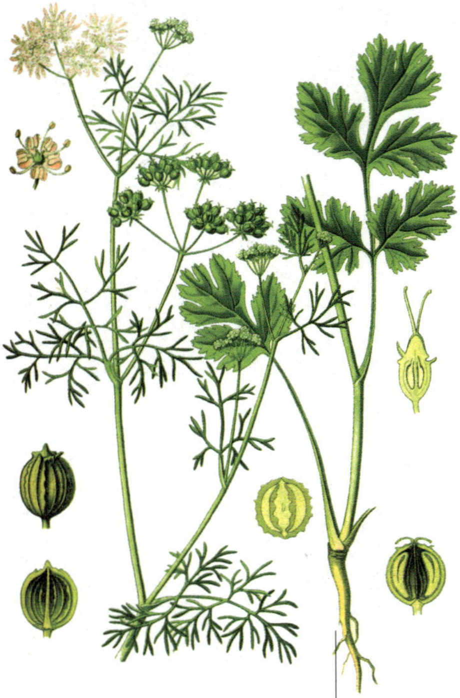

全草

［性味］味辛，性温，微毒。

［主治］治五脏，补不足，利、小肠。

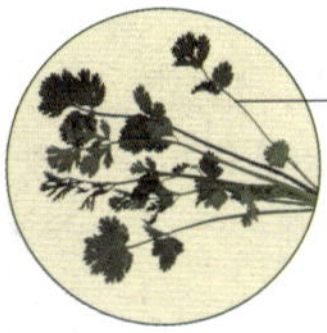

胡荽

本品具有透疹、健胃等功效。可治疗痘疹、痢疾、透发不畅、饮食乏味、痔疮等病症。

（捣细绞取汁熬到剩一半）十八斤，大枣八十枚，桑根皮五升（忌用山岗上自然出土的，有剧毒；忌接近篱笆、屋角、墙下水沟边浸污水者）。

先将前二十味药物捣筛，再用二斗四升清酒来熬桑白皮、枣、麻子仁，得一斗，去渣后加入地黄汁、胶、髓、蜜，熬到减半，加入前面的各种药末合熬到可制成如鸡蛋黄大小的丸药，以汤水送服，每次服一枚，每日服三次，可逐渐加至三丸。

◎ 天雄散

主治头目眩晕等病症

天雄、芎䓖、葛根、人参、独活、桂心、防风各三分，山茱萸、茯神、白术、远志、薯蓣各六分，莽草四分。

以上所列药物治择捣筛后制成散药，饭前用菊花酒送服方寸匕，每日服用两次，逐渐增至三匕，见效为准。

◎ 人参丸

主治心中恍惚不定等病症

上党人参一两，蜥蜴一枚，铁精、防风、菖蒲、大黄、牛黄各一两，赤足蜈蚣一枚，丹砂、鬼臼、雄黄各一两。

将所列药材研成末状，加蜜调和成如梧桐子大小的药丸。饭前用菊花酒送服，一次服七丸，白天三次，夜间一次，不见效可逐渐增加。

灸法：

用绳横向测度两边口角，测得寸数后用其绳的一端再测量鼻，尽其两边两鼻孔之间；在鼻宽寸数基础上，将其中点折叠，取其一半，与口的高度相合，再以这个刻度在中点折转。在头上的旋发处灸灼，用测量的刻度为半径，以旋为圆心测度其左右前后四方，在绳的端头处灸灼，以脸部为正方向，依据患者年龄决定灸的壮数。一年共灸百次，每次都要等疮愈后才可再灸。倘若因为连灸，导致火气引上其数处旋发，可转而灸其近鼻的部位。对于旋发近于额部者也可用灸。对于爱美者，可留缺面部的不灸。对于重症患者则必须全灸才可痊愈。

食禁

蛇、马、羊、犬、猪、鼠、猴、鸡、虎、兔、龙、牛之肉。

以上十二种属相动物的肉皆不宜食，同时也不能用来做药。而牛黄、龙骨、龙齿可入药。

风癫

为什么人一生下来就可能患上癫病呢？

这是由于婴儿在母腹中时，其母受到过度惊吓刺激，气上而不下，精与气共居一处，所以造成孩子发生癫疾。如果病患在阳脉，且时寒时热，经脉所属各分属部位也时寒时热，这种病症名叫狂，可以刺其虚脉，直到分属部位不再发热停止。

如果癫疾是首次发作，通常一年一次，此时应及时诊治，否则就会一个月一次，如果还未进行诊治，就会四五天发一次，此即癫疾。治疗的方法是刺其诸分肉，对于脉象寒者，可以针补其气直到病愈。

初染癫疾患者，其证候为头重而痛，闷闷不乐，两目上视，发红；若病情严重，则出现心境烦乱、心绪不宁的症状。医治时可根据患者的面色变化推测疾病程度，可以采用的治疗方法是针刺手太阳经、阳明经、太阴经诸穴，直到面部血色正常后止针即可见效。

如果是癫疾刚发作，其证候为角弓反

张，进而脊背疼痛。治疗的方法是取足太阳、阳明、太阴、手太阳经的各穴，直到面部血色恢复正常即可起针。

如果癫疾刚发作，其证候为口角牵引歪斜，啼哭呼叫、气喘心悸，治疗的方法则是从手阳明、手太阳两经取穴，采用缪刺法，右侧坚硬则针刺其左侧，左侧坚硬则针刺其右侧，直到面部的血色转为正常，即可起针。

根治癫痫病症的方法，首先应常和患者相处，细心观察患者所应针刺的部位。当病发作时，泻其有过，可将渗出的血盛于瓦壶，等到再发病时，瓦壶里的血就会波动，倘若不动，建议灸穷骨二十壮。穷骨，即尾骶（长强穴）。

癫疾病症如果已经深入骨内，患者出现骨骼僵直，出汗，颌、齿各腧穴的分肉均感胀满，心中烦闷，呕吐多涎，肾气下泄，则无药可治。

癫疾病症若已经深入筋，患者出现痉挛拘急，身体蜷曲不伸，脉大。可以采用针刺颈项后大杼穴的方法。若气陷于下，呕吐多涎，则为不治之症。

癫疾病症若已深入脉，患者发病时就会四肢各脉胀而纵缓，且突然晕扑倒地。脉象胀满，针刺使其出血即可；不胀满，灸太阳经上夹颈项的天柱、大杼等穴，并灸带脉穴（腰间相距三寸许的地方），以及各经分肉之间及四肢的腧穴，即见疗效。倘若患者呕吐很多涎沫，气陷于下，则无药可治。

患者癫病发病后就疯狂，脸上皮肤绷得很紧又很厚的，属于不治之症；患者癫病发作后就扑倒在地，没有知觉，口吐涎沫，但忽然强亢地奋起如疯狂一样与遗粪的，不容易医治。患者癫疾发作后脉搏大而滑的，则过一段时间后病症会自动好转；癫疾发作后脉象小、沉、急、实的，则是不能医治的死证；脉小、牢、急的，也不可治愈。脉虚者可治疗，脉实者则不可治愈。

倘若五脏不平、六腑闭塞，厥病就容易发展成为癫疾。由于厥病能发展为癫，所以在本章节里会附加论述厥证。若秋冬伤及阳气，阴气上逆，阳衰阴盛，则会发作寒厥；若阴衰阳盛，就会发作热厥。

为什么厥病会有寒热的区别呢？

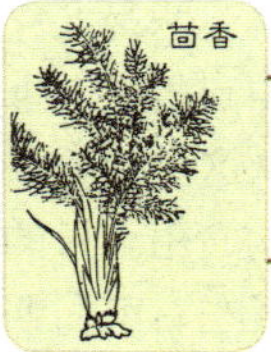

茴香

温阳散寒、理气止痛。

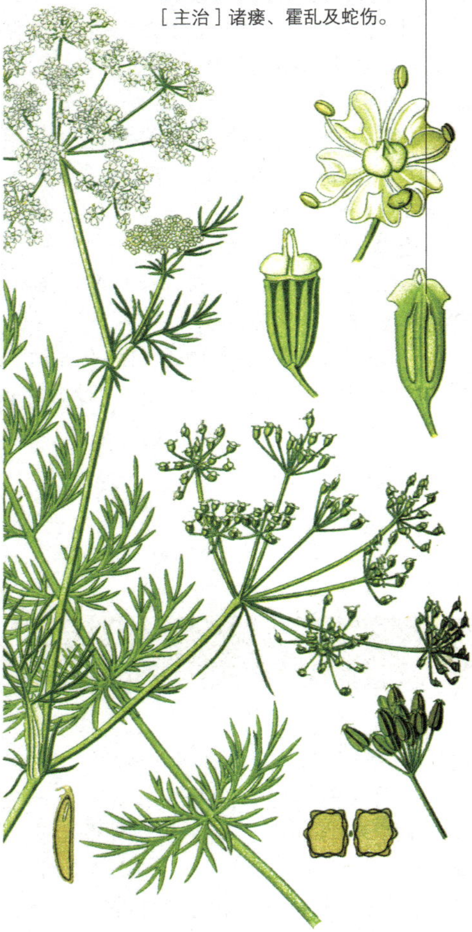

果实

［性味］味辛，性温，无毒。

［主治］诸瘘、霍乱及蛇伤。

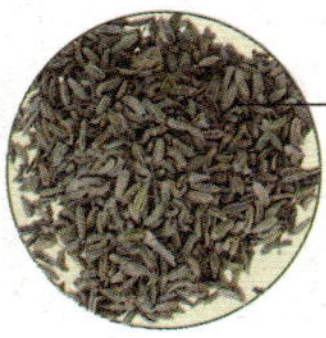

茴香

本品具有温肝肾，散疝结，理气和胃等功效。主治寒疝腹痛，少腹冷痛，食少吐泻等病症。

寒厥就是阳气从足部渐衰，热厥为阴气从足部渐衰。

为什么寒厥先从足的五趾发生，后上行到膝下？

阴气起于足五趾里面，集中在膝下，而聚集在膝上。当阴气偏盛，逆冷就先起于足趾，上行到膝上。它不是从外侵入人体的寒气，而是由内部阳虚所致。

热厥先从足下发生的原因是什么？

阳气起于足五趾的表面，集中在足下，而聚结在足心，所以阳气偏盛时足下自然就会发热。

为什么厥病患者有的表现为腹满，有的表现为忽然不知人事，半天乃至一天后才醒转回来？

阴气偏盛于上则下部虚，下部虚则腹部易胀满，腹满则会导致下面的气重新上行则邪气上逆，邪气逆则阳气紊乱，阳气紊乱则会导致忽然不省人事。

人体不同经络患厥病后的症状是有区别的。太阳经患厥病，会令人感觉头脚都沉重，足不能行，眼花昏倒；阳明经患厥病，就会发为癫疾，令人狂走叫呼，腹满，不能卧下，卧下就面红发热，看到稀奇古怪的东西，乱言乱语；少阳经患厥病，令人突然耳聋，颊部肿，胸部发热，两胁疼痛，大腿不能行动；太阴经患厥病，令人肚腹胀满，大便不爽，不思饮

癫痫患者的养生原则

疾病的治疗需要药物，但更重要的还是养。对于癫痫患者来说，应该做到以下几点。

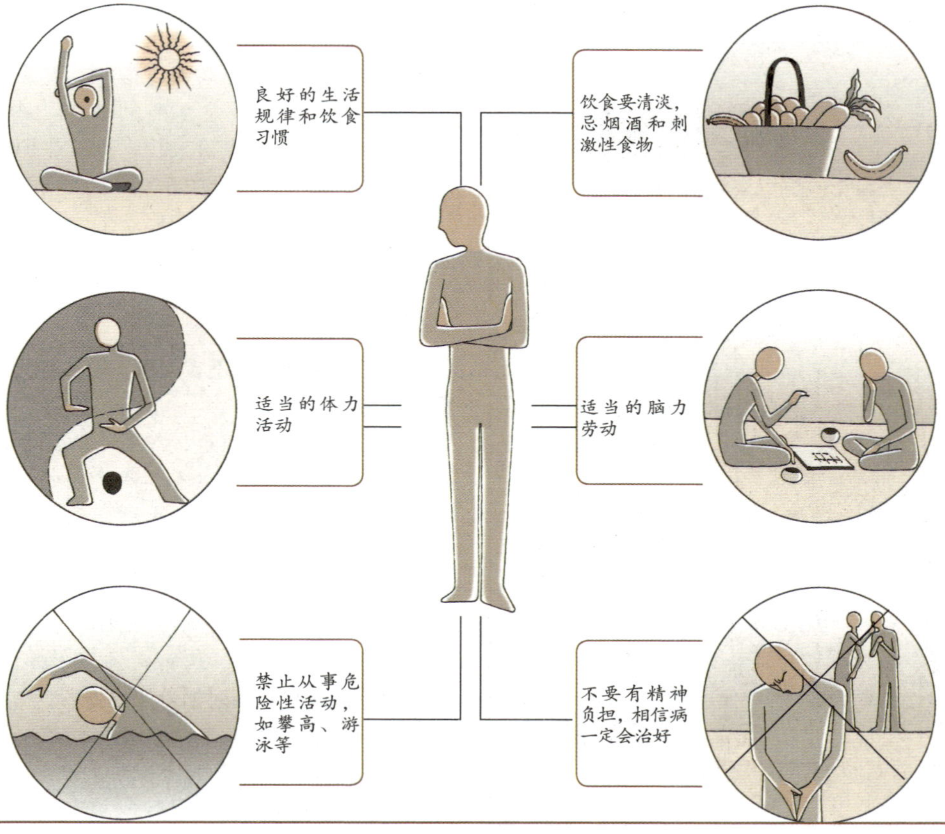

食，吃了就呕吐，不能安卧；少阴经患厥病，令人舌干，小便赤，腹满，心痛；厥阴经患厥病，令人小腹肿痛，腹胀，大小便不利，睡眠时喜欢蜷腿，前阴萎缩，小腿内侧发热。诊治这些厥病病症时，身体强壮患者可用泻法，虚弱者用补法较好，既不强壮又不虚弱的患者最好是刺病灶所在位置的本经主穴，即可痊愈。

上寒下热患者，可先刺颈项太阳经上的穴位，留针时间较长，然后用火熨颈项与肩胛，使其上热下冷再停止，即“推而上之”治法。上热下寒患者，取刺其虚脉而陷下于经络的部位，直到气下行再停止，即“引而下之”治法。刺热厥证患者，留针使其返为寒。刺寒厥证患者，留针使其返为热。刺热厥证取二阴一阳，刺寒厥证取二阳一阴。二阴是指两次刺阴经穴，二阳则是指两次刺阳经穴位。

温病的热邪如果进入肾中也会导致痉病，小孩痫病的热邪太盛也会引发痉病。关键在于诊断清楚病症发展积累的过程，所以经书上说，久患厥病会导致癫病，由此可知其相似之处。

常见的癫病有五种：一为阳癫，患者发病时如死人，小便失禁，一会儿解除；二是阴癫，出生时期脐疮未痊愈就经常洗浴，容易患此癫疾；三是风癫，发作时眼睛互相引牵，反张挛急僵直，发羊鸣之声，一顿饭时间才能解除，多是因为过度劳作而汗出又受风邪，再加上醉酒与饱食后房事过度，使人心气逼急，短气脉悸而患病；四是湿癫，症状为眉头痛，身体沉重，多因发热时洗头，湿邪结于脑，汗未止而患病；五是马癫，发作时目反，牙关紧闭，手足抽搐，全身发热，这是因为小时候被膏气所伤，脑热不和而患病。

厥病的发生

厥病有寒厥和热厥之分，寒厥病总是起于脚趾，热厥病总是起于脚心，这与阴阳之气在脚部的运行和交汇有关。

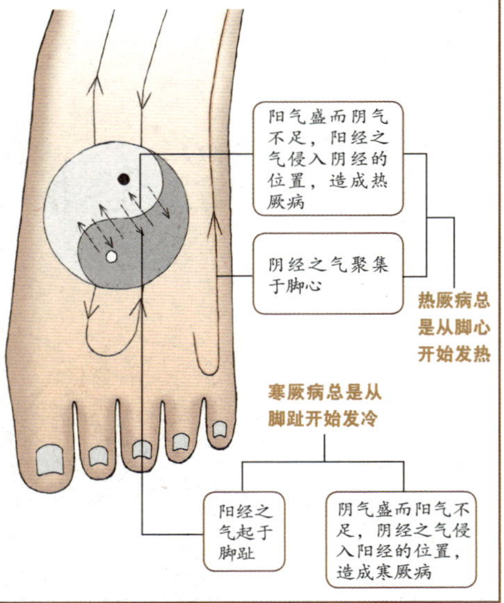

◎ 治五癫方

铜青、雄黄、空青、水银、东门土鸡头各一两，人参、白薇、茯苓、猪苓、白芷、石长生、白蔹各二两，卷柏、乌扇各半两，硫黄一两半。

将所列药物研成粉末状，用青牛胆调和，用铜器盛装，放甑中在五斗大豆上蒸。药成之后，每次饭前服如麻子般大的三十丸，白天服两次，夜间服一次。

◎ 续命风引汤

主治中风癫眩，不省人事，舌头肿大，说胡话等病症

麻黄、芎劳、石膏、人参、防风各三两，独活、甘草、桂心各二两，当归、附子、防己各一两，杏仁三十枚，陈姜五两（另一本无“陈”字）。

将所列药物分别研细，用三升酒、一斗水来熬取四升汤药，分四次服，白天三次，夜间一次。

治疗癫病与厥病时常发作的处方：

防葵、代赭、人参、铅丹、钩藤、桂心、防风、白僵蚕、茯神、雷丸、远志、虎骨、生猪齿各六分，光明砂、龙齿、莨菪子、升麻、附子、牡丹、卷柏各一分，白马眼睛、蛇蜕皮各一具，白蔹四分，牛黄二分，蚱蝉十四枚。

将所列药物治择捣筛，后制成散药，每次用酒送服方寸匕，每日服两次即可。也可制成丸药来服用，效果均显著。

◎ 芎䓖汤

主治风癫，胁部牵引疼痛，耳中如蝉鸣，发病时呕吐等病症

芎䓖、藺茹、藁本各五两。

将所列药物分别研细，加入一斗酒熬煮，取三升汤药，一次服完，瘦弱的人可以分两次服用，出汗即可。

治疗风癫的处方：

取三升莨菪子捣筛后，加入一斗酒，浸泡半日，然后绞去药渣，在开水中熬煮，制成丸药。每次在饭前服如小豆般大的两丸，逐渐增至如梧桐子般大的两丸，以见效为准。当额上手中从纹理中显现红色时，表明药已起作用，若无反应则须继续服用。每天发病的患者服药后三日即可痊愈，隔日发病患者服药后十日痊愈，五日发一次病的患者服药后二十日痊愈，半年发一次病的患者服药后一月痊愈。

◎ 天门冬酒

主治五脏六腑大风证，各种冷热风证、癫痫、四肢拘挛、恶疾、耳聋、头风、猥退历节、泄泻虚弱、五劳七伤、癥结滞气等

此酒长期服用可延年益寿，可令人身体轻健，白发转黑，齿落再生。天门冬与百部相似，天门冬两头方而味甘，百部细长而味苦，使人下痢。

将天门冬捣碎，绞取一斗汁，用来浸泡二升曲药，曲药发作后加二斗糯米，依照家庭常用酿酒法来造酒。春夏季节使其极冷后加入饭中；秋冬季节温热并与人体肌肤温度相等时再酿一次。酒熟后，再取清酒来服，使酒气相连接即可，不要饮至醉吐。服药期间忌生食、冷食、醋、滑食、鸡肉、猪肉、鱼肉、蒜，特别注意忌鲤鱼及油腻。

这是一斗汁的酿法，其他一石二石，也依照这个方法配制。服此方药剂，患者十

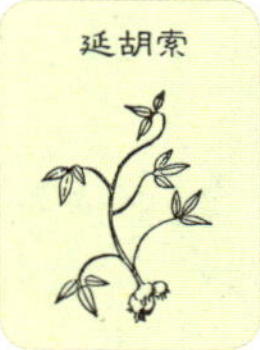

延胡索

活血行气、调经止痛。

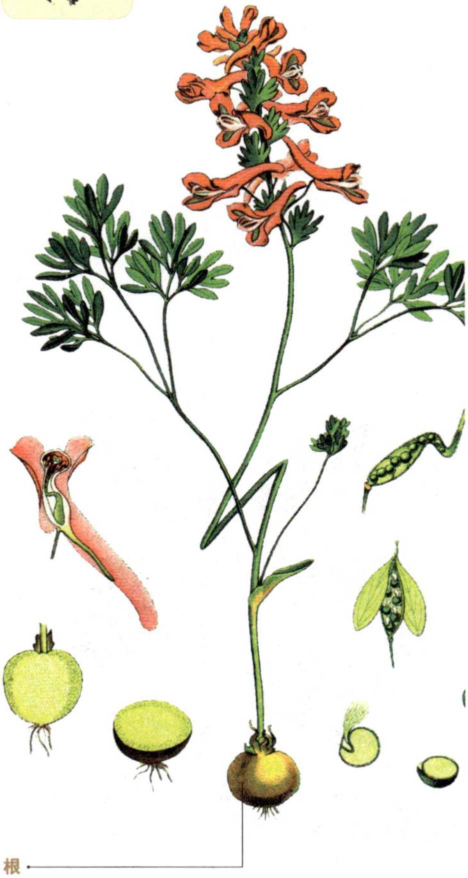

根

［性味］味辛、苦，性温，无毒。

［主治］破血，女性月经不调。

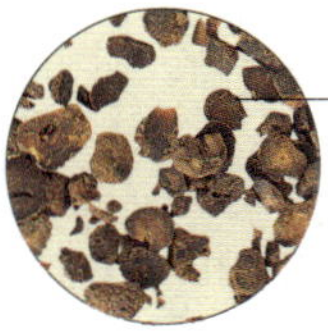

延胡索

本品具有镇痛、镇静、催眠等功效。主治女性经脉不通、胃脘胀闷、大便不畅等病症。

日后会觉得身体瘾疹特别发痒，二十日后更痒，三十日才会逐渐停止，原因在于风气邪毒渗出；四十日后患者会觉得身心朗朗且特别舒畅，似有所得般愉快，五十日后觉得更加畅快，迎风坐卧也会觉得风无法侵袭人体，身体中风邪尽数消除。

用米法：

先淘净米，烘烤晾晒使其干燥，临到将要用时，再另外取天门冬汁来浸米，干漉出来蒸，余下的汁用来拌饭，注意须密封。

天门冬汁法：

先将天门冬洗净，去掉心与皮，漉去水，切捣压取汁三四遍，使其渣滓干如草。此酒开始时味酸，且会发出臭泔水的腥气，但只要依方服用，时间久了就会变得香美。配制好后最好封存二十八日。时节选择上，建议八月和九月可稍微制一些，十月则多制一些，若打算到来年五月三十日以前连续服用，春季三月也可以制一些，四月则不宜再配制。服用药酒时若配合天门冬散一起服，药效更佳。

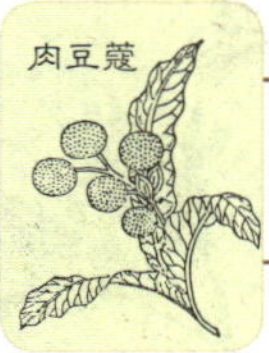

肉豆蔻

涩肠止泻、温中行气。

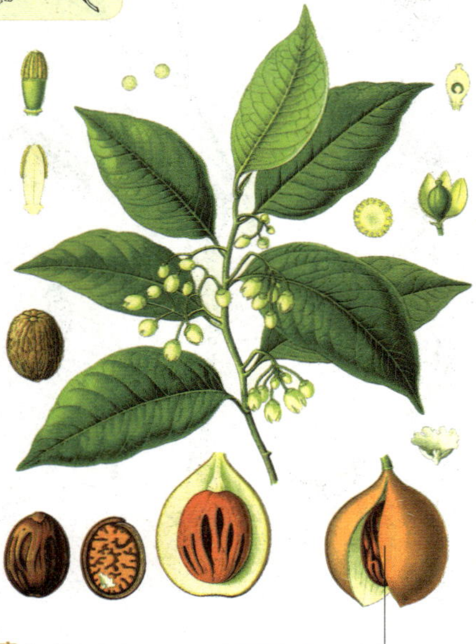

果实

[性味] 味辛，性温，无毒。

[主治] 温中，消食止泻。

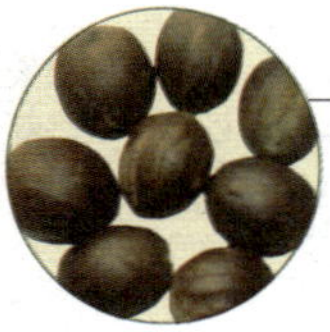

肉豆蔻

本品主要用于治疗冷热虚泻、冷痢、赤白痢、脘腹胀痛、食少呕吐、宿食不消等病症。

◎ 天门冬散

先将天门冬去掉心与皮后晒干，捣制过筛成末，每次以天门冬酒送服方寸匕，每日服三次，渐加至三匕，长期服用可以长生不老。

针灸法：

治小儿惊痫及成年人癫病，可以灸背部第二椎棘突及下穷骨两处；用绳来测量这两处之间的距离，将绳从中点折叠，绳端的一处是脊骨上，为第三处；灸完后，将绳折成三节，使各节长度相等而组合成如“厶”字的形式，以一角注中央，灸下二角，夹脊两边灸，如此共五处。

治疗突然发作的癫病灸法：

灸阴茎上宛宛中三壮，小便通利后就会痊愈。

灸督脉三十壮，重复三次，穴在正对鼻中向上进入发际处。

灸囊下缝十四壮。

灸两乳头三壮。

取天窗、百会，各慢慢地灸三百壮，艾炷须小。

灸耳上发际各五十壮。

灸阴茎头三壮。

大怒发狂病症主要是阳气不和所致。因为阳气被郁遏而难以畅通，所以多怒，这种病症也叫阳厥。诊断时可依据患者的症状，如阳明经常动，而太阳经少阳经不动，此不动而彼动就是阳厥的证候。这时可以采用减少患者饮食的方法治疗，病情就会有好转。当食物进入阴脏就会滋长阳气，所以损减食量即可。饭后可以让患者服用生铁落饮，因为它具有下气疾的功效。

如果患者发狂就想跑，并且认为自己高明贤良，自称神圣，则需要尝试各种火灸法治疗，才能达到根治的效果；如果患者出现悲泣呻吟的症状，多是邪气致病，不属于狂病，医治方法最好依照邪气致病的处方。病邪入于阳经就发作狂病；病邪入于阴经就发作血痹。邪入于阳，经过传变就会成为癫狂；邪入于阴，经过传变就会成为痛瘖（瘖指失语症）。阳入于阴则发作呆静的病；阴入于阳则发作怒狂的病。

◎ 鼍甲汤

主治邪气，梦中惊醒时哭泣，不想听见人声，体中衰削，腰脊僵痛，忽寒忽热，不思饮食，腹中拘急，或由于疾病之后劳累过度，或触犯忌讳，各种不节制，女性产后月经不利，时常带下色青赤白，肉虚羸瘦，小便不通利，或头身发热，一会儿后恢复，或一次性交后，整日困乏等

甘草、白薇（一作白芷）、贝母、黄芩各三两，凝水石、知母、桂心、茯苓各四两，芍药、白术、麻黄各一两半，防风三两，鼍甲七枚，石膏六两。

将所列药物分别研细，用二斗水来熬煮，取四升汤药，每次温服一升，白天三次，夜间一次，即可痊愈。

◎ 九物牛黄丸

主治邪气，男子易出现幻觉，所见致惊恐万状，只想逃跑等时发时止的病症

牛黄（土精、一说火精）、玄参（玄武精）、空青（天精）、龙骨（水精）、荆实（人精）、赤石脂（朱雀精）、玉屑（白虎精）、雄黄（地精）、曾青（苍龙精）各一两。

所列九味称为九精，能上通九天，下通九地。将其治择捣筛后制成散药，用蜜来调和，制成如小豆般大的丸药。每次饭前服一丸，一日三次，逐渐增加，以见效为准。《千金翼方》中说患邪病时服五邪汤、九精丸，即可痊愈。

◎ 茯神汤

主治心悸，恍惚不定等病症

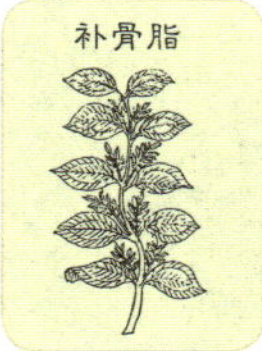

补骨脂

补肾助阳、固精缩尿、暖脾止泻。

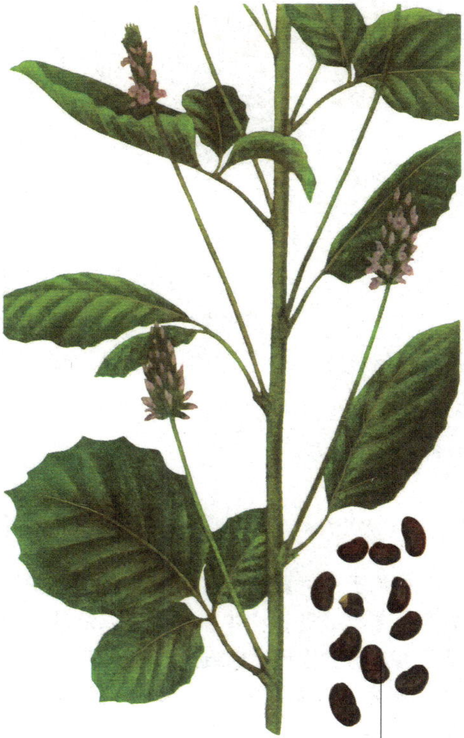

果实

［性味］味辛、苦，性温，无毒。

［主治］肾虚引起的泄泻，能通命门，暖丹田，敛精神。

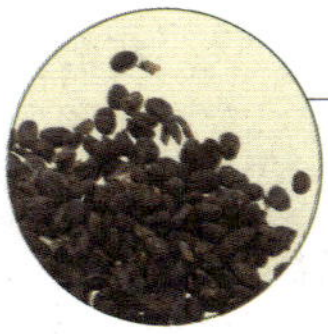

补骨脂

本品主要用于治疗肾阳不足、腰膝冷痛、肾不纳气、虚喘不止、白癜风、斑秃等病症。

茯神、茯苓、菖蒲、人参各三两，赤小豆四十枚。

将所列药物分别研细，用一斗水来熬煮，取二升半汤药，分服三次即可。

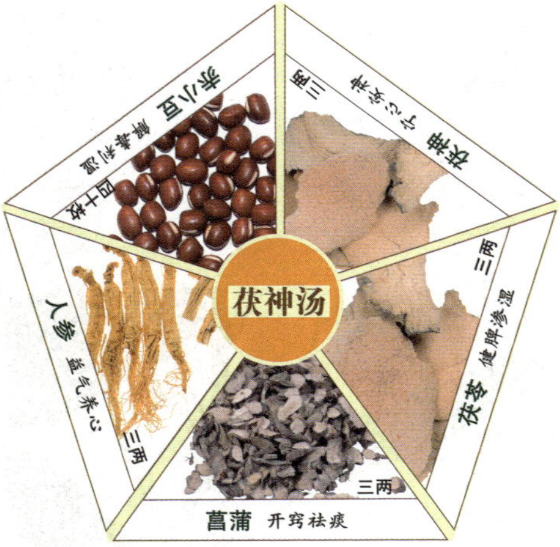

煎药方法		
将所列药物分别研细，用一斗水来熬煮即可		
服药时间	服药次数	服药温度
饭后	一日三次	温
主要功效		
本方具有宁心、理气、安神、祛湿等功效，可治疗心悸跳动妄语等病症		

◎ 十黄散

主治五脏六腑血气少，五脏觉得不安，失意，或喜或悲，心中多恐惧，以及从高处坠下落水等发作于大惊或大风的病症

雄黄、人参各五分，细辛、大黄、黄芪、黄芩、桂心、黄柏各三分，黄环、泽泻、山茱萸各二分，黄香、蒲黄、黄连、麻黄各一分。

将所列药物治择捣筛，然后制成散药，每次在饭前用温酒送服方寸匕，一日服三次，若不见效果，逐渐加量至二匕。瘦弱者可再加五分人参，合十分。另一方有生黄二分。《崔氏方》有干姜四分、蜀椒五分。

◎ 人参汤

主治风邪鬼气反复发作等病症

人参、独活、防风、干姜、植物栝楼的根（天花粉）（《千金翼方》写作桔梗）、黄芩、远志、附子、泽泻、狗脊、乌头各五分，山茱萸、秦艽、橘皮、牡蛎、五味子、牛膝、前胡、芎䓖、蜀椒、甘草、石南、桂心、麻黄、竹皮、白术、桑根白皮、细辛、石膏各十八铢，茯苓、鬼箭（《千金翼方》为泽兰）各十二铢，大枣十六枚。

将所列药物分别研细，用六升水、六升酒合熬取四升汤药，分五次服，白天三次，夜间两次。

治疗各种横邪癫狂病症的针灸法：

及时准确地诊治癫狂疾病，需要先弄清患者的症状， 查明患病原因。病因不同，其表现也是不一样的。医者可根据症状判断癫邪病症的形成与发展：有的默不作声，有的话语很多且胡言乱语，有的歌唱，有的哭泣，有的吟诵，有的喜笑，有的在沟渠边睡觉与呆坐，并吃粪秽之物，有的裸露形体，有的昼夜游走，有的怒骂无度，有的自觉见到鬼神， 手脚慌乱，眼睛惶急。这些症状都可以用针灸和方剂来一同进行治疗。

诊治各种病邪所引起的疾病，有十三处穴位可以用针法。用针时，先针刺鬼宫，再针刺鬼信，再针刺鬼垒，再针刺鬼心。若不见效，可数穴并刺，到五六个穴位的时候就能见效了。针刺时，男性应从左起用针，女性应从右起用针。若刺了几处未逼出风邪，则应十三处穴一同针刺。依照这个原则诊治，针刺与灸灼都用上后仍然需要依照掌诀，按程序治疗则万无一失。

黄帝掌诀可以医治各种风邪所致的病症。其方法仅需在两掌十指节间按图索骥即可。

第一处刺人中，名鬼宫，从左边下针，从右边出。

第二处刺手大拇指的爪甲下，即鬼信，让针入肉三分。

第三处刺足大趾爪甲下，名鬼垒，入肉二分。

第四处刺掌后横纹，名鬼心，针入半寸，此太渊穴。

第五处刺外踝下白肉边缘的足太阳经，名鬼路，火针七锃，锃三下，此即申脉穴。

第六处刺大椎向上入发际一寸处，名鬼枕，火针七锃，锃三下。

第七处刺耳前发际宛宛中，耳垂下五分处，名鬼床，火针七锃，锃三下。

第八处刺承浆，名鬼市，针从左入，从右出。

第九处刺手横纹上三寸两筋间，名鬼路，此即劳宫穴。

第十处刺从鼻梁直往上入发际一寸处，名鬼堂，火针七锃，锃三下，此即上星穴。

第十一处刺阴下缝，灸三壮，在女性即为玉门头，名鬼藏。

第十二处刺尺泽横纹外头接白肉边缘，名鬼臣，火针七锃，锃三下，此即曲池。

第十三处刺舌头一寸当舌中下缝，针贯出舌上，名鬼封，需用一方木板来搁好嘴巴，安好针头，使舌头不能转动，然后再刺。

对于以上所指各穴，如果是手足上的，刺其相对的两穴；如果是只有一穴，则单刺即可。

患妄语，灸悬命穴十四壮，穴在口唇往里的中央弦线交错处。

中邪患病昏睡，无知觉，风府穴主治。

患邪病，四肢沉重疼痛，以及各种杂候，尺泽穴主治，在尺部动脉。

患邪病，大叫乱骂狂跑，灸十指末端离爪甲一分处。

患邪病，大叫乱骂远跑，三里穴主治。

患邪病，四肢沉重，囟上穴主治。

患邪病，说话不止及各种杂候，人中穴主治。凡是人中恶时，先押鼻下。

仓公法：

灸百会穴九壮，可治狂痫不省人事，癫

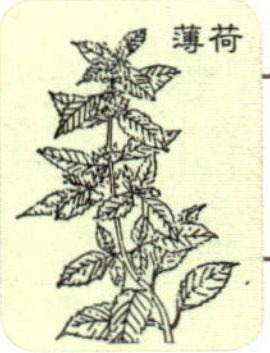

薄荷

疏风散热、清利头目、疏肝解郁。

茎叶

[性味] 味辛，性凉，无毒。

[主治] 恶气，心腹胀满。

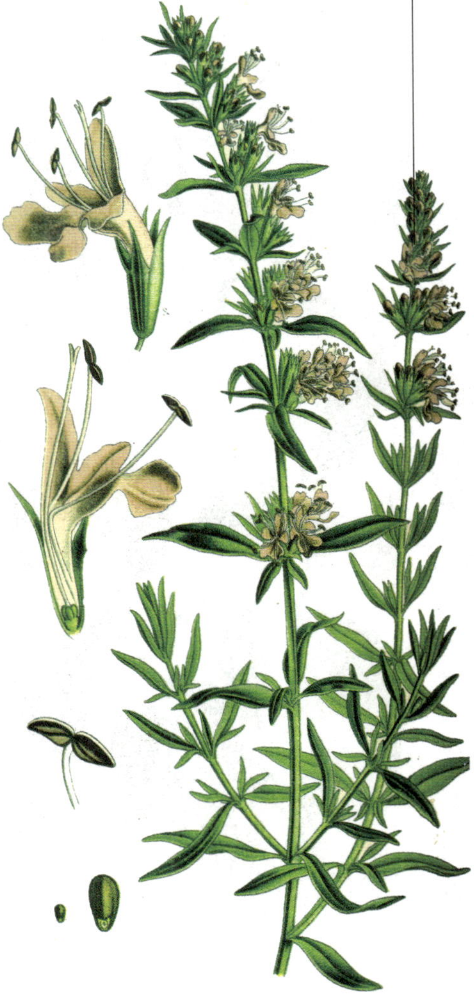

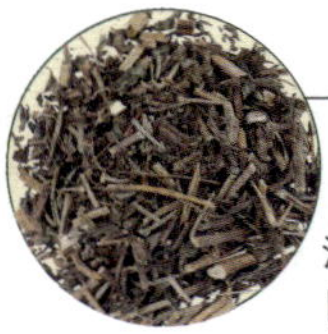

薄荷

本品具有散热、解毒等功效。主治外感风热、咽喉肿痛、食滞气胀、目赤、头痛、口疮、牙痛等病症。

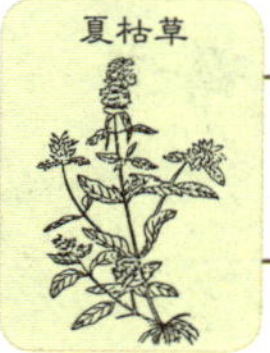

夏枯草

清火明目、散结消郁。

果穗

［性味］味苦、辛，性寒，无毒。

［主治］散瘿结气，目赤肿痛。

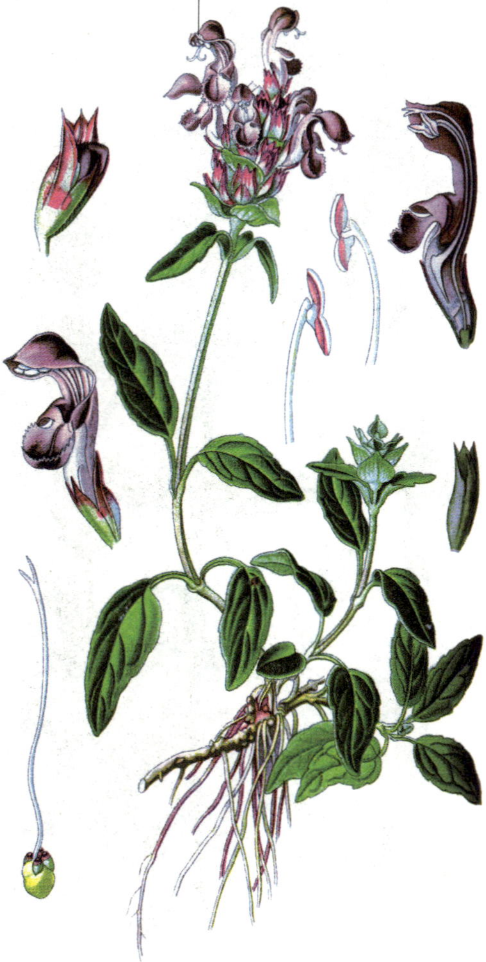

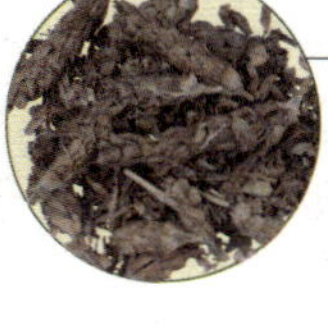

夏枯草

本品主要用于治疗头痛、高血压、瘿瘤、乳痈肿痛、黄疸、淋病等。

病眩乱。

灸玉枕上三寸，可治狂跑抽搐。又一法是在顶后一寸灸百壮。

灸大幽一百壮，可治狂跑癫疾。

灸季肋端三十壮，可治狂跑癫痫。

灸顶后二寸处十二壮，可治狂跑癫疾。

灸天窗九壮，可治狂邪妄语。

灸手逆注（左右手腕后六寸处）三十壮，可治狂癫哭泣。

灸河口穴五十壮（在腕后凹陷中动脉处，与阳明相同），可治狂跑惊痫。

灸胃脘一百壮，可治狂癫风痫，吐舌。此穴不能用针。

灸足阳明经上的穴位三十壮，可治惊恐、狂跑、恍惚。

灸足少阳经上的穴位，可治发狂，癫痫，易生病。根据患者年岁决定具体灸的壮数。

灸足大趾三毛中九壮，可治狂跑，癫厥发作时如死人。

灸八会穴（阳明下五分的地方），可治狂跑、喜骂人。根据患者年岁决定具体灸的壮数。

灸脑户、风池、手阳明经、太阳经、太阴经、足阳明经、阳跷经、少阳经、太阴经、阴跷经、足跟各处的穴位，可治发怒、嬉笑、骂人、狂癫惊恐、乱跑、中风恍惚、唱歌、哭泣、胡言乱语。根据患者年岁决定具体灸的壮数。

灸大横穴五十壮，可治惊惧、心跳、无力。

灸天枢穴一百壮，可治狂言恍惚。

脾脏

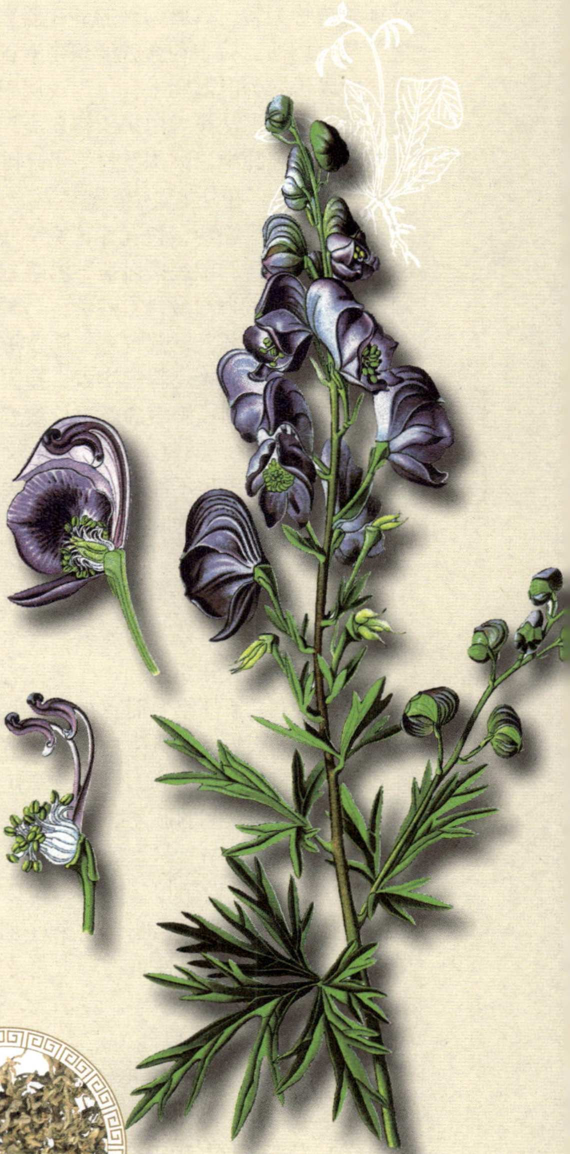

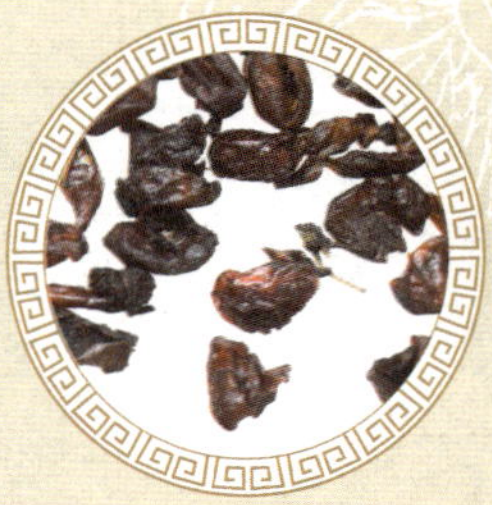

山茱萸

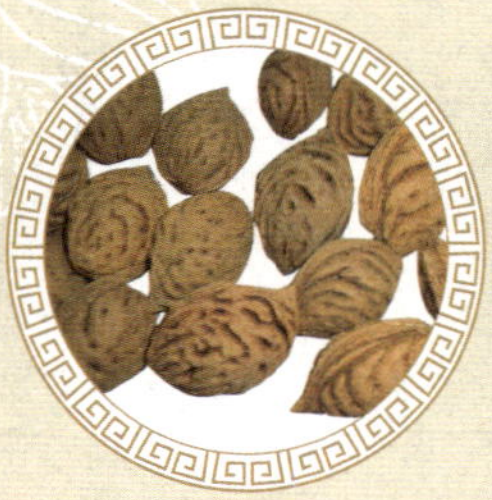

桃 仁

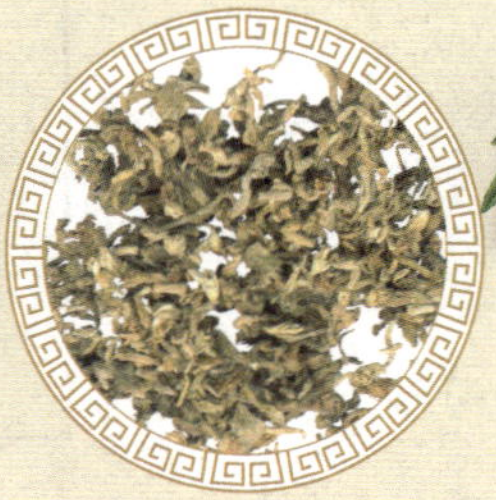

芫 花

脾脏脉论

脾脏为仓廪之官，统领其余四脏之所藏。脾主意，脾脏是意归藏的地方。心中有所忆称为意，意的存在称为志，因志而存在和变动称为思，因思而远慕称为虑，因虑而处理事情称为智。口唇为脾的外在器官。脾之气与口相通，口中和合就能识别五谷的味道，所以舌唇为已属阴土，口为戊属阳土，循环中宫，向上从颐颊出来，接着表现在唇上；向下回到脾中，荣华反映于舌。脾在内主滋味的运化，在外主肌肉的营养。

脾重约二斤三两，长五寸，宽三寸，脾四周脂状膜半斤，主统摄血液，温暖五脏。脾神名为俾俾，为意藏，主藏营，与时节相对应，所以说脾藏营，营舍意。脾在液表现为涎，在气表现为噫。脾气实就会让人感到腹胀，大小便不利；脾气虚就会导致五脏不安稳，四肢不举。脾气盛就会梦见欢歌笑语，身体沉重，手足不能举动；脾气虚容易梦见吃不饱，在属土的时节就会梦见搭建房屋。逆乱之气入侵脾脏，人就会梦见风雨大作。脾脏属土，与胃合为腑脏，其经脉为足太阴经，与足阳明胃经互为表里。脾脉脉象缓慢，脾气从夏天开始上升，在季夏达到最旺。脾脏属土，象征厚实而有福气。万物根茎扎实，叶子从树枝尖头生出，以及小虫的喘息、蠕动，全靠脾土的力量。有德就缓，有恩就迟，所以太阴脉脉象既迟又缓，尺脉寸脉各异。酸咸苦辛，是土里出产的精华，各自运行在自己的时节里，而不会交叉在一起互相制约，所以尽可常吃。土热时则吃凉性食物，土寒时则吃温性食物。土之子，名为金，土怀抱金，从不分离。金怕火，恐热气来蒸，于是就逃离其母（土），藏到水中。水是金之子，而藏火神，闭门塞户，内外不通，这是指在冬季，土失其子（金），就会脾气微弱，水气因而洋溢，浸渍脾土，入侵皮肤，导致水肿。

愚医一见面目水肿，立即用下法泻水，就会导致胃空脾虚，水就乘机侵入脾中，于是肺受邪开始咳喘，而肝木畏惧肺气，所以肝向下沉降，但下面有阻挡，肝为求自保，只能让水横流。又因为在冬季，水旺自然心气衰微，心气衰微自然脉伏，肝气微而脉沉，因此脉象沉而伏。良医来治时，选取不同的穴位，畅通大小便，水道通后，甘液下流，阴阳相和，喘息得以平息，汗液排出体外。脾土恢复常态，肝木得以根植于土，肝木气升而生心火，心气因势而起，阳气在四肢通行，肺气畅通，于是喘息平稳如常。肾水不再泛滥侵入肺而使声音得以安定，肾水为咸味，因为金衰败，所以汗出污臭如腥味。土得子金，即成为山，金得母土，名叫丘。

四季的顺序，是五行逆顺的变更。脾脉属土，脾脏与其余四脏不同，它以水之精气，灌养其他四脏。健运的脾脉单独是不可得见的，只有当脾脏发生病变时，才可以发现恶脉。恶脉是如何体现的呢？恶脉脉势来如水流的，是太过，显示病在外；恶脉脉势

脾的运化与升清

进入胃中的食物被腐熟，然后由脾将胃中的水谷精气运送到五脏六腑，这是五脏六腑的营养来源。

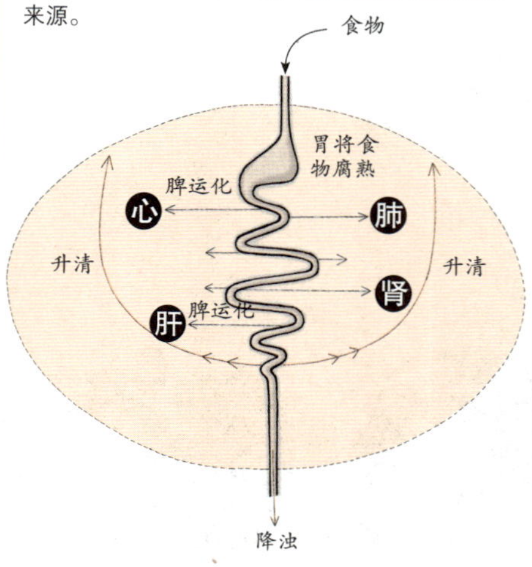

如鸟啄，是不及，显示病在内。太过就会使人四肢沉重不能举动，不及就会使人九窍壅塞不通，名为重强。

脾脉脉势柔和，好像鸡走路那样相间隔的称为平脉。脾脉在长夏以胃气为根本，脾脉来时实而盈，如鸡举足，称为脾病脉。脾脉脉势坚锐如鸡喙，如鸟爪、水流、屋漏，称为脾死脉。真脾脉来时，脉象弱而乍散乍疏，肤色青黄没有色泽，到毛发枯黄时就会死去。

长夏里胃气微濡而弱的脉象称为平脉，脉象弱多而胃气少的称为脾病脉，只有代脉而没有胃气的称为死脉，濡弱而有石脉的是冬天生的病，石脉现象严重的是长夏时节生的病。

脾藏营，营舍意。郁郁寡欢就会伤意，意伤就会生烦闷，四肢不举，毛发枯萎面色暗黄，一般在春天就会死去。

如果足太阴脾经脉气微弱，脉气就不能供养唇和口，口唇是肌肉之本，脉不营运，肌肉就会濡软，肌肉濡软则会导致人中胀满，人中胀满则会导致口唇外翻，唇外翻的，肌肉就先行死去了。若在甲日病危就会在乙日死去，这是因为甲乙在五行上属木，而脾属土，木克土。

脾失去所藏的意，真脾脉显现，浮诊得脉象非常缓，按诊得脉体如倒扣的杯子，像是在摇动的，必死。

六月季夏，月建为未，坤与未之间，是土的方位。脾旺的时节，脉象长大而缓的，称为平脉。如果诊得浮大而洪的脉象，是心邪欺脾，心火为脾土之母，母归子位，为虚邪，即使生病也容易治疗；如果诊得微涩而短的脉象，是肺邪欺脾，肺金为脾土之子，是子欺母，为实邪，即使生病也会自愈；如果诊得弦而长的脉象，是肝邪欺脾，木克土，为贼邪，大逆，会不治而死；如果诊得沉濡而滑的脉象，是肾邪欺脾，水凌土，为微邪，虽病即愈。

右手关上脉象重按搏指有力的，是脾

四时脉象太过与不及导致的疾病

四时脉象太过与不及都会导致身体发生疾病：太过，为疾病在外；不及，为疾病在内。

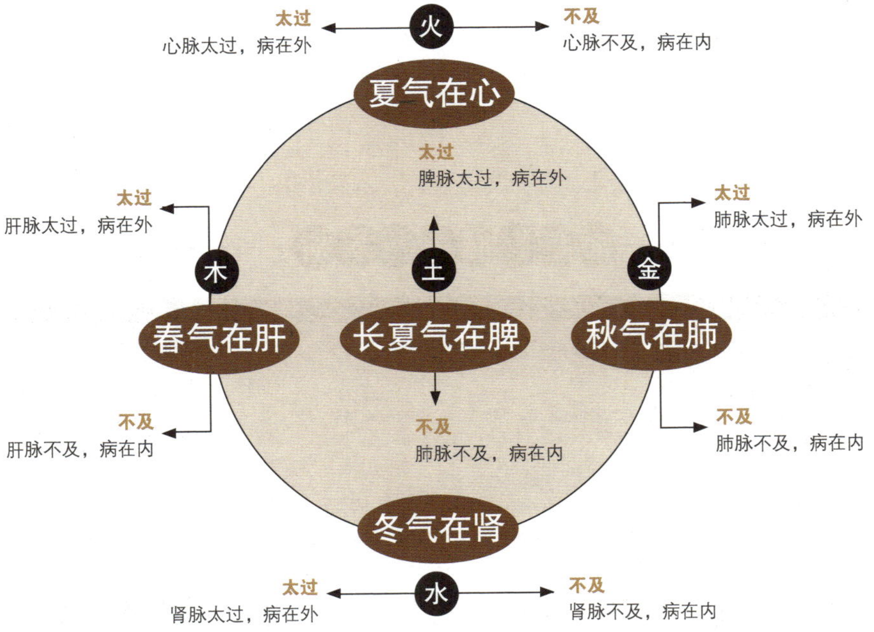

气实。其病苦于肠中坚燥，大便困难，治疗时应针刺足太阴脾经上的穴位。右手关上脉象重按微弱欲绝的，是无脾脉。其病苦于少气下痢，腹满身体滞重，四肢不想动弹，想呕吐，治疗时应针刺足阳明胃经上的穴位。

脾脉长而弱，来时疏，去时密，在呼气一次的时间里脾脉搏动两次的称为平脉，搏动三次的称为离经，搏动四次的为脱精，搏动五次的就会失去知觉，搏动六次的就会命绝，这是从足太阴经脉象反映出来的病况。

脾脉非常急的会抽搐，微急的会患膈中满，饮食咽下就会吐出，然后吐泡沫；脉非常缓的是生痿厥，微缓的是患风痿，四肢无力，心中明亮仿佛未曾生病一样；脉象非常大的为患击仆，微大的是患痞疝，肠胃之外有气裹大脓血；脉象非常小的是生寒热病，微小的是生消瘅病；脉象非常滑患的是阴囊肿大，小便癃闭，微滑的是患虫毒、蛔虫，肠中鸣响发热；脉象非常涩的患脱肛，微涩的是患肠㿉，多下脓血。脾脉搏坚而长，脸色发黄的，患有少气的病。那些脉象软而散，面色无光泽的，患水肿。

脾脉来时，大而虚的，是腹中有积气，有逆乱之气，这种病名为厥疝。该病男女相同，多是由于四肢出汗时当风，受风邪侵袭引起的。

扁鹊说过：脾有病面色就会枯黄，脾气实就会舌根僵硬，脾气虚就会患食癖，以及食量大的病，应当下泻通利其实气。如果脾脏的阳气壮，就会梦见大吃大喝的情景。

脾在情志上体现为思考，在声音上体现为唱歌，在动作上体现为嗳气。忧思则伤脾，精与气汇聚在脾中就会让人感到饥饿。惊恐过度就会伤精，精受伤就会导致骨头酸软无力，精不时自下。五脏是主藏精的，不能损害，一旦损害五脏就会失去守固而导致阴虚，阴虚就会无气，无气的人必然会死去。

病先从脾上开始，会出现腰酸背痛，身体壅塞不通；一天后病邪到达胃部，就会引起腹胀腹痛；两天后病患就会迁延到肾脏，导致小腹疼，腰脊痛；三天后病邪到达膀胱，会引起背脊筋痛，小便不通；若十天后还未康复，人必定会死亡。夏天死于傍晚，冬天死于亥时。病在脾脏，午后神情清爽，病情有所缓和，早上严重，中午稳定，下午平静。

如果是因吃野鸡和兔肉，以及各种野果而使脾脏得病的，即使当时未立即发病，也会在春天起病，在甲乙日发病。

饿得比别人快，身体时常感到沉闷无力，腿脚沉重，行走时常常筋脉痉挛，脚底疼痛，这是脾得病的症状。

脾虚就会感到腹部胀满，而且还能听到肠鸣，出现消化不良、呕吐，此时可针刺足太阴脾经，足少阴肾经和足阳明胃经。

脾脉浮取为虚，沉取为濡，会出现不欲

面色、脉象与疾病

面色	脉象	表现	属性	病因
赤	脉象急疾而坚实	气滞于胸，饮食困难	心脉	思虑过度，心气伤邪气乘虚侵袭人体
白	脉象躁而浮，且上虚下实	易惊恐，胸中邪气压迫肺而致喘息	肺脉	外伤寒热，醉后行房
青	脉象长而有力，左右弹及手指	腰痛、脚冷、头痛等	肝脉	伤于寒湿
黄	脉象大而虚	气滞于腹，自觉腹中有气上逆，常见于女子	脾脉	过度劳累，四肢出汗后受风侵袭
黑	脉象坚实而大	邪气积聚在小腹与前阴的部位，致使小腹胀痛	肾脉	用冷水沐浴后入睡，受寒湿之气侵袭

食，会腹胀烦满不堪，大便困难，胃中有热，食不消化，四肢常常麻木。女性脾虚，会月经不来，如果来的话就会频繁不绝。

脾生病则面色发黄，身体滞重，饮食不消，腹内胀气，大便不利，骨节生痛。其脉象微缓而长的，应服用平胃丸、附子汤、茱萸丸、泻脾丸；春天应针刺隐白穴，冬天针刺阴陵泉穴，都用泻法；夏天针刺大都穴，季夏针刺公孙穴，秋天针刺商丘穴，都用补法；还应艾灸章门穴五十壮，脾俞穴一百壮即可。

病邪在脾胃中，肌肉会发酸发痛。若阳气不足阴气有余，则脏中寒，会出现肠鸣腹痛；若阳气有余阴气不足，则脏中热，容易饥饿；若阴阳都有余，或者都不足，就会有热有寒，都应调理三里。

如果曾经醉饱过后肆意交合，或者突然晕倒，或者汗出迎风就会伤脾。脾受伤就会使体内阴阳之气不合，阳气不随从阴气，所以用三分诊脉法可得知人的生死。

脾受风邪侵袭，身体会发热，形同酒醉之人，皮肉掣动，短气，腹中烦重；患脾水的，津液不生，小便困难，苦于少气，四肢沉重不堪；患脾胀的，四肢急，易干呕，身体沉重；患脾约的，大便坚燥，小便利通反而不渴，其脉象浮而涩，脉浮则表示胃气强，脉涩则小便次数多。浮涩两种脉气互相争斗，就会使大便坚燥。

如果脾气弱，会泻出白色脓状物或者黏液，汗出不止，大便坚燥，不易便出，或者注出青、黄、赤、白、黑汗涕泪涎。

寸口脉象弦而滑，脉弦则会酸痛，脉滑则脾实，酸痛则脉急，脾实则脉跳，急和跳相搏，则会导致胸胁疼痛。寸口脉脉象缓而迟的，脉缓即是阳脉，卫气长；脉迟即是阴脉，荣气促。荣卫调和，刚柔相得，三焦相承，正气必强。

寸口脉双紧则只有气入而无气出，心下痞坚，有里无表。

趺阳经的脉象涩而浮的，脉涩代表脾气衰，脉浮代表胃气微，衰微的脾气和微弱的胃气搏击，就会引发脾脏失调，出现呼吸困难。趺阳脉脉象涩而微的，脉涩代表脾虚，脉微代表胃伤，寒邪在胸膈却误用了下泻的方法，就会导致寒积不消，脾虚胃伤，于是谷气运行不畅，饭后就会嗳气不断。寒邪在胸膈，上虚下实，谷气不通，就会导致便寒邪在胸膈，上虚下实，谷气不通，就会导致便秘。

趺阳经脉象紧而滑的，脉紧即脾气伤，脉滑即胃气实，脾脏失调会导致饮食不能消化。能饮食而腹部不饱胀的，说明胃气有余。腹满而不欲饮食的却有饥饿感的，表明胃气不能畅行，心气虚；一饮食就会感到腹

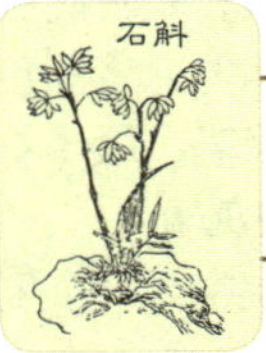

石斛

养阴清热、益胃生津。

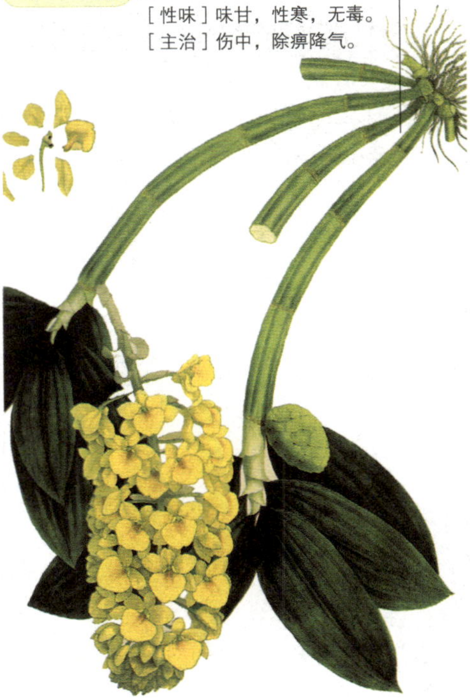

茎

[性味] 味甘，性寒，无毒。

[主治] 伤中，除痹降气。

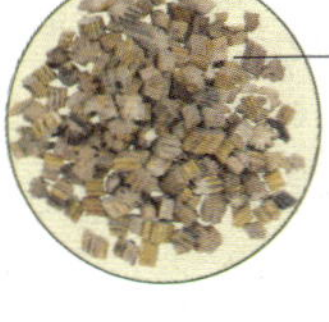

石斛

本品主要用于治疗口干烦渴、阴伤津亏、病后虚热、目暗不明、食少干呕等症。

满的，这是脾脏失调。

患者鼻下平的，是胃有病。鼻微赤的，是患痈病；鼻微黑的，是患热病；鼻青的，是患寒病；鼻白的，无法医治。嘴唇黑说明胃有病，嘴唇干燥而渴的可治愈，不渴的不能治愈。肚脐翻出来的，这是脾先死。

有时，人的疾病感觉好像快好了，然而晚上却变得更严重了，这是因为强行让患者饮食了。此时脾胃之气还很微弱，根本不能消化吸收谷物，所以晚上的时候，人感到病情又加重了，这时只要减少食物即可痊愈。

患有脾积病的患者脉象浮大而长，腹饱就会出现腹胀，饥饿时腹胀消减，是否腹胀与食物增减相一致。患有脾积病的患者面色发黄，肌肉减损，呕泄，腹中胀满，厥冷不能安睡，肠鸣，足胫发肿，四肢沉重。

脾的积气名叫痞气，在胃脘中如一个倒扣的大盘，久久不愈，四肢不收，能饮食却不生肌肉，这种痞气是在冬季的壬癸日患上的。肝病传给脾，脾传给肾，肾刚好在冬天最旺，肾旺就不会受邪，因此脾又想将病还给肝，肝当然不肯接收，于是在脾中留结成积，所以痞气是在冬天容易得的病。

脾有病的人脸色发黄，身体发青，大小便不利，眼睛发直，唇外张，爪甲发青，饮食吐逆，骨节酸痛，四肢不举，其脉象本应是浮大而缓，此时却是弦急，脾所主的面色本应为黄色，此时却发青，这是木克土，不能治愈。

脾在声音为歌，在情志为愁，在音为鼓。脾的经脉是足太阴经。逆乱之气上逆阳明经，就会阴阳变位，荣卫闭塞，阴气外伤，阳气内击。阴气外伤就会生寒，寒生则脾气虚，脾气虚则全身消瘦，语言沉涩，如鼓破之音，舌头僵硬不动，而频频吞咽唾液，口噤唇黑，身体沉重如山，四肢不举，大小便失禁，严重者无法治愈。要及时使用依源麻黄汤医治。

◎ 依源麻黄汤

白术、石膏、杏仁各四两，桂心、干姜、茯苓、人参各三两，甘草、当归、芎䓖各一两，麻黄六两，大枣五十枚。

先加水一斗二升煮麻黄，去沫后，置入其余几味药，煎取药汁三升，去渣，分三次服。

说话时，舌根卷缩，声音充满恐惧，这是木克土，阳击阴，阴气沉伏，阳气升腾的表现。阳气升腾则气实，气实就会生热，热生就会导致闷乱，身体沉重不能转侧，气深不转而心急，说话拖声。这是邪热伤脾，严重的不可救治。如果唇虽然枯黄，语音还能打转的，还可医治。

脾经受伤的疟疾，人会感到寒冷，腹痛，若有热邪则会出现肠鸣，肠鸣结束后出汗，此时可用恒山丸诊治。平常很少嗔怒的人，忽然反常，嗔怒喜笑无度，对人的话语不搭理，这是脾病在声音上的表现，不出十

五味与五脏疾病的治疗

中医认为，五脏与五味有一一对应的关系，当某一脏发生病变时，可以根据五脏所喜之味采取或补或泻的方法进行治疗。

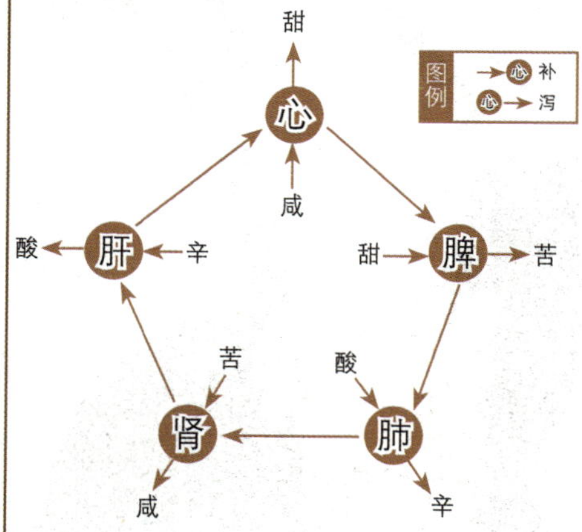

中医认为

肝喜条达，应服辛味药促其散，用辛味药补，用酸味药泻。
心适宜软，应服咸味药使其软，用咸味药补，用甜味药泻。
脾喜弛缓，应服甜味药使其缓，用甜味药补，用苦味药泻。
肺喜收敛，应服酸味药使其收，用酸味药补，用辛味药泻。
肾喜坚实，应服苦味药使其坚，用苦味药补，用咸味药泻。

天，祸患必定会到。此时医生应该寻究病因，理清经络之源，然后施治，这样才能根除病症。

◎ 恒山丸

恒山、知母、甘草、大黄各十八铢，麻黄一两。

将以上五味药混合制成末，加蜜调和成如梧桐子大小的药丸。每次五丸，一日两次。

脾主口唇，唇是脾外在的器官，脾与肌肉相应。脾对应的颜色为黄色，黄如蟮腹的为吉。禀土气最全的人，头大脸圆，肩背娇美，肤色黄，肌肉丰满，腹大，手足小，上下相称，行走脚踏实地，心平气和，乐于助人，不图名利，怕热不怕寒。春夏容易因热而生病，可按摩足太阴经。脾与月相应，月有盈亏，则脾有虚实。脾的大小与口唇的大小成正比，上唇厚下唇薄，没有腭龈，唇有缺破的人，脾位一定不正；口唇外翻的，脾位高，位高则脾气实，脾气实则易生热，生热就会胁满疼痛；口唇宽大且下垂的，脾位低，位低就会脾虚，脾虚则生寒，寒生就会使身体沉重，无法行走；唇坚的，脾也坚，脾坚就会脾安，不会生病；唇上下相称的，脾就端正，脾胃冲和，人不易生病；唇翘且歪的，脾容易胀。

如果人的十二经脉在皮肤的分属部位有突起或陷下的，必定是得病了。拿脾来说，脾的分属部位是阳明胃经，脾气在内流通，外部皮肤也随之而显示它的相应状况。脉象浮清是外病，沉浊是内病。如果病邪从外面入侵，脾经所分属的部位阳明胃经就会突起，这时可用先泻阳，后补阴的治法；如果病邪从内出，阳明胃经就会下陷，这时可用先治阴，后治阳的治法。阳就是实热，阴就是虚寒。热主内，寒主外。人要是生病，五脏所藏的元气就会先在外表显示出异常。如果脾得病，唇就会出现干枯不滋润；如果脾死，唇就会颜色青白、干裂，并且渐渐缩急，开合不便；如果天中等分而有暮色相应，必定难以治疗。

通过观察颜色的深浅，可得知患者死亡的时间。快的在十天半个月之间，慢的不过在四百天之内。脾病稍有好转也会突然猝死，观察其脸颊上出现像拇指大小的青黑色斑点，必然猝死无疑。脾脉绝后十二天也会猝死。如果患者脚肿口冷，腹热胀痛，面色发青，眼睛发黄，五天之内必定死去。如果患者不能行走，气短心痛，百天后似乎恢复，可以起来走动，但是患者一旦跌倒磕碰，必定卧床而死，不可能有人可以医治。另外，面色黄、眼睛赤的不会死，黄如

人体藏象的对应

藏（同“脏”），是指藏于体内的脏器；象，是指表现于外的生理、病理现象。藏象学说，就是以人体生理、病理现象为中心，研究人体脏腑活动规律及其相互关系的学说。

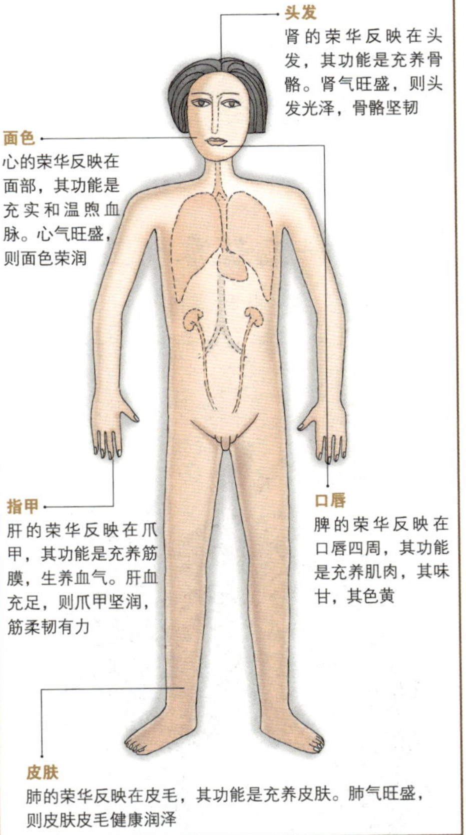

枳实的会死。吉凶的颜色，在脾经的分属部位，表现得非常明显。黑黄色入唇必生病，不出当年。如果当年不应，三年之内，灾祸必应。

季夏为土，脾脉色为黄，管辖足太阴脉。脾脉之本在中封前上四寸之中，与背俞穴和舌根相应。中封在内踝前一寸大筋的凹陷处，脾脉的本在中封上面四寸处。脾脉之初始是隐白穴，即指足大趾端内侧之穴位。

脾经的筋从足大趾端内侧出发，向上与内踝聚合。主经上行在膝内辅骨上相交于肝经，再沿着大腿内侧与髀骨相交，聚集在阴器上，再上行到腹部，聚结于脐部，再沿着腹部里侧上行，聚结于胁部，在胸中散开，靠里的一支依附脊骨。

脾经的脉从足大趾端出发，沿着趾内侧白肉外缘，过核骨后进入踝骨前侧，上行进入小腿内侧并沿着胫骨后面，在足厥阴经之前相交而出，再沿着膝和大腿内前侧上行进入腹部，属脾系，与胃连通，上膈夹咽，与舌根相接，在舌下散开。它的支脉，又从另行上隔流入心中，与足阳明经联结互为表里。足阳明经的本经，在厉兑，脚背上大趾间上面三寸骨节中，与手太阴肺经汇合。

足太阴脾经的别络为公孙穴，在离本节趾掌交接的骨节后一寸处，别走足阳明经。它的支脉进入肠胃中并聚合成络，管辖脾病。脾生病，实则胃必热，胃热则腹痛，痛就是阳脉得病，阳脉反比寸口大三倍，生病舌头就会强直，睾丸挛缩并牵引大腿引起髀痛，体沉腹胀，无法进食，心下急，烦躁；虚则会胃寒，胃寒就会腹胀，腹胀则是阴经得病，阴脉反比寸口脉小一半，生病就会泄水，不能睡卧，心烦，不能行走，强行站立就会股膝疼痛，如筋被折扭一样，脉不时剧烈颤动，无法可治。

每个季节最后的十八天是这个季节的余日，这四个十八天，主管脾胃。该时节容易得黄肉随病，它的根源在于阳明经和太阴经脉气相关格。由于节气变换，三焦内寒湿不相协调，四时关格，于是脏腑受到疠风的侵害，随着时节转换，导致阴气内伏、阳气外泄，然而其病恰恰相反：若腑虚则易受到阴邪侵害，出现皮肉强痹，头重颈直；若脏实则易受阳邪侵害，蕴结成核，在喉颈的两侧生出，并将毒热分布在皮肤之中，向下直贯颊骨，向上散入发际，隐隐发热，从不停息，所以称之为黄肉随病。

扁鹊说：灸肝脾两俞，可主治丹毒。四季随病，应当根据病源采取补泻方法。虚实证候，皮易发热，这就须划破患处，敷贴药膏来治疗，没有不痊愈的。

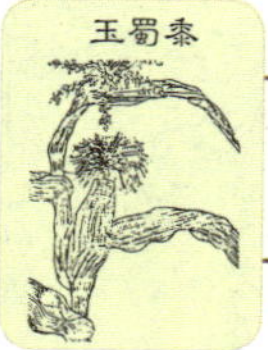

玉蜀黍（玉米）

调中开胃、益肺宁心。

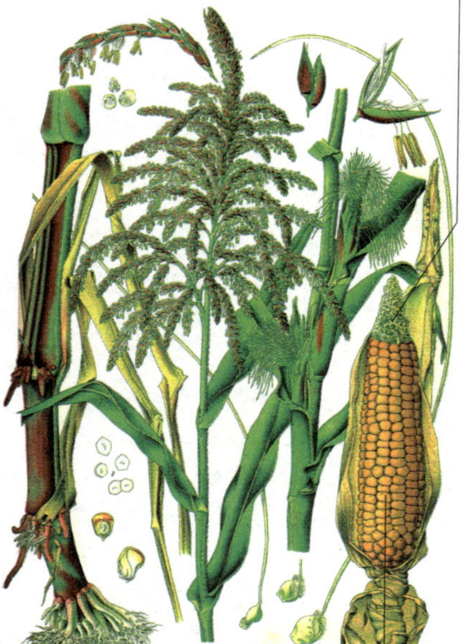

须

［性味］味甘，性平，无毒。

［主治］水肿，小便不利，高血压。

玉米粒

［性味］味甘，性平，无毒。

［主治］调中开胃。

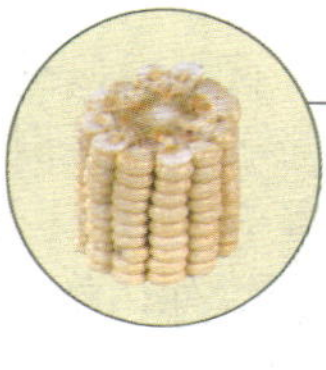

玉蜀黍

本品主要对治疗肾炎、膀胱炎、胆囊炎、风湿痛、高血压等疾病有一定疗效。

脾虚冷

脾虚冷的表现是右手关上脉象重按无力，即足太阴经虚寒，会出现泻痢，气逆腹胀，肠中鸣叫，呕吐不止，心烦无法入睡等症状，为脾虚冷证。

◎ 补虚药方一

治疗胁痛，腹胀，肩耸气喘

五加根皮、丹参、橘皮各一斤，干姜、白术、地骨皮各八两，干地黄、芎䓖、附子各五两，桂心、桔梗各四两，大枣五十枚，甘草三两，猪椒根皮二斤。

以上共十四味药研细，加四斗酒浸泡三十五日，一日两次，每次服七八合，逐渐加至一升。

◎ 槟榔散

治疗脾寒，饮食不消，疲劳，气胀噫满，闷闷不乐

白术、人参、陈曲、厚朴、茯苓、麦蘖、吴茱萸各二两，带皮槟榔八枚。

将以上八味药制成散药，饭后用酒送服二方寸匕，一日两次。

◎ 温脾丸

治疗久病虚弱，脾气不足，消化不良，连连嗳气

大黄、黄柏、黄连、大麦蘖、吴茱萸、曲、桂心、细辛、附子、当归、干姜各一两。

将以上十一味药研末，用蜜制成如梧桐子大小的药丸，空腹用酒送服，一日三次，每次服十五丸。

◎ 麻豆散

治疗脾胃虚弱，食欲缺乏

大麻子三升（炒香），大豆黄二升。

将以上二味药磨细，用汤送服一合，一日四五次。

脾胃俱虚

脾胃俱虚的表现是右手关上脉象浮取沉取均无力， 出现呼吸困难，四肢冰凉，脾胃空虚，气少，泻痢等症状，为脾胃俱虚证。

◎ 白术散

治疗脾胃俱虚冷

吴茱萸、白术、麦蘖、芎䓖、厚朴、人参、茯苓、曲各三两。

将以上八味药磨细，饭后用酒送服一方寸匕，一日三次。

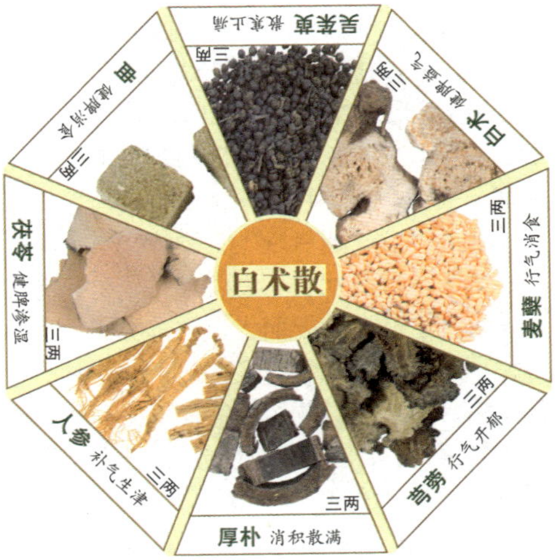

煎药方法		
将以上八味药磨细		
服药时间	服药次数	服药温度
饭后	一日三次	温
主要功效		
本方具有行气、消积、健脾开胃等功效，可治疗脾胃俱虚冷证		

◎ 补虚药方二

治疗腹胀嗳气，四肢沉重，喉痹，呕吐，泄下，口干，好怒，烦躁

干姜、白术各三两，黄连一两，大麻子五两，桑白皮八两，禹余粮二两，大枣二十枚。

将以上七味药研细，加一斗二升水煮取药汁三升，分四次服用。

治疗脾胃俱虚，饥寒疼痛不堪方：

桂心、芎䓖、人参、当归、茯苓、桔梗各三两， 甘草、厚朴、吴茱萸、橘皮各二两，麦蘖一升，白术五两。

将以上十二味药研细，加一斗二升水煮取药汁三升，分三次服用。

◎ 平胃丸

治疗身体沉重不思饮食，时时欲下，嗜睡，心下虚满

苦参、葶苈、玄参各二两，芎䓖、桂心各一两，杏仁五十枚，丹参三两。

将以上七味药研末，用蜜制成梧桐子大小的药丸，每次用酒送服五颗药丸，一日三次。

凡是得了宿食病的，如果食在胃上部就应当用催吐的方法治疗。脉象数而滑的，是实病，有宿食未消化，用下法就会痊愈。如果小腹有宿食，患者晚上会发热，早上就停止；如果大腹有宿食，患者会寒战发热仿佛患了疟疾。寸口脉浮而大，重按反涩，尺中脉微而涩的，可知患有宿食病；寸脉紧的可能患有风寒头痛，或腹中宿食不化；寸口脉紧如转索的，脉势来时左右无常，一定是脾胃中有宿食未消化。

◎ 消食断下丸

治疗因宿食不消化而发冷

曲、大麦蘖各一升，吴茱萸四两。

将以上三味药研末，加蜜调和成如梧桐子大小的药丸。一日三次，每次十五丸。

◎ 干姜散

治疗食欲缺乏、腹胀

干姜、大麦蘖、蜀椒、法曲、豉各一升。

将以上五味药合治过筛，饭后服三方寸匕，一日三次，直到能饮食为止。

◎ 曲蘖散

治疗消谷能食，除肠中水气，腹胀

法曲、麦蘖、杏仁各五两。

以上三味药治后过筛，饭后用酒送服一合，一日三次。

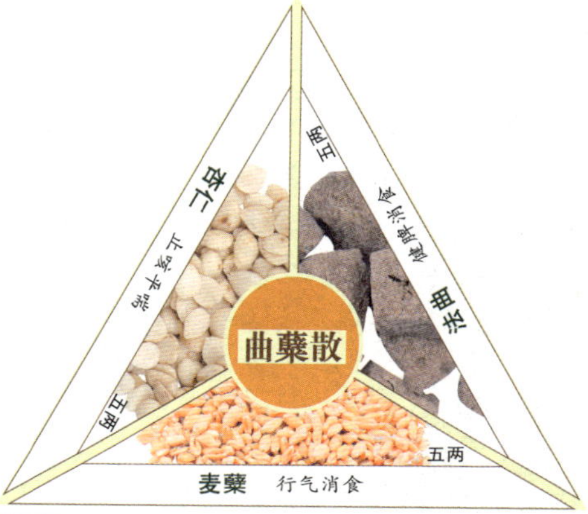

煎药方法

以上三味药治后过筛

服药时间	服药次数	服药温度
饭后	一日三次	温

主要功效

本方具有健脾、消食、开胃等功效，可治疗消谷能食、腹胀等症

脾实热

足太阴经阴实，即右手关上脉象重按有力，会出现腹胀、腹满，足亮小腿热，烦躁无法入睡等症状，为脾实热证。

◎ 泻热汤

细辛、茯苓、前胡、龙胆、芒硝各三两，大青、玄参各二两，苦竹叶（切）一升，杏仁四两。

将以上九味药研细，加九升水煮汁三升，饭后分三次服用。

◎ 射干煎

射干八两，赤蜜一升，石膏十两，大青三两。

以上共四味药研细，加五升水煮取药

汁一升五合，去渣，加入赤蜜再煎，取药汁二升，分三次服用。

治疗脾热面黄目赤，季胁痛满方：

半夏、母姜各八两，栀子、枳实、芒硝、茯苓各三两，杏仁、白术各四两，生地黄（切）、淡竹叶（切）各一升，细辛五两。

将以上十一味药研细，加九升水煮取药汁三升，去渣，放入三两芒硝，分三次服用。

腰疼不能伸直，四肢时寒时热，腹胀，呕吐，舌根强直灸法：

灸第十一椎上，以及左右各一寸五分处的穴位，各灸七壮。

脾胃俱实

足太阴经与足阳明经俱实的表现是右手关上脉象浮取重按都搏指有力，出现脾胀腹坚，胁下疼痛，牵动五脏，站立喘气，多惊，身体发热却不出汗，胃气不畅，大便难下，下痢，腹中疼痛，喉痹精少等症状，为脾胃俱虚证。

◎ 大黄泻热汤

治疗脾脉厥逆，身体沉重，大腹中热、疼痛，心烦，腹部发胀，饮食不下，舌强直，脾急

茯苓、泽泻、黄芩、芒硝、橘皮、细辛各二两，大黄、甘草各三两。

先将大黄切细，单独用一升半水浸泡一夜，再将其余药物研细，加水七升煮取三升三合，去渣后，将浸泡后的大黄置入，再煎两沸，去渣后下芒硝，分三次服用。

治疗热满不歇，目赤不止，脾热胁痛，口唇干裂方：

石膏（捣碎）一斤，生地黄汁、赤蜜各一升，淡竹叶（切）五升。

以上共四味，先用一斗二升水煮竹叶，煮至七升，去渣澄清后煮石膏，取一升五合，去渣后再下地黄汁煮两沸，最后下蜜煎取三升，慢慢服用。

治疗胸满胁偏胀，脾热，一边偏痛方：

人参、桂心各一两，茯苓、泽泻、橘皮各三两，生姜、桑根白皮各一升，芍药、白术各四两，半夏六两，石膏八两。

将以上十一味药研细，加一斗二升水煮取汁三升，滤渣，分三次服用。

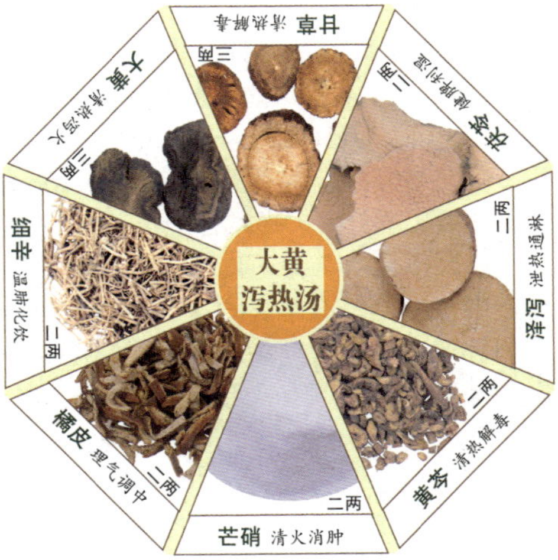

煎药方法		
将以上八味药研细，加水七升煮取三升三合，去渣后放入大黄再煎		
服药时间	服药次数	服药温度
饭后	一日三次	温
主要功效		
本方具有清热、泻火、温肺等功效，可治疗大腹中热、心烦、腹部发胀等症		

脾劳

如果患脾劳病的，就应该补益肺气，让旺盛的肺气充盈脾气。所以一定要遵循春夏养阳，秋冬养阴的养生之根本。心脏、肝脏为阳，脾、肺、肾脏为阴，违背根本势必疾病缠身。阴阳四季，是万物的根本。

◎ 消食膏酒

治疗脾虚寒劳损，气胀，嗳气，食欲缺乏

白术、吴茱萸各一升，姜汁五升，猪膏三升。

将白术和吴茱萸研细，细细研磨制成散剂，放入姜汁和猪油中煎取六升，用一升温清酒送服一方寸匕，每日两次。

◎ 半夏汤

治疗脾劳实，腹胀，五脏反张，四肢不用，气急不安

半夏、宿姜各八两，杏仁、茯苓、白术各三两，橘皮、芍药各四两，大枣二十枚，竹叶（切）一升。

将以上九味药研细，加一斗水煮取药汁三升，分四次服用。

肉极

肉极病就是由脾伤引起的，主脾生病。肉与脾相合，脾与肉相应，如果脾生病则肉会变色。肉极病可表现为肌肉麻木、肌痹、疼痛，此时如果再受到病邪入侵，就会伤害到脾脏，于是身体瘙痒难忍，像蚂蚁在咬，身体开始脱水，大汗淋漓，皮肤腠理开张，鼻端颜色泛黄。

如果风邪气毒藏于皮肤下，肌肉颜色就会发生变化。在季夏的戊己日被风邪中伤为脾风，症状为汗多。如果阴经被扰动则易被寒邪中伤，有寒邪就会导致气虚，气虚就会出现身体疲倦，沉重，下坠，四肢不想举动，不欲饮食，吃饭就咳嗽，咳嗽就引起右胁下疼痛，隐隐牵引肩背作痛，不能够转侧运动，即为疠风病；如果阳经被扰动则易伤热，有热邪会导致气实，气实身体就会瘙痒，如有蚂蚁在爬行，口唇干裂，皮肤变色，身体汗大泄，津液脱，腠理开张，即为恶风病。在风邪刚刚进入皮肉、肌肤、筋脉中的时候，要抓紧时间治疗，是实就泻实，是虚就补虚。如果等到风邪进入五脏六腑，那救治起来就不那么容易了。

扁鹊有言：肉绝而不治，五天会死去。肉与足太阴经相应，如果患者腠理不开，气就不能外泄。足太阴经气绝就会导致血脉无法供养肌肉，唇是肌肉之根本，嘴唇外翻的，是气尽肉已先死，纵使是良医神药也不能挽救。

◎ 越婢汤

治疗患者肉极发热，腠理开张，身体津液脱，厉风气，汗大泄，脚软

麻黄六两，甘草二两，白术四两，大附子一枚，大枣十五枚，生姜三两，石膏半升。

将以上七味研细，加七升水先煮麻黄两沸后去泡沫，然后加入其他药煮汁三升，分三次服，服后蒙被发汗。

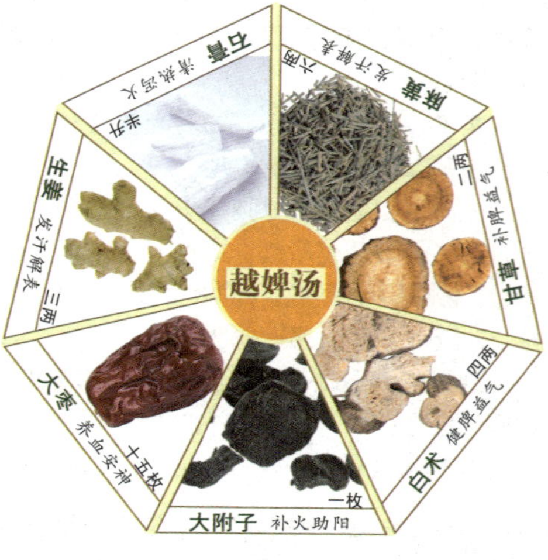

煎药方法		
将以上七味药研细，用七升水先煮麻黄，两沸后加入其他药再煮		
服药时间	服药次数	服药温度
饭后	一日三次	温
主要功效		
本方具有发汗、益气、清热等功效，可治疗腠理开张、脚软等症		

◎ 解风痹汤

治疗脾风，肉极热，肌痹，身体发痒，如有鼠爬，腠理开通，汗液大泄，风邪毒气藏在皮肤，肌肉颜色恶化，鼻上出现黄色

麻黄、白术、防己、枳实、细辛各三两，生姜、附子各四两，桂心、甘草各二两，石膏八两。

将以上十味药研细，加九升水先煮麻黄，去掉泡沫，然后加入其他药物，煮取药汁三升，分三次服用。

◎ 西州续命汤

治疗肉极虚热，肌痹，如老鼠爬身，津液开泄，四肢急痛或麻痹不仁

麻黄、生姜各三两，芎䓖、芍药、黄芩、桂心、甘草、防风各一两，石膏、当归各二两，杏仁四十枚。

将以上十一味药研细，加九升水先煮麻黄，除去泡沫后下入其他药物，煮取药汁三升，去渣，将药汁分为四服，一日两次，每次一服。

肉虚实

肉实则坐卧安静，不好动，喘气；肉虚则坐卧不安，好动。肉虚实反映在脾上，如果腑脏因肉生病，是热病就会反应在脾脏上，寒病就会反应在胃腑上。

◎ 五加酒

治疗肉虚，坐卧不安，好动，主脾病，因寒气所伤者，可饮服

五加皮、枸杞皮各二升，干地黄、丹参各八两，杜仲、石膏各一斤，附子三两，干姜四两。

将以上八味药研细，取二斗清酒浸三宿，一日两次，一次服七合。

◎ 半夏汤

治疗肉实，坐得安稳但活动不便，喘气，主脾病

半夏、宿姜各八两，细辛、橘皮各四两，麻黄一两，杏仁五两，射干二两，石膏七两。

将以上八味药研细，加九升水煮取三升，分三次服用。

闭涩

有的人在流行病治愈后，却患上了便秘，以至于死亡。这种大便不通的病看似无关紧要，但若因未及时去就诊耽误了最佳治疗时间，而发展到无药可医的地步，实在令人扼腕叹息。凡是大便不通，都可用润滑的东西以及凉水来疏通。只要出现面色发黄，就可以判断是大便困难。

趺阳脉浮而涩，脉浮是胃气强，涩就是小便多，浮涩两种脉气相搏，大便就会变得干燥，也就是脾约病。患脾约病的人，大便干燥，小便利而不渴。

◎ 麻子仁丸

芍药、枳实各八两，麻子仁二升，大黄、厚朴各一斤，杏仁一升。

将以上六味药研磨成粉状，用蜜调和成如梧桐子大小的药丸。每次五粒，一日三次，以后渐加至十粒。

◎ 便秘方

麻仁三两，杏仁、芍药各四两，桑白皮、芒硝、乌梅各五两，大黄八两。

将以上共七味药研细，加水七升煮汁三升，分三次服用。

治疗大便秘塞不通方：

猪胆或羊胆一个，用筒导灌入肠中三合左右，让胆汁深浸进去，大便即可排出。大便如果未完全排出，过一会儿再灌。一方加冬葵子汁混合，效果也不错；也可取椒豉汤五升，和猪油三合一起灌肠，效果更好；还可蜜煎如手指大，深放入肠道中，效果很好；也可取无灰浓酒半升，盐三钱匕，炼制、用法如上。

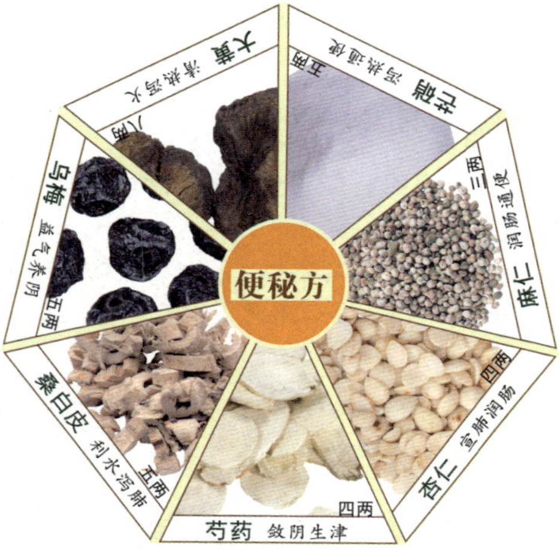

煎药方法		
将以上共七味药研细，加水七升煮汁三升		
服药时间	服药次数	服药温度
饭后	一日三次	温
主要功效		
本方具有清热、泻火、养阴等功效，对于治疗便秘效果十分明显		

◎ 三黄汤

治疗下焦热结，大便不通

大黄三两，栀子二十枚，甘草一两，黄芩二两。

将以上四味草药研细，加水五升煮取药汁一升八合，分三次服。若大便秘结十分严重，可加芒硝二两。

治疗大小便不通方：

青竹叶一把，葵子末一升。

共二味，加水二升煮五沸，一次服完。

治疗大小便不利方：

硝石二两，葵子一升。

共二味，加水五升煮取二升，分两次服用。

治疗小孩大小便不通方：

将白花胡葵子捣制成末，煮汁服下。

灸法：

灸第七椎两旁一寸处，各七壮，也可灸承筋二穴（在腓肠肌中央内陷处）各三壮，可治大便困难。

灸肠遗穴（玉泉两边相隔各二寸的地方），有多少岁灸多少壮，也可灸大敦穴（在足大趾聚毛处中央）四壮，可治大便不通。

灸石门穴一百壮，可治大便闭塞，气结心坚满。

灸足大都穴，有多少岁灸多少壮，可治大便闭塞不通。

灸两足大趾离甲一寸处，各三壮，也可灸大趾缝各三壮，可治老人小孩大便失禁。

灸围冏穴（在小肠俞下二寸处，横三寸）一百壮，可治腹热闭，不时出现大小便困难，腰痛连胸。

灸脐下一寸三壮，也可灸横纹一百壮，可治大小便不通。

灸八髎穴（在腰目下三寸处，对称分布在脊柱两旁，相隔四寸处，两边各四穴，共计八穴，所以称为八髎）一百壮，可治大小便不利。

灸两口角各一壮，可治小孩大小便不通。

灸屈骨端五十壮，可治小便不利，大便数注。

灸天枢穴（约在脐旁一寸，连同脐两穴相隔约三寸）一百壮，可治小便不利，大便注泄。

热痢

孙思邈一生患过三次热痢，一次冷痢，患此种病一天要上厕所百十遍，甚至想把床搬到厕所，真是令人苦不堪言。只要是经孙思邈治疗的患者，都是很快就能痊愈的。但是有些人心骄气傲，放纵任性，觉得良药苦口而不肯尽早服药，指望着疾病能自然痊愈，如此错过最佳治疗时机而使病势一天天严重，胃气渐渐衰弱，心力俱微，饮食和药物都吃不进去了，自然过了很久疾病也不能痊愈，于是就说痢病难以治疗，其实都是自己耽误的。凡是想做个医术高超的医生，必须明白这个道理。这种病通过服用合适的药物便能使其好转，只需患者用意志力强迫自己服药，就没有不能治愈的。另外，患者应该特别注意忌口，病情严重的在疾病痊愈一百天后仍须谨慎，病情稍轻的也须忌一个月。古今治泻痢的处方有成千上万种，不可能全都记录在这里，因此这里只选择了其中疗效确切的药方。虽然本书把它们记载在这里了，但发挥它们的功用，还是要靠医生与患者。在忽然下痢时服用陟厘丸、松皮散、乌梅丸等，完全可以治愈。痢大致有四种：冷痢、热痢、疳痢、蛊痢。冷痢下白；热痢下红；疳痢则红白混杂，嗜睡、眼涩；蛊痢则完全是下瘀血。若是热痢就多加黄连而去除其中的干姜，若是冷痢就加用热药，是疳痢就以药吹灌肛门，是蛊毒就用蛊法来治疗。患者自觉服用，药物也完全对证，本病完全是可以治愈的。

凡是服用止泻药的，刚开始都会感觉病情加重，有人不懂得其中道理，就停止服药，这样做是完全错误的。如果不对证用药，当然就不能继续服用了；只要是对证用药，就算病情一时加重也应坚持继续服用药物，两三次后，效果就出来了。

凡是痢病，忌冷食、生食、滑食、醋、鸡肉、猪肉、干肉、鱼肉、油、乳、粉、酥、酪、酱、咸食，所有的食物，最好要煮得烂一点儿。患痢的人，也不能吃得过饱，这是将息调养的原则。如果将息不得当，圣人也无法救治。

下痢，脉象滑而数的，是有宿食，应当用下法治疗。

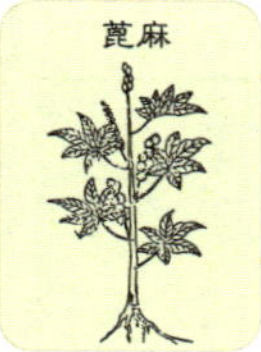

蓖麻

祛风除湿、拔毒消肿。

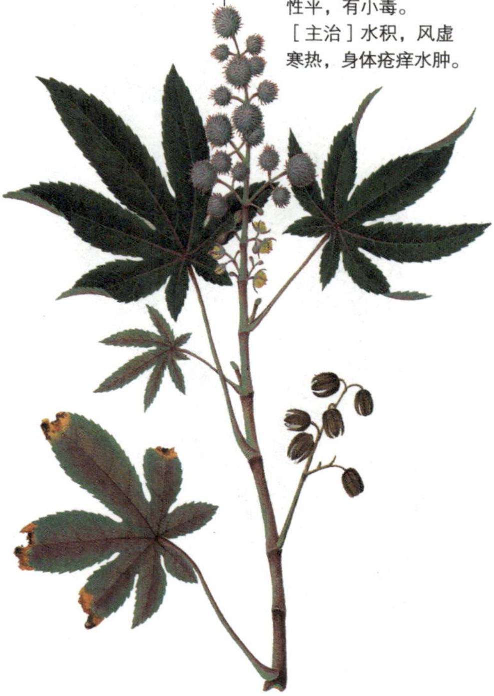

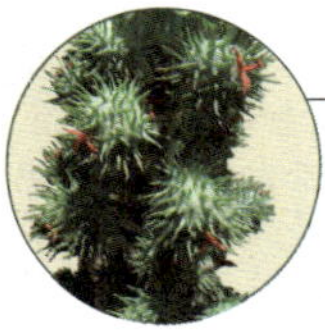

蓖麻

本品主要用于治疗半身不遂、口目歪斜、鼻塞不通、咽中疮肿等症。

下痢而不想进食的，是有宿食，应当用下法治疗。

下痢而腹中硬的，应当用下法治疗。

下痢，脉象反滑的，这是腹中有排泄物，泻下后就会痊愈。

下痢，脉象迟而滑的，这是实证，下痢还未停止，应当赶紧催下。

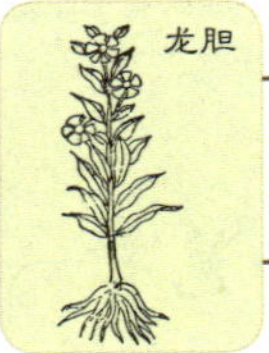

龙胆

清热燥湿、泻肝胆火。

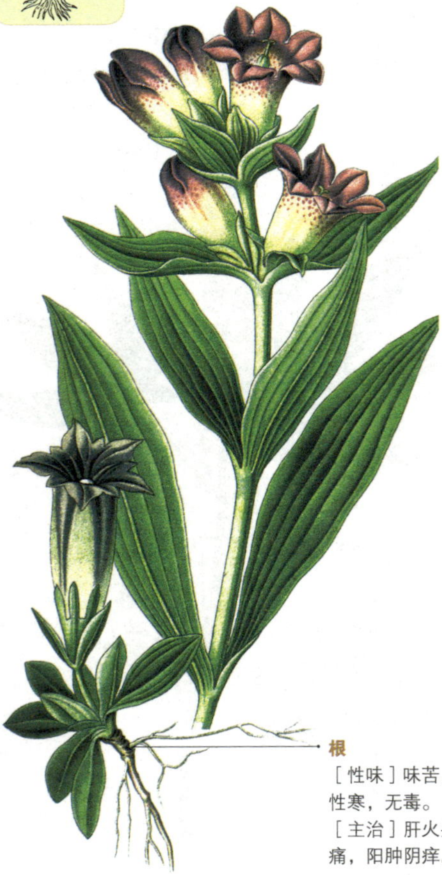

根

[性味]味苦，性寒，无毒。

[主治]肝火头痛，阳肿阴痒。

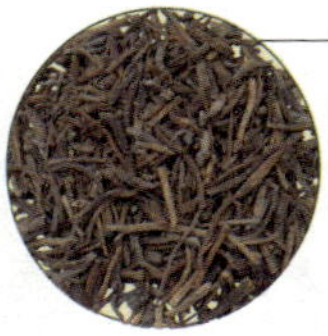

龙胆草

本品主治湿热黄疸、小便淋痛、湿热带下之症，另外对于肝胆实火所致的头胀头痛、目赤肿痛、耳聋耳肿、胁痛口苦、热病惊风抽搐亦有缓解作用。

下痢而腹痛满的，是寒实证，应当用下法治疗。

下痢，三部脉象皆平或作浮，按其心下坚实的，应当赶紧用下法治疗。

下痢而胡言乱语的，这是腹中有燥屎，应当用下法治疗。

下痢已经痊愈，一年后却复发，这是因为没有下泻尽，应当再用下法治疗，就会痊愈。

因患风寒而得下痢的，不能再用下法治疗，用下法后会出现心下疼痛，脉象迟（或作浮），这是寒证，只应当用温法治疗。脉象沉紧的，下泻后也如此。脉象大、浮、弦的，下泻之后，就会痊愈。下痢，脉象浮大的，这是虚证，是因为强制性下泻造成的，若脉象浮革，并伴有肠鸣现象，应当用温法治疗。

下痢，身体疼痛的，要赶紧救治其里，使用各种温类药物，可给患者服用四逆、理中、附子汤之类热药。

下痢引起腹胀满、身体疼痛的，治疗时，应当先温其里，再攻其表。

下痢，脉象迟紧，疼痛，且逐渐加重，应当用温法治疗，如果反用了冷药，就会使肠满而有肠垢。

下痢，脉象沉而弦的，下体沉重，脉象大的，是下痢还没有停止；脉象弱、微、数的，是下痢将自然停止，就算发热，也不会令人丧命。

下痢清谷，即泄泻清冷之物，杂有不消化食物的，不可攻其表，否则，汗出后必然会胀满。

下痢而气胀的，应当使其小便顺畅。

下痢引起肛门扩张、疼痛的，应当温暖它。

下痢，脉象数而口渴的，病症会自行消失，若不愈必定会泻痢脓血，是有热的缘故。

下痢，脉象反弦，发热，身体出汗的，自会痊愈。

下痢，脉象沉而迟的，患者脸上缺少

血色，身上微微发热，下痢清谷的，必会郁闷，昏沉，汗出后才得解除，患者必发作微厥。这是由于下部真寒而上部假热的面戴阳证候，使患者下部虚。

下痢，脉象大、浮、弦的，其下痢很快就会停止。

下痢，有微热而发渴，脉象弱的，症状会很快消失。

下痢，舌黄燥而不渴，胸中实，下痢不停的，会丧命。

下痢，脉象数而有微热，出汗者，当使其自愈。

下痢，脉象反而浮数，尺部脉涩的，患者必定会泻痢脓血。

下痢，手足厥冷，脉象无的，用灸法而不用温法来治。如果脉象不回复，反而微有气喘者会死去；少阴经脉象弱于趺阳脉的为正常。

下痢后脉象绝，手足厥冷，如果一周后脉象回还，手足温暖，则能够回生；脉不回还手足不温暖的会死去。

六腑之气挡于外的，会气逆脚缩，手足冰凉；五脏之气封于内的，会无法控制地下痢，下痢严重的，手足麻痹不能动弹。仔细地辨别脉象与症状来判断证候，才可对证用药。

《黄帝内经·素问》说：春天如果被风邪所伤，到了夏天就会有脓血。凡是下痢，大多是有积滞。如果夏天被风邪所伤，到了秋天就必定会发生泄泻，秋天常常下痢的是水，怕冷。对于忽冷忽热以及水谷实而患下痢的患者，可用大黄汤来使其下泻，强壮的人用两剂药就足够了，如果不见效，休息五六天后可再进服一剂。

◎ 陟厘丸

治各种下痢的病，以及伤寒，头痛目赤，胁热下痢，四肢疼痛；或患者吐下后，腹内觉得烦虚，想食凉食，食后却不消化、腹中急痛，可是吃了温热的食物后就呕吐不止，忽冷忽热，像是得了温疟的症状；或小便不畅，胀满呕逆，下痢不止

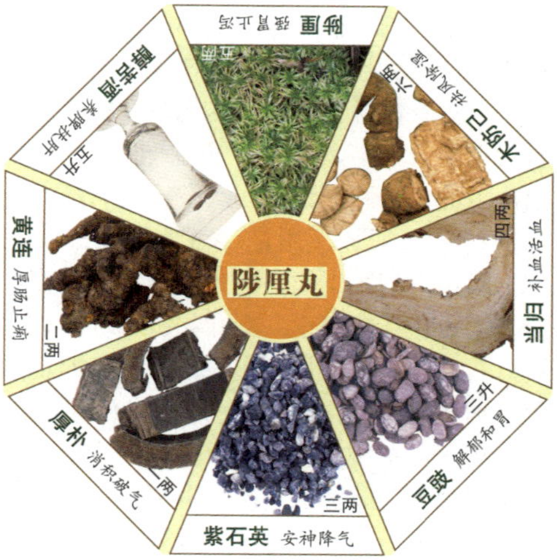

煎药方法		
将八味药浸于苦酒中，取出防己，放入炭火中烧，染色变化后再浸泡于苦酒中		
服药时间	服药次数	服药温度
饭后	一日一次	温
主要功效		
本方具有补血、解毒之功效，主要治疗下痢、伤寒、头痛等症		

陟厘五两，木防己六两，当归四两，豆豉三升，紫石英三两，厚朴一两，黄连二两，三年醇苦酒五升。

准备好以上八味药物，先用二升苦酒浸泡防己十分钟，充分浸润后取出防己，留下苦酒，用刀将防己切成厚薄全部相当等份，然后把厚瓦片放在炭火上，再将厚纸垫在瓦上，将防己片放在纸上，直到药片颜色槁燥，再浸泡到以前的苦酒中，再取出放在瓦上煎，这样反反复复直到浸完苦酒为止，不能用大火，要慢慢地煎，使药片尽量干燥，将每一片分别捣细成粉末，然后再合捣一千杵。

用剩余的三升苦酒浸泡豆豉一晚上，次日清晨用瓦盆盛装，用另一只盆覆盖好，放在旺火上蒸至上气，即熟。取出后，在盆中研磨豆豉，用纱布滤其浓汁，再将它和其他药物一起捣三千杵，全部一次制成如水中鸡头子那么大的药丸，分开放在几个通风的袋里，悬挂，阴干，再用坛子盛装，并立即用蜡密封好。这种药以三丸为二剂，凌晨时以水送服一剂，白天服一剂，傍晚服一剂，都用水送服。起初服药时应该少吃饭或不吃饭，就算吃饭时也必须吃水泡饭。服药时饮食已消化、腹中调和的，可每天服一次；病已痊愈的，可两三天服一次；病重而药力未达到的，必须加大用量，每天可以服四五剂；时常下痢不止的，应当再增加，使腹中有药力，让饮食消化。刚开始服药时没有调和好身心的，应当用水泡饭来催促药力。如果有时不喜欢吃冷食，正是药力已尽的缘故，再服一剂药，过一晚就又想吃冷食了。如果出现不想服药的情况，只需吃少许温热食物，药力就自然用尽了。服药时不必强制多饮水，随自己的身体调节而定。长期下痢虚弱无力的，也可照此方法服用。禁吃热食、生食、猪肉、生菜、酒，因为酒会催发药力，使患者烦热难耐；忌食辛辣食物，及各种肥腻难以消化的食物。如果患者羸瘦虚弱，可加石斛一两；如果有风病，可加防风一两；如果是女性产后生病，可加石硫黄一两；如果是曾经患过下痢，肠胃虚弱的，可加太一余粮二两半；如果患者小便黄赤不通利，可加蒲黄一两。医者依照处方斟酌用量，没有不能见效的。

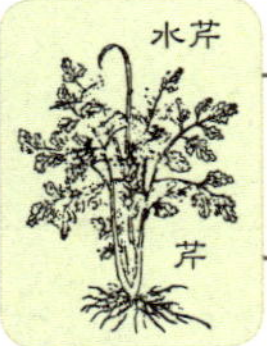

水芹

清热利湿、止血降压。

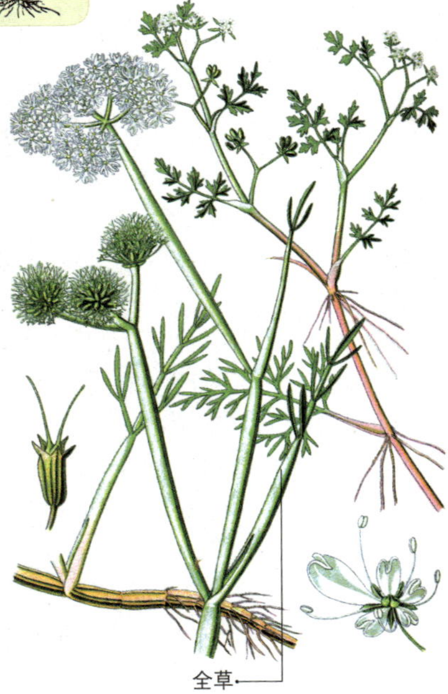

全草

［性味］味甘，性平，无毒。

［主治］止血养精。

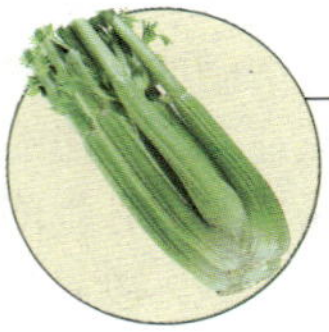

水芹

本品主要用于治疗呕吐腹泻、感冒发热、尿路感染、高血压等病症。

治积久三十年常下痢的处方：

将赤松皮去掉黑色表皮，切一斗来做成散药。每次以一升面粥混合后送服，每日三次，直到痊愈为止。不能过度，服一斗后永不复发。三十年痢病者，服此药后，百日就可痊愈。

◎ 白头翁汤

治疗赤白下痢，几个月也不痊愈

白头翁、阿胶、黄连、秦皮、附子、厚朴、黄柏、茯苓、芍药各二两，甘草、干姜、当归、赤石脂、龙骨各三两，大枣三十枚，粳米一升。

将以上十六味药研细，先以一斗二升水将米煮熟，滤出米后加入所有药物，熬取三升汤药，分四次服用。

◎ 苦参橘皮丸

治疗热毒痢

苦参、蓝青、鬼臼、橘皮、黄柏、甘草、独活、黄连、阿胶各等份。

将以上九味药研成细末，以蜜与烊化的阿胶相调和，制成如梧桐子大小的药丸，阴干。每次以汤水送服十丸，每日三次，突然下泻与久痢的患者用此方有很好的疗效。

治疗下痢而热的处方：

乌梅一升，黄连(金色者)一斤。

将以上二味药研成粉末，用蜜调和成如梧桐子大小的药丸，每次服二十丸，夜间两次，白天三次。效果较好。

胃腑

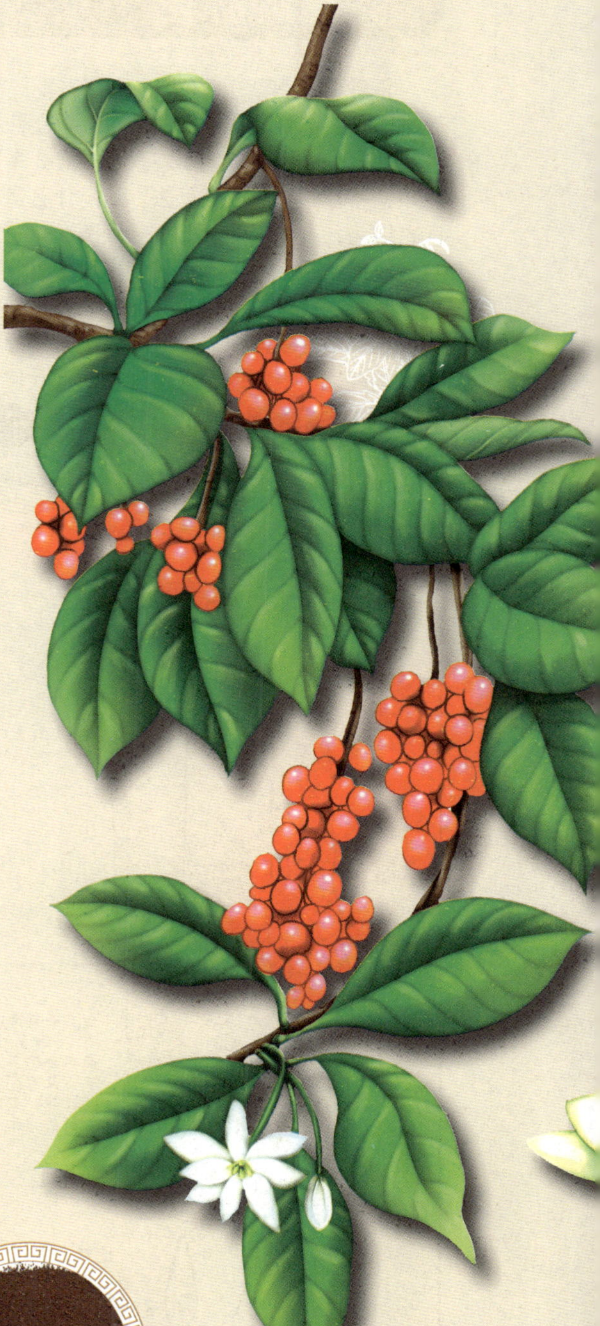

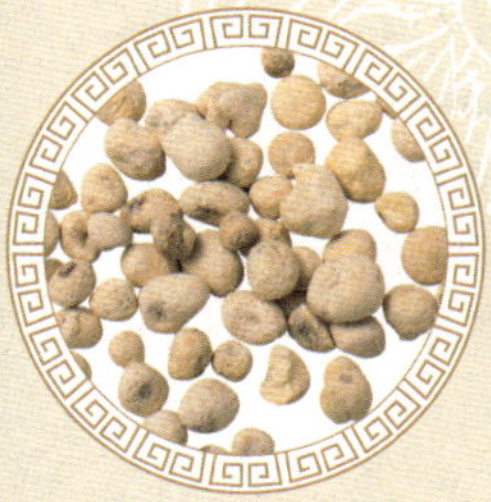

半夏

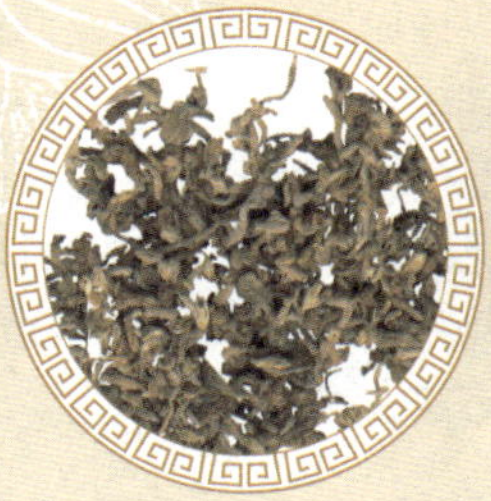

大戟

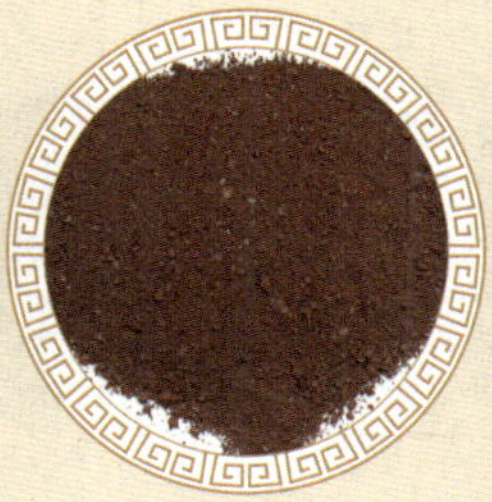

代赭

胃腑脉论

胃受制于脾，口唇是其外在表现。胃受纳水谷，被称为"仓廪之官"。胃迂回盘曲，一般一次可以接纳水谷三斗五升。平常人不饮不食，七天就会死去。这是什么道理呢？因为，人一天一般要上一到两次厕所，每次排泄二升半，一天中就要排泄近五升。七天，五七就是三斗五升，而留在肠胃中的三斗五升水谷就排泄完了，水谷精气与津液也就消耗完了。所以，人不吃东西七天便会死去。

一般人七天不进食就会死亡

肠胃的容量是有限的，但人的排泄却每天都在进行。所以，人如果不吃不喝，坚持不了多久就会死亡。一般情况下，人最多只能坚持七天。

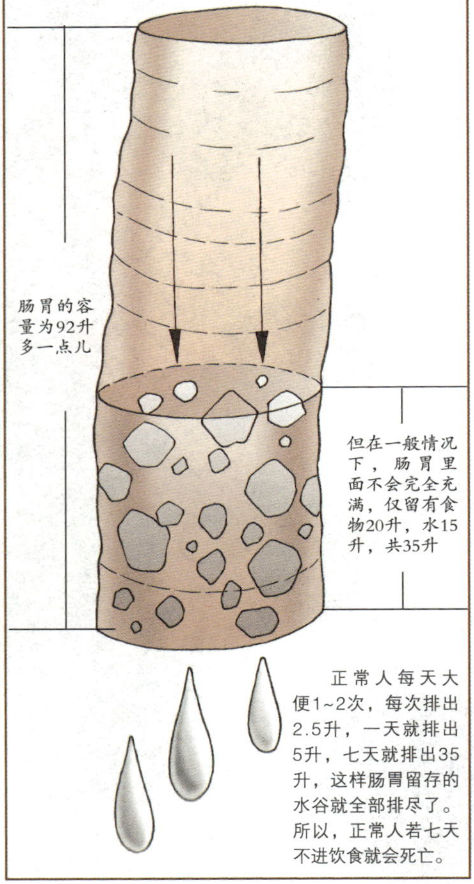

如果胃被五谷充满，就会出现脸颊红，胸部突张，颈部肿胀。上焦泄出五谷的精微之气，同时，下焦向下泄到小肠，这样，肠胃所接受的水谷之气就被泄尽了。一般人不会出现上面所说的情况。胃一旦充实，肠就会空虚；而肠充实的时候，胃就会空虚。因为只有胃与肠交替空虚与充实，气才能够上下运行，血脉才能得以通顺，五脏才能和谐。所以，五脏之气不足时，可以通过补胃气来调和。

右手关上脉象浮而芤时，脉象浮就是有阳邪，脉象芤就是有阴邪，阳邪与阴邪相抗争，就会使胃气生热，而将胃的阳气推向极致；趺阳脉浮大的，是胃虚烦，每天排泄至少两次，就算轻微的运动也会引起头疼脑热，这是胃气过旺；但是如果人没有了胃脉，就会出现吞酸、头痛、胃冷等症状，此时可针刺足太阴脾经上的位于足大趾后一寸的公孙穴；右手关上脉象阳实的人，是胃实证，人会苦于肠中急促，不思食物，消化不良，此时可针刺足阳明胃经上位于足上动脉处的冲阳穴；胃脉搏坚而长，患者脸面发红，是患有股部痛病；胃脉软而散的，是患有胸膈闷痛，饮食不下的病。

病从胃中发作的，会先出现胀满。五天后传到肾，引起小腹、腰、脊疼痛，脚发酸。再过三天就会传到膀胱，引起腰背疼痛，小便不通，再过五天就会向上传到心和脾，引起心痛，身体疼痛。三天后还没有好的，就会死亡，夏天死于日落时，冬天死于夜半后。

腹胀满，胃脘疼痛，胃气上逆引起两胁膈咽不通，饮食不下的，可针刺足三里穴。胸膈闭塞，饮食不下，那么邪气必在胃脘。如果病邪在胃脘上部，就用刺法来抑制住它继续上逆；如果病邪在胃脘下部，就用消散的方法祛除它。

胃胀的患者，会出现腹满，胃脘疼痛，而且鼻中可闻到一股臭味，不思饮食，大便不通。胃疟，一般在早晨发病，人容易饥饿却吃得很少，就算勉强吃点儿也会腹胀腹痛，应该刺足阳明胃经和足太阴脾经横斜的络脉出血。胃中有癖块的人，不适合吃冷食。如果脾先患病而传到胃，患者就会咳嗽不止，严重的还会呕吐长虫。逆气侵入胃中，就会梦见饮食。

胃脉可以作为诊断病情的依据。胃脉实就是胃胀满，胃脉虚就是胃气下泄。脾主肌肉，肌肉隆起部坚硬较大的，是胃厚；肌肉隆起部小而细的，是胃不坚实；肌肉隆起部与身体不相称的，是胃的位置低，胃低者，胃脘收束；肌肉隆起部不坚实的，是胃平缓；肌肉隆起没有像小果核那样突起的，是胃急；肌肉隆起部有很多小果核一样相连的，是胃结，胃结者，胃上脘收束而不通利。

足阳明胃经与足太阴脾经互为表里。如果脾胃实，就会容易被热邪所伤而常常觉得口渴，一直喝水也不解渴；如果脾胃虚，就会容易被寒邪所伤而常常觉得饥饿，胃疼。风水发作的根源在于胃，先从四肢肿起，继而腹部胀满膨大，全身发肿，其治法处方在治水篇中。

胃气已绝的，患者舌头发肿，小便带血，大便带红，五天就会死亡。

足阳明胃经，从鼻翼两旁开始，交会于鼻禀中部，再向旁交于足太阳经，向下沿鼻柱外侧，进入上齿龈中，又出来侠口两旁，环绕嘴唇，在颏唇沟承浆穴处左右相交，折回来循颐后下侧，出于大迎穴，又沿颊车穴，上行到耳前，经过上关穴，沿着发际到达前额。它的一条支脉，从大迎穴前向下行至人迎穴，沿着喉咙，进入缺盆穴，向下穿过胸膈，会属于胃部，联络脾脏。另一条直行的经脉，从缺盆向下经过乳房内侧向下，侠脐两旁，到气街腹股沟动脉部位，即气冲。它的又一条支脉，起于胃的下口即幽门，经过腹里，下到气街中与直行的经脉会合，再从这里向下行经脾关穴，抵达伏兔穴，经过膝进入髌骨中，向下沿着胫骨前外侧，进入足背部，到达足中趾内侧。它的另一条支脉，从膝下三寸处分出，向下到中趾外侧。它的又一条支脉，从足背上入大趾间，出于足大趾末端。足阳明胃经发生病变就会使人脸色发黑，颤抖发冷，哈欠连连，听到嘈杂的声音就会惊恐烦躁，不愿见人，病重者还会脱了衣服到处乱跑，大声高歌，并有腹胀肠鸣症状，这就是足阳明经经气逆乱的病状。

胃受邪则影响到血就会病狂疟，口歪，鼻孔流血，颈肿，唇紧，喉痹，腹部水肿，膝髌肿痛，沿着胸乳部、大腿、伏兔、足胫外侧、足背上都痛，足中趾不能屈伸。足阳明经经气盛就会使身体前面都发热，这是胃气有余，就会容易消化谷物而易饥饿，尿色发黄；足阳明经经气不充足，就会身体前部寒冷战栗，胃中受寒而胀满。

胃是五脏精气衰、旺的根本

人体要靠五脏之气营养全身，但五脏之气必须依靠胃气才能运营。如果胃气不能与脏气一并运行，呈现出真脏脉，人就会死亡。

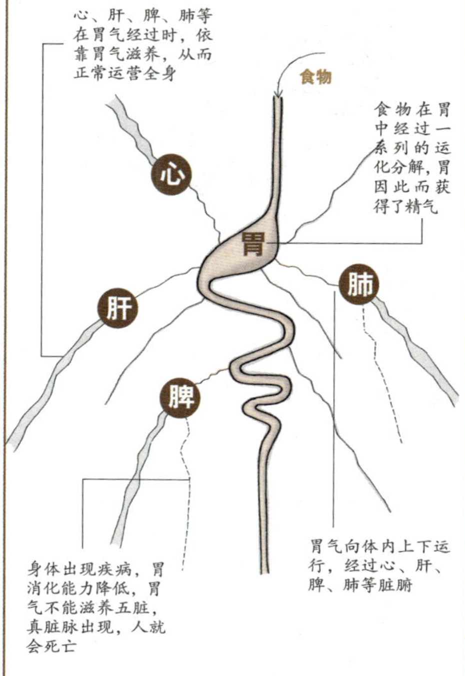

胃虚实

胃虚冷

足阳明胃经阳虚会出现右手关上脉象浮取无力的征象。患者会出现腿脚发冷，失眠，目痛，腹痛，耳鸣，忽冷忽热，唇口发干，面目水肿的胃虚冷证。

◎ 人参散

治疗胃中虚寒，全身骨节痛，身体消瘦

人参、细辛、甘草各六两，麦门冬、桂心、当归各七分，干姜二两，远志一两，吴茱萸二分，蜀椒三分。

将以上十味药捣制过筛后制成散药，饭后，用温酒送服方寸匕。

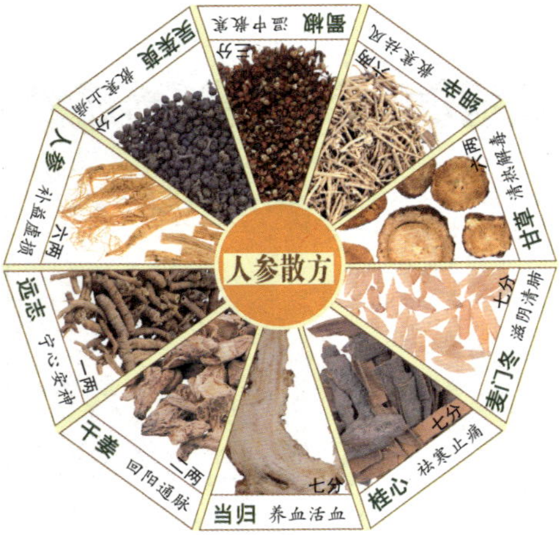

煎药方法		
将以上十味药捣制过筛后制成散药即可		
服药时间	服药次数	服药温度
饭后	一日三次	常温
主要功效		
本方具有止痛、安神之功效，主治胃中虚寒，身体消瘦		

◎ 补胃汤

治疗皮肤干燥，少气、口苦

桂心、防风、细辛、柏子仁、橘皮各二两，芎䓖、吴茱萸、人参各三两，甘草一两。

将以上九味药研细，用一斗水煮取汤药三升，分成三次服用。

胃实热

足阳明胃经阳实会出现右手关上脉象浮取搏指有力的征象。患者会出现头痛发热，唇口发干，常呕哕，不出汗，如温疟证候的胃实热证。

灸法：

胃中热病，可灸位于膝下三寸的三里穴三十壮。

◎ 泻胃热汤

射干、茯苓、栀子仁、升麻各三两，蜂蜜、生地黄汁各一升，芍药四两，白术五两。

将以上八味药研细，加七升水煎汁一升半，去掉药渣，加入生地黄汁再熬两沸，然后再加入一升蜂蜜煎取三升汤药，分三次饮用。老人小孩酌情加减。

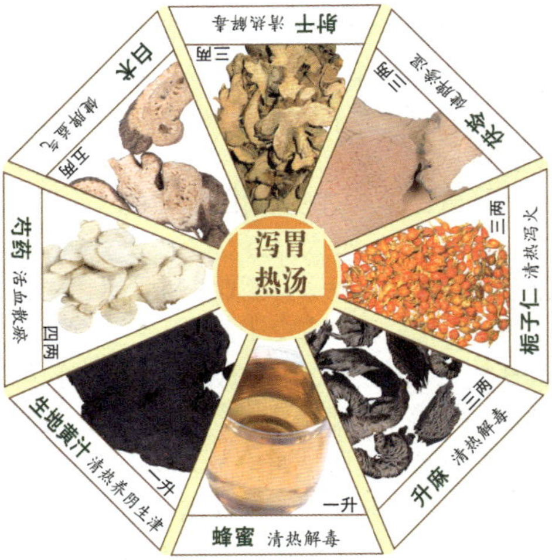

煎药方法		
将以上八味药研细，加入七升水，煎制一升半后去药渣再放入生地黄汁和蜂蜜，煮取三升药汁		
服药时间	服药次数	服药温度
饭后	一日三次	温
主要功效		
本方具有清热、解毒之功效，主治唇口发干、胃中生火等		

喉咙论

喉咙长约一尺二寸，重约十二两，宽约二寸，与十二时相应有十二层，是通利水谷的道路，神与气从这里上通头顶，下达全身，是脾胃的外在证候。如果喉咙常常觉得如有物梗阻其中，引起发堵、发痒、流涎吐痰，说明六腑有寒；如果喉咙红肿，说明五脏有热，使气堵塞不通。如果是寒证就用温通的治法，如果是热证就用发散的治法，既非寒证又非热证，就根据五脏关系进行调理。

反胃

反胃时会出现寸口部脉象紧、尺部脉象涩。患者会出现胸中胀满，不能饮食，呕吐的症状。

脾胃虚冷，命门火衰，不能运化水谷就会导致趺阳脉浮而涩，脉象浮就是虚证，脉象涩就是伤了脾，脾受伤就不会运转，导致胃里留积的食物不消化。

治疗反胃而口渴的处方：

泽泻、茯苓、半夏各四两，甘草、桂心各一两。

将以上五味药研细，用五升水煎取汤药二升，分成三次服用。

治疗反胃特别灵验方：

生姜、前胡各四两，阿胶一两，大麻仁五合，橘皮三两，吴茱萸四合，桂心三寸，甘草五寸，大枣十枚。

将以上九味药研细，用三升水、二升酒煎取汤药一升七合，分两次服用。

治疗脾胃虚弱的处方：

甘草、泽泻、桂心各二两，干姜、橘皮各三两，人参一两，茯苓四两，青竹茹五两，大黄六两。

将以上九味药研细，用八升水煎取汤药三升，白天三次，夜间一次，每次七合。

◎ 大半夏汤

治疗反胃，胃不接纳饮食，食后就立即呕吐

白术一升，半夏三升，生姜三两，人参二两，白蜜一升。

将前四味药研细，加入五升水和一升白蜜煎取汤药一升半，分三次服用。

治疗呕吐不止、反胃、消化不良的处方：

泽泻、人参、桂心各二两，甘草、橘皮、黄芪各三两，茯苓四两，大黄一两半，生姜八两，麦门冬三升，半夏一升。

将以上十一味药研细，用一斗二升水煎取汤药三升二合，白天三次，夜间一次，一次八合。瘦弱的人一次服六合，已经通利的，不加大黄。

治疗冷邪留积在胃中导致朝食暮吐、食后腹中刺痛、反胃的处方：

厚朴、甘草、茯苓、细辛、桂心、杏仁、竹皮各一两，橘皮三两，人参一两，前胡八两，槟榔十枚，生姜五两。

以上药研细，用一斗三升水煮至三升汤药即可，分三次服。

治疗嗳气又吐酸的处方：

吴茱萸半斤，人参一两，生姜三两，大枣十二枚。

将以上四味药研细，加六升水煎取汤药二升，每天两次，饭前服用。

◎ 治中散

治疗食后吐酸水

干姜、食茱萸各二两。

将以上两味药捣筛后制成散药，每次用酒送服方寸匕，每天两次。

治疗反胃、吃下就吐出、气逆方：

芦根、茅根各二两。

将以上两味药研细，加入四升水煎取汤药二升，一次服下，下泻后，病便会痊愈。

治疗吐酸方：

曲末一斤，地黄三斤。

将以上两味药一起捣烂，然后在太阳下晒干。每次用酒送服三方寸匕，每天三次。

华佗治反胃的处方：

雄黄、丹砂、珍珠各二两，朴硝五两，干姜十累。

将以上五味药磨成粉末，用蜜调和成如梧桐子大小的药丸，饭前服三丸。服药后如果出现轻微的烦闷，适量饮水便可化解，十分有效，不妨一试。

呕吐哕逆

如果患者脉搏的形状好像刚起床时的样子，阳脉紧而阴脉数，患者会在饭后就立即呕吐，如果阳脉浮而阴脉数，患者也会呕吐。寸口部脉象芤而紧，脉象芤是虚证，脉象紧就是寒证，虚与寒搏击，脉象就会变得阴结而迟，患者就会噎气。趺阳脉微而涩，脉微就会下痢，脉涩就会呕吐，不思饮食。趺阳脉浮，胃气虚弱，忧气在下，寒气在上，二气相搏，只出不入，患者就会呕吐，且不思饮食，胃中宽敞后一般就会自己恢复。

如果呕吐而且脉弱，身体有微热，小便通利，气逆，这种情况一般很难治疗。

如果服用汤药时因为打嗝汤药无法入腹的，可将甘草三两加水三升，煎取汤药二升，一次服用完毕就会呕吐了，只是服药后不吐则更好，等症状缓和后，再服用其他汤药，就不再会呕吐，这样汤药也能顺利地流通到全身。生姜是治疗呕吐的良药，呕吐的人可多吃。

◎ 桂心汤

主治呕吐，气短，腹热，四肢冷痛麻木，三焦不调

桂心、前胡、芎䓖、甘草、当归、人参、橘皮、石膏各二两，芍药三两，半夏四两，生姜五两，大枣三十枚。

将以上十二味药研细，加水一斗二升下黄芩三两，合煎取汤药三升，分三次服用。一方不用黄芩。

◎ 小麦汤

主治呕吐不止

厚朴、人参各四两，甘草一两，青竹茹二两半，生姜汁三合，小麦一升。

将以上六味药研细，加水八升煎取汤药三升，除去药渣，分三次服用。

◎ 前胡汤

主治恶寒发热，膨胀满腹，不思饮食，呕逆，少气，心下结聚，消渴

前胡、生姜各三两，甘草、朴硝、大黄各二两，当归、半夏、麦门冬、茯苓、芍药、石膏、滑石、植物栝楼的根（天花粉）、黄芩、附子、人参各一两。

将以上十六味药研细，用水一斗二升煎取汤药六升，分四次服用。

◎ 猪苓散

治疗呕而膈上寒

猪苓、白术、茯苓各三两。

将以上三味药制成散药，每天三次，每次用汤水送服方寸匕。口渴的人，可多饮水。

◎ 半夏汤一

主治气上冲而逆气，心中烦闷

茯苓、桂心各五两，生姜一斤，半夏一升。

将以上四味药研细，加水八升煎取汤药

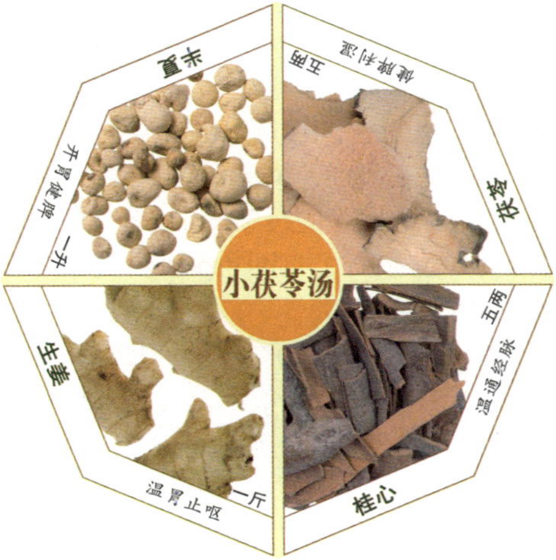

煎药方法		
将以上四味药研细，加水八升煎至二升半即可		
服药时间	服药次数	服药温度
饭后	一日三次	温
主要功效		
本方具有开胃、解表之功效，主治胃湿、腹胀、心中烦闷等		

二升半，分三次服用。如果有少气症状，加入甘草二两。

◎ 白茅根汤

主治春夏伤寒病，胃寒呕吐

桂心、葛根、橘皮各二两，白茅根一升。

将以上四味药研细，加水六升煎取汤药三升，分三次服用。如果有热，去掉桂心。

◎ 犀角人参饮子

主治呕逆，邪风热，胃气虚，饮食不下

犀角、人参各二两，粟米一合，薤白五两。

将以上四味药研细，加水四升半煎取汤药一升七合，加入粟米煮熟，分四次服用。

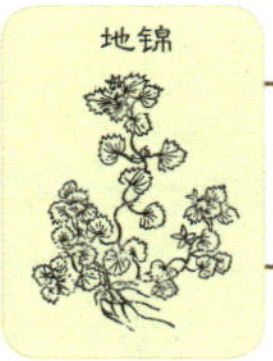

地锦

清热解毒、凉血止血。

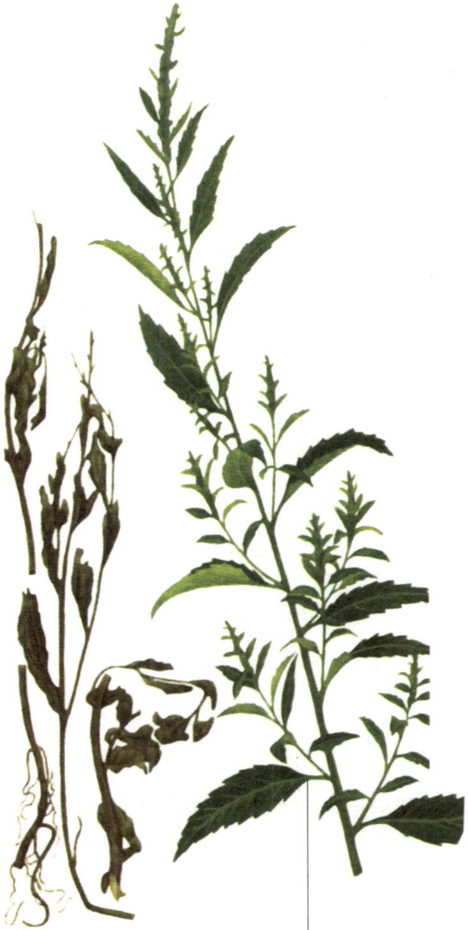

全草

[性味] 味辛、苦，性平，无毒。

[主治] 热毒泻痢，便血，湿热黄疸。

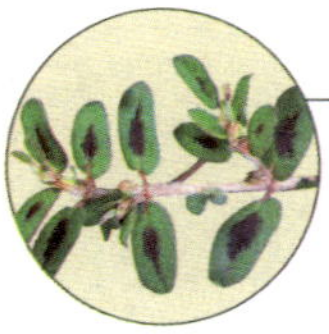

地锦

本品主要用于治疗热毒泻痢、痈肿、毒蛇咬伤，便血、尿血，崩漏及外伤出血等多种出血性疾病。

胃腑

◎ 枇杷叶汤

治疗呕哕

枇杷叶八两，人参一两，橘皮一分，胡麻仁八合。

将以上四味药研细，用水一斗煮枇杷叶，取五升药汁，再加入其他三味药一起熬取汤药三升，最后加入麻仁服用。

◎ 生姜汤

治疗气厥、呕哕、呼吸困难的处方

人参、前胡、桂心、甘草各一两，生姜二两，豆豉一升，半夏八两。

将以上七味药研细，加水九升煎取汤药三升，分三次服用。

治疗食后即吐的处方：

大黄四两，甘草二两。

将以上两味药研细，加水三升煎取汤药一升半，分两次饮用。

◎ 橘皮汤

主治干呕、手足厥冷

橘皮四两，生姜半斤。

将以上两味药研细，加水七升煎取汤药三升，分三次饮用。如果呕吐不停，可加大药量。

◎ 生芦根汤

主治伤寒、干呕、饮食不下的处方

生芦根、青竹茹各一升，粳米三合，生姜二两。

将以上四味药研细，加水五升煎取汤药二升，分三次服用。如果呕吐不停，就连服三剂。

◎ 半夏汤二

主治干呕、反胃、流涎

半夏、干姜各二两。

将以上两味药研细，加浆水一升半煎取汤药七合，一次服下，每天服药三次。

灸手间使穴三十壮，可治疗干呕不止，粥食吐出。如果四肢厥逆，脉象沉绝不至的，灸此穴后就通，这是起死回生的方法。灸手厥阴心包经上的尺泽穴，或者灸承浆穴七壮，炷如麦粒大，都可治干呕。

治疗恶心方：

取一升苦瓠穰和子，研碎，用三升酒水来熬取一升汤药，一次服完。一会儿就会呕吐并泻痢出恶物。

艾灸法：

	症状	取穴（或部位）	灸量
治吐逆	呕而不能饮食	心俞	一百壮
	不得下食，今日食，明日即吐	膈俞	一百壮
	不能下食	胸堂	一百壮
	不能饮食	巨阙	五十壮
	食物不在胃中停留	胃脘	一百壮，重复三次
	饮食后立即吐出	脾募（即章门穴）	一百壮，重复三次
	吐宿汁，吞酸	神光（又名胆募）	一百壮，重复三次
	霍乱，吐血	手厥阴心包经上的穴位	五十壮
	嗳气，干呕，膈中气闭塞	腋下聚毛下附胁凹陷中	五十壮
	嗳气，干呕，呕逆	石关穴	一百壮

胀满

患有腹胀的病，喜按的，是虚证；拒按的，是实证。腹中胀满不能减轻，即使腹中胀满减轻也不舒服的，应当取下法。舌黄没有下痢的，下泻后黄色就会自然消除。腹胀当时减弱后，又会如原来一样胀，这是寒，应当用温药。腹胀，口中苦而且发干，是腹间有水，这是饮；趺阳脉象微而弦，应当会腹中胀满，如果不胀满的，必定下部闭塞，大便艰难，两腋下疼痛，这是虚寒之气从下向上，应当用温药服下就会痊愈。腹中胀满转为疼痛，并移向小腹，这是要下痢。

◎ 温胃汤

主治胃气不平、时时胀咳、不能饮食

附子、当归、厚朴、人参、橘皮、芍药、甘草各一两，干姜五分、蜀椒三合。

以上九味药分别研细，用九升水煮取三升，分成三服用。

◎ 大半夏汤

主治胃中虚冷、腹满塞、下气

甘草、附子、当归、人参、厚朴、茯苓、枳实各二两，半夏一升，大枣二十枚，桂心五两，生姜八两，蜀椒二百粒。

将以上十二味药分别研细，用一斗水煮取三升，分两次服用。

◎ 附子粳米汤

主治腹中有寒气、胀满、肠鸣切痛、胸胁逆满、呕吐

半夏、粳米各半升，甘草一两，大枣十枚，附子一枚。

以上五味药分别研细，用八升水煮熟米，去渣，每次服一升，每日三服。《集验方》中加干姜二两。

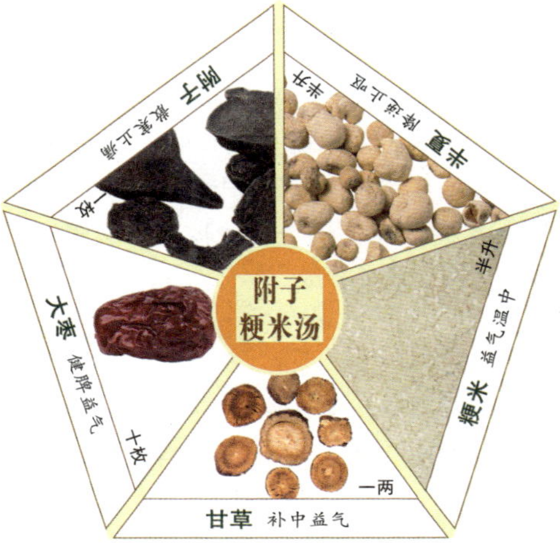

煎药方法		
以上五味药分别研细，用八升水煮熟即可		
服药时间	服药次数	服药温度
饭后	一日三次	温
主要功效		
本方具有降逆、止呕、补脾等功效，可治疗腹中有寒，呕吐等		

◎ 厚朴七物汤

治疗腹满气胀，张仲景说此方可治腹满，发热数十日，脉浮数，饮食如故者

甘草、大黄各三两，大枣十枚，枳实五枚，桂心二两，生姜五两，厚朴半斤。

将以上七味药分别研细，用一斗水煮除大黄外六味药，取五升，去渣，再加入大黄煮取四升，服八合，每天三服。呕逆的，加半夏五合；下痢的，去大黄；寒多的，加生姜到半斤。

◎ 厚朴三物汤

治疗腹满发热数十日、脉浮而数、饮食如故

厚朴半斤，大黄四两，陈枳实大者五枚。

将以上三味药分别研细，用一斗二升水

煮取五升，加入大黄煎取三升，去渣，服一升。腹中转动的不要再服，不动的又服。一方加芒硝二两。

◎ 吴茱萸汤

治疗久寒、胸胁逆满、不能饮食

吴茱萸、半夏、小麦各一升，甘草、人参、桂心各一两，大枣二十枚，生姜八两。

将以上八味药分别研细，用五升酒、三升水煮取三升，分成三服。

◎ 大桂汤

治疗虚羸、胸膈满

桂心、生姜各一斤，半夏一升，黄芪四两。

将以上四味药分别研细，用一斗半水煮取五升，分成五服。白天三服，夜间二服。

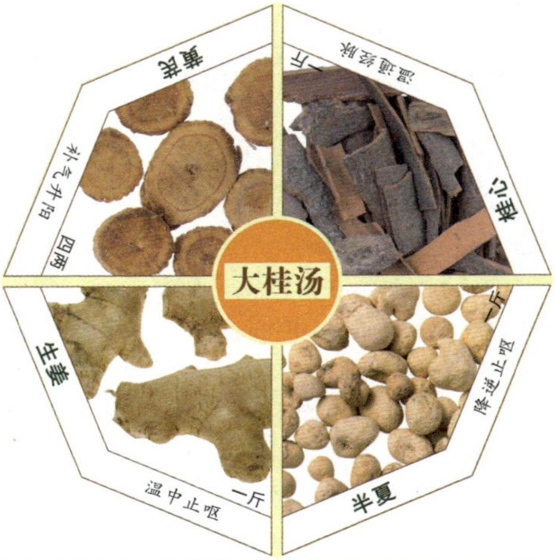

煎药方法		
以上四味药分别研细，加入一斗半水煎制即可		
服药时间	服药次数	服药温度
饭后	一日三次	温服
主要功效		
本方具有温中、止痛、补气等功效，可治疗胸部胀满等		

痼冷积热

如果人中了寒邪，就会流鼻涕，口干燥，打哈欠，下利，打喷嚏，发热，这是因为里虚。其人畏寒，脉象沉而弦，或脉象双弦的，是寒证。弦脉，其状如张弓弦，按起来沉稳不动。脉数而弦的，应当祛除患者的寒气。脉双弦而迟的，心下坚实。脉大而紧的，是阳气中有阴邪，可以用下法。右手寸口脉弦的，会胁下拘挛引急而疼痛，患者寒冷且恶寒。脉迟的为寒，脉涩的为无血。寸口脉微弱，尺中脉紧而涩的，脉紧就是寒，脉微就是虚，脉涩就是血不充足，所以应该发汗之后再泻下。

◎ 大建中汤

主治心下两胁寒痛、呕吐不能饮食、饮食下咽时自己感觉食物是从一侧流下的，伴有决决的声音，并好像腹中有寒气向上冲

蜀椒二合，人参二两，干姜四两，饴糖一升。

将以上四味药研细，加水四升煎取汤药二升，去渣加入饴糖，用微火煮取一升半，分成三份。服汤间隔如煮三斗米饭的时间，可辅助食用粥二升左右，服后注意保暖。

◎ 曲末散

主治心腹寒冷痼块的处方

桂心、干姜各三两，蜀椒、吴茱萸各二两，曲末三升，白术五两。

将以上六味药碾成粉末后，捣筛成药散。空腹，用米汤送服方寸匕，每天两服。不超过五剂，寒气顿消。无禁忌，空腹服用。

肺脏

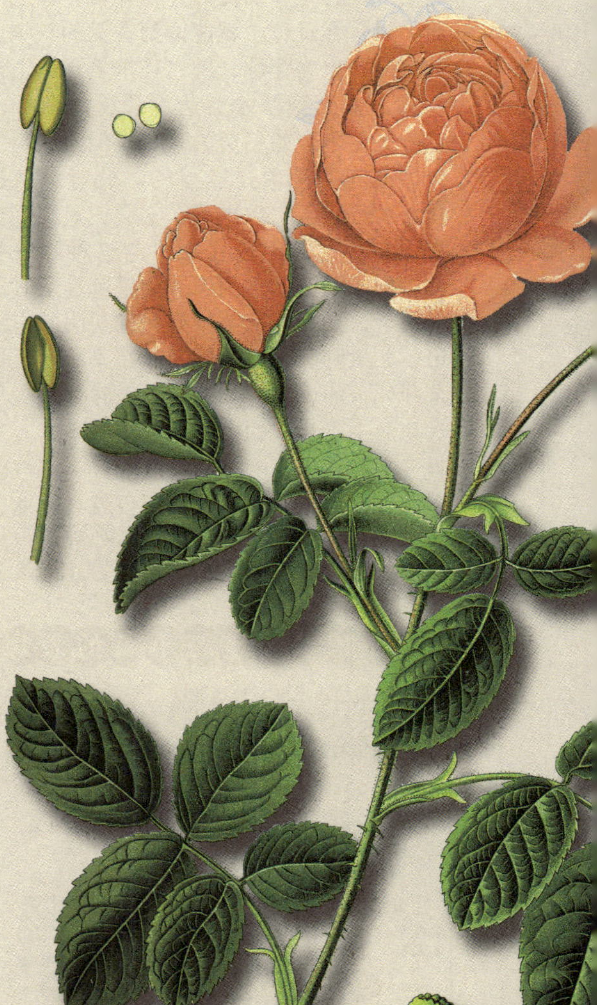

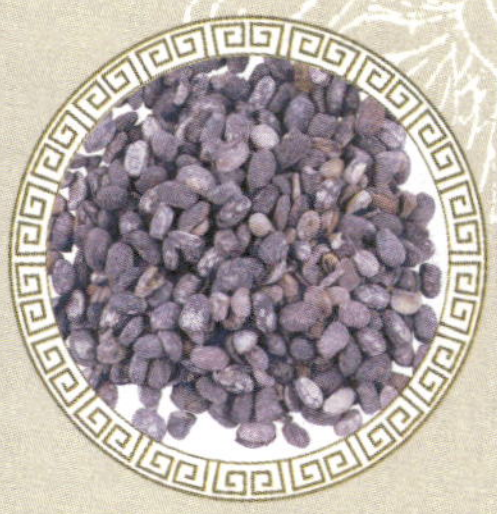

淡豆豉

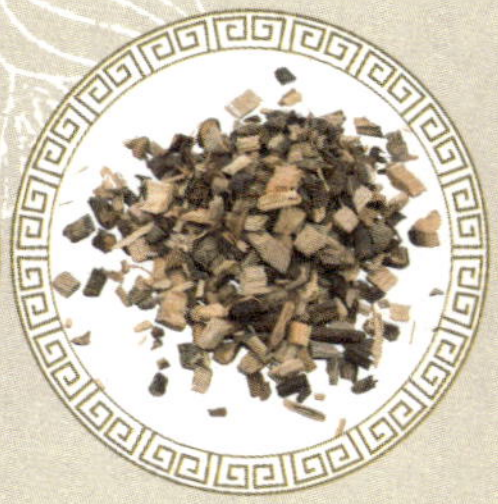

桂 枝

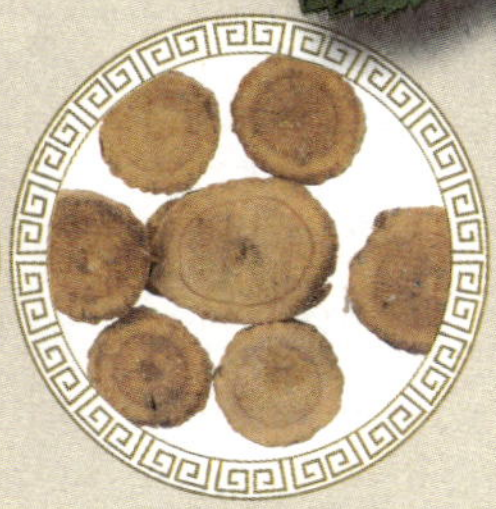

黄 芪

肺脏脉论

肺的经脉是手太阴经，与手阳明经互为表里，在五行中属金。肺是五脏的华盖，相当于相傅，肺主魄，魄负责掌管人接触和认识外界事物的精神活动，与精一起出入。鼻是肺功能的外在体现，肺之气通于鼻，通过鼻子就能闻到香臭的气味。肺脏的脉象为浮脉，肺气在季夏开始上升旺盛，直到秋季才会达到旺盛的顶峰。秋季是草木开始枯黄的季节，但是秋高气爽，其正常脉象是微浮的。此时卫气迟缓，荣气数急，数则浮在上层，迟则沉伏在下，称之为毛脉。如果与这种脉象相反，则说明身体患病了。如果肺脉来时忽上忽下，如鸟的羽毛排列，则说明肺有疾患；如果肺脉来时如羽毛浮在半空中，这是肺死证的表现；如果肺脉来时如被微风吹动而上下翻飞的树叶，则为肺平脉。若阳气不能下降，阴气又不能上升，邪气就会乘虚而入。阴气被外邪所侵就会紧缩，阴气紧会表现为战栗，阳气被外邪所侵就会收敛，阳气敛会表现为恶寒，战栗与恶寒并存，就称为疟疾。如果早晨被邪气所侵，人就会在早晨发病；如果是傍晚被邪气所侵，人就会在傍晚发病。

脏腑有远近，脉象也有迟数，肺气的运行也自有其节度和规律。如果迟脉本应沉伏在下却反而在上，则人会肤色苍白，而数脉本应浮于上却反而在下，则为下焦受伤。中焦有所恶就会表现出来，有所善则藏匿在里。阳气下陷，阴气就温热，使阳气本应在上反而在下，阴气本应在下反而在顶峰。

肺有三斤三两重，六叶加两耳，共八叶。肺气运行在紫宫，上出于颊，表现于鼻，流回到肺中，它的盛衰表现在毛发，在内主胸，在外主气，与乳相对，右乳为辛属阴金，左乳为庚属阳金。肺藏魄，被称为“魄脏”，气藏于肺中，而魄又居于气中，其病变在液表现为鼻涕，在气表现为咳嗽。如果肺气虚就会导致短气，鼻息不通；如果肺气实就会出现气喘，胸满。

因为气藏于肺中，而魄又居于气中，所以如果嬉笑无常必会伤及魄，魄受伤后就会疯癫，发狂，出现面色苍白，毛发干枯，意识丧失，皮肤发黑的症状，一般会在夏天死亡。手太阴经顺畅运行会使皮毛得到润泽，如果手太阴经的脉气不正常，皮肤和毛发就会干枯发黄，皮毛焦枯就会失去津液，津液失去后皮肤骨节就会受伤，皮肤骨节受伤就会使指甲干枯，毫毛折断，这种人气已经死去了，如果在丙日病重，那么在丁日就一定会死去，因为丙丁在五行上属火，而肺属金，火克金。

秋天属金，肺气旺盛，正常的脉象是平脉，微涩而短。如果是沉濡而滑的脉象，说明肾邪在侵害肺脏，由于肾水为肺金之子，子袭母位，此为实邪，就算有病也会自己痊愈，无须烦心；如果是大而缓的脉象，说明脾邪在侵害肺脏，由于脾土为肺金之母，母居子位，此为虚邪，就算有病治疗起来也相

四时脉象太过与不及的表现

正常的四季脉象应为春弦、夏钩、秋毛、冬石。但是有时候也会出现太过与不及的情况，太过为体表的疾病，不及则为体内的疾病。

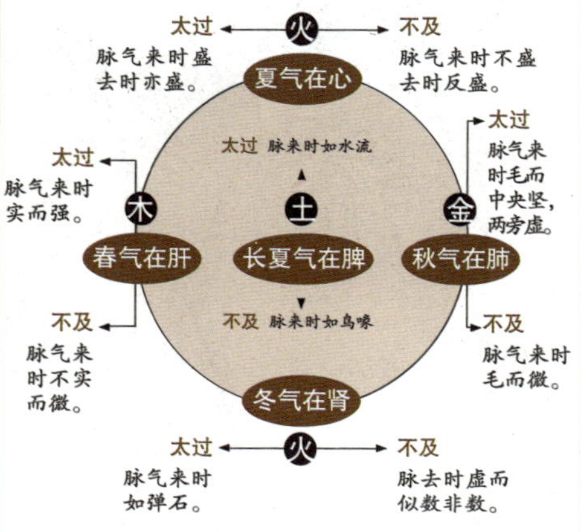

四时五脏脉象常异的对照

人体脉象会随着不同季节气候冷暖的变化而变化，所以，每个季节都有其对应的常脉，与之不相应的脉则是病脉或死脉。

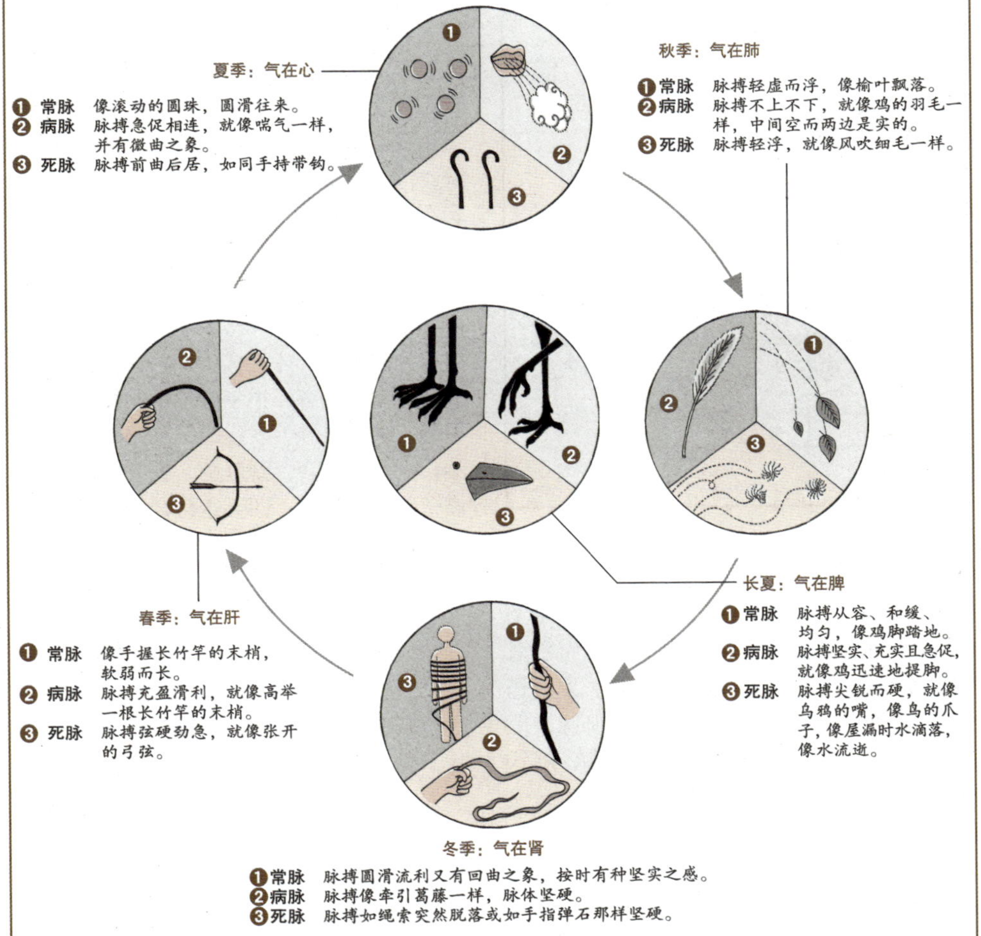

当容易；如果是弦细而长的脉象，说明肝邪在侵害肺脏，由于肝木是肺金所克者，木侮金，此为微邪，就算有病也会立即痊愈；如果是浮大而洪的脉象，说明心邪在侵害肺脏，由于心火是肺金之敌，火克金，此为贼邪，一般很难救治。

肺脉来时，轻若微风吹动鸟背上的羽毛，在呼气一次的时间内肺脉搏动两次为平脉，搏动三次为离经，搏动四次为脱精，搏动五次为死证，搏动六次就会命绝，这是从手太阴肺经表现出来的证候。右手关前寸口部位脉象阴绝的患者，是无肺脉，会苦于短气咳逆，喉中堵塞，嗳气，呃逆，其治疗须取刺手阳明大肠经上的穴位；右手关前寸口部位脉象阴实的患者，是肺实证，会苦于短气，胸中胀满，牵动两肩，其治疗应取刺手太阴肺经上的穴位。

肺脉下实上虚，浮而喘，多半是由于惊吓后有积气积留在胸中；肺脉喘而虚者，大多是醉后行房所引起的，称为肺痹寒热证。

肺脉特别缓的，是多汗；肺脉微缓的，

肺对脏腑的影响

肺在人体中具有重要作用，全身气血都由它来分配。所以，如果肺感受邪气，不仅自身会发生病变，其所主的皮毛也会发生病变，还会将这种邪气传到身体其他脏腑。

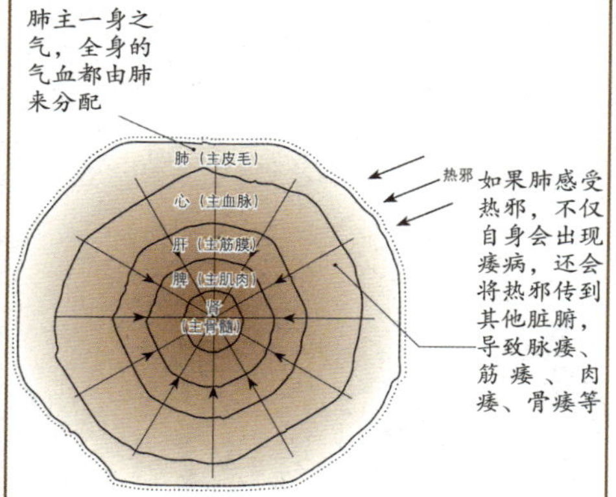

是痿漏偏风，除了头部，身体各部位会汗流不止；肺脉特别大的，是胫肿；肺脉微大的，是肺痹，怕见光；肺脉特别小的，是消化不良；肺脉微小的，是消渴；肺脉特别滑的，是气急上逆，会出现右胁肿块，发热恶寒，胸闷呕逆，咳嗽并带有脓血；肺脉微滑的，是出血；肺脉特别急的，是癫痫；肺脉微急的，是肺寒热，会表现为咳嗽唾血，慵懒，腰、背、胸部不适，鼻塞不通；肺脉特别涩的，是呕血；肺脉微涩的，是溃疡。

肺脉搏坚而长的，是唾血；肺脉濡而散的，是漏汗，漏汗又作灌汗，指汗出如水，泄漏不止，这种病大多是因为阳虚，这种脉来时绝对不能用散法发汗来治疗。

如果肺有病，则鼻口会张开。肺实热，会胸满，喘逆；肺虚寒，会咳嗽不止，气短、下痢连连。肺在变动上为咳，在声为哭，在志为忧，所以忧必伤肺，精与气同入于肺就会悲伤不已。肺与秋相应，在五味为辛。在秋季时吃下过多辛辣之物，导致痞结胀满而咯血的，以及因为饮食没有节制而患病的，其治疗应取刺手太阴肺经的合穴，即尺泽，所以说伤于五味太盛者应取治合穴。

十二经脉中，唯有手太阴肺经可以一直跳动而不停止。这是因为胃之脉是足阳明经，而胃又是五脏六腑营养储存和消化的场所，胃脉诊候部位在足部趺阳脉上，足大趾间向上行三寸，骨缝中即是，胃是受纳水谷的场所，在六腑中，胃是位于第一位的。五味入口后，储存在胃中，通过脾脏的运化，将五味转化为精微用以滋养五脏的精气，胃之精气向上传输到肺，转变为清气，即肺气，肺气依照太阴经来运行，它的运行与呼吸一致，所以人呼一次则脉搏动两次，吸一次脉也搏动两次，只要呼吸不停，脉也就会不停地跳动。

冬天被病邪所侵入，导致肺病的，一般要到夏天病邪才会离去。病在肺脏，下午病情会有所缓解，中午会加重，夜半之时会平静。病先从肺上发作的，开始时会出现咳喘；三天之后会传到肝脏，就会出现支撑胀满，胁痛的症状；四天之后会传到脾脏，就会出现身体闭塞不通的症状；五天之后会传到胃腑，紧接着出现腹胀的症状；如果十天还不能治愈的，一般就会死亡。

一旦肺有问题，一定会出现逆气咳喘，腰背疼痛，汗流不止的症状。如果肺虚，就会出现气短，呼吸困难，耳鸣，喉咙干燥的症状。要想治疗好此病应该针刺手太阴肺经、足太阳膀胱经的外侧和厥阴经的内侧，使其出血。

肺病发生时，患者的面色苍白，身体发寒，咳嗽不止，脉象微迟的，还可以救治，应该服用五味子大补肺汤、泻肺散。在春天可针刺少商穴，在夏天可针刺鱼际穴，都要用泻法；在秋天可针刺经渠穴，在冬天可针刺尺泽穴，在季夏可针刺太渊穴，都要用补法；也可艾灸膻中一百壮，艾灸背部第三椎棘突下的肺俞穴二十五壮。病邪在肺，就会出现皮肤酸痛，发寒，气喘出汗，咳嗽剧烈等症状。肺有病而身体就会发热，咳嗽气短，唾出脓血的，其脉象本应当是短涩反而浮大，其面色应当是白色而反显红色，这是火克金，是特别逆反的症状，十成会死，无法救治。这种病的治疗应针刺胸部外侧的中府穴和云门穴，以及背部第三椎棘突旁的肺俞穴，然后针刺任脉的天突穴，这样就可以散去肺中的邪气。

在身体寒冷的时候又吃了冰冷的食物就会伤及肺，由于这两种寒冷相感应，使身体里外都受伤，就会出现气逆而上行的证候。

肺受伤而身体又疲劳，就会咳嗽唾血，其脉象细、紧、浮、数的，都会吐血，这是由于急躁、发怒、咳嗽、气逆，使肺受伤而导致了气机壅闭。

肺胀的患者，虚而满，喘咳，眼睛像脱出的模样，其脉浮大；肺被风邪侵害，就会出现口干舌燥，气喘，晕眩，身体沉重等症状；肺脏有水滞留，身体就会水肿而大便溏泻，小便难；肺被寒邪所侵害，就会流脓涕。

如果肺中有积液，脉象就会浮而毛，会出现胁下疼痛，气逆，腰背疼痛，气短，健忘，生痈等症状，严重的皮肤会时时作痛，时时作痒，如虫移行的感觉，更严重的有针刺的感觉，面色发白。这些症状就算秋天好了，到了夏天病情又会加剧。

肺中的积聚名叫息贲，在右胁下，像一个倒扣的杯子，久治不愈，会恶寒，气逆喘咳，发作肺痈。这种病一般在春天发作，这是为什么呢？心得病就会伤害到肺，肺病就会传到肝，而春天恰好是肝气的旺季，由于肝气旺而不受病邪，所以肺会将病邪还给心，心不肯接受，病邪也只能在肺中积聚留结。因此，春天是息贲病的高发期。

肺得疟疾，患者就会心寒，寒到极点又会发热，发热时还会出现惊恐的症状，好像被可怕的东西追赶，此时可用恒山汤来治疗。如果患者原来声音洪亮，突然声音沙哑，说话十分吃力，与平常相反，有人招呼他，他也不愿意搭理，就算还没有生病，不

面部与身体的对应

诊断疾病时，观察面部颜色的变化是其中重要的一环，要想诊断准确，首先必须明确面部各区与身体的对应关系。

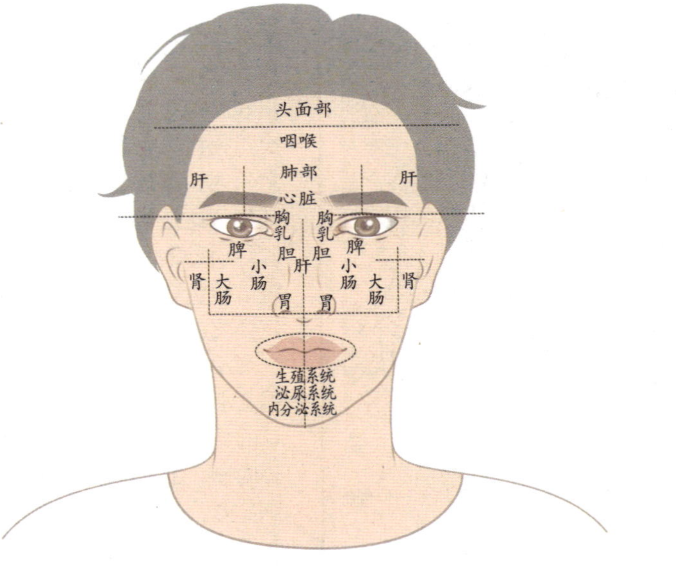

久后也会病倒。这其实是从声音上来诊断肺病，疾病的表里是一致的，由表及里地推断病因，并根据病因进行治疗，就能药到病除了。

肺主管鼻，鼻是肺功能的外在表现形式。在五色中肺对应白色，白色像猪油样的是情况较好。一个人肩部和胸部的端正与倾斜，薄与厚，都与肺脏相应。皮肤白皙，纹理细密的人，肺就小，肺小则饮少，不会使人喘息；皮肤纹理粗糙的人，肺就大，肺大则容易虚寒，多饮，喘鸣，也容易患喉痹、胸痹和气逆之类的病；胸膺突出，两肩高耸而咽喉内陷的人，肺的位置就会偏高，肺位偏高则实，实则热，气机就会上逆，使人咳喘；胁部张开，两腋内收的人，肺的位置就会偏低，肺位偏低，就会使人出现胁下疼痛，鼻塞，气壅，流涕，生息肉等症状；肩背肌肉发达的人，肺脏就坚实，肺脏坚实，人就不容易咳逆上气；肩背部肌肉松弛的人，肺脏就脆弱，肺脏脆弱就容易被热邪伤害，出现喘息，鼻衄的症状；背胸肌肉厚实的人，肺脏端正，那么肺气和顺通畅，人就不易被邪气所伤；肋骨偏斜而稀疏的人，肺脏偏斜不正，肺脏不正则容易使人出现胸痛和鼻病。

手太阴肺经循行路线

手太阴肺经的循行路线：起于中焦（1），下络大肠，还循胃口（2），上膈（3），属肺（4）。从肺系横出腋下（5），下循臑内（6）行少阴、心主之前，下肘中（7），循臂内上骨下廉(8)，入寸口(9)，上鱼(10)，循鱼际（11），出大指之端(12)。另外，手太阴肺经还有一分支：从腕后，直出次指内廉，出其端。此经脉联系的脏腑：肺、胃、大肠、肾。

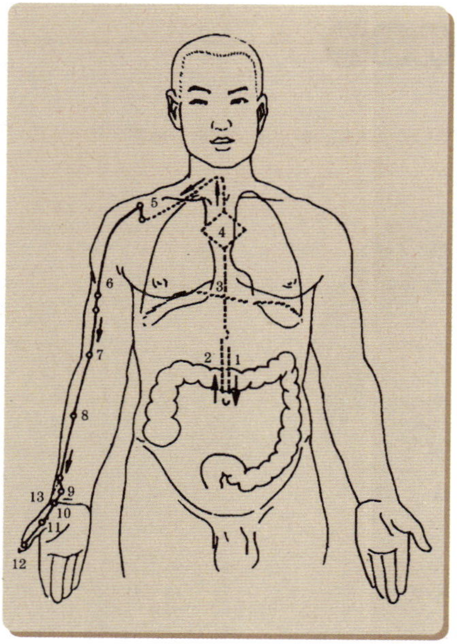

名词解释

肺系：指喉咙。

臑内：指上臂。屈侧称臑内，即肱二头肌部；伸侧称臑外，即肱三头肌部。

心主：指手厥阴心包经。

廉：指侧边而言。

如果人的各脏腑在皮肤的反射区部位出现突起或凹陷，则说明该脏腑有疾病正在发生。阳明大肠经为肺在皮肤的反射部位，肺气在阳明大肠经中流通，外部也随之而呼应。浮清为外，沉浊为内；阴主管内，阳主管外；虚则补之，实则泻之。如果病邪从体内向外而出，那么它的反射区就会凹陷，此时应先治阴后治阳；如果病邪从外侵入体内，那么其反射部位就会突起，此时应该先治阳后治阴。

人的身体健康与否，五脏神色都会先显现在外面。如果人的肺有病，鼻孔就会张开而且干枯；如果肺死，鼻子就会呈青黑色，鼻孔紧闭，鼻梁也会塌陷；如果面颊上突然出现如拇指般大小的红色黑痣，患者必然会突然死亡。患者口无法张开，只有气出而没有气入，而且脸色发白，眼睛发青的，这叫乱经。这是饮醉酒后被风邪所侵，风邪进入肺经而导致的眼睛发青，这样的情况无药可医。脸色蜡黄，眼睛发白像枯骨那样的，一定会死亡。

手太阴肺经的筋，起于手的大拇指之端，沿指上行，结聚于鱼际部之后，经过寸口的外侧，沿臂内结聚于肘中，再上行于臑部内侧，进入腋下，出于缺盆，又结聚于肩髃前方，然后上行结于缺盆，再下行结聚于胸里，分散而贯穿贲门下部，与手厥阴经的筋相合后，下行直抵季胁。

手太阴肺经的脉，起于中焦腹部，向下缠绕大肠，再返回循行胃的上口，向上经过膈肌，入属于肺脏，接着从气管横走出腋下，沿着上臂内侧下行，然后从手少阴经与手厥阴经的前面，下至肘内，顺着前臂的内侧，经掌后高骨的下缘，入寸口，前行至鱼际，并沿着其边缘，出于拇指尖端。它的分支从腕后直达次指内侧，出于指端。手太阴经合手阳明经为表里。阳明经之本在肘骨中，在此与手太阴经交会。手太阴经的支络名列缺，起于腕上分间，与太阴经并行，直入掌中，散入于鱼际，它的支脉走手阳明经。

若肺生病，病实则大肠热，热则手掌红锐突起，突起则阳病，阳脉反逆大于寸口三倍。其发生病变后，会出现咳嗽，掌心发热，口渴，心烦躁，气逆，胸胀闷等症状。

手太阴经的脉气旺盛有余就会出现肩背痛，中风；手太阴经的脉气虚弱则大肠寒，就会出现打哈欠，小便遗数，小便数则为阴病，阴脉反而比寸口脉小一半，病则肩背寒痛，气短不足供应呼吸，季胁空痛，小便变色，终至大小便不禁。

肺脉在季节上对应秋季，在五色上对应白色，在五行上属金，主管手太阴经脉，在秋天宜灸刺五腧穴之经穴和腧穴。秋季金气开始旺盛，肺将收杀，金将比火更旺，阳气渐渐收敛，阴气开始旺盛，湿气侵入人体，阴气未盛而无法深入，所以可针刺腧穴来泻除其阴邪，取合穴来虚其阳邪，此时阳气始衰，所以取合穴。其脉本在寸口之中，掌后两筋间二寸中，与腋下动脉相呼应，其脉根于太仓，太仓在脐上三寸。

秋天是肺、大肠易患白气狸病的时节，原因是病邪从太阳经侵入手太阴经。太阴经受淫邪之气，则会使经络壅滞，毫毛皮肤绷紧。如果是因发汗泄气而生邪，那么脏腑就会被温毒所伤，随之感染秋季的疠气。如果肺虚就会被阴邪所伤，导致寒热不定，损肺伤气而发生咳嗽和呕逆；如果肺实就会被阳毒所伤，而出现体热生斑、气喘、多饮等症状。

肺虚实

肺虚冷

肺虚冷是指右手寸口脉象重按无力，出现少气，呼吸不畅、喉咙干燥、津液少等症状。

灸法：

凡患肺风，气痿绝，四肢满胀，喘逆胸满等症，可针灸肺俞各二壮，肺俞的位置，正对乳部引绳测量，在第三椎棘突下，两旁相距各一寸五分处。

◎ 酥蜜膏酒

治被狂风所伤导致肺虚寒的处方

酥、崖蜜、饴糖、生姜汁、生百部汁、枣肉、杏仁各一升，甘皮五具。

将以上八味药混合在一起，用微火煎熬约一顿饭时间，此期间要经常搅动，让药液沸腾三次，至药汁减少一半时即可，每次以一升温酒送服方寸匕，慢慢吞下，夜晚一次，白天两次。

主治风邪入肺导致肺虚冷的处方：

防风、独活、秦椒、干姜、芎䓖、黄芪各四十二铢，天雄、五味子、山茱萸、麻黄各三十八铢，杜仲、秦艽、薯蓣、桂心、人参、细辛、防己各三十铢，甘菊花、紫菀各二十四铢，甘草三十六铢，附子七分，贯众二枚。

将以上二十二味药碾成药散，每次用酒送服方寸匕，每日服两次。

主治肺寒、鼻塞、咳嗽的处方：

杏仁（熬研为脂）、酥、生姜汁、白糖、生百部汁、白蜜各一升，枣肉（研作脂）二斤。

将以上七味药混合在一起，用微火煎熬约一顿饭时间，此期间要经常搅动，然后取下，以温酒送服二合，每日两次。

◎ 饧煎

主治肺气不足、咽喉发干的处方

取去核干枣一升，加五升水来调和使其均匀，绞去药渣，澄去上面的清液，取浊的纳入饴中搅拌，在温火上煎熬一顿饭工夫即可。患者每次服用如鸡蛋大小的量，细细吞下，夜间两次，白天三次。

◎ 麻子汤

主治肺气不足、咯血、气短的处方

人参、桂心各二两，阿胶、紫菀各一两，饧、桑白皮各一斤，生姜三两，干地黄四两，麻子一升。

将以上九味药研细，用一斗五升水熬取四升汤药，分五次服用。

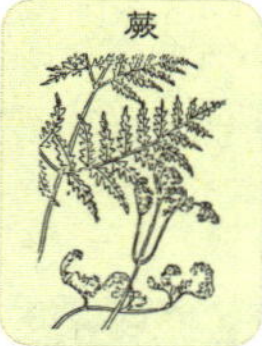

蕨

清热利湿、利尿排毒、消肿安神。

全草

[性味] 味甘，性寒，无毒。

[主治] 补五脏不足，气壅塞在经络和筋骨间。

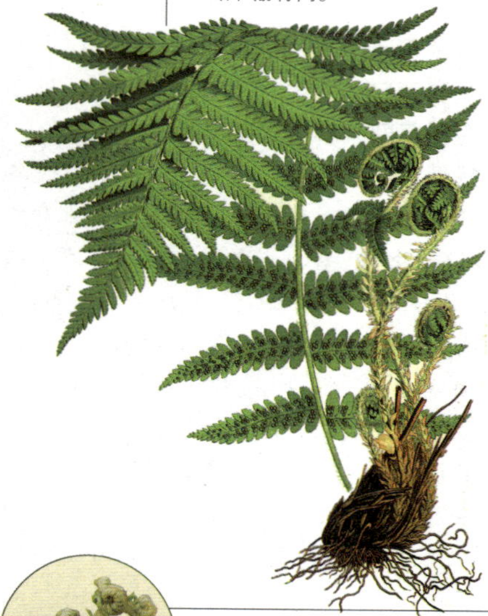

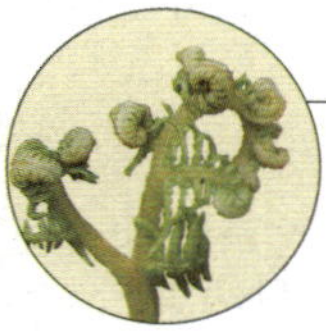

蕨

本品主要用于治疗发热、痢疾、湿热、高血压、头昏、失眠、风湿性关节炎等病症。

肺实热

肺实热是指右手寸口气口以前脉象重按搏指有力，这是手太阴肺经阴实的征象，一般会出现肺胀、汗出若露、上气喘逆、咽喉中堵塞像要呕吐的症状。

灸法：

肺胀，气抢胁下，热痛，灸阴都，患者多少岁就灸多少壮，穴在夹对中脘穴两边相距一寸处，中脘穴在心下三寸。

肺胀胁满，呕吐上气等病，灸大椎及两乳上第三肋间，各灸七壮而止。

主治肺实热、胸闷善叹息的处方：

白前、杏仁各三两，橘皮、白术各五两，赤蜜七合，枸杞根皮（地骨皮）二升，石膏八两。

将以上七味药研细，加水七升来熬取汤药二升，除去药渣，加入赤蜜再熬三沸，分三次服用。

◎ 泻肺散

主治酒后受风、面目黄肿、晕眩、咳逆上气、心中烦闷、心下弦急、不思饮食、胸痛累及背、支满欲呕的处方

百部、五味子各二两半，茯苓、附子、苁蓉、当归、石斛、远志、续断各一两，防风、蜀椒、紫菀、桂心、款冬花、干姜各一两半，细辛、甘草各七分，桃仁六十枚，杏仁三十枚。

将以上十九味碾成散药，每次用酒送服方寸匕，每日三次，渐渐加至二匕。

主治肺热、酒后风邪入肺的处方：

甘草、五味子各三两，杏仁五十枚，淡竹叶一升，母姜五两，麻黄四两。

将以上六味药研细，先用七升水来熬麻黄，去沫，再加入其他药熬取三升汤药，去渣，分为三次服用。

主治肺热喘息、鼻衄的处方：

羚羊角、鸡苏、玄参、射干、芍药、升麻、柏皮各三两，淡竹茹一枚，生地黄一升，栀子仁四两。

将以上十味药研细，加水九升煎取汤

药三升，分三次服用。

◎ 橘皮汤

主治肺热、气上逆咳嗽的处方

橘皮、麻黄各三两，宿姜、杏仁各四两，干紫苏、柴胡各三两，石膏八两。

将以上七味药研细，加水九升来煎熬麻黄两沸，去沫，加入其他药，熬取汤药三升，去渣，分三次服下。若未愈，就给患者服两剂药。

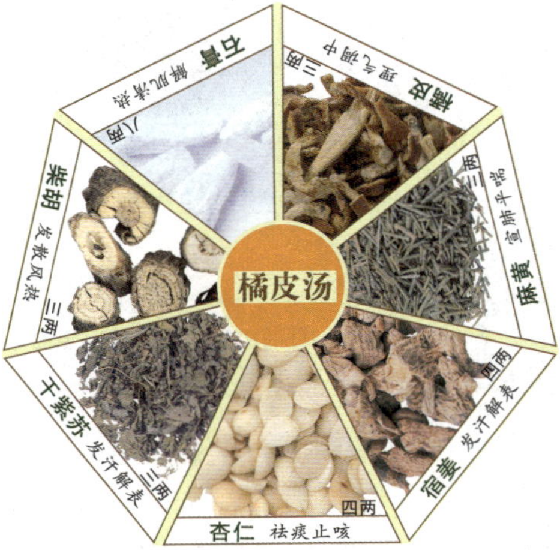

煎药方法		
将上述七味药物研细，放入九升水中，煮至三升药汁即可		
服药时间	服药次数	服药温度
饭后	一日三次	温
主要功效		
本方能温中散寒，对受风寒所致的肢体收缩困难，手脚软弱有疗效		

肺与大肠俱虚

右手寸口气口以前脉象为重按轻取均无力者，这是手太阴肺经与手阳明大肠经俱虚的征象，一般会出现耳鸣嘈杂，经常看见虚妄的光明，心中不乐或害怕惊惧等症状，称为肺与大肠俱虚证。

◎ 小建中汤

主治肺与大肠俱虚导致的小腹拘急、腰痛的处方

生姜、桂心各三两，甘草二两，大枣十二枚，芍药六两。

将以上五味药研细，加水八升煎取汤药三升，除去药渣，加入八两糖，熬三沸，分三次服用。

肺与大肠俱实

右手寸口气口以前的脉象重按轻取均搏指有力者，这是手太阴肺经与手阳明大肠经俱实的征象，一般会出现头痛，惊狂，唇外翻，目眩，喉痹痛，手臂麻木等症状，称为肺与大肠俱实证。

主治肺与大肠俱实，使人气满的处方：

茯苓、麻黄各六分，黄芪、桂心、大青各三分，细辛、杏仁各五分，五味子、甘草、芎䓖、贝母、橘皮各一两，石膏二两，丹参半两，枳实三枚。

将以上十五味碾成粉末，制成粗散药，用帛裹一方寸匕半，加一升五合井花水熬取汤药七合，每日服两次。

肺劳

补肾气可以治疗肺劳，肾气充盈后就可以传到肺。如果违背了秋季收藏的特点，肺气就不能很好地收敛，肺上就易有积热，从而导致气郁胀满。人只有顺应时气才能养生，违背时气就会疾病缠身；顺应时气就符合规律，违背时气就会混乱。

灸法：

喉痹，气逆咳嗽，口中流涎，可针灸肺俞七壮，也可患者多少岁就灸多少壮，不可超过百壮。

◎ 厚朴汤

主治肺劳、风邪虚冷、失眠、上气胸

满、气喘的处方

厚朴、黄芩、麻黄、桂心、石膏、橘皮、大戟各二两，枳实、秦艽、甘草、茯苓、杏仁各三两，细辛一两，生姜十两，大枣十五枚，半夏一升。

将以上十六味药研细，加水一斗三升煎取汤药四升，分为五次服用。

◎ 麻黄引气汤

主治肺劳实证、气喘、面肿的处方

麻黄、生姜、杏仁、半夏各五分，白前、细辛、桂心各三分，紫苏四分，竹叶一升，橘皮二分，石膏八两。

将以上十一味药研细，加水一斗煎取汤药三升，除去药渣，分成三次服用。

◎ 半夏汤

主治肺劳虚寒、气逆、胸胁气满、呕逆、吃了饭就吐的处方

甘草、厚朴各二两，人参、橘皮、麦门冬各三两，半夏一升，生姜一斤，桂心四两。

将以上八味药研细，加水一斗煎取汤药四升，分成四次饮用。

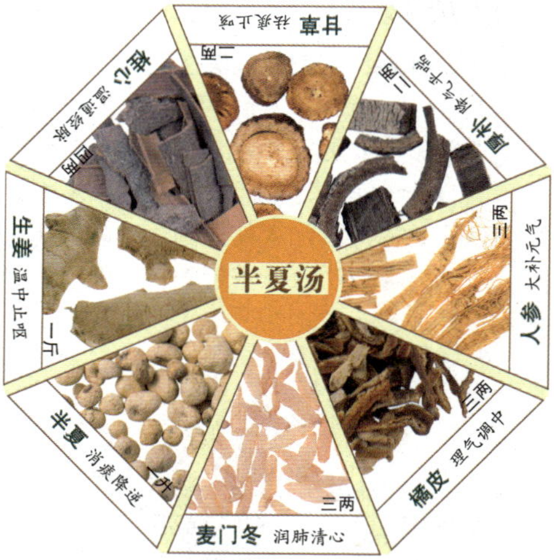

煎药方法

将以上八味药研细，加水一斗煎制即可

服药时间	服药次数	服药温度
饭后	一日四次	温

主要功效

本方具有止呕、润肺、消痰等功效，可治胸胁气满、呕逆等症

气极

气极的病症，都是由肺的病变引起的。如果肺脏得病，就会先表现在气的运行上，气就会上冲于胸，导致无缘无故地发怒。秋天，肺得病就会出现皮痹，皮痹未愈而病邪再次入侵于肺，寒湿之气就会侵入六腑。秋季被风邪所伤易引发肺风，肺风的症状是多汗。

如果阳气受伤就会导致发热，发热就会引起气喘，呼吸只能到达胸部而无法深入体内；如果阴气受伤就会导致寒战，寒战就会引起咳嗽、气逆、气短，而且到了傍晚会更加严重，因为此时阳气弱而阴气、湿气也重，所以咳嗽就更加严重，不过，到了白天因为阳气回升，咳嗽也就好转了。阴阳表里是机体衰旺的根本，所以阴气病了就治阳，阳是阴之表；阳气病了就治阴，阴为阳之里，由此可知阴阳之气相互调理是可以治疗疾病的，阳气实就用决泻之法，阴气虚就用引导之法。病邪刚开始进入皮毛、肌肤、筋脉时是治疗的最佳时机，一旦等到病邪到达五脏六腑，那治疗起来就相当困难了。

灸法：

呕吐上气可灸位于腕后肘中横纹的尺泽穴，三壮或七壮。

腹中雷鸣相逐，积食不化，逆气可灸太仓穴七壮。

◎ 竹叶汤

主治气极、气喘、气短、纳呆、口干舌燥的处方

麦门冬、小麦、生地黄各一升，生姜、石膏各六两，麻黄三两，甘草一两，大枣十枚，竹叶二升。

将以上九味药研细，加水一斗煎取汤药三升，除去药渣，分作三次服用。

◎ 黄芪汤

主治气极虚寒、毛发干枯、虚劳、体力不支的处方

人参、白术、桂心各一两，大枣十枚，附子三十铢，生姜八两，黄芪四两。

将以上七味药研细，加水八升煎取汤药二升，除去药渣，分作四次服用。

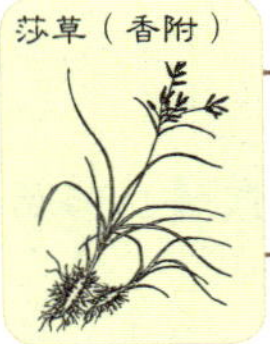

莎草（香附）

理气解郁、止痛调经。

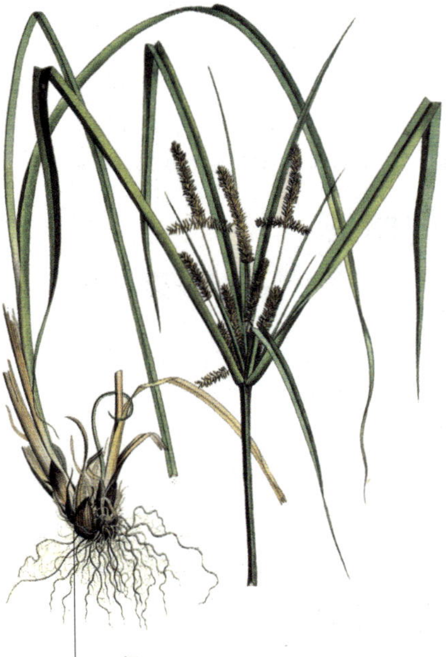

根

［性味］味甘、辛、微苦，性平，无毒。

［主治］治疗肝胃不和，气郁不舒。

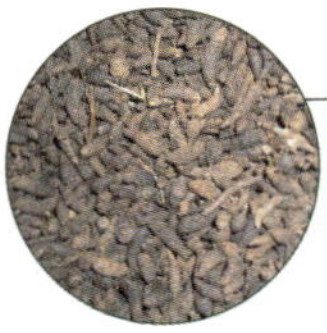

香附

本品主要用于治疗肝气郁滞、胸胁脘腹胀痛、月经不调等病症。

◎ 大前胡汤

主治气极、气喘、莫名发怒、腹满、烦躁不安的处方

半夏、麻黄、芍药各四两，枳实四枚，生姜五两，黄芩三两，大枣十二枚，前胡八两。

将以上八味药研细，加水九升煎取汤药三升，除去药渣，分成三次，温服。

◎ 大露宿丸

主治气极虚寒、皮痹不愈、寒气入侵六腑、腹满、寒积的处方

礜石、干姜、桂心、皂荚、桔梗、附子各三两。

以上六味药碾成药散，加蜜调和成如梧桐子大小的药丸。每次用温酒送服十丸，每日三次，可增加到每次十五丸。

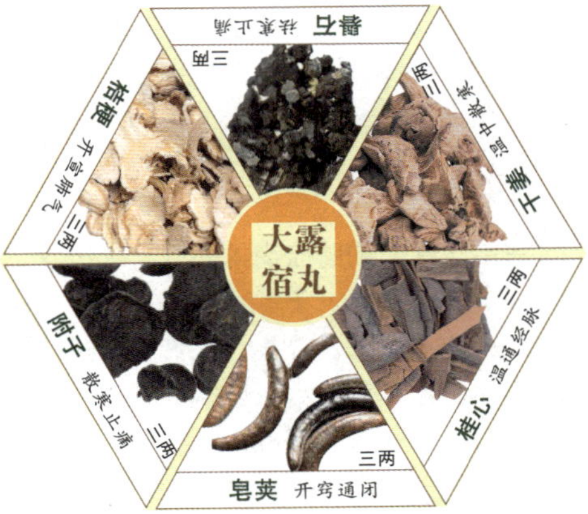

煎药方法		
以上六味药碾成药散，用蜜调制成丸即可		
服药时间	服药次数	服药温度
饭前	一日三次	温
主要功效		
本方具有祛寒、止痛等功效，可治气极虚寒、腹满、皮痹不愈等		

◎ 钟乳散

主治气极虚寒、阴畏阳气、气短的处方

干姜、桔梗、茯苓、细辛、桂心、附子、人参各一两六铢，防风、牡蛎、植物栝楼的根（天花粉）各二两五钱，白术一两，钟乳单独研一两六铢。

将以上十二味药碾成药散，每次以酒送服方寸匕，每日三次，渐渐地加至二匕。

积气

恚气、喜气、怒气、忧气、愁气、寒气、热气统称为七气。这七种气导致人体犯病时，就会出现腹内积气，腹中疼痛难忍，无法进食。恚气，是指气聚集在心下，致使人不能正常饮食；喜气，是指人走得不快，也不能站立太久；怒气，是指气逆上攻于肺，热痛上攻于心，气短，呼吸急促、困难；忧气，是指容易劳累，夜晚睡眠不佳；愁气，是指耳聋和健忘，不能着急，否则就会四肢水肿，手足筋挛，不能提举；寒气，就是呕逆恶心；热气，就是易于发怒和着急。这些都是七气所致的病状。男人饮食无规律就会患此病，女性如果产后被风邪所侵害也会患此病。

◎ 人参汤

主治气逆、胸胁胀满的处方

人参、麦门冬、干姜、当归、茯苓、甘草、五味子、黄芪、芍药、枳实各一两，桂心三两，半夏一升，大枣十五枚。

将以上十三味药研细，加水九升煎取汤药三升，除去药渣，趁热服用，一次服九合。

◎ 七气丸

主治七气病，包括寒气引发的吐逆心满；热气导致的恍惚失常；怒气引发的上气于肺，气向上冲逆于心，气短急促；恚气引发的积聚心满，不得饮食；喜气导致的不可快走久站；忧气引发的不能劳作，卧不安席；愁气导致的易于发怒，健忘，四肢水肿，不能向上抬起

人参、半夏、吴茱萸、柴胡、干姜、细辛、桔梗、菖蒲各二分，茯苓、芎䓖、甘草、石膏、桃仁、蜀椒各三分，大黄二两半。

将以上十五味药碾成粉末，用蜂蜜制成如梧桐子大小的药丸，每次用酒送服三丸，每日三服，渐渐加到十丸。

◎ 五膈丸

主治忧膈、气膈、食膈、饮膈、劳膈五种病的处方

麦门冬、甘草各五两，蜀椒、远志、桂心、细辛各三两，附子一两半，人参四两，干姜二两。

将以上九味药碾成粉末，加入蜂蜜调和制成如弹丸大小的药丸，白天服用三丸，夜间服用二丸，连服七日便可痊愈。

◎ 槟榔汤一

主治长年积气、心腹绞痛、腹中坚实的处方

橘皮、桂心、当归、甘草、枳实各二两，槟榔二十八枚，柴胡三两，半夏一升，生姜八两，附子一枚。

将以上十味药研细，加水一斗煎取汤药三升，分成三次服用，五日一剂，连服三剂，可除病根。

◎ 海藻橘皮丸

主治风虚支满、膀胱虚冷、气上冲肺的处方

海藻、橘皮、白前各三分，杏仁、茯苓各五分，人参、吴茱萸、白术、葶苈各一两，桑根白皮、枣肉、昆布各二两，芍药、桂心各五分，苏子五合。

将以上十五味药碾成粉，加蜜调和成

如梧桐子大小的药丸。每次以汤水送服十丸，每日两次，渐加至十五丸，以小便通利为限度。

◎ 槟榔汤二

主治气实若积聚、喘息、不能饮食的处方

大黄、紫菀、柴胡各三两，橘皮、甘草、紫苏、茯苓各二两，槟榔二十一枚，细辛一两，半夏一升，生姜八两，附子一枚。

将以上十二味药研细，加水一斗煎取汤药三升，分成三次服用。如果有癥结坚实如石，就加鳖甲三两，防葵二两；如果气上逆，可加桑白皮二升，枳实、厚朴各二两。

◎ 枳实汤

主治下气、胸中胀满的处方

人参、干姜、甘草、白术、厚朴各二两，枳实三枚，大枣十四枚，半夏五两，附子二枚。

将以上九味药研细，加水七升煎取汤药二升半，每日服三次，每次服用八合。

◎ 半夏汤

主治气逆、腹满、胸胁痛、心腹痛、呕逆、霍乱后吐逆、忧气结聚的处方

生姜、桂心各五两，橘皮四两，半夏一升。

将以上四味药研细，加水七升煎取汤药三升，分成四次服用，白天三次，夜间一次。

◎ 杏仁茯苓丸

主治两胁急满、怕风怕冷的处方

杏仁、茯苓、防葵各八分，吴茱萸、橘皮、桂心、防风、泽泻各五分，白术、射干、芍药、苏子、桔梗、枳实各六分。

将以上十四味药碾成粉末，用蜜调制成如梧桐子大的药丸，每次用酒送服下十丸，每日两次，渐渐加至三十丸。

◎ 补伤散

主治肺伤、咳嗽、多惊恐、筋痛、膝酸、汗出、少气、心下急痛、痛引胸中、睡眠不好、恍惚多梦、小便赤黄、视力不好、唾血的处方

防风、泽泻、人参、阿胶各一两半，白蔹、紫菀各一两，大豆卷、前胡、芍药、植物栝楼的根（天花粉）、石膏、干姜各二两，桂心、白术各四两，甘草、干地黄、薯蓣、当归各二两半，天门冬一升。

将以上十九味药碾成药散，每次在吃饭前用酒送服方寸匕，每日三次。

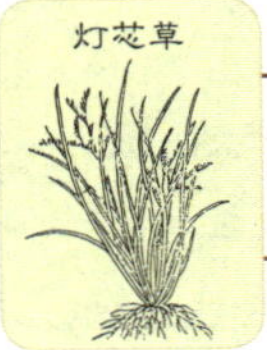

灯芯草

清心降火、利尿通淋。

茎

［性味］味甘、淡，性寒，无毒。

［主治］泻肺，治阴窍阻涩不利。

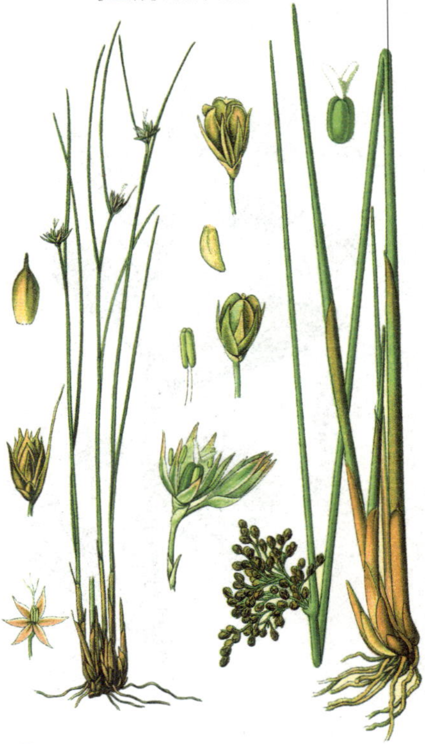

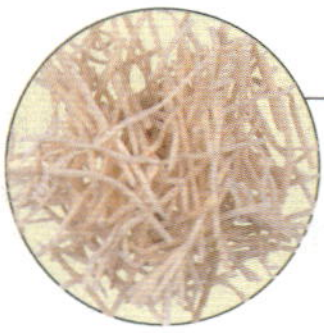

灯芯草

本品主要用于治疗水肿、小便不利、尿少涩痛、湿热黄疸、心烦不寐、口舌生疮等病症。

主治呕吐、气逆的处方：

将二升芥子碾成粉末，加蜜调和成梧桐子大小的药丸，最好在寅时用井花水送服七丸，每日服两次。也可制作成散药，空腹服用，或泡酒饮用。

主治劳气的处方：

将三升芥子碾成粉末，盛装在绢袋里，然后将绢袋放入三斗酒中密封浸泡七日，除去药渣，每次温服半升，渐加至一升半。

主治容易疲乏的处方：

酥、白蜜、油、糖、酒各二升。

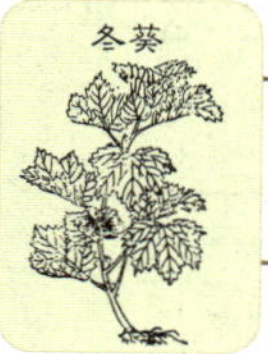

冬葵

行水滑肠、通乳、清热排脓。

子

［性味］味甘，性寒，无毒。

［主治］对脾脏有益，益胃气，滑肠。

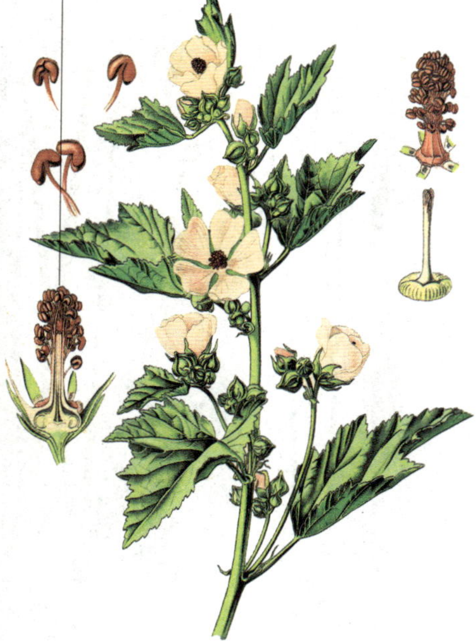

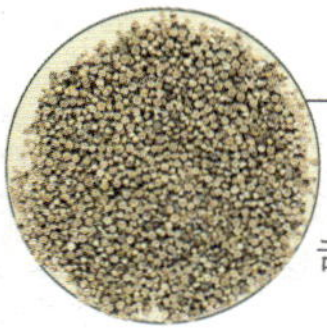

葵

本品主要用于治疗二便不通、口舌生疮、淋证、前列腺炎等病症。

将以上五味于铜器中混合均匀，用微火熬二十沸，除去药渣，在七天七夜内服完，在此期间不能吃生、冷的食物。

主治突然气短的处方：

可将韭菜捣成汁液，一次服用一升，很快就会痊愈。在《肘后方》中也以此药方治疗气喘，像要气绝的证候。

主治乏力少气的处方：

生姜、枸杞叶各二两。

将以上两味药研细，加水三升煎取汤药一升，一次服完。

主治年轻人房事过多致使气短的处方：

栀子十四枚，豉七合。

将以上两味药，用二升水来熬豉，取一升半，然后去掉豉加入栀子，熬取汤药八合，每次服半升。

灸法：

灸心下四寸的太仓穴一百壮，可治心腹病，坚满烦痛，忧思结气，心痛吐下，积食不化，肠鸣泻痢。

灸太冲穴，可以治疗上气冷证发作，腹鸣，呕逆不食。

灸两乳间六百壮，可治上气厥逆。灸阙俞穴，可治胸膈中气郁。

灸肓募，可治气机郁滞而凝敛不舒。灸肺俞穴百壮或者太冲穴五十壮，可治下气。

灸脐下三寸的关元穴百壮，可治冷气导致的脐下绞痛。

灸肘后两筋之间的天井穴百壮，可治短气，也可灸肝俞百壮、大椎百壮、小指第四指间交脉上七壮、肺俞百壮、尺泽百壮、手十指头各十壮。

灸第五椎下，可治乏气，患者多少岁就灸多少壮。

大肠腑

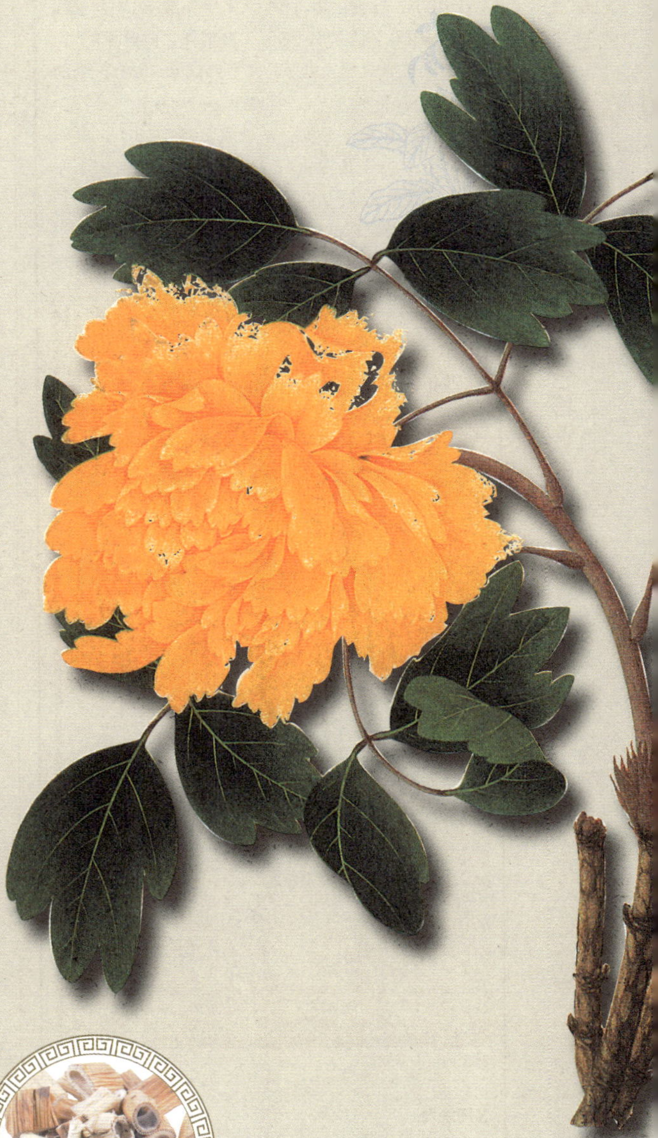

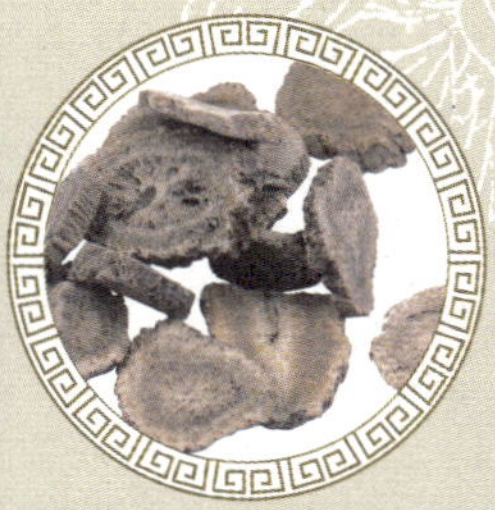

木 香

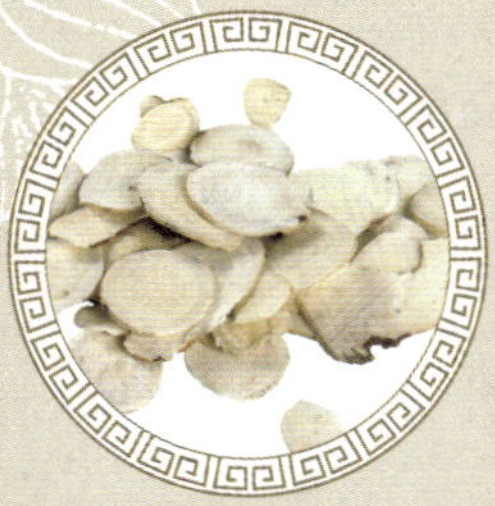

芍 药

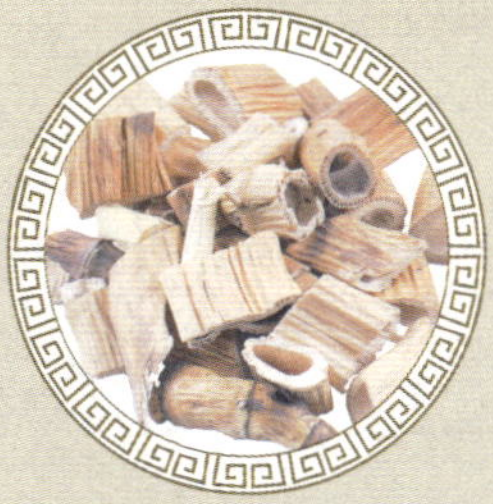

生芦根

大肠腑脉论

手阳明大肠经循行路线

手阳明大肠经的循行路线：起于大指次指之端（1），循指上廉，出合谷两骨之间，上入两筋之中（2），循臂上廉（3），入肘外廉（4），上臑外前廉（5），上肩（6），出髃骨之前廉（7），上出于柱骨之会上（8），下入缺盆（9），络肺（10），下膈（11），属大肠（12）。另外，手阳明经还有一分支：从缺盆上颈（13），贯颊（14），入下齿中（15）；还出挟口，交人中左右，上挟鼻孔（16）。

此经脉联系的脏腑：大肠、肺。

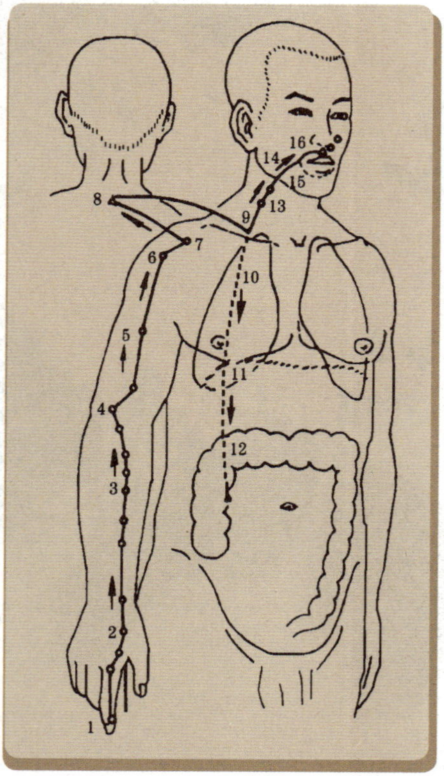

名词解释

两筋：指拇长伸肌腱、拇短伸肌腱的过腕关节处。

髃骨：髃读隅，角的意思。此指肩峰部。

会上：指大椎，为六阳经所聚会，也就是第七颈椎下。

被称为“传导之官”，与肺相应的大肠腑，是通行疏导传泻的腑脏，它的色诊部位是鼻梁中央。大肠在脐的右边堆叠，一共十二个弯折，能储存水谷一斗二升，主十二时辰，可安定血脉，和利精神。肺与皮肤相应，皮肤厚的大肠厚，皮薄的大肠也薄，皮肤松弛腹大的大肠松弛而长，皮肤紧的大肠急而短，皮滑的大肠直，皮肉不相离的大肠结。另外，由一个人鼻孔的深浅程度，也可以预见大肠的疾病。如果无大肠脉，右手关前寸口阳脉绝，就会出现少气，心下有水，立秋节气一到就会出现咳嗽等症状，此时，应该调治在鱼际之间的阴经；如果大肠脉实，右手关前寸口阳脉实，其症状表现为肠中疼痛，犹如针扎，此时应调治位于手腕中央的阳经。

大肠切痛，发出咕咕的声音，站立时间不能长久的，可按摩上巨虚穴；肠中雷鸣，气逆，胸闷，气喘，不能久立的，可针刺气海穴、上巨虚穴和足三里穴。

大肠宿便过多，就会时冷时热，好像得了疟疾一样。大肠发胀，肠中疼痛鸣响，就会出现泻泄，消化不良。大肠受寒气侵袭，就会患鹜溏，粪便青黑色如鸭屎；大肠被热邪侵袭，就会下痢，粪便出现腐蚀垢腻状物。肺感受病邪在前，后迁移至大肠，就会咳嗽，一咳嗽就会大小便失禁。

手阳明大肠经与手太阴肺经互为表里，大肠伤热就会导致口中生疮，腹满不通。食物在肠道时，大肠实，胃中虚；食物在胃中时，胃中实，大肠虚。肠实胃虚，胃实肠虚，两者交替进行。大肠脉绝的不可治，表现为患者下痢无度，痢绝时人就会死亡。

手阳明经的脉从食指端外侧开始，沿着手指上侧，从合谷两骨之间出来，上行进入两筋之中，沿着手臂上侧，向上进入肘外侧，再沿着肱骨外前侧上行至肩，从髃骨前侧出来，再向上从脊柱的大椎穴穿出，向下进入缺盆与肺经结而为络，再下至膈，属大肠经。它的支脉从缺盆直上颈并穿过面颊，进入下齿缝中，返出夹口两边并在人中交会，左脉到右，右脉到左，向上夹鼻孔两侧。大肠经受邪就会出现牙齿疼痛、面颊发肿。此脉主津液生病，症状是眼睛发黄，口干，鼻出血，喉痹，肩痛。脉气盛而有余时，脉所经过的地方会发热肿胀，脉气虚时则会寒栗不复。气盛的在人迎处脉象比寸口处脉大三倍，气虚的在人迎处脉象反比寸口处脉象小。

大肠虚实

大肠实热

大肠实热是指右手寸口气口以前阳脉实，即手阳明经实，患者一般会出现肠满，体热面赤，喘气，咳嗽等症状。

灸法：

肠中鼓胀不消，可灸大肠俞四十九壮。

大肠有热，肠鸣，腹满，脐四周疼痛，不能久立，食不消化，喘气，可灸上巨虚穴。

◎ 生姜泄肠汤

主治大肠实热、口中生疮、腹胀不通的处方

生姜、橘皮、栀子仁、青竹茹、黄芩、白术、茯苓、芒硝各三两，桂心一两，地黄十两，大枣十四枚。

将以上十一味分别研细，加入七升水煎取汤药三升，除去药渣，再下芒硝，分成两次服用。

大肠虚冷

大肠虚冷是指右手寸口气口以前阳脉虚，即手阳明经虚，此病一般会出现胸中气喘，肠鸣，唇干虚渴，目急易惊，泻白痢等症状。

灸法：

肠中常鸣，气上冲心，可灸脐中；肠鸣发痛，可灸温溜穴；饮食不下，腹中雷鸣，大便不节，小便赤黄，可灸阳纲穴；肠中雷鸣接连不断，下痢，可灸位于巨阙两旁，相隔五寸的承满穴五十壮；腹胀肠鸣，气上冲胸，腹痛鸣响，泄泻，肠胃之中有气游动并切痛，食不消化，厌食，体沉，可灸天枢穴。

◎ 黄连补汤

主治大肠虚冷、下青白痢、肠鸣不停的处方

黄连四两，芎䓖、茯苓各三两，酸石榴皮五片，地榆五两，伏龙肝一枚。

将以上六味药分别研细，加七升水煎取二升半药汁，滤去药渣，然后加入伏龙肝，分三次服。

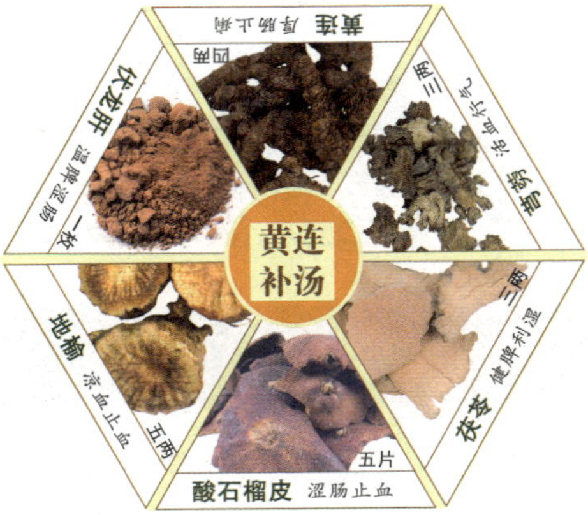

煎药方法		
将药物研细，加水七升煮至二升半后加入伏龙肝即可		
服药时间	服药次数	服药温度
饭后	一日三次	温
主要功效		
本方具有温中、涩肠、健脾之功效，主治泻痢、肠鸣		

肛门论

中医称肛门为“魄门”，魄与粕通，传送糟粕，故名魄门。肛门重十二两，长一尺二寸，宽二寸二分，与十二时辰相应。肛门是人体排除浊气，浊去新生的所在，既受脏气控制，也能影响脏气。如果肺过热，肛门就会闭塞，大便不畅，或肛门红肿、生疮；如果大肠受寒，肛门就会张开，大便泻痢无度，肛门凸出，很久才能回纳。脏热闭塞时应用通法治疗，腑寒张开时应用补法治疗。依据经脉进行调理，使虚实平和。

皮虚实

五脏六腑在外与肤肉皮毛相合，在内与骨髓相应。如果病从外部开始，肌肤皮毛会营卫闭塞不畅，皮肉紧绷；如果病从内部开始，骨髓就会疼痛。皮虚为有寒，皮实为有热。皮虚实主要反映肺与大肠的病变，其症状表现在皮毛上，热是肺有问题，寒则是大肠有问题。

◎ 蒴藋蒸汤

主治皮虚、大肠病、寒气关格的处方

桃叶皮枝二升，秫米五升，细糠一斗，菖蒲叶二升，蒴藋根叶三升。

将以上五味药，加一石五斗水煮至米熟即可，用大盆盛好，在盆上用小竹床罩住，人坐在床上，四面不能透风，盖上被子让气蒸。如果盆里不够热，盆下可安上炭火；如果气急，可开孔向空中泄气。全身一定要适当地冒汗，最好可持续两顿饭工夫。如此蒸上三日，不光能治寒，还可治愈皮肤的一切冷疾。

◎ 栀子煎

主治皮实、肺病热气的处方

栀子仁、枳实、大青、杏仁、柴胡、芒硝各二两，生地黄、淡竹叶（切）各一升，生玄参五两，石膏八两。

将以上十味分别研细，加九升水煎取三升药汁，除去药渣，再下芒硝，分成三次服用。

咳嗽

五脏六腑都能使人咳嗽。但肺与容易感受病邪的皮毛相合，而且它的位置靠上又靠外，所以肺最容易引起咳嗽。外界的风邪侵入肺就会导致人体忽冷忽热，气上逆，喘息，出汗，咳嗽，严重的还会吐血，这就是肺咳，如果肺咳长时间不能治愈，病邪就会传入大肠，出现咳嗽就失禁的症状；腰背疼痛，咳涎的是肾咳，肾咳时间一长，病邪就会传入膀胱，出现咳嗽便遗尿的症状；左胁痛，严重不能转侧的是肝咳，肝咳经久不愈，会传入胆，出现咳嗽时吐清苦汁水的症状；咳嗽时心痛的，是心咳，严重的喉咙会肿大麻痹，心咳长久不愈，病邪就会传入小肠，出现咳嗽就放屁的症状；右胁痛，隐疼牵引肩背，不能转动，动则会咳得更厉害的，是脾咳，脾咳发展到严重时，病邪就会传入胃，出现咳嗽就呕吐的症状；如果长期咳嗽，病邪就会传给三焦，三焦咳的症状是咳嗽腹满，不能饮食。

人因脱衣解帽不当而受风寒冷邪冒犯，寒邪中伤皮肤与肺，侵入腑脏，于是出现咳

寒邪在脏腑的传变引起的不同咳证

五脏六腑的病变都会引起咳嗽，所以对于表现一致的咳嗽必须认真审察，区别对待，以免贻误病情，造成不必要的麻烦。

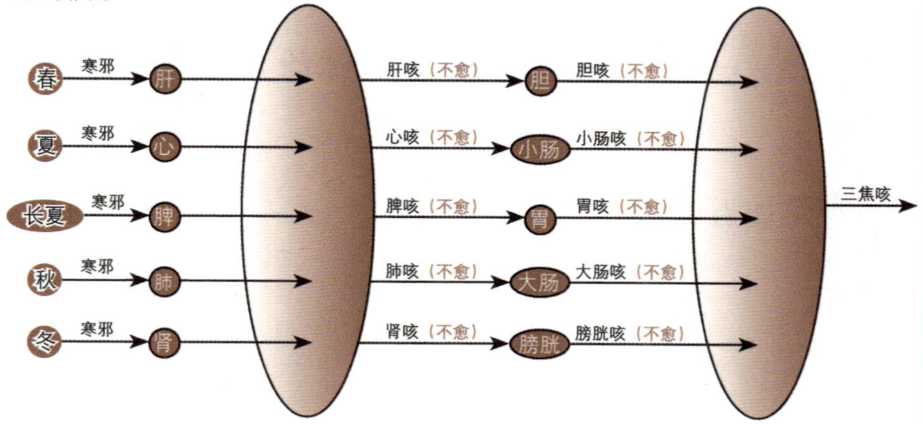

嗽，或者胸胁疼痛的情况。如果咳嗽时痰中带血，大多是因为热毒受到寒气的冲击，无法消散，导致肺易发痈而咳嗽出血。如果因咳嗽而服温药，会导致咳得更加剧烈，甚至出现吐脓血、出汗畏寒的症状。这些都是因为气候违背时令而突然寒冷。

咳嗽有十种，分别为寒咳、风咳、支咳、心咳、肝咳、脾咳、肺咳、肾咳、胆咳以及厥阴咳。吃了寒冷的东西，因此而咳嗽的是寒咳；想说话，因咳嗽而说不完的是风咳；心下坚满，咳嗽支痛，脉象反而迟的是支咳；咳嗽吐血，牵引手少阴的是心咳；咳嗽引起胁下疼痛的是肝咳；咳嗽流口水，连续不止，牵引小腹的是脾咳；咳嗽牵引颈项而且吐涎沫的是肺咳；咳嗽时听不见声音，牵引腰部和脐中的是肾咳；咳嗽引起头痛，口苦的是胆咳；咳嗽牵引舌根的是厥阴咳。

◎ 小青龙汤

主治咳逆倚息不能躺卧的处方

麻黄、干姜、芍药、细辛、桂心、甘草各三两，五味子、半夏各半升。

先将以上八味药分别研细，加一斗水用大火煮麻黄，煮至水减二升，除去浮沫，然后加入剩余的药，煮取汤药三升，除去药渣，分成三次服用，体弱的服半升。如果有点儿拉肚子，去掉麻黄，加如鸡蛋大的荛花；如果喝完感觉发渴的，下一次煎药时去掉半夏，加植物栝楼的根（天花粉）三两；如果小便不利，小腹满，去麻黄，加茯苓四两；如果气喘，去掉麻黄，加杏仁半升；如果食欲不好，减去麻黄，加附子一枚。

◎ 茯苓桂心甘草五味子汤

主治气冲、二便困难、时时感冒的处方

桂心、甘草各二两，茯苓四两，五味子半升。

将以上四味药分别研细，加水八升煮取汤药三升，除去药渣，每次温服一升，一日三次。

◎ 茯苓干姜甘草细辛汤

主治冲气遇阻即返、咳嗽、胸满的处方

干姜、甘草、细辛各三两，五味子半升，茯苓四两。

将以上五味药分别研细，加八升水煮取汤药三升，除去药渣，每次温服半升，一日三次。

◎ 大黄利热方

主治面热如醉、胃热上行、冲熏耳面的处方

五味子、杏仁、半夏各半升，大黄、甘草、干姜、细辛各三两，茯苓四两。

将以上八味分别研细，加一斗水煮取汤药三升，除去药渣，每次温服半升，一日三次。

◎ 小青龙加石膏汤

主治咳而上气、肺胀、心下有水、胁下痛的处方

石膏、细辛、干姜、桂心各二两，芍药、甘草各三两，半夏半升，麻黄四两，五味子一升。

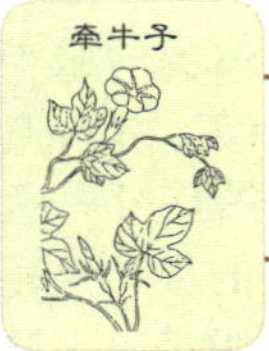

牵牛子

泻水通便、消痰涤饮、杀虫攻积。

子

[性味] 味苦，性寒，有毒。

[主治] 下气，疗脚满水肿，除风毒，利小便。

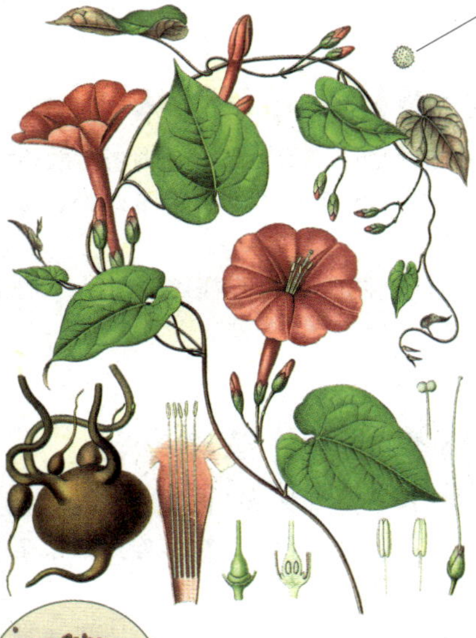

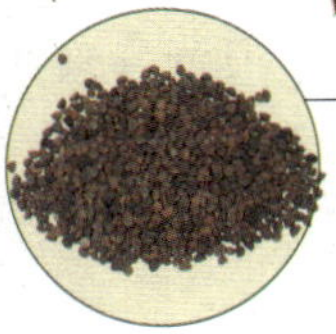

牵牛子

本品对腹部肿块气结具有通利、下气的作用，对虚肿、二便不通、气急咳嗽亦有疗效。

将以上九味分别研细，先加水一斗大火煮麻黄，至水减二升，接着放入剩余的药煮取汤药二升半。体强的人服一升，羸弱的人减量，小儿服四合。

◎ 泽漆汤

主治上气、脉沉的处方

紫菀、生姜、白前各五两，甘草、黄芩、桂心、人参各三两，泽漆三斤，半夏半升。

先将泽漆切细，用五斗水煮取一斗五升泽漆汁，去渣澄清，再将其余药物加入泽漆汁中煮取药汁五升，一次服五合，晚上一次，白天三次。

◎ 厚朴麻黄汤

主治咳而上气、胸满、喉中不利的处方

杏仁、半夏、五味子各半升，石膏、干姜、细辛各二两，厚朴五两，麻黄四两，小麦一升。

将以上九味分别研细，加一斗二升水将小麦煮熟，除去小麦再加入余药，煮取三升药汁，除去药渣，每次一升，一日三次。

◎ 苏子煎

主治咳嗽上气的处方

苏子、白蜜、生姜汁、地黄汁、杏仁各二升。

先将苏子捣碎，用地黄汁、姜汁浇苏子，并用绢绞取汁水，再捣，再用汁浇，再用绢绞，直至药味耗尽，除去药渣。将杏仁炒成黄黑色研成粉末，再用苏子汁浇，用绢绞取汁，反复六至七遍，直至药味耗尽，去掉药渣。加入蜜混合，放入铜器中，在滚水上煎成饴状。昼三次夜一次，一次服一方寸匕。

◎ 五味子汤

主治痰中有脓血，牵引胸胁痛的处方

五味子、桔梗、紫菀、甘草、续断各二两，地黄、桑根白皮各五两，竹茹三两，赤小豆一升。

将以上九味药分别研细，加九升水煮取一升七合药汁，分成三次服用。

◎ 竹皮汤

主治咳逆，下血不止的处方

生竹皮三两，生地黄一升，紫菀二两，饴糖一升。

将以上四味研细，加水六升煮取药汁三升，去渣，分三次服。

◎ 百部丸

治疗各种咳嗽，不能呼吸，咳唾脓血的处方

桂心、五味子、甘草、紫菀、干姜各一两，百部根三两，升麻半两。

以上七味研末，加蜜调和成如梧桐子大小的药丸。每次服三丸，一日三次，以有感觉为度。

◎ 白前汤

主治咳逆上气、身体浮肿、气短胀满的

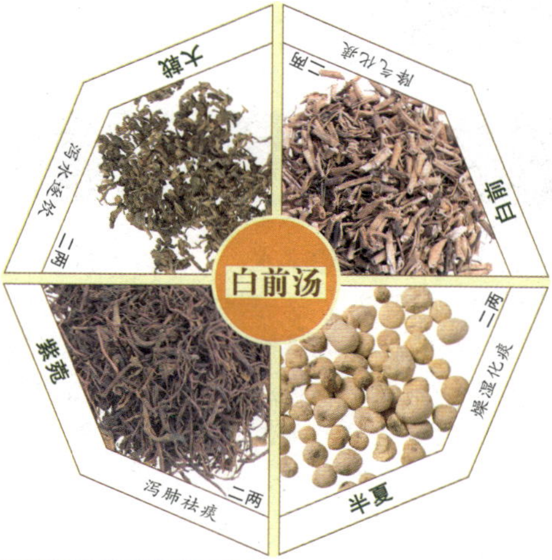

煎药方法		
将诸药研细，加一斗水浸泡一夜，后煮至三升汤药即可		
服药时间	服药次数	服药温度
饭后	一日三次	温
主要功效		
本方具有理气化痰、泻水逐饮的功效，主治咳嗽气短之症		

处方

白前、半夏、紫菀、大戟各二两。

将以上四味草药分别研细，加一斗水浸泡一夜，次日清早煎取三升汤药，分成三次服用。

◎ 唾血方

治疗咳嗽喘息，上气，喉中有物，唾血的处方

杏仁、生姜汁各二升，糖、蜜各一升，猪膏二合。

以上共五味，先用猪膏把杏仁煎成黄色，取出，用纸拭净，捣成膏，合入姜汁、蜜糖等煎制成丸。每次进服杏核大一枚，昼夜共服六七次，药量渐渐增加。

◎ 七星散

治疗三十年咳嗽的处方

桑根白皮、款冬花、紫菀、代赭、细辛、伏龙肝各一两。

以上六味捣制过筛，制成如豆一样大小药散，用竹筒口正对药上，一一吸咽，吞入腹中。饭前服，一日三丸。服四日后，将肉块炙熟，用药裹满肉，仰卧着咀嚼肉，细细咽汁，让药力缓缓进入咽中，药力消尽，闭上咽喉即愈。若还未愈，依法再服一次。羊牛鹿肉都行，但不能用猪肉。

治疗咳嗽的熏法：

把熟艾薄薄地铺在纸上，纸宽四寸，再将硫黄末薄铺在艾上，务必将它们调匀，用长短与纸相同的荻秆将纸卷起来，一共做十个。先用火点燃缠在荻杆外的纸和药，去掉荻秆，药烟即从孔中冒出，用口吸烟，直到呕吐为止。第二天早上依样再熏，一天一两次即可，疾病会自然痊愈。治疗期间患者只能吃白粥，其余的都应忌食。

凡是气上逆，很多通过服用吐药得以痊愈的，也有通过针灸祛除的，应当加深体会并领悟其中的道理。

灸法：

咳嗽，灸两乳头下黑白交界线处各一百

壮，即愈；另外，过乳头用蒲条围绕身体一周，务必前后相平，在蒲条正对脊骨的缝隙上灸十壮也可痊愈。

上气咳嗽，气短气满，饮食不下，灸肺募穴五十壮。

上气，咳逆气短，风劳百病，灸肩井穴二百壮。

上气，短气咳逆，胸背疼痛，灸风门、热府一百壮。

上气，咳逆气短，胸满多唾，唾恶冷痰，灸肺俞五十壮。

上气气闭，咳逆咽塞，声音嘶哑，灸天瞿（又名天突）五十壮。

上气胸满，气短咳逆，灸云门五十壮。

上气咳逆，胸痹背痛，灸胸膛一百壮，不能针刺。

上气咳逆，灸膻中五十壮。

上气咳逆，胸满气短，牵引背痛，灸巨阙、期门各五十壮。

咳嗽，将手臂屈折，捻横纹外侧的骨端，灸有痛感的地方十四壮。

逆气、虚劳、寒损、忧愤、筋骨挛痛、心中咳逆、泄注、腹满、喉痹、颈项强直、肠痔、逆气、痔血、阴急、流鼻血、骨节疼痛、大便涩、小便涩、鼻干、烦满、发狂、走气，总共二十二种病，都可灸绝骨五十壮，穴位在外踝上方三寸处骨节缝隙中。

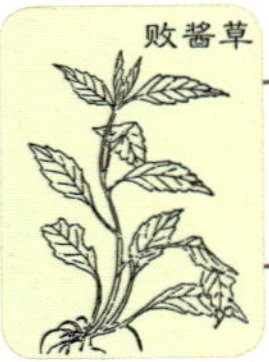

败酱草

清热利湿、解毒排脓、活血祛瘀。

全草

［性味］味苦，性平，无毒。

［主治］暴热、火疮、热毒。

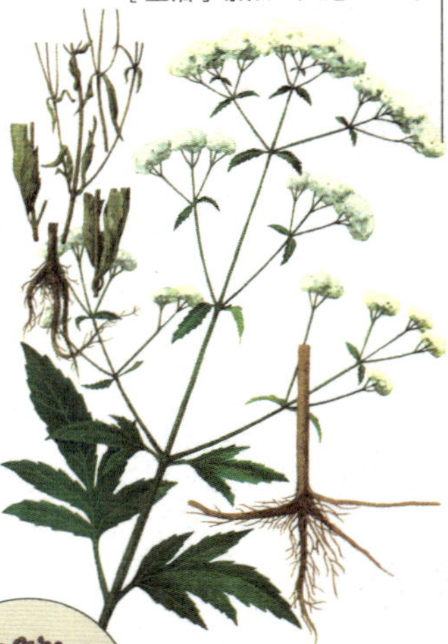

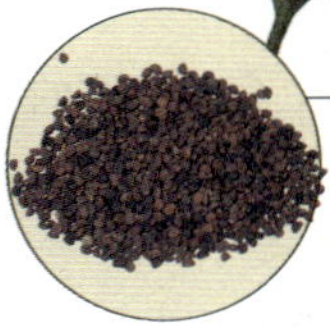

败酱草

本品主治火疮、热毒、疥癣，以及女性产后恶露、产后腹痛等。

痰饮

饮病有四种：痰饮、悬饮、溢饮、支饮。其人本来强壮如今却消瘦，水在肠中来回游走，沥沥有声的，是痰饮；饮水后水流注到胁下，咳嗽吐唾牵引发痛的，是悬饮；饮水过多，水游走到四肢，当有汗而汗不出，身体疼痛沉重的，是溢饮；其人咳逆倚息，气短不能睡卧，身体如发肿的，是支饮。

出现心下有水，悸动，短气恐惧，头晕症状的，如果先感到热即为实，先感到冷即为虚。水在肾中，心下就会惊悸；水在心下，心下就会坚硬，气短，不想饮水；水在肝中，就会一直打喷嚏；水在肺中，人就会一直想饮水，一直吐涎沫；水在脾中，人就会少气，身体发沉。

如果吃得少但是饮水多，水就会停留在心下，重的会出现心悸，轻的会出现气短。脉象偏弦的，为饮病。患肺饮的，脉象不弦，只是容易喘息短气；患支饮的，喘气不能睡觉，短气，脉为平脉；患留饮的，烦满，不能吃饭，脉象沉滑。留饮病，会导致胁下疼痛并牵引缺盆，严重的会出现咳嗽、失眠、颈痛、抽搐。胸中有留饮，患者就会出现短气发渴，四肢骨节疼痛；心下有留饮，患者就会出现背部发冷，喘息耸肩上引。生痰饮病的，应当用温药来治疗。

◎ 甘草汤

主治心下有痰饮、目眩、胸胁支满的处方

桂心、白术各三两，甘草二两，茯苓四两。

将上四味药分别研细，加水六升浸泡一夜，次日煮取三升药汁，除去药渣，每次服一升，一日三次。

◎ 小半夏汤

主治心腹虚冷、气逆、胸胁胀满、饮食不化、呕逆、胸冷的处方

半夏一升，橘皮四两，生姜一斤。

将以上三味药分别研细，加一斗水煮取三升药汁，分成三次服用。如果心急、心痛，可另加桂心四两；如果腹痛，可加入当归三两。老人及身体瘦弱的患者尤其适宜服用本方。

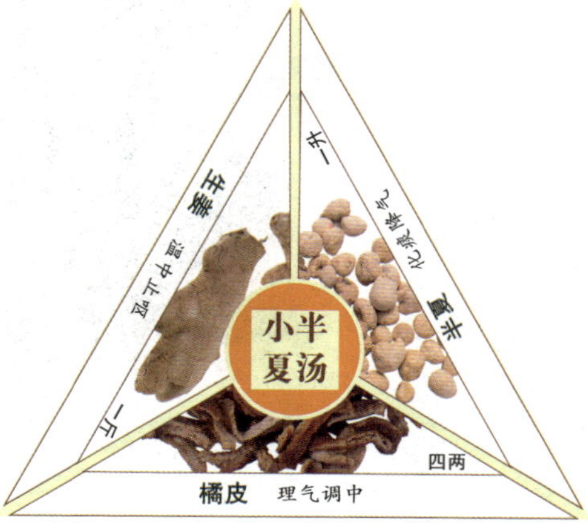

煎药方法		
将诸药研细，加一斗水煎至三升药汁即可		
服药时间	服药次数	服药温度
饭后	一日三次	温
主要功效		
本方能止咳温中，主治心腹虚冷、呕逆		

◎ 木防己汤

主治膈间有支饮、喘气胀满、心下痞坚、面色黧黑、脉象沉紧的处方

木防己三两，石膏十二枚，桂心二两，人参四两。

将以上四味药分别研细，加六升水煎取药汁二升，分成两次服用。虚证即愈，实证三天后会复发，复发须再服此药。

◎ 椒目丸

主治腹满、口干燥、肠间有水声的处方

椒目、木防己、大黄各一两，葶苈二两。

将以上四味药碾成粉末，用蜜制成如梧桐子般大小的药丸。饭前饮服一丸，一日三次，以后逐渐增加，直到口中有津液生成便可停药。干渴的，加芒硝半两。

◎ 大茯苓汤

主治胸中结痰饮、脐下拘急满胀、呕逆的处方

茯苓、白术各三两，当归、橘皮、附子各三两，生姜、半夏、桂心、细辛各四两。

将以上九味药分别研细，加一斗水煎取三升药汁，除去药渣，分成三次服用，三剂便可痊愈。

◎ 甘遂半夏汤

主治下痢，下痢后反觉痛快，虽然下痢但心下仍然坚满的处方

甘遂三枚，甘草一枚，半夏十二枚，芍药二枚。

将以上四味中药，加蜜半升和水二升，煎取八合药汁，顿服。

◎ 五苓散

主治体瘦的人脐下惊悸、吐涎沫而颠眩的处方

猪苓、白术、茯苓各十八铢，泽泻三十铢。

将以上四味药，捣制过筛后制成散药，

每次用水送服一方寸匕，一日三次。

◎ 当归汤

主治留饮、积食不消、腹胀的处方

当归、人参、桂心、甘草、芍药、芒硝、黄芩各二两，泽泻、生姜各三两，大黄四两。

将以上十味中药分别研细，加一斗水，煎取三升药汁，分成三次服用。

◎ 干枣汤

主治发肿及支满澼饮的处方

芫花、荛花各半两，甘草、大戟、甘遂、大黄、黄芩各二两，大枣十枚。

将以上八味中药分别研细，加水五升，煎取一升六合药汁，分成四次空腹服用。

◎ 吴茱萸汤

主治胸中积冷、心中烦乱、饮食不下、心胸疼痛牵引背部的处方

吴茱萸三两，生姜五两，桂心、人参各二两，大枣二十枚，半夏四两，甘草一两。

将以上七味药分别研细，加九升水，煎取三升药汁，除去药渣，分成三次服用，一日三次。

◎ 旋覆花汤

主治胸膈痰结、饮食不下、唾痰如胶的处方

旋覆花、细辛、前胡、甘草、茯苓各二两，生姜八两，半夏一升，桂心四两，乌头五枚。

将以上九味药分别研细，加九升水，煎取三升药汁，除去药渣，分成三次服用。

◎ 前胡汤

主治胸中长期有冷寒澼实、隔塞胸痛、三焦冷热不调、气不通利、不思饮食的处方

黄芩、麦门冬、吴茱萸、大黄、防风各一两，前胡、人参、当归、甘草、半夏各二两，杏仁四十枚，生姜四两。

将以上十二味药分别研细，加一斗水煎取三升药汁，除去药渣，分成三次服用。

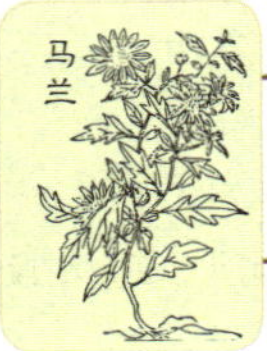

马兰

活血化瘀、止血养血。

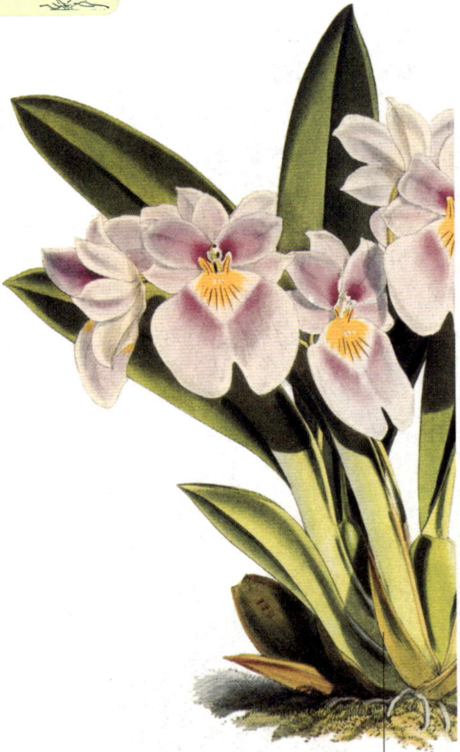

叶、根

[性味] 味辛，性平，无毒。

[主治] 破瘀血，养新血，止鼻出血、吐血。

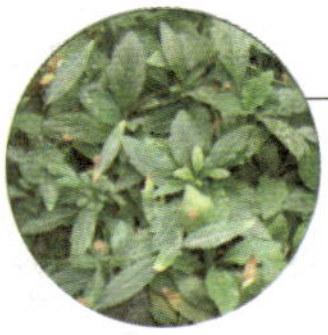

马兰

本品对鼻出血、吐血、血痢等血证均有治疗调理作用，另外马兰外用还可治疗喉痹口紧。

肾脏

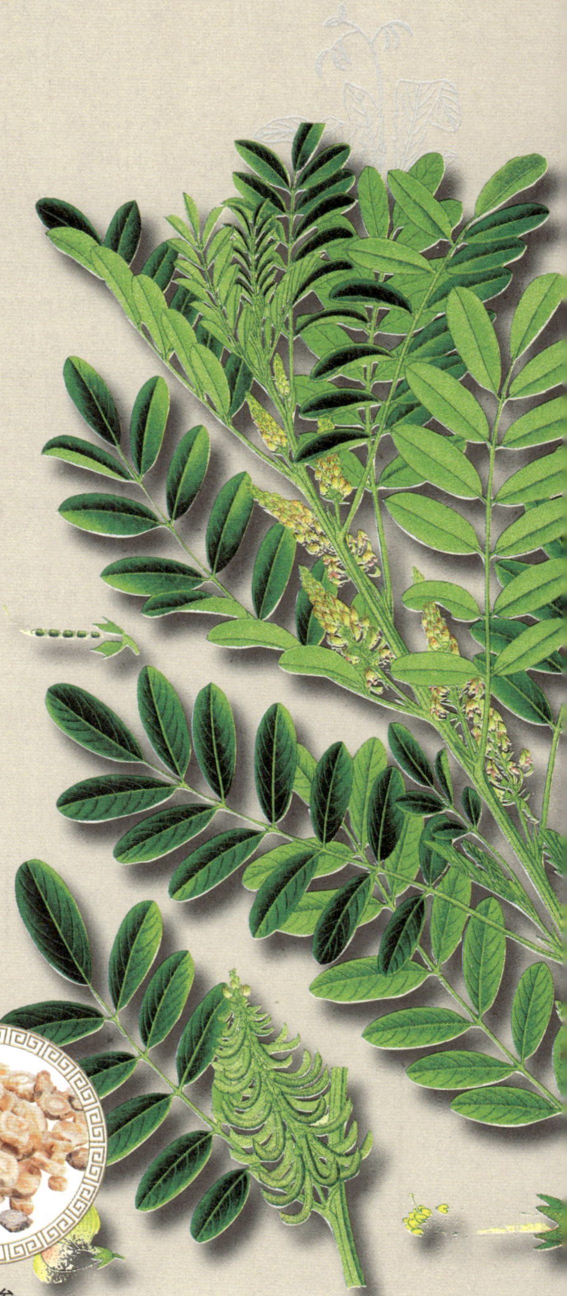

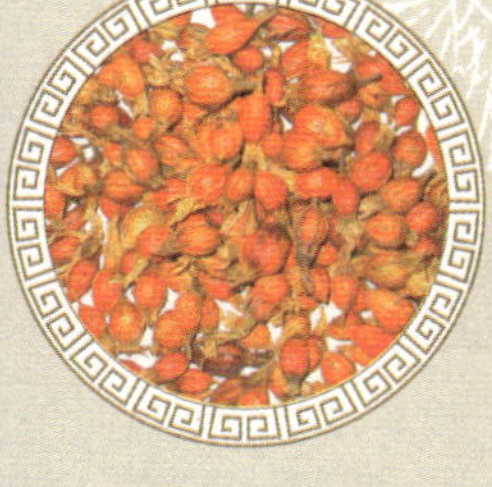
栀子

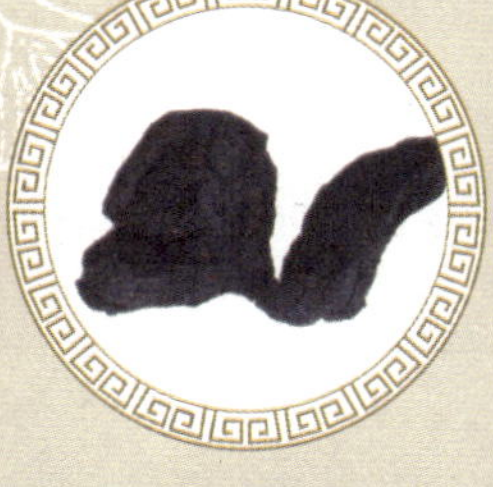
黄精

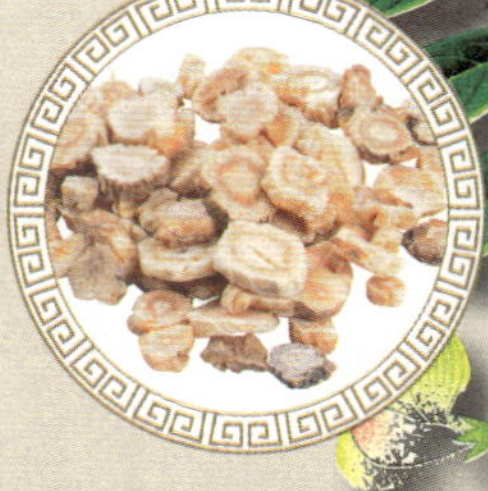
沙参

肾脏脉论

肾重一斤一两，共有两个。它是阴脏，主藏真精，是封藏的根本。肾藏先天之精，是人的灵性的本源。人依附天德、地气而生，天德地气上下流动、相交相融而生成精，精先生成而后人才能生成。精是藏在肾脏里的，肾脏功能的外在表现是耳朵。但是肾气不仅上通于耳，还下通于阴。左肾属壬，右肾属癸，肾气循环于玄宫，向上出于耳门，可听到四面八方的声音，向下至膀胱。肾脏外主骨，内主膀胱。肾位于夹对脊的左右，与脐相当，肾气经于上焦，荣于中焦，卫于下焦。肾藏精，肾气的变化在五液方面表现为唾，在五气方面表现为哈欠。

肾气虚就会引起厥逆，使人梦见船上的人溺水，或梦到自己伏于水中，好像十分恐惧；肾气实就会引起胀满，四肢呈黑色，使人梦见腰脊向两边分解不能相连；若邪气侵入于肾脏，就会使人梦见自己掉入深渊，沉没于水中，无法自拔。

肾脏与膀胱合为腑，取象于水，它的经脉是足少阴肾经，与足太阳膀胱经互为表里。肾气从秋季开始上升，冬季最旺。冬天百虫蛰伏，万物闭藏，阳气下陷，阴气上升变为霜雪。此时阴气在表面，而阳气深藏于内，千万不能用下法，否则就会伤害脾脏。脾脏在五行中属土，如果脾土受到伤害，水气便会妄行，此时用下法将会加重病情。另外，也不能用熏法，因为熏法会使邪气逆行，引起气喘、口生烂疮、血瘀不通等病症。

肾藏精，精舍志，大喜大怒就会伤害到志，志受伤后就容易忘记自己说过的话，腰脊疼痛，不能够俯仰屈伸，毛发掉落，面无血色，在季夏死去。肾脏精气衰竭，真脏

肾的功能

肾藏精纳气，主管人体内的津液，以其阴制约心火，并通过气化作用将体内多余的水分排出体表，肾阴肾阳在体内相互制约、相互依存，共同维持着人体的生理平衡。如果这一平衡状态被打破，人体就会产生疾病，例如，当人的肾精大虚时，就会出现气喘、不能平卧的现象。

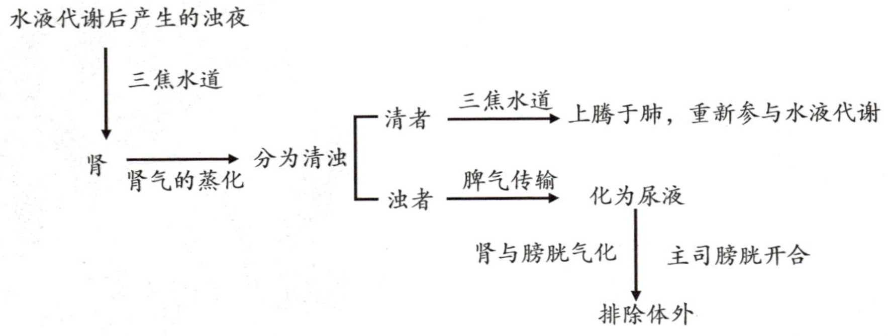

脉现，为不治之症，此时浮取其脉，脉象坚实；按取其脉，脉象乱如转丸，更向下缩入尺脉中段的就会死亡。

如果肾经脉气衰竭，骨骼就会萎缩，这是因为肾经深深地潜伏在体内，涵养与滋润骨髓。如果骨骼不能被滋润，肌肉就不能附着在骨头上，骨肉就不能相连在一起，于是就会出现牙齿突出而长垢，头发失去光泽。头发失去光泽就说明是骨骼开始不滋润了，要是不及时医治，一旦戊日病危，在己日便会死去，这是因为肾在五行中属水，戊己属土，土克水。

冬天肾水旺，肾脉沉濡而滑的，为平脉；脉象浮大而洪的，是心邪在侵凌肾，心火乃肾水所克者，为微邪，即使病了也会很快痊愈；脉象微涩而短的，是肺邪在侵袭肾，肺金为肾水之母，这是母占子位，是虚邪，即使病了也容易治疗；脉象弦细而长的，是肝在侵袭肾，肝木为肾水之子，这是子承母位，是实邪，即使病了也可以自愈；脉象大而缓的，是脾在侵袭肾，脾土为肾水之敌，是土克水，为贼邪，大逆，难以救治。肾脉沉细而紧，呼气一次肾脉搏动两次叫平脉；搏动三次叫离经，指脉搏背离常度；搏动四次叫脱精，指精气衰脱；搏动五次就会昏死；搏动六次就会死亡，这是足少阴肾经显示出来的脉象。

左手关后尺中阴脉脉象绝的，是没有肾脉，患者会苦于足下发热，腿骨里拘急，精气枯竭衰少，可刺足太阳经上的穴位；左手关后尺中阴脉脉象实的，是肾实，患者会苦于神思恍惚，健忘，眼睛模糊不清，耳聋，耳鸣，可刺足少阴经上的穴位；右手关后尺中阴脉脉象阴绝的，是没有肾脉，患者会苦于足逆冷，胸痛，梦中惊叫，感到有黑色的东西压在人身上，可刺足太阳经上的穴位；右手关后尺中阴脉脉象实的，是肾实，患者会苦于骨疼，腰脊痛，内有寒热，可刺足少阴经上的穴位。

心肾不交

心属火，藏神；肾属水，藏精。正常情况下，心火与肾水互相作用、互相制约，以维持正常的生理活动。肾中真阳上升，能温养心火；心火能制肾水泛滥而助真阳；肾水又能制心火，使不致过亢而益心阴。如果肾阴不足或心火扰动，两者失去协调关系，称为心肾不交。主要表现为：心烦，失眠，多梦，怔忡，心悸，遗精等。

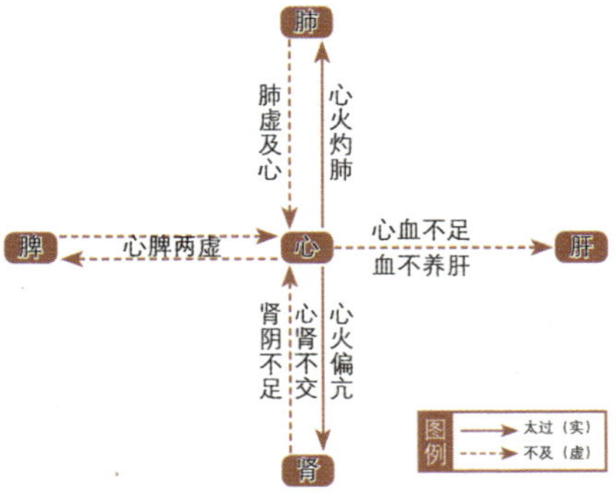

肾脉特别急的，是骨痿、癫病；微急的，是奔豚，下肢沉重厥冷，足不能收缩，不能前后移动；肾脉特别涩的，是大痈；微涩的，是月经不至，水肿，沉痔；肾脉特别小的，是洞泄；微小的，是消渴；肾脉特别大的，是阴痿；微大的，是石水，起于脐下，下至小腹，上至胃部，肿胀下垂，难以治疗；肾脉特别缓的，是脊背痛得快要折断；微缓的，是洞下病，其症状是饮食不消化，呕吐不止；肾脉特别滑的，是癃癫；微滑的，是骨痿，坐下就不能起来，起身时视物模糊。肾脉软而散的，是患有少血的病；肾脉搏坚而长，患者脸色黄中透红的，是患有腰折病。

肾在变动中表现为震颤，在声音上表现为呻吟，在情志上表现为惊恐，惊恐就会伤肾。肾脏主管冬季感受的病，在冬天受病就取刺井穴。如果肾有病，一般会出现耳聋的症状，这是因为耳朵是肾的外窍，又因为肾气上通于耳，如果五脏不协调，就会使九窍闭塞，阴阳失调，称为关格。患关格者，一般不能够活到先天命定的年龄。

五气对人的影响

自然界中的风、热、湿、燥、寒五气依次交替主时。气的来临，如果与时令之气相一致，则为正气；若与时令之气不一致，则为邪气。五气对人的影响如图所示。五气对疾病变化的影响是，如果来气与时令之气相一致的，则病轻微；来气与时令之气不一致的，则病严重。

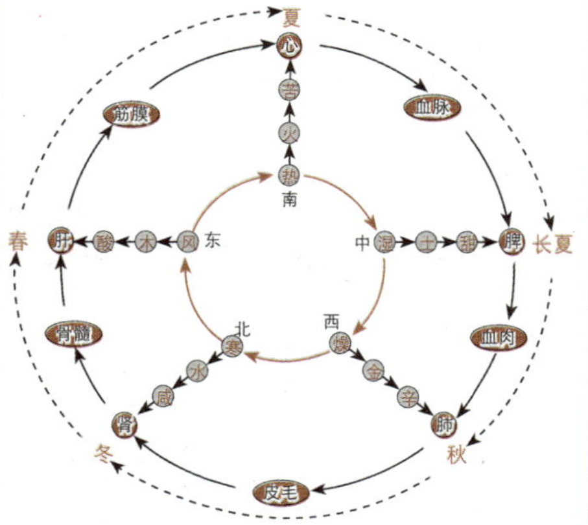

病起源于肾脏的，其症状为腰脊痛，小腿酸；一天后传变到膀胱，出现背脊、膂、筋痛，小便闭塞；两天后传变到心脏，导致心痛；三天后会传变到小肠，出现胀满；第四天还不能治愈的，冬天在天大亮后，夏天在黄昏时，肯定就会死亡。肾脏患病，夜半时病情轻，白天病情加重，辰戌丑未四时病更重，下午病情安宁。

腹大、足肿、气喘、咳嗽、身体沉重，睡觉时流汗，胸中疼痛，大腹及小腹疼痛，清冷厥逆，这些都是肾病的症状，刺足少阴肾经和足太阳膀胱经上的穴位可治愈。

肾脉沉取坚实，浮取紧实的，患者会苦于手足骨肿，痿厥而阳不举，腰脊痛而小腹肿，心下有水气，时而胀闭时而泄出，这都是由于洗浴后身上水未干就行房事，或者劳累疲倦。

服用内补散、建中汤、肾气丸、地黄煎等，可治疗出现脸色发黑，气息虚弱，呼吸急促，气短，耳聋，腰痛，饮食减少，脉象沉滑而迟的肾病症状。另外，夏天发病应刺然谷穴，季夏发病应刺太溪穴，都用泻法；春天发病应刺涌泉穴，秋天发病应刺复溜穴，冬天发病应刺阴谷穴，都用补法。

邪气侵袭肾脏，会出现骨痛、阴痹。阴痹，表现为腹胀腰痛，大便艰难，肩背颈项强直疼痛，时而眩晕，治疗时可将涌泉穴和昆仑穴刺出血。

肾水病是指患者出现脐肿腹大，腰痛，小便不利，足逆冷，大便坚燥，面部瘦削等症状。

肾着病是肾气虚弱，寒湿内着而导致的，会出现身体沉重，腰以下发冷，腰部沉重如带有五千钱，口反而不渴，小便无法控制等症状。

肾积病名叫奔豚，表现为有气从小腹向上奔突到心下，如豚在奔跑的样子，上下移动没有规律，长期不见好转，会出现小腹里急，口干，咽喉肿，眼睛模糊，骨骼中发寒，骨髓厥而健忘，脸色发黑等症状。

羽属水，与肾、膀胱相通，主辖肾之声。肾在声音是呻吟，在五音为瑟，在志为恐，足少阴经是肾脏的经脉。当足太阳膀胱经厥逆时，荣卫（中医学名词，荣指血的循环，卫指气的周流）就会堵塞不通，阴阳颠倒违逆，阴气在外上升，阳气在内潜伏。阴气上升，人体则容易生寒，寒则虚，虚就容易发作疠风。

麻风病是邪气侵入经脉，营卫郁热不清而导致的。其症状为语音凌乱，舌头不转动，半身不遂，脚偏跛。如果症状在左，说明左边肾受到了损伤；如果症状在右，说明右边肾受到了损伤。半身不遂者，症状为从鼻到脚有一半身子，口眼歪斜，语声浑浊，缓弱不遂，耳偏耳聋，腰背相牵引，入厕解便也得需他人扶持，严重的无药可治。通常肾沥汤对这种病症有比较好的疗效，处方可参考卷八。

患者出现易怒、呻吟、健忘、动怒及神思恍惚如有所思的，是土克水，阳击阴，阴气深藏则阳气上升，阳气上升则生热，发热则为实证，实证则会发怒，发怒则会导致健忘，出现耳朵听不见声音，少便且呈赤黄，口动但发不出声，笑着看人，四肢胀满引急的症状，这是热邪伤肾，重者救治非常困难。若患者脸色黑黄，仅耳朵不能听见声音，则还可以进行救治。

如果肾脏患疟疾，则患者会出现生寒，目眩，身体颤抖不定，手足寒冷，腰脊转侧疼痛，大便艰难等症状。此时可采用恒山汤进行医治，处方可参考卷十。倘若患者本来不爱吃东西，忽然嗜吃且好怒，与平素相反，这表明肾已受伤。此时病症还未发作，但证候已经明显表现出来了。对于肾脏所患病症，在声音上的表现就是患者说话前先开口笑，接着却闭口不作声，举手蒙眼或举手捂腹。诊治时需要仔细辨明病症的表里虚实，清浊浮沉，进而根据病情进行治疗。

以五色命五脏，则青为肝，赤为心，白为肺，黄为脾，黑为肾。肾合骨（生理学名词，指五脏与五体相合，肾之合为骨），如果黑色如乌的羽毛一样则为吉利的征兆。与肝主目一样，肾主耳，耳是肾脏功能的外在延伸。水形气质的人，皮肤呈黑色，头大，面部曲凹，颊部宽广，腹大，手足小，肩部瘦小，行走时下半身摇动，背脊部和尻尾部较长，脾气上对人不敬重也不惧怕，喜骗人，易被杀而死，能耐寒凉而不能耐受温热，因此在春夏季节容易感邪生病，医治的方法是取足少阴肾经上的穴位进行治疗。

作为肾脏的外部延伸，耳朵的厚、薄、扁、圆、大、小、高、低，都与肾有着紧密的对应关系。纹理粗的肾大，大就虚，虚则

五运之气不及与四时的关系

五运之气的变化会影响自然气候的变化，具体到某一季节的气候，还要看克己之运气是否来克。

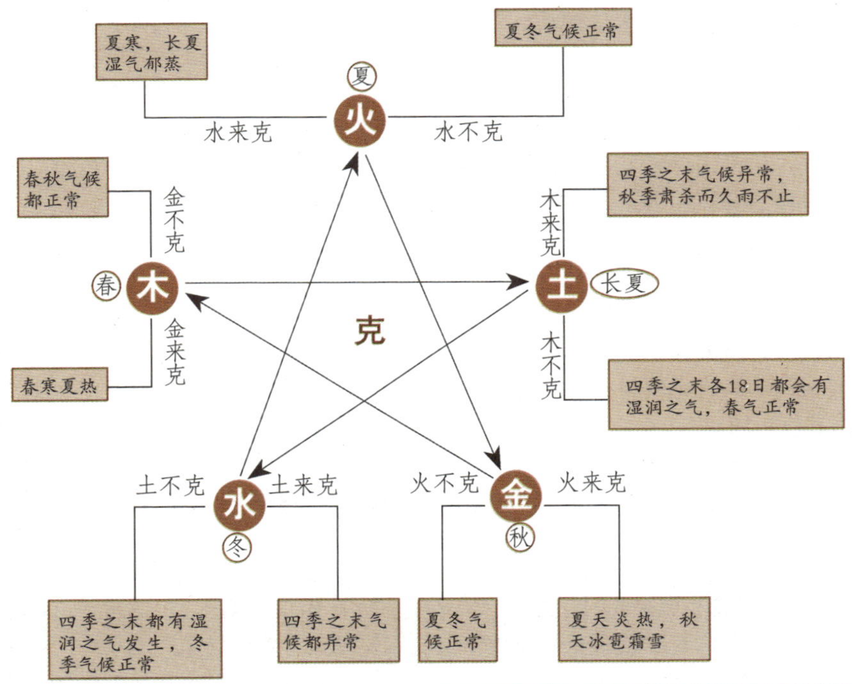

面诊图

面部色泽、斑点等的变化都是五脏六腑健康状况的外在表现。通过观察自己面部的不同部位的变化，可以把握自身的健康状况，做到对疾病早发现、早治疗。

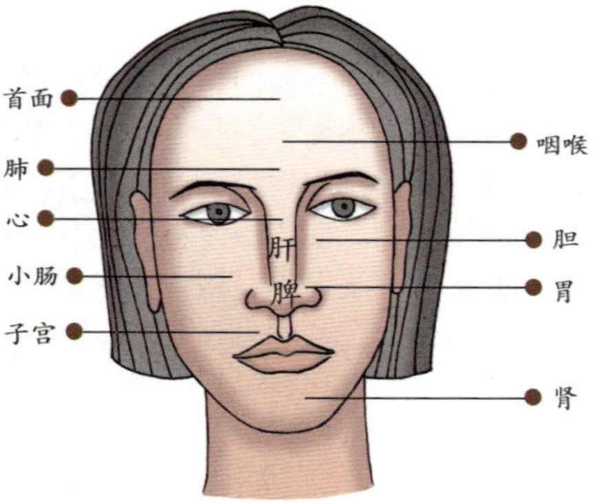

容易使肾寒，寒则导致耳聋或耳鸣，出汗，腰痛得不能俯仰；肤色黑、纹理细密者，肾小，肾小则安定，不易受到侵害；耳朵高者肾也高，高则实，实就会引起肾热及背部拘急掣痛，耳中有脓血出，或生息肉塞住耳等；耳朝后陷的肾低，肾低容易腰臀疼痛，俯仰困难，发作为狐疝、腹股沟疝；耳薄者其肾脆弱，肾脆弱则容易受热邪侵扰，进而耳中吼闹，引发消渴；耳坚实者则肾也坚实，肾坚实则不易受病，不会患腰痛；两耳完好端正，接近颊车的人，肾端正，肾端正则平和通利，难以受伤；耳偏高的其肾也偏斜不正，肾偏斜不正就会腰尻偏痛。

倘若各脏腑在皮肤的分属部位处骨骼下陷，则表明病情严重，必定会死亡。膀胱两边及太阳经循行的地方，属于肾在皮肤的分属部位，人体内的骨在该处下陷，是肾脏之气通于内，外部也就跟着相应变动，浮清为外，沉浊为内。若颜色的变化是从外到内，则表明病患是从外产生的，该部位就会隆起，可采用先治其表，后治其里的办法；如果颜色是从内到外变化，则说明病患由内而生，此部位就会下陷，可采用先治其里，后治其表的方式。人的健康与疾病，生存与死亡，在脏腑精气上会提前有所征兆。肾脏患病后，患者会出现耳朵枯萎并呈黑色状；肾脏已先死的话，耳朵则会焦枯暗黑；天中等分且呈暮色，是死亡的征兆。通过观察症状，并结合患者病症相应颜色的增加与减少，诊断患者死期的远近，远不超四百天，近的则是半个月到一个月。

如何诊断肾病已好转却忽然死亡？

从患者的症状上判断，通常患者耳朵上会出现如拇指大的黄黑色斑点，此时就容易忽然死亡。

如何诊断患者肾起已绝，四天内人就会死亡？

患者牙齿突然变黑，脸色非常黑，眼中发黄发青，或说眼白，腰中像要折断似的，白汗流出如流水般快，这是因为肾气内伤，病因留积，患者八天内便会死亡。若患者面黄目黑，则无生命危险；若黑如炱（烟气凝积而成的黑灰），则会死。吉凶的判别，可通过阴阳之气在面部的不同表现。患者面目连接耳朵左右带黄黑色，四十岁以上者会在一百天内死去；天中偏在一边的，必定死亡；两边有而年上无吉凶之色的，大概在三年之内祸患必会到来。

肾脏五行属水，四时属冬，五色属黑，足少阴肾经是其脉。

如何理解少阴经与肾脏的关联呢？

肾属阴，阴即水，阴和水都生于肾，其经脉也称为太冲脉，共有五十七穴，冬天诊治时可取井穴和荥穴。四时之中，冬天水开始冻结，肾闭藏，阳气衰少，阴气繁盛，太阳经之气深伏潜藏，阳脉不用，所以取井穴以下而治。

足少阴脉之本在内踝下二寸，与舌下的两脉相应，其脉之根在涌泉，涌泉在脚心下，大拇指筋的位置。

足少阴经的筋，从足小趾的下方开始进

入足心，与足太阴脾经筋并列，同时斜走内踝骨下方，在足跟集结后又和足太阳膀胱经的筋聚合，向上行，在内辅骨下与足太阳经的筋合并，继而沿大腿内侧上行后在生殖器处结聚，再沿脊内夹脊柱骨上行至项，汇集于枕骨处，与足太阳膀胱经的筋相合。

足少阴经的脉，开始于足小趾下方，斜出直向足心，至足内踝前下的舟骨之下，沿内踝骨的后方，另向下行进入足跟，继续上行至腓肠肌内侧，从腘窝内侧穿出，上至大腿内侧的后缘，贯穿脊柱，入属于肾脏，且与膀胱相连。其直行的经脉是从肾向上贯穿肝，过横膈膜而入肺中，沿喉咙，在舌根两边汇集。其支脉是从肺穿出而与心脏相连，注于胸中。足太阳膀胱经与足少阴肾经互为表里，足太阳膀胱经之本在足跟以上五寸中，它们同会于手太阴肺经。

足少阴肾经别出之络脉，名叫太钟，在脚踝后绕足跟，另行进入足太阳膀胱经。它的另一条别出络脉，与本经并行至心包络，向下继而向外贯穿腰脊之间。

足少阴经与肾脏疾病关系密切。肾虚证首先表现为患者膀胱寒冷，寒则容易引起腰痛，腰痛会使阴脉小于寸口脉，症状为脸色黑如炭，饥饿却不想进食，咳嗽时唾液中带血，喉鸣且伴有气喘，坐立不安，目光模糊不清，看东西困难，心中悬起如同患了饥饿病一样，气不足时有恐怖感，心中警惕好像有人在追捕，属于骨厥。

肾实证首先表现为患者膀胱发热，膀胱发热则癃闭，癃闭为阳病，阳脉反逆大于寸口脉二倍，症状为口热，舌干，上气，咽喉干而痛，咽喉肿，脊柱和大腿内后侧疼痛，痿厥嗜卧，心烦心痛，伴有黄疸，肠澼，足下发热且疼痛。若此时使用灸法治疗，就会因强行提升食欲而生害处，披散头发，放宽衣带，拄着拐杖且步履沉重。

寒冷冬季容易患上与肾和膀胱相关的疾病，比如黑骨温病，其根源为足太阳膀胱经与足少阴肾经相搏，邪气蕴积于三焦，上下壅塞，阴毒在内运行，脏腑受外邪侵伤。其

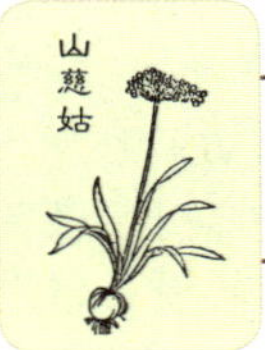

山慈姑

清热解毒、化瘀散结。

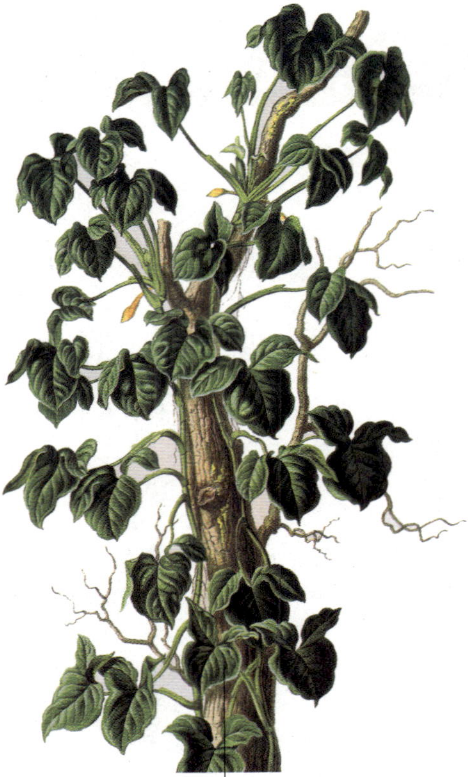

根茎

［性味］味甘、微辛，性寒，有小毒。

［主治］治疮肿，加入蜜捣烂涂疮口，可治乳痛、便毒。

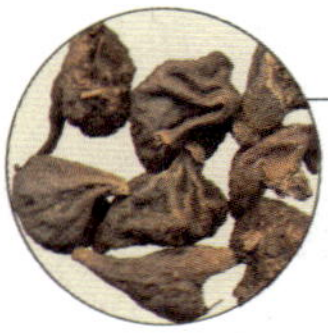

山慈姑

本品内服、外敷皆可，外敷主要用于治疗痈肿疔毒，内服可治痰壅咳喘。现代医学研究证实，本品对于食管癌也有一定的治疗作用。

肾脏

病会表现为相反的两种情况：如果脏实，则易被阳热邪毒之气所损伤，胸胁切痛，犹如刀刺，转动困难，热势极盛；如果腑虚，则易被阴寒邪毒之气所伤，进而引起患者里热外寒，想靠近火炉取暖而心里又想饮水，或者腰痛得像折断了一样。此时服用冷药超过限度，就会引发洞泻，这就是黑骨温病的表现。扁鹊说，根据病源施治，调理脏腑，用灸脾俞、肝俞、肾俞的方法治疗丹金毒黑温病很有效果，清浊之病也因此能够得到预防。

肾虚实

肾虚寒

患者左手尺中神门之后的脉象重按无力，为足少阴肾经阴虚，其症状表现是烦闷，下肢沉重，足肿，触地困难，为肾虚寒证。

患者右手尺中神门之后的脉象重按无力，亦为足少阴肾经阴虚，症状是足寒，上重下轻，行走时脚不能着地，足胫瘦小脆弱，恶寒，脉象为代脉，不相延续，小腹胀满，邪气向上冲胸引至胁下疼痛，也属于肾虚寒证。

治疗阳痿，腰脊疼痛，肾气虚寒，身体沉重缓弱，言语混乱且阳气顿绝的处方：

苁蓉、杜仲、甘草、白术、牛膝、五味子、麦门冬、茯苓、巴戟天各八两，干姜、车前子各五两，生干地黄五斤。

将所列药物治择捣筛后制成散药。饭后用酒送服方寸匕，每日三次。

治肾风虚寒灸法：

灸肾俞穴一百壮。肾俞穴在正对脐的两边向后至夹对脊柱相距各一寸五分处。

肾膀胱俱虚

患者右手尺中神门脉之后的脉象为重按浮取均无力，为足少阴肾经与足太阳膀胱经俱虚，症状为下肢沉重，或心痛，二阴不能自行收摄，向外反出，苦于洞泄，属于肾与膀胱俱虚证。

患者左手尺中神门脉之后的脉象为重按浮取均无力，亦为足少阴肾经与足太阳膀胱经俱虚，症状为心痛，背部寒冷，小便利，时常小腹胀满，也属于肾与膀胱俱虚证。

肾实热

患者左手尺中神门脉之后的阴脉脉象重按有力，为足少阴肾经阴实，症状表现为心烦，咽喉发干，舌干燥，咽喉肿痛，胸胁不时疼痛，出汗，气喘，咳嗽，小腹胀满，腰背强直挛急，身体沉重，足下热疼，四肢发黑，骨发热，耳聋，小便赤黄，好发怒、健忘等，为肾实热证。

◎ 泻肾汤

主治肾实热，小腹胀满，气喘急促，四肢皮肤呈黑色，耳聋等病症

芒硝、茯苓、黄芩各三两，生地黄汁、菖蒲各五两，细辛、玄参各四两，大黄（切，并在密器中用水浸泡一宿）一升，磁石（碎如雀头）八两，甘草二两。

将所列药物分别研细，加入九升水来熬煮除地黄汁、大黄、芒硝之外的七味药，然后取二升半去掉药渣，将大黄放入药汁中再熬到减去二三合时，去掉大黄，再加入地黄汁，用微火熬一两沸后加入芒硝，分服三次即可。

治多怒健忘，肾热，耳中听不见声音，四肢胀满引急，腰背转动强直的处方：

柴胡、黄芩、茯神（《外台秘要》为茯苓）、杏仁、升麻、泽泻、大青、芒硝各二两，羚羊角一两，淡竹叶（切）、地黄（切）各一升，磁石四两。

将所列药物分别研细，加一斗水熬取三升药汁，去掉药渣后加入芒硝，分服三次即可。

治小便黄赤不利，出则如栀子汁或如黄柏汁，肾热，每次欲解小便时即阴茎头疼痛的处方：

榆白皮（切）、冬葵子各一升，车前草（切）二升，通草、子芩、瞿麦各三两，石韦四两，滑石（碎）八两。

将所列药物分别研细，加二斗水煮车前草，取一斗去除渣滓，澄清后，取九升汤汁，再加入其他药物一起熬煮，取三升五合汤药，去除药渣，分服四次即可。

肾膀胱俱实

右手尺中神门脉之后的脉象重按浮取均搏指有力，为足少阴肾经与足太阳膀胱经俱实，患者会苦于癫病，头沉重，眼睛疼痛剧烈，四肢厥冷，有想奔跑来缓解的冲动，眼睛上翻，多汗，属于肾与膀胱俱实证。左手尺中神门脉之后的脉象为重按浮取均搏指有力，亦为足少阴肾经与足太阳膀胱经俱实，症状表现为患者眼圈发黑，脊背强直反折，邪气向上冲逆心胸，脊柱疼痛，反侧困难，也属于肾与膀胱俱实证。

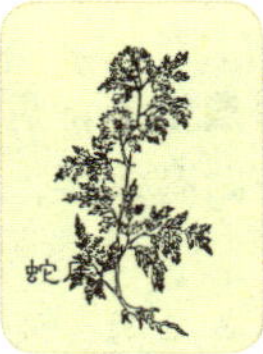

蛇床

温肾助阳、燥湿杀虫。

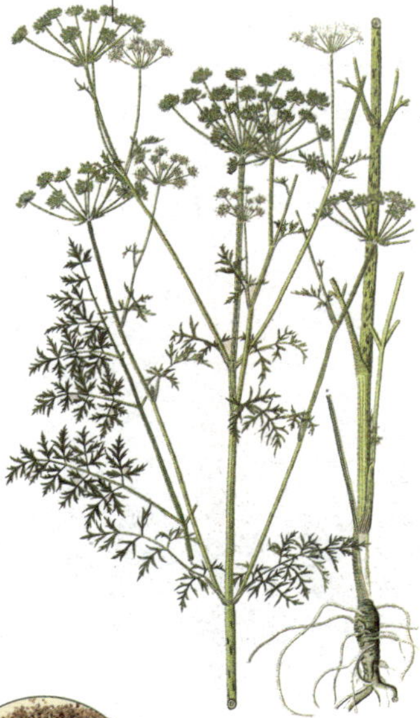

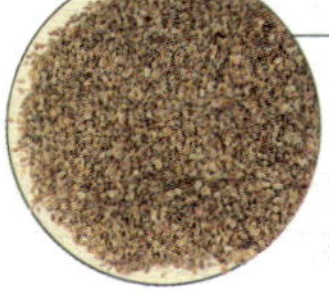

蛇床

本品主要用于男子阳痿，女性宫冷、寒湿带下，另外对于湿痹腰痛亦有疗效。现代医学中，常将蛇床外用，治疗女性外阴痒、湿疹，以及滴虫性阴道炎。

肾劳

患肾劳者，可采用补肝气的方法进行医治，因为肝旺就会感应到肾。人应该顺应四时之气，肾脏应该顺应冬季时令之气，否则就会使足少阴肾经不能伏藏，而肾气沉浊。顺应四时规律则生存，逆反则亡；顺应则人体和谐，逆反就会使人体生理混乱。如果人的活动与四时之气相悖而造成生理上的逆阻，就会患上关格，即小便不通与呕吐不止并见。人们把小便不通称为关，呕吐不止称为格。

◎ 麻黄根粉

主治肾劳热，阴囊生疮等病症

麻黄根、石硫黄各三两，米粉五合。

将所列药物治择捣筛后制成散药，再用棉签蘸取药末擦在疮上，如平常用粉法一般。待药粉浸湿后再擦上，反复涂抹，即可痊愈。

◎ 栀子汤

主治小腹胀满，肾劳热，阴囊生疮，阴茎中疼痛，小便赤黄，小便结束时有余沥，频数而少等病症

栀子仁、芍药、通草、石韦各三两，淡竹叶（切）、生地黄、榆白皮各一升，子芩四两，石膏五两，滑石八两。

将所列药物分别研细，加一斗水来熬煮，取三升汤药除药渣，每次一升，分服三次见效。

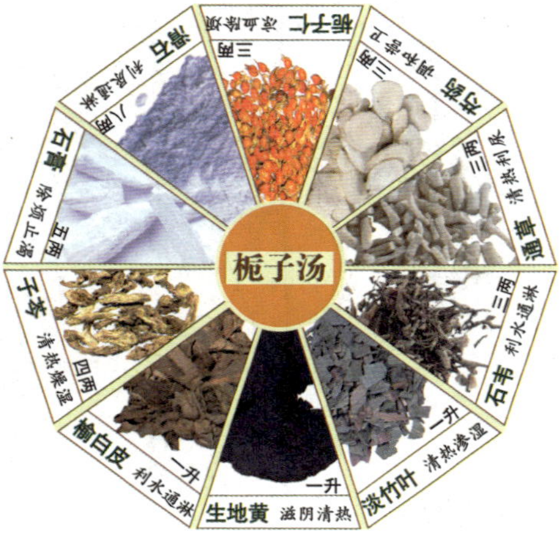

煎药方法		
将所有药物放入锅中，加一斗水煮至三升汤药渣即可		
服药时间	服药次数	服药温度
饭后	一日两次	温
主要功效		
本方能利尿、通淋，主治小腹胀满、小便赤黄		

治疗妄怒，肾劳热，腰脊俯仰屈伸艰难的煮散方：

丹参、牛膝、葛根、杜仲、干地黄、甘草、猪苓各二两半，茯苓、远志、子芩各一两十八铢，生姜、橘皮、羚羊角各二两，石膏、五加皮各三两，淡竹茹（鸡蛋般大）。

将所列药物治择捣筛，然后制成散药，为粗散，加三升水，熬两方寸匕药末，用帛将药末裹好，不断搅动，熬取八合汤药为一服，每日二服。

治疗阴阳失调，伤筋损脉，虚劳，气息缓弱，气短，泻痢，遗精滑泄，小便赤黄，下阴湿痒，腰脊痛得如折断了一样的处方：

生地黄、杜仲、麦门冬、枣肉、桂心、萆薢各一斤。

将所列药物分别研细，加一斗五升酒来浸泡，三宿后取出药，晒干后再浸，如此反复直到把酒浸取完，再取晒干的药物治择捣筛制成散药。饭后以酒送服方寸匕，每日三次。

治疗虚冷干枯，肾劳，忧愤恼怒引发的内伤，或因久坐湿地而损伤肾的处方：

秦艽、牛膝、芎䓖、防风、桂心、茯苓、独活各四两，麦门冬、干姜（又写作干地黄）、地骨皮各三两，薏苡仁一两，大麻子二升，五加皮十两，杜仲、侧子各五两，石斛六两，丹参八两。

将所列药物分别研细后加入四斗酒浸药，七日后服用，每次七合，每日两次。

精极

精极，是指脏腑精气衰竭而导致的疾患。通常患者会出现皮肤不润泽，眼睛黯然无光，瘦弱无力，头晕耳鸣，毛发脱落，腰痛遗精等症状，这些症状都与人体五脏六腑有关。倘若五脏六腑衰弱，则最容易使人形体每一处的病患达到最严重的程度，阳邪会损害五脏，阴邪则损伤六腑。阳实可以将病邪从阴引到阳，阴虚则能够把病邪从阳引到阴。如果阴病，则病邪向下，下则虚，虚则寒，而使身体沉重，肾水泛滥，耳聋，行走歪歪倒倒，邪气入内，行到五脏便引发咳嗽，咳嗽则多鼻涕唾液，面肿气逆。若是阳病，则病邪向上走高处，高则实，实则热，而使眼睛看不清楚，牙齿焦枯，头发脱落，腹中胀满，腹满就会周身骨节不定点地疼痛，疼痛时可用泻法来治其内。医治因生病而肌肉骤减的患者，可以用调理其气的办法温补，医治精不足者可以用五味食物温补的方法。诊治精极病症的最佳时机是病邪在肌肤筋脉中时；如果病邪发展到六腑中时再诊治，就比较困难了；倘若邪气已至五脏，那已经到半死的地步了，十分危险。

扁鹊就曾指出，五脏之气枯竭后是没法救治的。脏气断绝会引起目眩，目眩则表示目之精已被夺，这是神志已先死的征兆，患者通常不过一天半日就会死亡。要诊治精极病候，需要医务人员精确地钻研，以左来治右，以右来治左，从表来治里，以我知彼，这样才能治疗疾病。

◎ 枣仁汤

主治梦中泄精，阳痿无力，虚劳至极，血气枯竭，不能行房，或醉酒后行房而致内伤，小腹里急，心中惊悸等病症

泽泻、桂心、芍药、人参各一两，黄芪、白龙骨、牡蛎、甘草、茯苓各二两，枣核仁二合，半夏一斤，生姜二斤。

将所列药物分别研细，加九升水来熬煮取四升汤药，每次七合，日服三次。如果小腹急，不能饮食，可加入桂心六两，可见疗效。

◎ 韭子丸

主治因房室过度，精泄自出而不禁，腰背不能屈伸，食后不生肌肉，两脚软弱等病症

甘草、天门冬、细辛、桂心、紫石英、山茱萸、当归、天雄、紫菀、薯蓣、茯苓、菖蒲、僵蚕、人参、杜仲、芎䓖、附子、白术、干姜、石斛、远志、禹余粮各一两半，蛇床子、干地黄、苁蓉、黄芪、菟丝子各二两，干漆、牛髓各四两，大枣五十枚，韭子一升。

将所列药物研为末状，将牛髓、白蜜与枣膏混匀后，与药合在一起捣三千杵，配制成如梧桐子大的丸药，空腹服用十五丸，日服两次，可逐渐加至二十丸。

◎ 羊骨汤

主治失精多睡，目光模糊不清等病症

生姜、甘草、麦门冬、芍药、人参各二两，厚朴、阿胶、桑白皮各一两，生地黄、白术各三斤，桂心八两，饴糖半斤，大枣二十枚，茯苓四两，羊骨一具。

将所列药物分别研细，加入五斗水煮羊骨，然后取三斗汁，将羊骨取出后，再加入其他药物一起熬煮，取八升汤药，加入阿胶、饴糖使其烊化，早晨服一升，次日早晨再服一升，两次即可见效。

◎ 竹叶黄芩汤

主治形体衰弱、疼痛，精极实热，全身虚热，眼睛看不清楚，牙齿焦枯，头发脱落等病症

麦门冬、甘草、大黄各二两，黄芩、茯苓各三两，生姜六两，芍药四两，生地黄（切）一升，竹叶（切）二升。

将所列药物研细后加九升水，熬煮三升汤药，除药渣，分服三次即可。

病邪在人体的传变

由外邪导致的疾病，总是先侵入人的体表，然后逐渐向体内入侵。根据身体的表现，我们很容易知道病邪所在的部位，从而及时遏制疾病的发展。

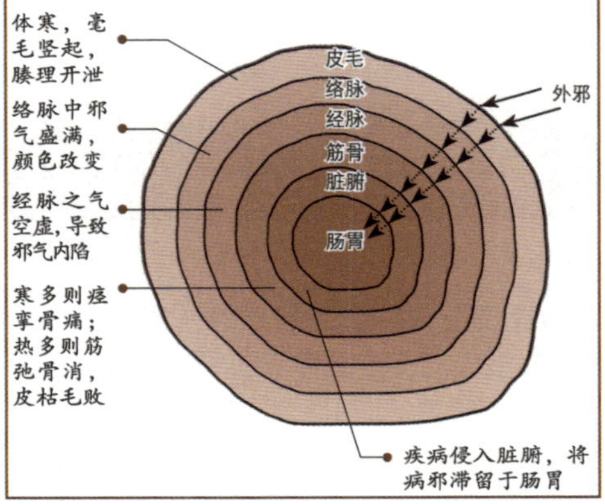

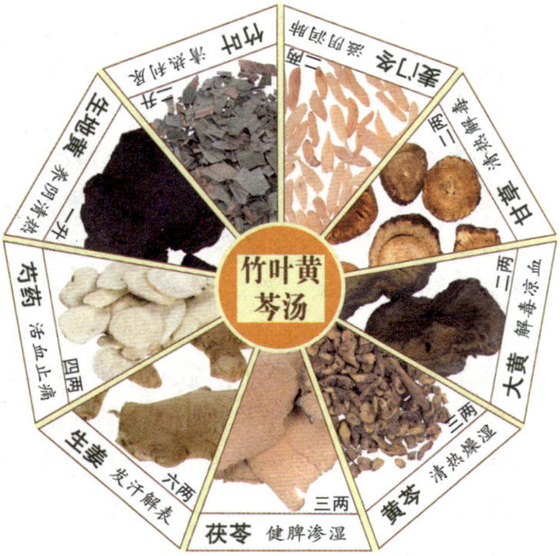

煎药方法		
将所有药物放入锅中，加九升水煮至三升汤药即可		
服药时间	服药次数	服药温度
饭后	一日三次	温
主要功效		
本方能清热解毒，凉血燥湿，可治精极实热，全身虚热		

治虚热，全身烦疼，骨节酸痛，精极，五脏六腑都受到损伤及烦闷的处方：

黄芩、麻黄、甘草、人参、桂心、芎䓖各三两，麦门冬汁、赤蜜各一升，竹沥一合，石膏八两，生地黄汁二升，当归四两。

将所列药物研细，用七升水来熬煮八味药，取二升汤液去除药渣后，加入地黄等汁，一起熬煮成四升汤药，分服四次，白天三次，夜间一次，即可见效。

◎ 禁精汤

主治失精羸瘦，气短，目光模糊不明，不想听到人声，肌肉酸痛，消瘦等病症

粳米一升，韭子二升。

将以上二味放入铜器中，炒到米变成黄黑色时，趁热用一斗好酒注入，绞取七升汁，一次一升，一日三次，服完此剂。

治疗梦泄失精方：

取韭子一升治择捣筛后制成散药。以酒送服方寸匕，一日两次，效果显著。

治疗虚劳、尿中夹精方：

稻米二升，韭子一升。

将所列药物加一斗七升水熬煮成粥状，取六升汁，分服三次即可。

灸法：

灸第七椎棘突两旁各三十壮，可治虚劳尿精。

灸肾俞一百壮，可治男子梦中失精及小便浊难。

灸列缺五十壮，可治男子小便中带血夹精，阴茎中疼痛。

灸脾募穴一百壮，可治男子腰脊冷疼，小便多白浊。

灸屈骨端曲骨穴五十壮，可治失精，五脏虚竭。

灸大赫穴（穴在夹对屈骨端三寸处）三十壮，可治男子虚劳失精，阴上缩，阴茎中痛。

灸三阴交十四壮，可治梦中泄精及淫梦。

骨极

骨极是一种受肾制约的疾病。肾与骨相应，骨与肾相合。冬天伤于风寒湿气，邪气侵入骨髓关节而引起骨痹，会出现骨和关节沉重酸痛及全身寒冷的症状。若骨痹病尚未痊愈，又受邪气损伤，邪气入肾，就会出现耳鸣，皮肤呈黑色等肾病症状。肾病进一步发展就会成为骨极，表现为牙齿苦痛，不能久站，屈伸麻木，手足骨节酸痛，身体麻痹，脑髓酸痛。冬季的壬癸日被风邪所伤，此为肾风，肾风尽伤全身骨节，故称之为骨极。如果其邪气为阳邪，阳则实，实则发热，发热则会使脸色发黑，牙齿、脑髓苦痛，手足酸痛，性功能衰退、膀胱不通利，耳鸣，面色发黑，这也说明骨极病达到了顶点。如果其邪气为阴邪，阴则虚，虚则寒，寒则会引起脸肿而有黑色的污秽之物，腰脊疼痛不能长时间地站立，屈伸不灵活。患者肾气衰弱时，易出现头发脱落，牙齿槁枯，腰背相牵引而疼痛，痛得严重的会引起咳嗽吐唾。医者应该仔细辨别患者的阴阳之气，审察症状的清浊，准确断定病患的分属部位，在病入皮肤筋脉时，尽早进行医治，否则当病入脏腑后再治疗就非常困难了。

扁鹊曾指出，骨已先死的征兆通常为骨骼枯萎，头发无光泽。因为骨与足少阴肾经相应，所以此时足少阴肾经的脉气也是呈现出衰竭状的。患者应该及时诊治骨极，否则就会出现骨节非常酸痛，不能伸缩，十天就会死去的情形。

◎ 三黄汤

主治容颜焦枯发黑，耳鸣虚热，以及由肾热病引起的骨极，膀胱不通，大小便癃闭等病症

大黄（切，用一升水单独浸泡）、黄芩各三两，栀子十四枚，甘草一两，芒硝二两。

将所列药物分别研细，用四升水先熬黄芩、栀子、甘草，取一升五合，去掉药渣，然后加入大黄，再熬两沸，加入芒硝，分三次服即可。

灸法：

灸第二十一椎棘突两边相距各一寸五分处，可治腰背不灵活，筋挛痹缩，虚热闭塞。根据患者岁数决定具体灸的壮数。

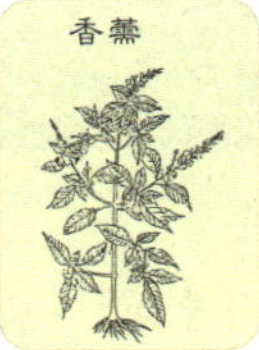

香薷

发汗解暑、行气散湿、温胃调中。

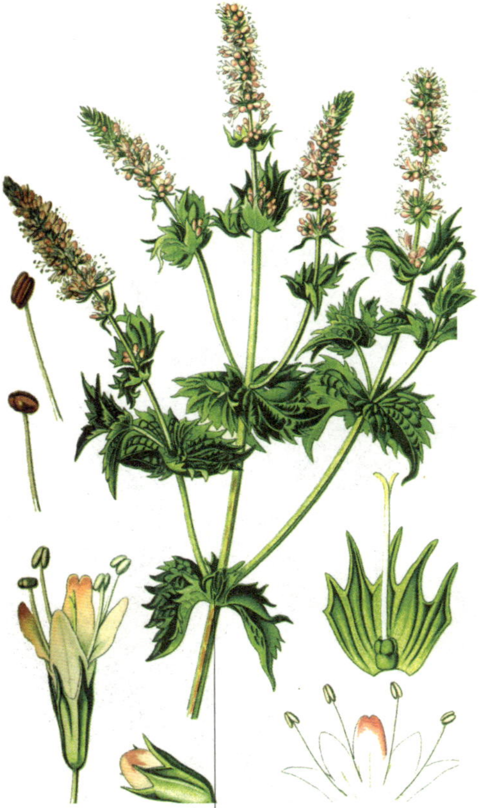

全草

［性味］味辛，性微温，无毒。

［主治］能下气，除烦热，治疗呕逆冷气。

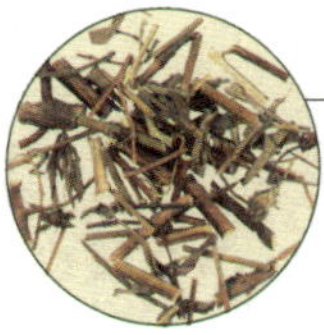

香薷

本品主治头痛发热、恶寒无汗、腹痛、呕吐、腹泻、水肿及脚气病。

肾脏

骨虚实

灸骨实患者，常受烦热折磨；骨虚患者，容易疲倦，经常出现全身酸痛不安的症状。这些骨虚实疾病，都受到肾及膀胱的制约。倘若患者脏腑有病从骨骼中表现出来，其与发热相对应的就是脏的病变，与发寒相对应的则是腑的病变。

治疗骨实及酸疼烦热的处方：

葛根汁、赤蜜、生地黄汁各一升，麦门冬汁五合。

将所列药物混合后，搅拌均匀，用微火熬煎三四沸，分三次服。

治疗骨髓中疼的处方：

芍药一斤，生干地黄五斤，虎骨四两。

将所列药物分别研细，加入一斗清酒浸泡三夜，取出后曝晒，再放入酒中，直到酒尽为止，然后捣筛，制成散药，以酒送服方寸匕，日服三次即可见效。

治疗骨髓冷痛的处方：

将一石地黄取汁后加二斗酒相搅后熬沸腾两次，温服，每日三次，此方具有补益骨髓的特殊功效。

治疗骨节疼痛无力，虚劳畏寒的处方：

地黄八斤，豉二升。

将所列药物蒸两遍，然后晒干，制成散药，在饭后用一升酒送服二方寸匕药末，一日两次。此方对于虚热证也有很好的疗效。

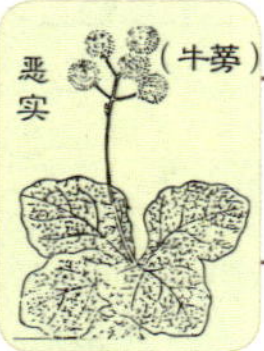

恶实（牛蒡）

疏风散热、消肿解毒、宣肺透疹。

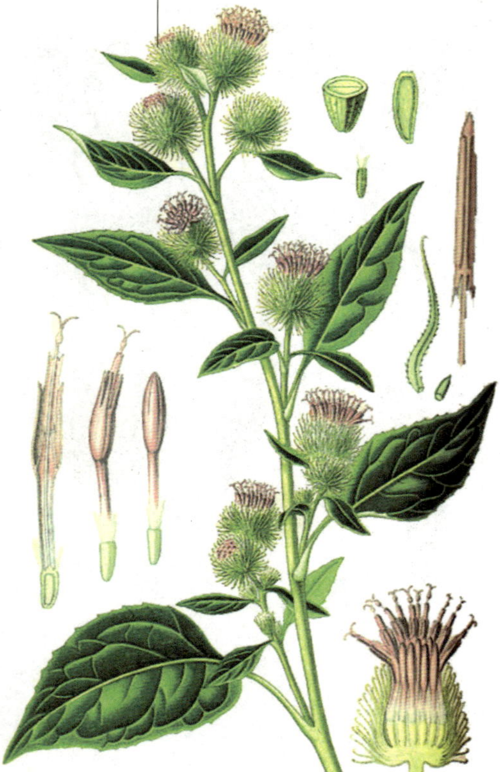

子

［性味］味辛，性平，无毒。

［主治］明目补中，除风伤。

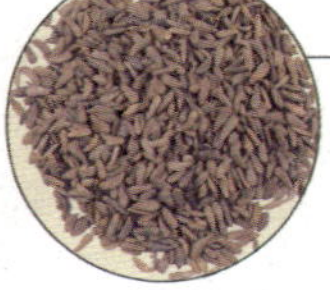

牛蒡

本品的逐热、解毒功效较强，对风毒面肿、头晕、咽喉肿痛、牙齿疼痛、咳嗽、消渴、痈疽疮疥均有一定的治疗作用。

膀胱腑

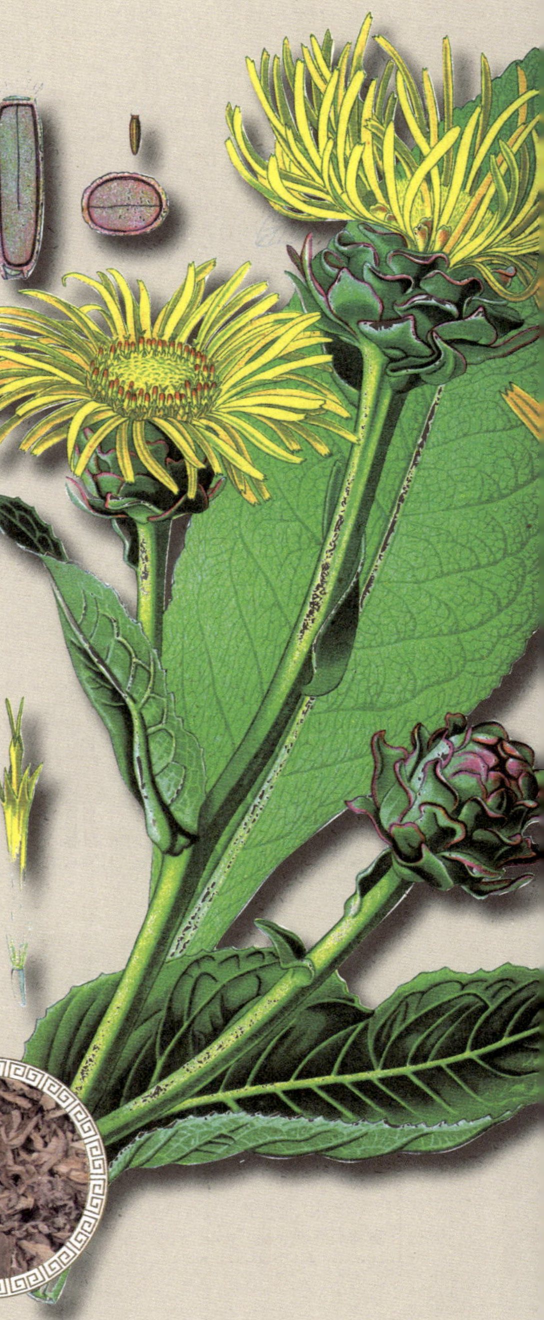

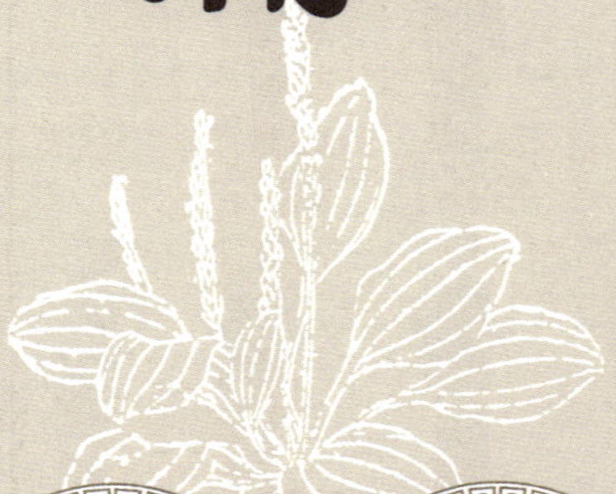

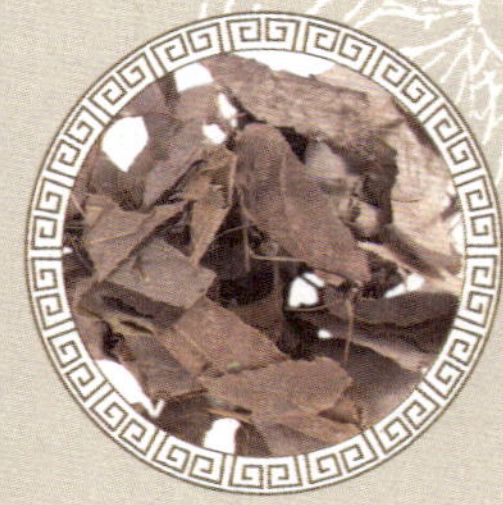

淫羊藿

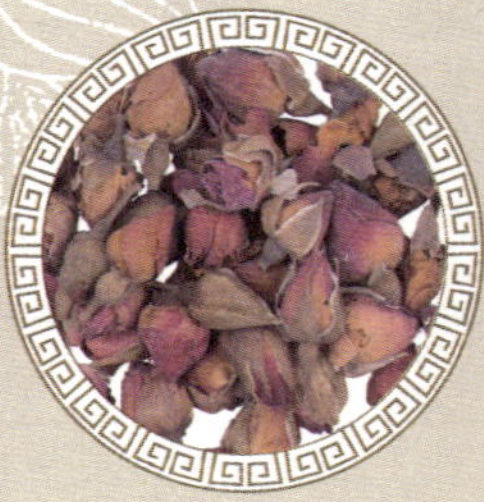

月季

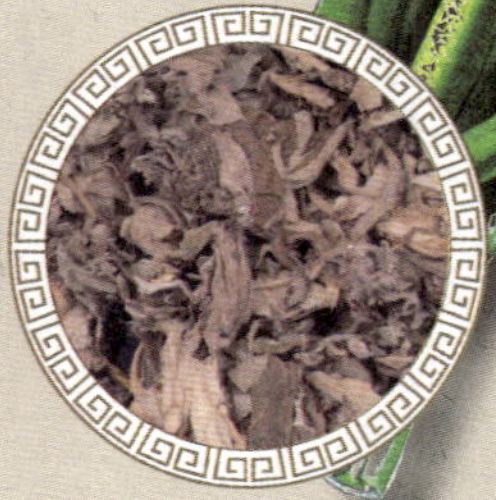

艾

膀胱腑脉论

膀胱与肾相表里。耳朵是膀胱色诊的器官，肾气在膀胱中积聚凝合。被称为水曹掾或是玉海的膀胱是津液的贮存地，重九两二铢。膀胱向左回旋上下叠积，从纵向看它宽九寸，能贮存九升九合津液。膀胱左右两侧大小相等且对称，与二十四节气相应，膀胱主要功能就是排泄津液。

黄帝问：人的五脏中的四脏都是一个名称一个器官，而肾却独有两个，这是为什么呢？岐伯回答：作为腑的膀胱有两个地方，所以肾也应有两个分别与两腑相应。因此虽然脏器的名称为一个，而相对应的腑的名称有两个，即多出了一腑，所以才有了五脏和六腑。另一种说法与肾有关，依据肾有左右两个而推出，由于膀胱没有两个，于是就用左肾与膀胱相合，右肾与三焦相合。

左手关后尺中脉象阳绝者，是没有膀胱脉。这种脉象的人，往往会苦于厥逆寒冷，主要症状为女性月经不调、旺月闭经；男子遗精、尿不尽。这种病症应采取针灸的方法治疗，应针刺位于足内踝下面动脉处的足少阴经穴位来调治。

右手关后尺中脉象阳绝者，是没有子户脉。患此病者，脚部会遭受逆寒之苦，不能生育。针灸治疗时，应针刺足少阴经穴位来调治阴中偏冷。

左手关后尺中脉象阳实者，是膀胱实。这种患者会遭受逆冷的折磨，时常觉得胁下有寒气引起的钻痛。针灸治疗应针刺位于足小趾外侧骨节后凹陷处的足太阳经穴位。

右手关后尺中脉象阳实者，也是膀胱实。患此病者常常会觉得小腹胀满，腰酸

人体生长规律

《黄帝内经》认为，身体的衰老是由于气血的衰退，只要进行合理的调养，就能保持精气充盈，延缓天癸的衰竭，这就是有些人高寿而不显得衰老的原因。

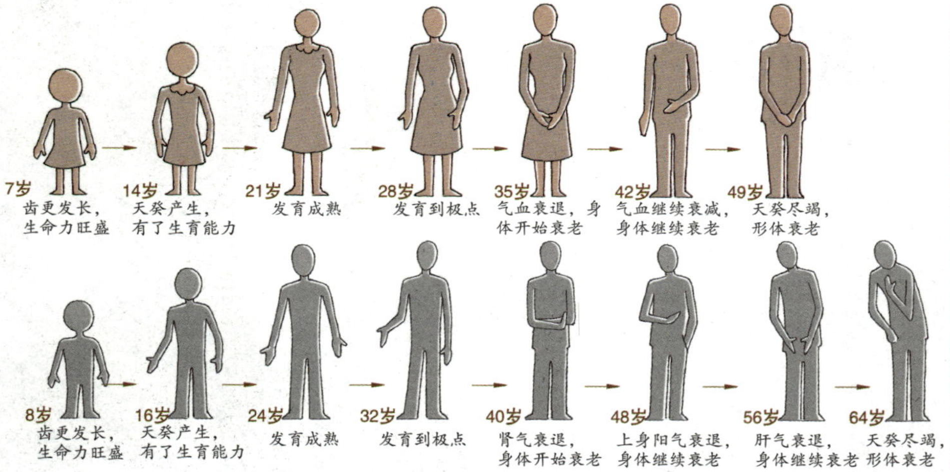

名词解释

天癸

促进人体生长、发育和生殖功能，维持女性月经和胎孕所必需的物质。它源于男女之肾精，受后天水谷精微的滋养而逐渐充盈。

难耐。针灸治疗时，应针刺足太阳经穴位来调治阳经。

疾病先在膀胱发作的，背脊和筋会感觉疼痛，小便会出现不畅；五天后疾病会迁移到肾，此时小腹腰脊就会疼痛，更有甚者会出现腿酸痛；再过一天就会迁到小肠，此时小肠会发胀；再过一天会迁延到脾脏，此时人体全身会闭塞不通，身体疼痛感加剧；两天后若仍未治愈，则会出现死亡。若是疾病发生在冬天，则会死于鸡鸣的拂晓；若是疾病发生在夏天，则会死于傍晚。

膀胱生病，会出现小腹肿痛，用手一按小腹立即便有尿意但又解不出来，肩上觉得发热的症状，如果脉的分属部位下陷，足小趾外侧以及胫踝后部位都感觉发热，则可取委中穴来治疗。

膀胱气胀的，会出现小腹胀满，小便不畅。

如果肾先受到了疾病的侵害，就会把这种侵害传给膀胱，常见的症状就是咳嗽不止，并且一咳就会有小便流出。

肾与骨相对应，皮肤纹理的密疏与三焦及膀胱的厚薄相互对应。皮厚的，三焦及膀胱就厚；皮肤纹理粗而薄的，三焦及膀胱就薄；腠理松弛的，三焦及膀胱就舒缓；紧密没有毫毛的，三焦及膀胱则急；毫毛密而粗的，三焦及膀胱则直；毫毛稀的，三焦及膀胱则结。

扁鹊说：六腑有病，就会表现在脸上以及身体其他各部位，肾、膀胱与足少阴、太阳经为表里，膀胱与五脏都相通，所以五脏有病就会在膀胱上有所反映，膀胱有病就会在阴囊上有所反映。人体伤热，小便就会不通，尿的颜色为黄赤；人体伤寒，小便就会次数多，尿颜色清白，可能引发石水病。石水病的病根在膀胱，其症状是人体四肢都很小，而唯独腹部很大。在治水一篇中可找到治疗的药方。

若出现牙齿发黄脱落的症状，则预示此人得了骨绝，此病十分严重，无法救治，十天后患者会死去。

足太阳经的脉从眼内角开始，向上行经过额头，相交于巅顶。其支脉从头顶走行至耳上角。其直脉从巅顶向内络脑，再

足太阳膀胱经循行路线

足太阳膀胱经的循行路线：起于目内眦（1），上额（2），交巅（3）。其支者：从巅至耳上角（4）。其直者：从巅入络脑（5），还出别下项（6），循肩膊内，挟脊（7）抵腰中（8），入循膂（9），络肾（10），属膀胱（11）。其支者：从腰中，下挟脊、贯臀（12），入腘中（13）。其支者：从膊内左右，别下贯胛，挟脊内（14），过髀枢（15），循髀外后廉（16）下合腘中（17）以下贯腨内（18），出外踝之后（19），循京骨（20）至小趾外侧（21）。

本经联系的脏腑器官：膀胱、肾、心。

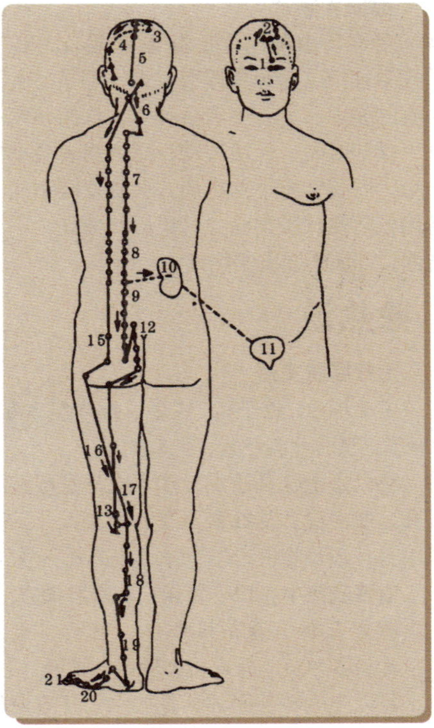

名词解释

挟脊：指挟行脊柱两旁。

膂：挟脊两旁的肌肉。

髀枢：髀骨外侧的凹陷部分。也称髀臼。

京骨：指突出的第五趾骨粗隆部，京骨穴在其下方。

返出下行至颈后，沿着肩膊内侧，夹脊两边抵达腰中位置，进入脊柱并沿着脊柱进入膂中，连络肾，从属膀胱。其支脉从腰中向下行在后阴交会，再下行贯穿膂部，进入腘中。另一支脉分别从胳膊内左右两边，向下穿过胂，夹脊柱两边过髋关节，沿着髋骨外后侧，下行交会在腘中，再向下穿过腓肠肌，从外踝后部穿出，沿着京骨抵达小趾外侧。

膀胱经的脉受邪，会出现头痛，眼窝下陷，颈项强直僵硬，脊背酸痛，腰部疼痛得好像被折断，骨髀不能弯曲，腘不能活动，腓肠肌如撕裂扭拽，即为踝厥病。膀胱经的筋受邪，则会出现痔疮，狂癫，头脑颈项疼痛，目黄流泪，鼻出血，颈后、背、腰、臀、腘、腓肠肌，以及脚全都疼痛，足小趾不能活动等症状。人迎处脉象比寸口脉大两倍，则说明人的脉气盛；人迎处脉象反比寸口脉小是脉气虚的表现。

膀胱虚实

膀胱实热

左手尺中神门以后脉象浮取有力和右手尺中神门以后脉象浮取有力，都是足太阳经实的表现。前者患者会腰疼，仰俯伸弯艰难，腰部僵硬，无法劳动；后者患者会小便困难，膀胱肚脐下处疼痛，头脑发眩钻痛，情绪低落易烦躁牢骚，脊梁后背僵硬，不能弯曲，都属于膀胱实热证。

◎ 除热汤

治疗膀胱实热

石膏八两，栀子仁、茯苓、知母各三两，生地黄、淡竹叶各一升，蜜五合。

将以上七味药研细，加水七升煮取药汁二升，滤去渣，加蜂蜜再煮沸两次，分三次服用。有必要使患者泻下时，加芒硝三两。

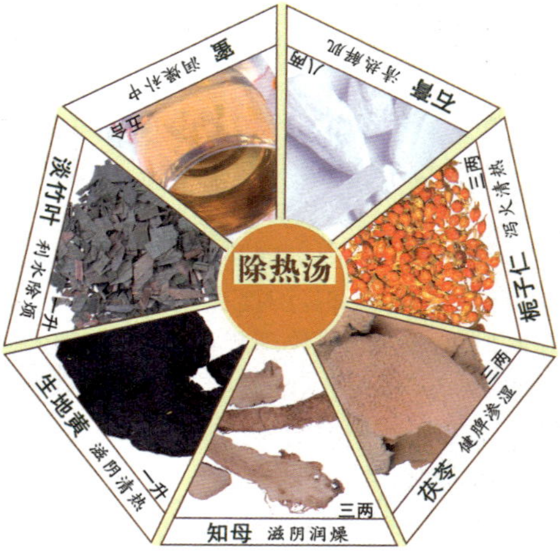

煎药方法

将除蜂蜜外的药物放入锅中，加水煎至二升，后加蜂蜜煮沸

服药时间	服药次数	服药温度
饭后	一日三次	温

主要功效

本方清热利湿功效甚强，对膀胱实热所致的病症均有疗效

治膀胱热中，口干舌燥，咽喉肿痛方：

蜂蜜七合，蔷薇根白皮、射干、生玄参、黄柏各四两，升麻、大青叶各三两。

将以上七味药研细，先加水七升煮取药汁一升，过滤去渣，加入蜜再煮沸两次，取汁液分多次含服。

膀胱虚冷

左手尺中神门以后脉象浮取无力和右手尺中神门以后脉象浮取无力，都是足太阳经虚。前者会出现身体偏于瘦弱，脚外踝后部疼痛，腹部疼痛及腰背硬直酸痛，屈伸不得；后者易患耳疾，出现耳朵不灵敏，听力有障碍，身体肌肉跳动厉害，肌肉易抽搐，均属于膀胱虚冷证。

治疗膀胱虚冷，食欲缺乏，面呈黑炭色，腰痛乏力的处方：

黄芪、茯苓各三两，杜仲、五味子各四两，白术、白石英各五两，磁石六两。

将以上七味药研细，加水九升煮取药汁三升，每日三次，每次服一升。

治疗膀胱冷，咳唾有血，喉鸣，喘息困难的处方：

羊肾一具，黄芪、人参、玄参、桂心、芎䓖、甘草各三两，茯苓四两，地骨皮、生姜各五两，白术六两 。

将以上十一味药按照用量备好，研细，先加水一斗二升煮羊肾，煮至水减少三升，此时拿出羊肾放入其余十味药，煮取药汁三升，过滤去渣，分三次服用。

◎ 龙骨丸

治疗萎靡不振，肾虚乏力，视力模糊，血气匮乏，骨骼萎缩

龙骨、柏子仁、甘草、防风、干地黄各五分，桂心、禹余粮、黄芪、茯苓、白石英各七分，人参、附子、羌活、五味子各六分，玄参、芎䓖、山茱萸各四分，磁石、杜仲、干姜各八分。

将以上二十味药研末，加蜜调和成如梧桐子大小的药丸。每天早晚各一次，空腹用酒送服三十丸，逐渐加至四十丸。

治疗小便频繁，男性遗精，黏稠恶臭的处方：

赤雄鸡肠、鸡肶胵各两具，干地黄三分，桑螵蛸、牡蛎、龙骨、黄连各四分，赤石脂、白石脂各五分，苁蓉六分。

将以上十味药研磨后过筛，塞进鸡肠及鸡肶胵的缝隙中，放锅中蒸熟后晒干，将它们混合在一起捣碎为粉末。一日三次，每次取一方寸匕，用酒送服。

胞囊论

胞囊是贮存津液和尿液的器官。肾、膀胱有病可通过胞囊表现出来。若胞囊发涩，小便不畅，尿液发黄则说明肾脏有热；若小便频繁且尿液多发白，则说明膀胱有寒。到夜晚尿量就变多，是因为夜晚体内阴气生发。热证则需下泻，寒证则需滋补，若无寒热倾向，按经论治即可。

治疗胞屈僻，尿液不在胞囊，津液不通方：

将大葱叶去掉尖头，插入阴茎中三寸深，用嘴轻轻吹气至胞囊胀起，可使津液通。

◎ 榆皮通滑泄热煎

治疗由肾热引起的阴囊潮湿，燥热，小便不畅，呈红黄色，也可治疗妇女难产

赤蜜、榆白皮、葵子各一升，车前子五升，滑石、通草各三两。

将以上六味药研细后，加水三斗煮取药汁七升，过滤去渣，加入赤蜜后再煮取药汁三升，一日三次，每次服用一升。

◎ 滑石汤

治疗膀胱急热，小便赤黄

子芩三两，榆白皮四两，车前子、冬葵子各一升，滑石八两。

将以上五味药研细，加水七升煮取药汁三升，每次服一升。

◎ 榆皮汤

治疗人体虚劳，尿液发白且浑浊

榆白皮二斤。

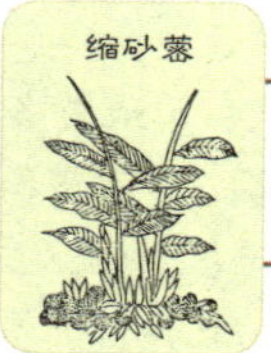

缩砂蔤

行气宽中、健胃消食。

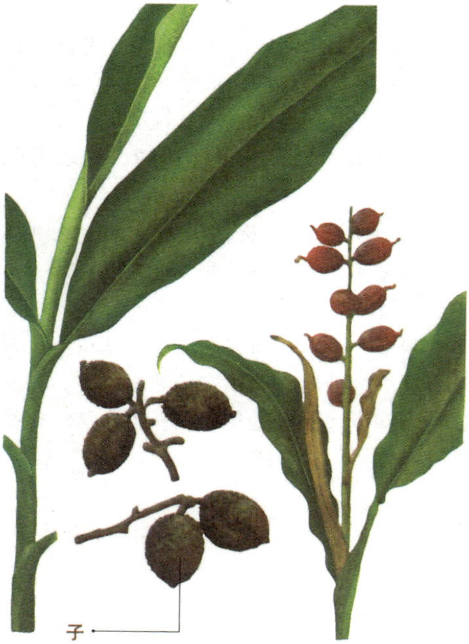

[性味]味辛，性温，无毒。

[主治]脾胃中气结滞不散。

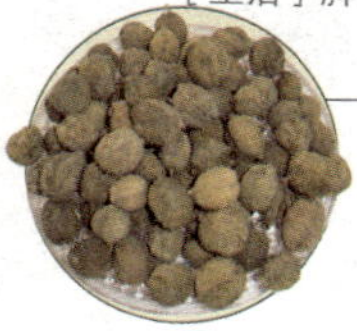

缩砂蔤

本品又叫砂仁，对于湿浊中阻、脾胃虚寒所致的胃脘不运、呕吐泄泻有调理作用；另外还可缓解孕妇妊娠恶阻、胎动不安现象。

将榆皮切碎，加二斗水煮取药汁五升，每次一升，分五次服用。

胞转即小便不通，肚脐下烧灼疼痛。吃饱后憋尿，饱饭后骑马，憋着尿行房事，都是其诱因。治胞转方如下。

方一：将乱发绞成两拳头大小，烧成灰末，用四合醋送服二方寸匕药末。饮完后立刻蹲坐在炒熟的黑豆叶子上面。

方二：榆白皮一升，滑石四两，鬼箭三两，葵子、通草、甘草各二两，石苇一两。

将药研细，用一斗水煮取药汁三升，分三次服用。

方三：葵子一升，滑石粉、寒水石各一斤。

将药研细，用一斗水煮取药汁五升，分三次服用。

方四：葱白二十八段，阿胶一两，琥珀二两，车前子一升。

将药研细，用一斗水煮取药汁三升，分三次服用。

针灸法：灸玉泉穴（在关元穴下方一寸处，成人从心向下量取八寸，儿童的则据实际而定）七壮；或灸第十五椎五十壮；或灸脐下一寸或四寸，年龄是多少岁就灸多少壮。

三焦脉论

三焦名三关，亦称玉海，是中清之腑。虽名分三，实无其形，共同起作用，是五脏六腑精气来回的通道，三焦贯穿人体全身，能听到却看不见。它是调理肠胃，补精养血，疏通行水的经络，与膀胱相合，虽相合却不相同。上中下三焦同称为孤腑，而经脉的气道卫、络脉的气道荣分别从上、中焦生出。

三焦患病，则腹部胀满，小腹坚硬，小便不畅或是小便急迫，溢出的津液成为水肿，滞留的水气成为胀满。在太阳、少阳经之间及足太阳经的大络处可以诊察三焦的病变，治疗时可取委阳穴。

三焦患病会出现小腹肿胀酸痛，不能

小便，针灸时应取太阳经大络，判断是否为结脉（一种脉象，脉象迟缓而呈不规则间歇）和足厥阴小络结，若针灸时，出现血，则说明肿胀病变已经到达胃了，需要针刺足三里穴。

三焦胀满，会出现皮肤表层脉气实满水肿，但不刺痛。

若长久咳嗽不止，病会发展到三焦，出现咳嗽时腹部胀满，厌食。

手少阳经的脉，从无名指指端开始，向上从两指之间出来，沿着手腕表面上行，从手臂外两骨间穿出，向上通过肘，再沿着肱骨外侧上行至肩，在足少阳经的后面交出，再进入锁骨上窝，与膻中相会，散络包裹心脏外面的一层薄膜，下行到膈上，循行络属三焦。它的一支支脉，从膻中上行出缺盆，再上行至颈，夹耳后，直上从耳上角出来，再折行抵达颧骨。另一支脉，从耳后进入耳中，从耳前出来，过颧弓上缘与前一支脉相交于颊部，再到外眼角。

手少阳经脉受损会导致咽喉肿痛，甚至耳聋、失声。三焦主气所生的病，如出汗，外眼角疼痛，面颊发肿，耳后、肩、肘、肱、手臂外疼痛，无名指不能活动。生了这种病，盛满则用泻法，虚弱则用补法，热证则用泻法，寒证则用补法，经分属部陷下就用灸法，不盛不虚，就按经脉调治。盛时人迎比寸口处脉象大两倍，虚时人迎反比寸口处脉象小。

三焦之争

“三焦”是中医学中的一个重要概念，但是对三焦的概念至今仍有许多争论。实际上，中医学中的脏腑器官并不是现代解剖学中的脏器概念，而是指一组功能系统。所以，关于三焦概念的争论是没有意义的，关键是我们如何利用它来指导临床实践。

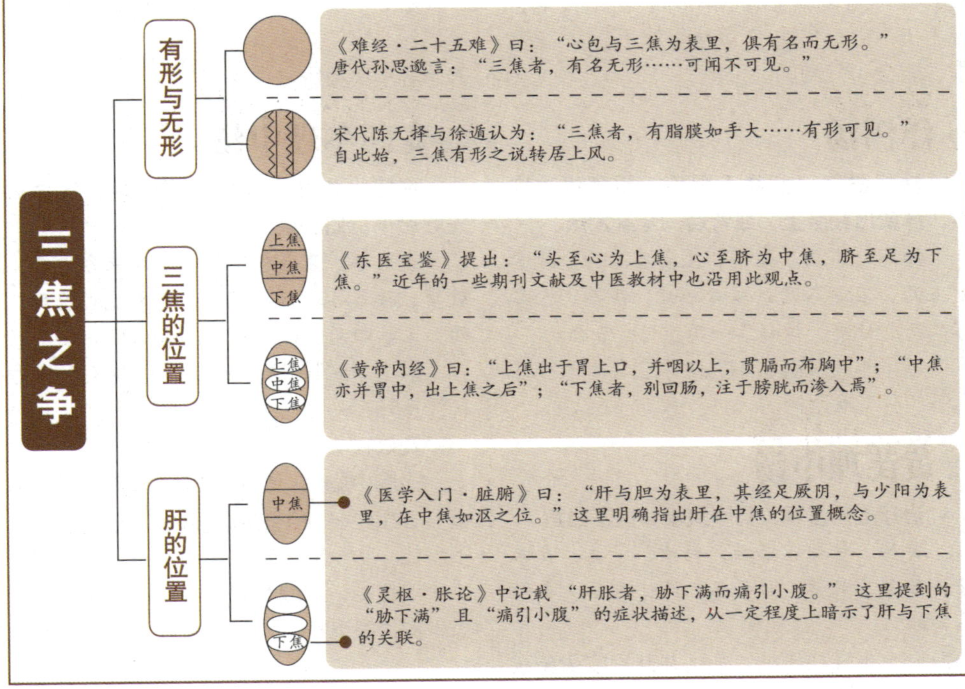

三焦虚实

上焦似雾，上焦的气从胃上管开始，进入咽中，穿过膈散布于胸，进入腋部，又沿足太阴的支脉穿行，返回后注入手阳明经，上焦之气从手阳明经经过舌部，下行到足阳明经，与荣卫一同在阳经中周游二十五次，在阴经中周游二十五次，这就是一个周期。一昼夜游遍全身五十次，最后在手太阴交会聚合。上焦主心脏的病，气流只进入不流出。人如果有热，则食物下胃后，胃气尚未安定，汗就出来了，或者出在脸上，或者出在背后，全身发热，为什么不是沿着卫气之道出来呢？这是因为在外被风邪中伤，体内腠理开张，毛发蒸而体汗出，卫气外泄，所以汗不能沿着卫气之道泄出。上焦之气剽悍滑疾，只要有张开的地方就会泄出，所以不能循着卫气之道运行，这叫作漏气。生有这种病就会肘挛痛，饮食先吐后下，因上焦之气不相续接，膈间烦闷，所以饮食会先吐而后下。三焦有寒就会精神不守，泄下便痢，说不出声。三焦实，就会上绝于心；三焦虚，就会引气到肺。

◎ 泽泻汤

治疗漏气，食物下胃后，胃气尚未安定，汗就出在脸上，或背后，全身发热

泽泻、半夏、柴胡、生姜各三两，地骨皮五两，石膏八两，蓴心一升，茯苓、人参各二两，甘草、桂心各一两，竹叶五合。

以上十二味药研细，加水二斗煮取药汁六升，分五次服用。

◎ 黄芪理中汤

治疗上焦虚寒，长吁短叹，说不出声

黄芪、桂心各二两，桔梗、干姜、五味子、茯苓、甘草、芎藭各三两，丹参、杏仁各四两。

以上十味药研细，加水九升煮取药汁三升，分三次服用。

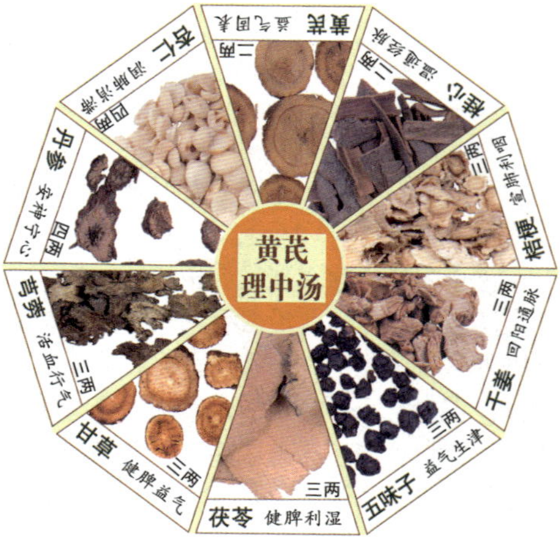

煎药方法

将上述药物放入锅中，加九升水煮至三升即可

服药时间	服药次数	服药温度
饭后	一日三次	常温

主要功效

具有健脾益气、升举阳气之功效，可缓解上焦虚弱所致的病症

◎ 麦门冬理中汤

治疗上焦热，腹胀不想吃饭，饮食后先吐后下，胳膊痛

麦门冬、生芦根、竹茹、廪米各一升，甘草、茯苓各二两，橘皮、人参、葳蕤各三两，生姜四两，白术五两，蓴心五合。

以上十二味药研细，加水一斗五升煮取药汁三升，一天三次，每次服一升。

灸法：

治胸中膈气，聚痛好吐，可灸第四椎两边，各相距一寸半的厥阴俞穴，有多少岁灸多少壮。

治打嗝，胃酸易吐，可灸厥阴俞穴，有多少岁灸多少壮。

◎ 黄连丸

治疗上焦湿冷，腹内咕噜不宁，饮食后易下泻

桂心二两，榉皮、芎䓖、黄柏各三两，干姜、附子、阿胶各四两，黄连、乌梅肉各八两。

以上九味药研末，加蜜调和成如梧桐子大小的药丸。第一次服用二十粒，此后逐渐加至三十粒。

◎ 厚朴汤

治疗上焦不通，热少冷多，经常吐白沫，胃酸胃寒倒清水，干呕想吐又不得

桔梗、附子、人参、橘皮各三两，厚朴、茯苓、芎䓖、白术、玄参各四两，生姜八两，吴茱萸八合。

以上十一味药研细，加水二斗煮取药汁五升，分为五次服用。

中焦如沤，其气从上焦之气后面的胃中部起始。中焦之气，主要作用是分化吸收饮食之物的滋味，使营养与杂质分离，蒸化津液，使之气化为精微，向上流入肺脉中，转化为用来滋养全身的血液，这对于人体是最重要的，所以唯独其气可以行于脉中，被称为荣气。中焦主足阳明经，阳明经的别络名叫丰隆，在外踝上，离踝八寸，阳明经自此连向足太阴经，结络各种经脉，上下与胃结为络，主要功能是消化食物，保证食物在体内的正常运行，使人能更好地吸收，不呕吐也不泄泻。中焦实就会生热火，此时就会出现上下隔断阻绝、闭塞不通的症状，中焦虚会生寒，此时会出现腹痛、洞泄、便痢、霍乱等症，多与胃有关。血与气形态不同但性质一样，卫气是精，血气是神。脱血者无汗，这是神气；夺汗者无血，这是精气。人有两死而没有两生，脱阳会死去，脱阴亦会死，而只有阴阳之气同时具备，人才能生存。中焦虚就补胃，中焦实就泻脾，调理中焦，调和病源，才会万无一失。

◎ 蓝青丸

治疗中焦热，水谷下痢，腹中微痛，大便中夹带食物残渣与脓血，脉细无力，人困倦乏力

黄连八两，黄柏四两，乌梅肉、白术、地榆、地肤子各一两，阿胶五两。

将以上药研成粉末，用三升蓝青汁调和，再用小火翻煎，搓成似杏仁大的药丸，一日两次，每次三丸。

◎ 黄连煎

可治疗中焦寒，洞泄下痢，或霍乱后出现的拉黄白痢不止，肚子痛，腹部难受

黄连、酸石榴皮、地榆、阿胶各四两，黄柏、当归、厚朴、干姜各三两。

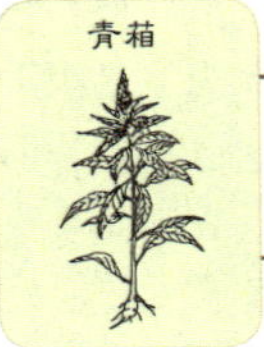

青葙

清热燥湿、杀虫止血。

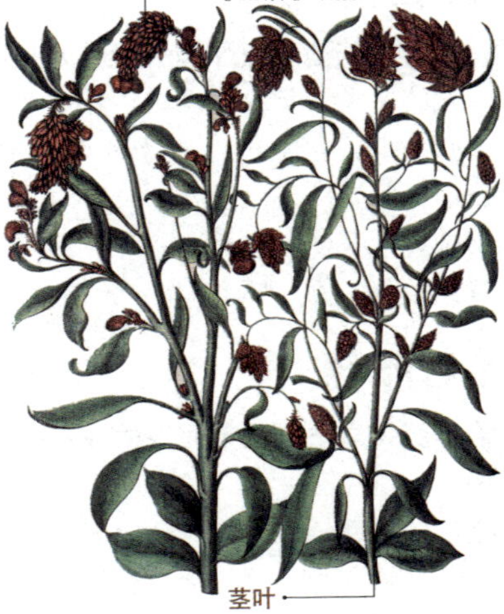

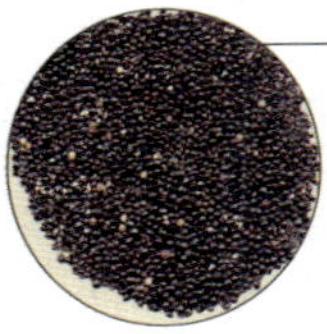

青葙

本品对周身瘙痒、疮疖以及痔疮均有理想的治疗作用。现代医学研究认为，青葙还能降低血压，可用于治疗高血压。

以上药研细，用九升水熬取药汁三升，过滤去渣，放入阿胶煎至烊化，分三次服。

灸法：

四肢不能举动，多汗，洞泄下痢，灸大横穴，有多少岁灸多少壮。穴位在脐两边各二寸五分处。

下焦如渎。下焦的功能主要是排泄人体的废弃物，像排水一样。下焦之气从胃下部，经肠，流入膀胱里贮存。水谷之类饮食之物往往留在胃里，消化后的残渣与废物一同流入大肠中。下焦主要是足太阳经的活动范围，负责注入和保存津液，允许膀胱津液向外排泄，但不允许津液向内倒流回膀胱。下焦还能分辨甄别津液的清浊，其运行不畅会影响肝肾的健康。下焦满实，会导致大小便不顺畅，肝肾之气倒行不畅，呕吐不止，称此为走哺；下焦损虚，则会大小便不止，津液气绝。酒，是谷物的精液，人喝酒时，往往会小便频繁，是由于其气剽悍滑利，虽比谷物食物后进入肠胃，但在食物消化之前就先排出体外了。人下焦实热就要泻肝火，下焦虚寒就要补肾源。

◎ 柴胡通塞汤

治疗肠胃不适，发热干燥，便秘，小便不利

柴胡、黄芩、橘皮、泽泻、羚羊角各三两，生地黄、香豉各一升，栀子四两，石膏六两，芒硝二两。

将前九味药研细，用水一斗煮取药汁三升，过滤去渣后放入芒硝，分三次服用。

◎ 赤石脂汤

治疗肠胃燥热脓痢带血，精神不安，狂躁易怒，心烦气闷

赤石脂八两，乌梅二十枚，栀子十四枚，白术、升麻各三两，干姜二两，廪米一升。

加水一斗将一升廪米煮熟，过滤掉米粒加入研细的其他药，继续熬煮至二升半药汁，分三次服完。

◎ 止呕人参汤

治疗下焦热，气血不顺，呕吐不止，浑身乏力

人参、葳蕤、黄芩、知母、茯苓各三两，白术、橘皮、生芦根、栀子仁各四两，石膏八两。

将药研细，用水九升煮取药汁三升，过滤去渣，分三次服用。

◎ 大黄泻热汤

治疗中焦郁热不通，关格，腹部饱胀，吐泻不得，喘气急促

蜀大黄、黄芩、泽泻、升麻、芒硝各三两，羚羊角、栀子各四两，生玄参八两，地黄汁一升。

先用一升水浸泡蜀大黄，用地黄汁加水共七升熬其他药，煮取药汁三升三合后再放入蜀大黄煮，煮沸两次，过滤去渣，加入芒硝，分三次服。

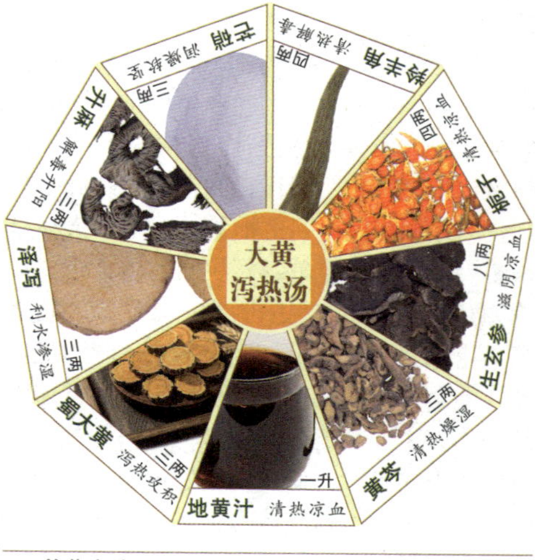

煎药方法

将上述药物放入锅中，另加地黄汁和蜀大黄煮，最后放芒硝

服药时间	服药次数	服药温度
饭后	一日三次	温

主要功效

本方的清热解毒功效较强，对中焦郁热所致各种不适均有疗效

◎ 香豉汤

治疗各种便痢顽疾，大便带血，脐下小腹绞痛，大便不通

香豉、薤白各一升，栀子四两，黄连、黄柏、白术、茜根各三两，黄芩、地榆各四两。

将以上九味药研细，加水九升煮取三升药汁，分三次服用。

灸法：

针灸小肠俞穴五十壮，可治膀胱及三焦的津液到达肠子中引发的寒气，热气，痢疾，腰酸背疼，脊柱发麻，小便困难，妇女白带异常多。

◎ 黄柏止泻汤

治疗肠胃虚寒不适，大小便失禁，下焦虚寒，津液排泄不止，短气欲绝

艾叶一升，黄柏、人参、地榆、阿胶各三两，黄连五两，茯苓、榉皮各四两。

将除阿胶外的七味药研细，加水一斗煮取三升药汁，过滤去渣后放入三两阿胶，待其烊化，分三次服完。

◎ 人参续气汤

治疗肠胃虚寒，心短气慌，大小便失禁

吴茱萸三合、桂心二两，人参、橘皮、茯苓、乌梅、麦门冬、黄芪、干姜、芎䓖各三两，白术、厚朴各四两。

以上十二味药研细，加水一斗二升煮取药汁三升，分三次服用。

◎ 茯苓丸

治疗肠胃虚寒受损，肚中有瘀血，人易健忘，胸闷咯气，害怕听见声音

杏仁五十枚，茯苓、干地黄、当归各八分，甘草、人参、干姜各七分，厚朴二分，桂心四分，黄芪六分，芎䓖五分。

将以上药物研磨成粉末，加蜜调和成如梧桐子大小的药丸。第一次服用二十丸，以后逐渐增至三十丸，白开水送服，每天早晚各一次。

◎ 伏龙肝汤

治疗肠胃虚寒受损，先见血后见大便，时而下痢，时而正常

阿胶、甘草、干姜、黄芩、地榆、牛膝各三两，伏龙肝五合取末，干地黄五两，发灰二合。

将药物研细，加水九升煮取药汁三升，过滤去渣，放入阿胶待其烊化后再加入发灰，分三次服用。

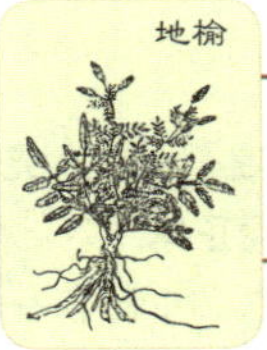

地榆

凉血止血、清热解毒、消痈敛疮。

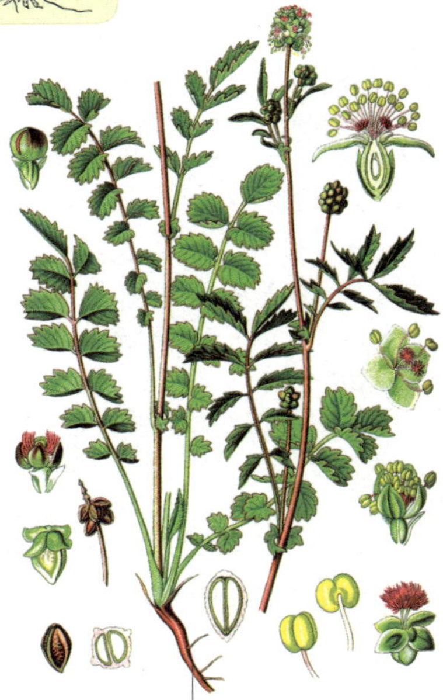

［性味］味苦、酸，性寒，无毒。
［主治］产后腹部隐痛，除恶肉，疗刀箭伤。

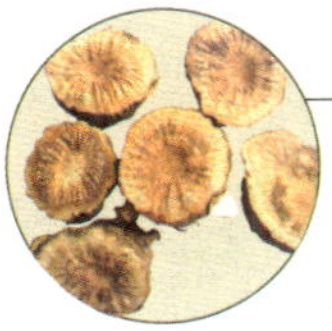

地榆

本品止血效果甚强，对吐血、衄血、咳血、尿血、便血、血痢、崩漏等出血证均有明显疗效；另外对疮痈肿痛、湿疹、阴痒、烫伤以及蛇虫咬伤亦有妙效。

◎ 当归汤

治疗由饮酒或热伤风引起的三焦虚损，恶心呕吐、咳吐中带血及下泻不止

当归、干姜、干地黄、柏枝皮、小蓟、羚羊角、阿胶各三两，芍药、白术各四两，黄芩、甘草各二两，青竹茹半升，伏龙肝一升，发灰一枚鸡蛋大，蒲黄五合。

将药研细，加水一斗二升煮取药汁三升半，过滤去渣，加入阿胶待其烊化在药汁中，再放入发灰和蒲黄，分三次服用。

◎ 续断止血方

治疗寒冷、劳累引发的肠胃虚寒受损，先见粪便后见脓血，时而下痢，时而正常

续断、当归、桂心、蒲黄、阿胶各一两，甘草二两，干姜、干地黄各四两。

以上药物研细，加水九升煮取药汁三升半，过滤去渣，加入一两阿胶，待其烊化再放入一两蒲黄，分三次服。

灸法：

灸三焦俞，有多少岁灸多少壮，可治五脏六腑及心腹的胀满，腰酸背痛，呕吐反胃，不时伤寒或发烧，人瘦弱无力，精神不振，小便不畅。

灸小肠俞，有多少岁灸多少壮，可治心、肺、咽、脾、胃、肝、肠、肾等器官受寒发热。

灸下极俞，有多少岁灸多少壮，可治腹部疼痛，背酸腰痛，下肢酸痛，泄泻，小腹冷痛，小便不利，遗尿等。

灸水道穴，有多少岁灸多少壮，可治三焦、膀胱、肾中热证。

针灸位于下腹部，当脐中下三寸，距前正中线二寸的水道穴，有多少岁灸多少壮，可治疗因热伤害的心、肺、咽、脾、胃、肝、肠、肾，以及膀胱等器官的病症。

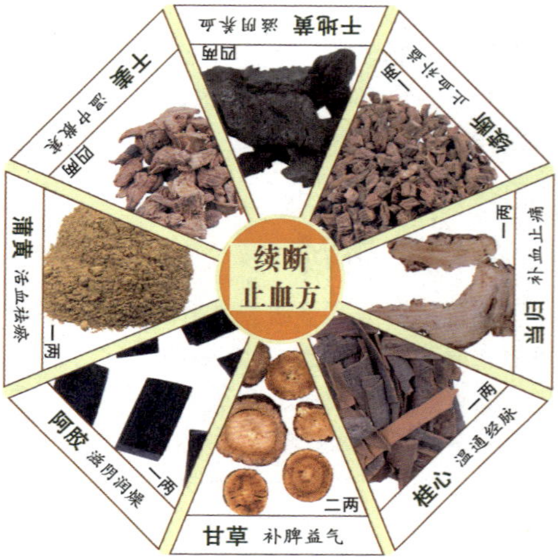

煎药方法

将诸药放入九升水中，煮至三升半，后放阿胶烊化，再加蒲黄即可

服药时间	服药次数	服药温度
饭后	一日三次	温

主要功效

本方具有强效的止血功能，对下焦虚寒、便血具有治疗作用